Sonntag

Basiswissen für Tierheilpraktiker

Innere Medizin

Sylvia Dauborn

Sonntag Verlag · Stuttgart

Bibliografische Information
der Deutschen Nationalbibliothek

Die Deutsche Nationalbibliothek verzeichnet diese Publikation in der Deutschen Nationalbibliografie; detaillierte bibliografische Daten sind im Internet über http://dnb.d-nb.de abrufbar.

Anschrift der Verfasserin:

Sylvia Dauborn
Goethestraße 26
65462 Ginsheim-Gustavsburg

Wichtiger Hinweis: Wie jede Wissenschaft ist die Veterinärmedizin ständigen Entwicklungen unterworfen. Forschung und klinische Erfahrung erweitern unsere Kenntnisse, insbesondere was Behandlung und medikamentöse Therapie anbelangt. Soweit in diesem Werk eine Dosierung oder eine Applikation erwähnt wird, darf der Leser zwar darauf vertrauen, dass Autoren, Herausgeber und Verlag große Sorgfalt darauf verwandt haben, dass diese Angabe dem **Wissensstand bei Fertigstellung des Werkes** entspricht.

Für Angaben über Dosierungsanweisungen und Applikationsformen kann vom Verlag jedoch keine Gewähr übernommen werden. **Jeder Benutzer ist angehalten,** durch sorgfältige Prüfung der Beipackzettel der verwendeten Präparate – gegebenenfalls nach Konsultation eines Spezialisten – festzustellen, ob die dort gegebene Empfehlung für Dosierungen oder die Beachtung von Kontraindikationen gegenüber der Angabe in diesem Buch abweicht. Eine solche Prüfung ist besonders wichtig bei selten verwendeten Präparaten oder solchen, die neu auf den Markt gebracht worden sind. Vor der Anwendung bei Tieren, die der Lebensmittelgewinnung dienen, ist auf die in den einzelnen deutschsprachigen Ländern unterschiedlichen Zulassungen und Anwendungsbeschränkungen zu achten. **Jede Dosierung oder Applikation erfolgt auf eigene Gefahr des Benutzers.** Autoren und Verlag appellieren an jeden Benutzer, ihm etwa auffallende Ungenauigkeiten dem Verlag mitzuteilen.

© 2007 Sonntag Verlag in
MVS Medizinverlage Stuttgart GmbH & Co. KG
Oswald-Hesse-Str. 50, 70469 Stuttgart

Unsere Homepage: www.sonntag-verlag.com

Printed in Germany

Umschlaggestaltung: Thieme Verlagsgruppe
Verwendete Fotos von: Corel Corporation
Satz: Sommer Druck, Feuchtwangen
gesetzt in 3B2, Vers. 7.51f/W
Druck: Westermann Druck Zwickau GmbH, Zwickau

ISBN 3-8304-9124-7
ISBN 978-3-8304-9124-8   1 2 3 4 5 6

Vorwort

Durch die große Resonanz auf das „Lehrbuch für Tierheilpraktiker" und die vielen Ideen, Tipps und Anregungen, die Sie, liebe Leser, mir gegeben haben, ist dieses zweite Buch entstanden. Für die Ermutigung danke ich sehr herzlich und hoffe, daß ich einen Großteil dieser Anregungen umsetzen konnte. Mit dem vorliegenden „Basiswissen für Tierheilpraktiker" ist eine Ergänzung und Vertiefung des „Lehrbuches für Tierheilpraktiker" vor allem im Bereich der Inneren Medizin, der Diagnose und Therapie entstanden.

Gerade in einer Zeit, in der die Erkenntnisse in vielen Bereichen der Wissenschaft sprunghafte Fortschritte machen, genügt es nicht, dass wir nur „keine Gefahr für die Volksgesundheit" sind, wie es in den Bestimmungen zur Heilpraktiküberprüfung heißt, sondern auch oder gerade wir sollten unser Wissen auf dem neuesten Stand halten, sei es im Bereich der Menschen- oder Tierheilkunde.

Es genügt aber nicht, die einschlägigen Therapien zu kennen und zu beherrschen. Das grundlegende Einmaleins einer jeden Therapie ist die Diagnose, die ohne Anamnese und Untersuchung nicht möglich ist. Diese Thematik wird hier nun durch ein eigenes ausführliches Kapitel abgedeckt.

Nur durch eine ausführliche Bestandsaufnahme und detaillierte Untersuchung ist der Tierheilpraktiker in der Lage zu erkennen, wo seine Grenzen liegen und er die Verantwortung mit dem Tierarzt teilen bzw. sie ganz an ihn abtreten muss. Nur diese Kenntnis und Handlungsweise führt auf den Weg zu einer verantwortungsvollen Tätigkeit. Dieses Buch soll Ihnen dazu von Nutzen sein, enthebt Sie aber nicht der Notwendigkeit des zusätzlichen Studiums der Fachliteratur.

Besonders großer Wert wurde in diesem Buch auf die Medikation gelegt. Nicht nur naturheilkundliche sondern auch schulmedizinische Behandlungsstrategien sollten einem Tierheilpraktiker bekannt sein, zumal bei schweren Erkrankungen zwingend in Absprache mit dem Tierarzt gearbeitet werden muss oder bestimmte Krankheitssymptome auch durch Medikamente hervorgerufen werden können.

Die einzelnen Kapitel umreißen zunächst in kurzer Form die Anatomie und Physiologie, um dann ausführlicher auf die jeweiligen Erkrankungen mit Ursachen, Klinik und vor allem Leitsymptomen einzugehen. Es folgen die jeweils gebräuchlichen schulmedizinischen Behandlungsgrundlagen und alternativ dazu die naturheilkundlichen Möglichkeiten.

Zur besseren Vertiefung des Stoffes sind an die einzelnen Kapitel jeweils Fragenteile zur Selbstkontrolle angefügt, so dass immer abschnittweise eine Wissens- und Verständnisüberprüfung erfolgen kann.

Im Anhang werden alle aufgeführten naturheilkundlichen Medikamente kurz erläutert und die Bezugsquellen angegeben. Auch ein ganz kurzes Arzneimittelbild der jeweiligen Einzelhomöopathika ist erfasst.

Mein besonderer Dank gilt Frau Dr. Ines George von den Medizinverlagen Stuttgart und unserem Redakteur Herrn Rüdiger Zart, die meinen Ideen eine neue Form gegeben haben.

Bitte setzen Sie sich telefonisch oder schriftlich mit mir in Verbindung, wenn Sie Anregungen, Verbesserungsvorschläge oder kritische Anmerkungen haben, ich freue mich auf den Gedankenaustausch mit Ihnen!

Ginsheim, im Herbst 2006   Sylvia Dauborn

Inhalt

III Aus der Praxis für die Praxis *231*

Sachverzeichnis *296*

Allgemeine Einleitung

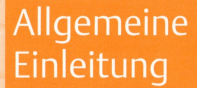

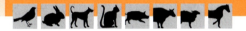

1 Anamnese und Untersuchung

1.1 Anamnese

> **Anamnese ist die Erhebung der medizinischen Vorgeschichte einer aktuellen Erkrankung.**

Funktionen der Anamnese

- Kontaktaufnahme zum Tierbesitzer, währenddessen erste Beobachtung des Patienten
- Aufbau eines Vertrauensverhältnisses
- Datensammlung und Sammlung von Informationen über jetzige Beschwerden und Entwicklung des Leidens
- Stellung der Verdachtsdiagnose: diagnostische Arbeitshypothese

Erhebung identifizierender Daten

Dokumentation. Alle Angaben und Informationen müssen auf einer Karteikarte oder einem Anamnesebogen dokumentiert werden.

Signalement des Tieres. Alter, Geschlecht (männlich, weiblich, Kastrat, Zwitter, Kryptorchide), Rasse (Disposition für bestimmte Erkrankungen!), Zeichnung, besondere Kennzeichen, Ernährungs- und Pflegezustand, Nutzungsart (Gebrauchstier, Jagd, Zucht, Wettkämpfe, Begleithund), Täto-Nr., Mikrochip

Daten des Tierhalters. Vor- und Nachname, Anschrift

Befragungsarten

> Die **drei Grundregeln** bei der Befragung:
> - Formulieren Sie Ihre Fragen allgemeinverständlich.
> - Stellen Sie nicht mehrere Fragen gleichzeitig.
> - Lassen Sie Ihrem Gegenüber Zeit für die Antwort.

Freie Befragung

Die freie Befragung dient nicht nur dazu Sachinformationen über den Patienten zu erhalten, sie gestattet es, ein für Diagnose und Therapie **unerlässliches Vertrauensverhältnis** zwischen Tier, Halter und Therapeuten aufzubauen. Dem Tierhalter eröffnet sie die Möglichkeit des „Sich-Aussprechen-Könnens" und dient so der Lösung von Spannungen bei Tierhalter und Patient. Der Therapeut kann nun Halter und Patient zeigen, dass er sich in die Situation beider und die gesundheitliche Problematik des Tieres einfühlen kann. Auch erste Beobachtungen des Tieres (vor allem aber auch des Tierhalters) finden jetzt statt. Das Tier kann im Raum (Praxis, Wohnung) herumlaufen oder man beobachtet es in der Transportbox.

Die Fragen sind allgemein zu halten: „Guten Tag, Frau/Herr Schmidt, was fehlt denn ihrem Hund/ihrer Katze?"

Halbstandardisierte Befragung

Offene, frei formulierte Fragen; bei Tierhaltern, die eher zu sparsamen Auskünften neigen auch ermunternde Fragen: „Erzählen Sie doch mal, wie lange hat das Tier die Beschwerden schon?"

Krankheitserscheinungen und bisheriger Krankheitsverlauf. Welche Symptome wurden beobachtet? Seit wann treten die Symptome auf und in welchem Zusammenhang? Gab es eine Vorbehandlung, wenn ja, durch wen?

Tierhaltung. Wie wird das Tier gehalten (Zwinger, Wohnung, Stall etc.)? Kann das Tier ohne Aufsicht ins Freie?

Bestandsprobleme. Sind noch andere Tiere im Haushalt oder im Stall (Herdenerkrankungen), wenn ja, welche und zeigen diese auch Krankheitszeichen oder Auffälligkeiten?

Parasitenbefall. Hat das Tier Läuse, Flöhe, Milben oder auffallend häufig Zecken?

Auslandsaufenthalte. Flug- oder Autoreise (Verhalten des Tieres), Quarantäne?

Art des Futters. Trocken-/Nassfutter, Leckerli, Tischreste, Chips, Süßigkeiten (mögliche Falsch- oder Mangelernährung)?

Standardisierte Befragung und Pflichtfragen zu Körperfunktionen

Vorgegebene, geschlossene Fragen deren Beantwortung nur mit ja, nein oder mit einer ganz konkreten Angabe möglich ist. Diese Befragungsart wird gewählt, um einen aus offener Befragung gewonnenen Verdacht zu verifizieren. Man arbeitet sich also in eine bestimmte Richtung vor. Die standardisierte Befragung hilft auch einen übermäßigen, unerwünschten Redefluss eines, verständlicherweise aufgeregten, Tierhalters zu kanalisieren und ihn mit einem klaren und sachlichen Verhalten zu beruhigen.

Gewicht. Gab es auffällige Schwankungen innerhalb kurzer Zeit?
- *Gewichtszunahme*: Fresssucht (Polyphagie), Hyperthyreose, Morbus Cushing, Ödeme (Nieren, Herz, Aszites), Obstipation, Gravidität
- *Gewichtsabnahme*: Diabetes mellitus, Hyperthyreose, Nervosität/Stress, Durchfall, Tumorerkrankungen, Infektionskrankheiten, häufiges Erbrechen

Futteraufnahme. Gibt es Störungen bei der Futteraufnahme, frisst das Tier viel oder wenig, bestehen Abneigungen oder Vorlieben, Inappetenz, Anorexie, Polyphagie, Allotriophagie (Aufnahme von Fremdkörpern, Lecksucht), Koprophagie (Aufnahme von Exkrementen), fehlendes Wiederkauen, leeres Kauen, Zähneknirschen bei Wiederkäuern?

1

Flüssigkeitsaufnahme (Trinkmenge). Bei auffallend hoher Flüssigkeitsaufnahme (Polydipsie) an Diabetes mellitus, Morbus Cushing, Morbus Addison, hohe Umgebungstemperaturen, Kochsalzvergiftungen oder Medikamente denken. Auch die Art des Futters beeinflusst das Trinkverhalten, gesalzenes und gewürztes Essen vom Familientisch erzeugt Durst, ebenso wie die Aufnahme von zuviel Trockenfutter.

Schlaf und Agilität. Hat das Tier keine Lust zum Spielen und zieht sich zurück (**Leistungsabfall**)? Kommt es abends nicht zur Ruhe, ist nachts sehr unruhig, oder schläft im Verhältnis zuviel (**Schlafstörungen**)?
- **Sopor**: Soporöse Tiere liegen und zeigen ein ausgesprochen schlafsüchtiges Verhalten, sie sind nur durch starke Reize zu wecken.
- **Koma**: Das Tier ist nicht mehr weckbar, die Reflexe sind verzögert oder aufgehoben.

Harnabsatz. Fragen nach Häufigkeit, Zeiten (nachts: Herzprobleme), Absetzen an nicht dafür vorgesehenen Stellen, Unvermögen, den Urin einzuhalten (**Inkontinenz**).

Kotabsatz. Fragen nach Häufigkeit, Farbe, Geruch, Konsistenz, Schleim- und Blutbeimengungen, Parasiten, Inkontinenz, Absetzen an dafür nicht vorgesehenen Stellen.

Husten. Husten ist nicht gleich Husten, die Ursachen des Hustens können vielfältig sein. Gefragt wird nach dem zeitlichen Verlauf, dem tageszeitlichen Auftreten und nach der Art des Hustens.
- **Zeitlicher Verlauf:** weniger als 3 Wochen (**akut**), länger als 4 – 8 Wochen (**chronisch**)
- **Auftreten:** nächtlich mit Atemnot (Herzerkrankungen, Asthma bronchiale), intermittierend (mit Atemnot und Ödemen: Rechtsherzinsuffizienz), morgendlich (z. B. chronische Bronchitis), bei Belastung (Herzerkrankungen), nur in ganz bestimmter Umgebung (allergisch, irritativ-toxisch)

- **Art des Hustens:** anfallsartig (Obstruktion, Fremdkörper), krampfartig, bellend (z. B. Laryngotracheitis)
  - **unproduktiver (trockener) Reizhusten:** meist durch Entzündungen im Bereich der oberen Luftwege und des hinteren Rachenraumes, aber auch durch Staub, trockene Luft, Asthma bronchiale, ACE-Hemmer, selten Malignom
  - **produktiver Husten:** mit Schleimproduktion und Abhusten des Sekrets u. a. bei Bronchitis und Bronchopneumonie

Auswurf (Sputum). Beobachtung auf Farbe (klar-weißlich, gelb bis grünlich, bräunlich), Menge (maulvoll, spärlich), Geruch (übelriechend bei Gewebszerfall, z. B. Abszess, Tumor), Konsistenz (wässrig, zäh, schaumig) und Beimengungen (Blut, Eiter). Weißlich, zäh-glasiger und fädiger Auswurf findet sich bei einer chronischen Bronchitis; gelbgrün-eitriger Auswurf bei bakteriellen Atemwegsinfektionen. Dünnflüssiges oder schaumiges Sputum lassen an eine Herzerkrankung und ein Lungenödem denken. **Hämoptysen** (Blutbeimengungen) sieht man bei Fremdkörperaspiration, als frühes Symptom bei der Pneumonie (rostbraunes Sputum, hohes Fieber) und selten auch als Spätsymptom bei Malignomen (Gewichtsverlust).

Speicheln (Salivation). Übermäßiges Speicheln (Hypersalivation) mit und ohne Schaumbildung bzw. Verfärbungen bei allgemeiner Erregung; bei Entzündungen von Maul, Rachen, Tonsillen und Schlund; vor dem Erbrechen; bei Vergiftungen und Obstruktionen.

Bei Hunden auch an eine Vergiftung denken (Frostschutzmittel, Pestizide u. ä.).

Im Rahmen eines Diabetes mellitus kann übermäßiges Speicheln der Katze Zeichen einer Hypoglykämie sein.

Übermäßiges Speicheln bei kleinen Nagetieren und Kaninchen ist meist auf Zahnfehlstellungen zurückzuführen.

Schweiß. Beobachtet werden bei Kleintieren, Hund und Katze die Ballen, bei größeren Tieren die Flanken.

Beim Pferd steht Schweißausbruch häufig im Zusammenhang mit einer Kolik oder einer Myopathie.

Rinder, auch Schafe und Ziegen, schwitzen selten, mögliche Ursachen: hohe Stalltemperatur, schockartige Krankheitsprozesse, Intoxikationen.

Das fettige Sekret der Talgdrüsen und die wasserlösliche Ausscheidung der Schweißdrüsen nennt man **Fettschweiß**. Die Menge ist abhängig von Rasse, Geschlecht, Haltung und Fütterung. Wollschafe haben fettschweißreicheres Vlies als Fleisch- oder Landschafe.

Sexualverhalten und Gravidität. Fragen nach vermindertem oder übertriebenem Sexualtrieb, letzte Läufigkeit, Trächtigkeit, Geburten/Ablauf, Anzahl der Jungen, Laktation, Kastration, Sterilisation.

Medikamente. Gefragt wird nach tierärztlichen und naturheilkundlichen Medikamenten, Impfungen, Entwurmungen. Gab es eine eigenmächtig durch den Tierbesitzer durchgeführte Vorbehandlung?

Erkrankungen. Gab es Vorerkrankungen, Operationen, Unfälle, Erkrankungen der Elterntiere und Wurfgeschwister? Auch kurz nach ähnlichen Krankheitssymptomen des Tierhalters fragen! Es kann zu wechselseitigen Übertragungen kommen und gelegentlich muss der Tierbesitzer mitbehandelt werden. Ein Phänomen, dass wir auch bei Erkrankungen von Kindern im Zusammenhang mit den Eltern kennen.

> **Fehlerquellen bei der Anamnese:**
> - unterlassene Fragen, z. B. nach Auslandsaufenthalten
> - unsachgemäß formulierte Fragen, suggestive Fragen
> - fehlerhafte Interpretationen und falsche Zuordnung eines Symptoms zu einem Organsystem

1.2 Körperliche Untersuchung

Standardisierte Untersuchung im Rahmen der Diagnostik mit den klassischen Untersuchungsmethoden Adspektion (Inspektion), Palpation, Perkussion und Auskultation.

1.2.1 Methodik der körperlichen Untersuchung

Bei einer systematischen körperlichen Untersuchung kommen fünf Methoden zur Anwendung: Adspektion, Palpation, Perkussion, Auskultation und Funktionsprüfung.

Adspektion (Besichtigung)

Mit der Adspektion, der äußerlichen Untersuchung eines Patienten durch genaues Hinschauen, verschafft man sich einen ersten Gesamteindruck des Tieres. Die Adspektion, auch **Inspektion** genannt, beginnt mit der Vorstellung des Patienten. Erste Sicht-, aber auch Geruchs-, Hör- und Tastbefunde lassen sich bereits während der Befragung erheben und werden im Rahmen der körperlichen Untersuchung gezielt nachuntersucht. Die Adspektion beinhaltet die Besichtigung der Körperoberfläche und der natürlichen Körperöffnungen. Hierbei lassen sich Verletzungen, Schwellungen, Tumorbildungen, Farbabweichungen und Auflagerungen sowie **Exantheme** (Hautausschlag) und **Enantheme** (Ausschlag der Schleimhäute) feststellen. Zur Untersuchung der Mundhöhle und um den Zustand des Gebisses erkennen zu können, wird der Kiefer auseinandergespreizt. Feinere Veränderungen lassen sich mit einer Lupe erkennen. Spezielle Verfahren der Adspektion sind die **Ophthalmoskopie** (Augenspiegelung), **Rhinoskopie** (Nasenspiegelung) und die **Otoskopie** (Ohrspiegelung). Im Bereich der Körperöffnungen ist auf Ausfluss zu achten (ein- oder beidseitig, serös, schleimig, eitrig, blutig, Menge, kontinuierlich oder schubweise).

Palpation (Betasten)

Durch Erfühlen oder Betasten ergänzt und sichert man das Ergebnis der Adspektion. Die einzelnen Körperregionen werden auf Haut-, Knochen- und Muskelveränderungen abgetastet, um Temperaturunterschiede, Muskelverspannungen und Schmerzpunkte zu finden. Durch das Betasten des Körpers von außen lassen sich Umfangsvermehrungen, Konsistenz-, Form- und Oberflächenabweichungen ermitteln. Auch Veränderungen im Unterhautgewebe kann man so ertasten. Bei Kleintieren werden auch die Bauchorgane durch die **Tiefenpalpation** von außen beurteilt.

Digitale Rektumuntersuchung. Innere Betastung des Beckens und der beckennahen Bauchorgane vom Rektum ausgehend. Beim Großtier erfolgt die Untersuchung mit dem durch den After eingeführten, durch einen langen Gummihandschuh geschützten Arm. Bei Kleintieren arbeitet man mit dem Finger. Die palpierbaren Organe und sonstigen Gebilde im beckennahen Abdomen können auf Lage, Größe, Oberflächenbeschaffenheit, Konsistenz, Beweglichkeit und Schmerzhaftigkeit untersucht werden, auch Prostatauntersuchungen sind so möglich. Bei Katzen ist diese Untersuchung nicht durchführbar.

Perkussion (Beklopfen)

Das Beklopfen eines Gewebes gestattet Rückschlüsse auf seine Dichte und Unversehrtheit. Beklopfen von luft- oder gashaltigen Organen wie Lunge, Nebenhöhlen des Kopfes, Pansen, Labmagen oder Blinddarm erzeugt Resonanzen. Über der regelrecht belüfteten Lunge ist der Klopfschall **sonor**, bei Verdichtungen und Infiltraten wird der Schall **gedämpft** und bei übermäßigen Luftansammlungen hört man einen **hypersonoren** Klopfschall. Über großen, glattwandigen, gasgefüllten Körperhöhlen, z. B. über dem Abdomen bei Meteorismus, ist der Klopfschall **tympanitisch** (Paukenton).

Die am häufigsten angewendete Methode der Perkussion ist die Finger-Finger-Methode, wobei das Endgelenk eines Mittelfingers als Plessimeter dient, auf das man mit der Kuppe des anderen Mittelfingers (Perkussionsfinger) klopft. Beim Großtier verwendet man einen **Perkussionshammer** und zur Verstärkung des Klopfschalls ein dünnes, spatelförmiges Plättchen, den **Plessimeter**.

Auskultation (Abhören)

Abgehört werden Organe, die sich bewegen und durch ihre Tätigkeit Töne oder Geräusche erzeugen (Herz, Lunge, Pansen, Darm, große Arterien). Auskultieren kann man unmittelbar durch Anlegen des Ohres, besser ist die Verwendung eines Stethoskops. Durch den Flüssigkeits- oder Luftstrom entstehen charakteristische Geräuschphänomene, die Aufschluss über die Leistungsfähigkeit bzw. den Zustand des untersuchten Organs geben. Am kranken Herzen sind neben den normalen Herztönen auch Geräusche festzustellen, die von Klappenfehlern herrühren können. Bei der kranken Lunge treten neben den physiologischen Strömungsgeräuschen in den Bronchien und den Entfaltungsgeräuschen der Alveolen noch Rasselgeräusche durch Sekretansammlungen oder Reibegeräusche durch verschwartende Pleuritiden auf. Die

Darmgeräusche geben Aufschluss über eine beschleunigte, verlangsamte oder aussetzende Darmtätigkeit oder auf die Lokalisation eines Verschlusses.

Funktionsprüfungen

Je nach Verdachtsdiagnose und Möglichkeiten wird die körperliche Untersuchung durch spezielle Funktionsprüfungen ergänzt.

1.2.2 Durchführung der körperlichen Untersuchung

Vorraussetzungen und allgemeine Maßnahmen

Zuerst sorgt man für eine ruhige und entspannte Atmosphäre. Türen und Fenster im Behandlungsraum sind während der Untersuchung geschlossen zu halten, unnötiger Personenverkehr im Raum ist zu vermeiden. Mit dem Tierhalter klärt man im Vorgespräch ab, ob das Tier zu aggressivem Verhalten neigt, darüber hinaus sollte man stets mit Verteidigungsverhalten rechnen. Wird ein Tier bereits schlechtgelaunt vorgestellt, sind sofort Sicherheitsmaßnahmen (s. u.) zu ergreifen.

Bei nicht zu beruhigenden und ängstlichen Tieren **Bach-Notfall-Tropfen** bereithalten und dem Tierhalter empfehlen, diese bereits vor dem nächsten Besuch zu verabreichen. Auch sollte man das Tier nicht trösten, das wird als Belohnung und Bestätigung des Verhaltens empfunden. Stattdessen fröhlich und ungezwungen mit dem Tier umgehen, ggf. Spielzeug und Leckerlis zur Ablenkung bereithalten.

Sicherer Umgang und Schutzmaßnahmen

Zur unmittelbaren körperlichen Untersuchung eines Hundes sollte man auf jeden Fall einen **Maulkorb** bereitlegen. Idealerweise fragt man bei Vergabe des Termins nach dem allgemeinen Verhalten und Charakter des Hundes und bittet den Tierbesitzer, den eigenen Maulkorb mitzubringen bzw. schon vor dem Erscheinen in der Praxis anzulegen. Unter Stress können allerdings auch sonst liebe Tiere aggressives Verhalten zeigen, also hat man besser eigene Hilfsmittel vorrätig. Ist kein Maulkorb zur Hand, behilft man sich mit einer **nicht-elastischen Binde** oder einem gefalteten **Dreieckstuch**. Für eine sichere Untersuchung von Katzen, Vögeln, Greifvögeln, Kleinnagern und Igeln sollte man über ein Sortiment an **Handschuhen** in unterschiedlicher Dicke verfügen. Auch **Decken** leisten gute Dienste beim Einwickeln von sich sträubenden Katzen oder anderen Kleintieren.

Hunde beißen.
Schutzmaßnahmen: Maulkorb oder Fixierung von Schnauze und Hals mit einer Binde. Brachycephale Hunderassen nie am Nackenfell fixieren – Gefahr des Augapfelvorfalles!

Katzen kratzen und beißen.
Schutzmaßnahmen: In Decke (Katzentuch) oder in einen kleinen Sack einwickeln, der vorne und hinten durch Zugschlingen verschlossen bzw. geöffnet werden kann.

Kaninchen, Meerschweinchen, Mäuse und Ratten kratzen und beißen.
Schutzmaßnahmen: Fassen des Nackenfelles oder in eine Decke einwickeln. Achtung – die Tiere sind äußerst wendig!

Vögel hacken, beißen und krallen. Vögel nicht zu lange in der Hand behalten, sie sind sehr empfindlich und ängstlich.
Schutzmaßnahmen: Ergreifen des Kopfes; nur im aller äußersten Notfall Fixierung in einer Röhre, das Verfahren ist stark traumatisierend. Bei Greifvögeln Füße fassen.

Pferde beißen, treten bzw. schlagen. Pferde immer erst ansprechen. Ein schlechtes Zeichen ist ein Zurücklegen der Ohren, das Zuwenden des Hinterteils sowie Ausschlagversuche.
Schutzmaßnahmen: Immer Beine, Schwanz und Kopf im Auge behalten, schnell reagieren und sich aus der Gefahrenzone bringen. Seitlich halten, in diese Richtung ist das Ausschlagen am schwierigsten.
Zwangsmaßnahmen: Aufheben eines Fußes; Oberlippenbremse, nur im äußersten Notfall.

Rinder reagieren auf jähe Bewegungen vor den Augen mit Abwehrbewegungen des Kopfes. Deshalb von hinten unter Zusprechen und Abklopfen herangehen.
Schutzmaßnahmen: Bei Tieren, die nicht stillstehen, Texasbremse anwenden – starkes Aufbiegen des Schwanzes.

Schweine beißen (Eber) und rennen Eindringlinge um – insbesondere ferkelführende Sauen.
Schutzmaßnahmen: Schutzbretter oder Besen, Tier am Schwanz fassen, Oberkieferschlinge.

Kleine Wiederkäuer nicht an der Wolle halten, sondern an den Vordergliedmaßen fassen und das Tier umsetzen, so kann man die Unterseite untersuchen.

1.2.3 Untersuchung und Befunderhebung

Gesamteindruck, Bewegung, Haltung und allgemeines Verhalten

Jedes gesunde Tier zeigt tierart-, alters-, und temperamentsspezifische physiologische Verhaltensweisen. Verhaltensänderungen können ein erster Hinweis auf eine Erkrankung sein. Durch Ansprechen, Anfassen, Spielzeug geben oder Futter anbieten kann man Rückschlüsse auf evtl. Störungen ziehen. Krankheit äußert sich sehr häufig in Mattigkeit, Teilnahmslosigkeit und Apathie, aber auch Nervosität, Ängstlichkeit, erhöhte Aufmerksamkeit und Schreckhaftigkeit können erste Zeichen einer Erkrankung sein. Manche Tiere neigen bei körperlichen Beschwerden zu Aggressivität oder zeigen ein größeres Fluchtverlangen.

Bewegung und Körperhaltung. Motorik und Koordination von Bewegungsabläufen geben viele wertvolle diagnostische Hinweise zu Art und Schwere einer Erkrankung. Störungen des Bewegungsapparates, neurologische Defizite oder Verhaltensstörungen werden oft bereits bei der Inspektion augenfällig. Ist der Gang intakt, zeigt dies, dass im Gleichgewichtszentrum und im Zentralnervensystem keine gravierenden Störungen vorliegen. Auch grobe Gelenkaffektionen und knöcherne Schäden oder Destruktionen lassen sich durch ein intaktes Gangbild weitgehend ausschließen. Auf der anderen Seite weisen Bewegungsbehinderungen oder -unsicherheiten auf Art und Lokalisation einer Erkrankung hin. Führen des Tiers über Hindernisse oder andere Gangerschwernisse wie Treppensteigen macht auch dezente Gangunsicherheiten sichtbar. Man unterscheidet hypo- und hyperaktive Zustände.

- **Hypoaktive Zustände**: Bewegungsarmut, Gangunsicherheiten, Hängenlassen des Kopfes, Kopfschiefhaltung, vermindertes Ohrspiel, verzögerte Kopfbewegungen, schwankendes Gehen, Schonhaltungen, unphysiologisches Vorführen der Extremitäten, erhöhter oder verminderter Muskeltonus.
- **Hyperaktive Zustände**: Bewegungsüberschuss und **Agitation** (Unruhe), Übererregbarkeit, Schreckhaftigkeit, Abwehrreaktionen, Exzitationen (Hinwerfen bei Koliken, Verbeißen und Krämpfe bei Tollwut).

Lautäußerungen. Neben einer Vielzahl von stummen Mitteilungen (z. B. Körperhaltung, Ohrenspiel) verfügen die meisten Tiere auch über ein großes Repertoire an differenzierten

Lautäußerungen. Lautäußerungen können ein Mittel zur Reviermarkierung sein, zur Partner- oder Rudelsuche (**Balzrufe**), zur Aufrechterhaltung des Kontakts zu Artgenossen (**Stimmfühlungslaute**, Rufe des Verlassenseins bei Jungtieren). Sie dienen zur Mitteilung von Stimmungen (Schnurren der Katze) und Befindlichkeiten (**Angstbellen** des Hundes), werden als Warnsignal gegeben (**Abwehr- oder Verteidigungsbellen**) etc. Auffälligkeiten der Lautsprache ergeben sich bei:

- Defekten im Bereich der Lautorgane (Maulhöhle, Zunge, Gebiss, Kehlkopf), ihrer Innervierung oder der dazugehörigen Muskulatur,
- Schmerzen, Nervosität und Verhaltensstörungen.

Geruch. Pathologische Gerüche sind in der Regel faulig, stinkend, fade. Diagnostische Hinweise bieten:

- der üble Geruch bei Erkrankungen der Nasen- und Maulhöhle (Entzündungen, Fisteln, Zahnstein), aber auch bei Futterresten zwischen den Zähnen,
- der urinöse Geruch bei chronischem Nierenversagen mit **Urämie**,
- der an der Körperoberfläche und über die Atmungsluft wahrnehmbare Geruch nach bestimmten Nahrungsmitteln und Chemikalien (**Intoxikation**),
- der süßliche Azetongeruch in der Atemluft bei der **Azetonämie** des Rindes oder diabetischer **Ketoazidose** (Katze),
- süßer, fauliger Geruch bei Gewebsuntergang (**Gangrän**), Entzündungen im Bereich der Speiseröhre oder der Magenschleimhaut (z. B. nach einer Verletzung durch einen verschluckten Fremdkörper).

Pflegezustand. Bei der Beurteilung des Pflegezustandes begutachtet man Fell, Haut und Hornteile. Die meisten Haustiere betreiben Selbstpflege von Fell und Gefieder, bei anderen Haustierarten (Großtiere, Hunde) übernimmt der Tierhalter die Pflege. Durch mangelnde bzw. unsachgemäße Pflege kommt es zur Verfilzung und Glanzlosigkeit des Felles.

Hornanteile der Extremitäten können zu lang werden oder Spaltenbildung aufweisen.

■ Ernährungszustand

Der Ernährungszustand wird festgestellt durch Betasten der Körperoberfläche im Bereich der Rippen, Lendenwirbel und Hüfthöcker. Geachtet wird auf Fettpolster oder deutliches Hervortreten der Knochenanteile.

Adipositas (Fettleibigkeit). Generalisierte Vermehrung des Fettgewebes infolge einer positiven Energiebilanz. Ursachen sind:

- Störung des Intermediärstoffwechsels bei der aufbauende, **anabole** Prozesse die abbauenden, **katabolen** Prozesse übersteigen.
- übermäßige Futterzufuhr bei zu geringer Leistung
- unphysiologische Ernährung
- psychische Faktoren (Langeweile)
- hormonell: Kastration fördert Fettsucht.

Kachexie (Auszehrung). Fortgeschrittene Abmagerung mit Abbau der Fettdepots. Große Muskelpartien sind nur noch mäßig oder schlecht ausgebildet (Proteinverlust). Es besteht ein Energie- bzw. Nährstoffdefizit. Mögliche Ursachen sind:

- *Störung der Futteraufnahme*: Schmerzen in Maul- oder Pharynxbereich, Dysphagie, Passagehindernisse im Magen-Darm-Trakt
- *Störung der Futterverwertung*: chronische Nährstoffverluste aufgrund von primären oder sekundären Erkrankungen des Magen-Darm-Trakts (**Malabsorption** und **Maldigestion**), schwere Parasitosen, Infektionen
- *Sonstige Ursachen*: Futterentzug oder Futterverweigerung, endokrine Störungen (z. B. Hyperthyreose), chronische Erkrankungen, Tumorerkrankungen, psychische Faktoren (Stress)

Untersuchung der Haut und Hautanhangsgebilde

Zu prüfen sind Hautoberfläche, Hauttemperatur und Farbe. Im Anschluss an das Haarkleid werden die übrigen Horngebilde, insbesondere Hörner, Hufe, Kastanien, Ballen, Nägel, Klauen, Sporn, Kämme und Kehllappen untersucht. Geachtet wird auf Form, Größe, Pigmentierung, Konsistenz, Oberfläche, Glanz, Längenwachstum, Temperatur und Schmerzhaftigkeit.

Farbveränderungen der Haut und der Schleimhäute

> Die Farbe der Haut und der Schleimhäute ist Ausdruck der Durchblutung, sie ist abhängig von der durchströmenden Blutmenge und deren Gehalt an Erythrozyten bzw. Hämoglobin.

- Pigmentmangel: **Vitiligo** (Weißfleckenkrankheit), **Albinismus**
- **Hyperpigmentierung** durch endokrine Störungen oder chronische Reize.

Schleimhäute. Normalerweise ist die Schleimhaut blassrosa bis rosarot. Bei verschiedenen Organerkrankungen kann es zu folgenden Farbveränderungen kommen:
- **hyperämisch** (dunkelrot): stärkere Durchblutung bei Entzündungen, Polyglobulie, Polyzythämie, starker Aufregung
- **anämisch** (blass bis porzellanweiß): bei Anämien oder Durchblutungsstörungen infolge von Herz-Kreislauf-Erkrankungen, extrem beim Schock
- **ikterisch** (gelb): Anhäufung des Gallenfarbstoffs Bilirubin in der Haut bei prä-, intra- und posthepatischem Ikterus
- **zyanotisch** (bläulich livide): Durch hohen Anteil von sauerstoffarmem Hämoglobin bei Lungen- und Herzerkrankungen und venösen Stauungen
- **grau-verwaschen**: prognostisch ungünstig, Entstehung durch Plasmaaustritt aus undichten Kapillaren bei Einwirkung von Entzündungsmediatoren, Endotoxinen und bei Darmverschlüssen

Effloreszenzen

Primäreffloreszenzen. Krankhafte Hautveränderungen, die ohne wahrnehmbare Zwischenstadien auf der Haut entstehen.
- **Macula** (Fleck): umschriebene scharf oder unscharf begrenzte Farbveränderung, meist rötlich durch aktive Hyperämie (**Erythem**), aber auch als **Purpura** (spontane, punktförmige **petechiale** Blutungen oder kleinflächige Hautblutungen [**Ekchymosen**], bei Pigmentablagerungen (Melanin, Eisen) oder Melaninmangel (Krötenflecke, Talerflecke).
- **Urtica** (Quaddel): durch Histamin (Typ-I-Allergie) hervorgerufenes, meist juckendes lokalisiertes Ödem in der oberen Cutis, u. a. nach Insektenstich, bei Futtermittelallergie, als Arzneimittelexanthem.
- **Vesicula** (Bläschen), **Bulla** (Blase): mit Flüssigkeit gefüllter Hohlraum, u. a. bei Ekzem, Pockenerkrankungen, Hitze- und Toxineinwirkung.
- **Pustula** (Pustel): mit Eiter gefüllte Bläschen, u. a. bei Akne, Follikulitis, Staupeexanthem, Räudepusteln
- **Papel** (Knötchen): umschriebene, solide Erhebungen der Haut (< 1 cm), u. a. bei allergischer Dermatitis, Räude (Sarkoptes), Arzneimittelexanthem, Tuberkulose, Hauttumoren.

Sekundäreffloreszenzen. Resultieren aus Primäreffloreszenzen, z. B. Ulzerationen, Warzen, Narben, Schuppen, Krusten, Schorfe, Abschürfung, Atrophie, Rhagaden und Zysten.

Hautturgor

Der Turgor ist der vom intra- und interzellulären Flüssigkeitsgehalt aufrecht erhaltene Spannungszustand der Haut. Der Hautturgordruck basiert auf dem osmotischen Prinzip, demnach verursachen Störungen im Wasser- und Elektrolytstoffwechsel Veränderungen der Hautspannung.

- **normaler Turgor:** Die Haut fühlt sich elastisch an.
- **verminderter Turgor:** Bei Dehydratation (Exsikkose), die Haut ist erschlafft, fühlt sich pergamentartig an. Beim Abheben der Haut kommt es zu stehenden Hautfalten.
- **erhöhter Turgor:** Ödeme, Anarsarka (Hautwassersucht)

Behaarungs- und Gefiederanomalien

Endokrine Erkrankungen, Parasiten, Stress (Fell- oder Federzupfen), schwere chronische Erkrankungen (Liegestellen) und Mangelernährung können zu Behaarungs- und Gefiederanomalien führen. Zu achten ist auf Glätte und Unversehrtheit des/der einzelnen Haares/Feder, Glanz des Haares/Gefieders, haarlose/federlose Stellen, Haar-/Federausfall, Anliegen der Haare/Federn, Sträuben durch Sympathikotonus oder mechanisch durch infiltrierte, vorgewölbte Hautstellen.

Untersuchung der Augen

Allgemeine Symptome bei Augenerkrankungen sind **Rötung** (konjunktivale Injektion), **Juckreiz und Fremdkörpergefühl** (Augenreiben und Blinzeln), **Lichtscheu** (Photophobie), **Tränenfluss** (Lakrimation), **Tränenträufeln** (Epiphora), **Augenausfluss** (wässrig, schleimig, eitrig, hämorrhagisch), **Lidkrampf** (Blepharospasmus), **Nickhautvorfall** und **Chemosis** (Schwellung der Bindehaut um die Hornhaut).

Bindehaut (Konjunktiva). Entzündliche Veränderungen der Bindehaut gehören zu den häufigsten Affektionen des Auges. Das Kardinalsymptom nahezu aller Beeinträchtigungen der Bindehaut ist das „Rote Auge". Die Differentialdiagnose der Bindehautentzündung ist vielfältig (infektiös, allergisch, parasitär, durch lokale Irritation), sie kann **akut** sein oder **chronisch** verlaufen und sie ist selten eine selbständige Erkrankung, viele andere Augenerkrankungen gehen mit einer Bindehautentzündung einher (Uveitis, Hornhaut-, Lid-, Lederhautentzündung, Glaukom usw.). Farbveränderungen der Binde- und Lederhaut beobachtet man bei Ikterus (gelb), Anämie (blass), Arteriosklerose und Fettstoffwechselstörungen; Einblutungen u. a. bei hämorrhagischer Diathese.

Hornhaut (Cornea). Symptome einer akuten Hornhautaffektion sind Photophobie, Blinzeln, Tränenfluss, konjunktivale Hyperämie, Lidkrampf, Augenausfluss u. a. Es kann zu Hornhauttrübungen kommen. Man unterscheidet **entzündliche** (ulzerativ oder nicht ulzerativ) und **nicht entzündliche** Hornhauterkrankungen. Bei einem oberflächlichen Substanzverlust der Hornhaut spricht man von einem **Hornhautgeschwür** (Keratitis ulcerosa).

Augenlid. Eine einseitige Lidentzündung (Blepharitis) spricht für eine lokale Infektion bzw. ein Trauma, bei einer beidseitigen Entzündungen kommen differentialdiagnostisch auch Allergien, Autoimmunerkrankungen, Demodex-Milben (Demodikose), chronische Keratokonjunktivitiden sowie Allgemeinerkrankungen in Frage. Ein **Gerstenkorn** ist eine lokale eitrige Infektion am Lidrand. Das Herabhängen des Oberlids wird **Ptosis** (s. u.: Horner-Syndrom). Das Einrollen des Lidrandes, **Entropium** genannt, kann angeboren und rassebedingt sein oder durch Narbenzug entstehen. Ein **Ektropium** (Auswärtswendung des Lidrandes) tritt auf bei zu großer Lidspalte und übermäßiger, gefalteter Kopfhaut sowie durch Narbenzug nach Verletzung oder Zugbildungen im Lidbereich.

Augapfel (Bulbus). Eine Vorverlagerung des Bulbus (**Exophthalmus**) kann rassebedingt und angeboren sein oder durch raumfordernde retrobulbäre Prozesse entstehen. Das Einsinken des Augapfels (**Enophthalmus**) wird beobachtet bei Sympathikuslähmung (Horner-Syndrom, s. u.), Kachexie und Frakturen der knöchernen Augenhöhle (Orbitabodenfraktur, Blow-out-Fraktur).

Pupille. Die Verengung der Pupille, die **Miosis**, stellt die physiologische Reaktion des Auges auf einen Lichtreiz dar und wird parasympathisch ausgelöst. Bei der Prüfung der **Pupillenreaktion auf Licht** lässt man den Lichtstrahl einer Taschenlampe von der Seite her ins Auge fallen und beobachtet die innerhalb einer Sekunde auftretende Miosis des angestrahlten Auges als **direkten Pupillen-Lichtreflex** bzw. des nicht angestrahlten Auges als **konsensuellen Pupillen-Lichtreflex**. Die Erweiterung der Pupille, die **Mydriasis**, dient der Dunkeladaptation und Fernakkomodation des Auges und entsteht durch Kontraktion des sympathisch innervierten Musculus dilatator pupillae. Pathologische Befunde liegen vor, wenn der Pupillen-Lichtreflex verzögert und unvollständig erfolgt.

- Miosis: Parasympathikusreizung, geringe Sympathikus-Aktivität (z. B. bei Müdigkeit) oder Schädigung im Bereich des sympathischen Nervensystems (Horner Syndrom s. u.), Vergiftung (Opioide).
- Mydriasis: Parasympatholytika (Atropin), Sympathomimetika, Schmerz oder Schreck (stressweite Pupille).
- Seitenunterschiede der Pupillenweite (Anisokorie): Verklebungen der Iris mit der Linse, Lähmung des Halssympathikus oder nach einseitiger lokaler Medikamentenapplikation (Parasympatholytika).

Linse. Eine Untersuchung der Linse wird durch medikamentös weitgestellte Pupillen erleichtert. Als **Katarakt** oder grauen Star bezeichnet man eine Trübung der Linse. Sie kann angeboren (rassebedingt) oder erworben (Entzündung, Trauma, Glaukom, Diabetes mellitus) sein.

Horner-Syndrom. Treten Ptosis, Miosis und Enophthalmus kombiniert mit einem Nickhautvorfall auf, spricht man von einem Horner-Syndrom. Ursache ist eine Störung der sympathischen Innervation.

Schielen (Strabismus). Man unterscheidet **Einwärtsschielen** und **Auswärtsschielen**. Beim **Lähmungsschielen** folgt das betroffene Auge nicht den Bewegungen des fixierenden Auges. Schielen kann angeboren sein, aber auch eine Verletzung, raumfordernde Prozesse in der Augenhöhle (Orbita) oder zentralnervöse Störungen können ein Schielen auslösen.

Nystagmus (Augenzittern). Unwillkürliche rhythmische Augenbewegungen, dem langsamen Wegbewegen der Augen aus ihrer zentralen Position folgt eine rasche Rückbewegung. Ein spontaner Nystagmus ist meist ein Hinweis auf eine Erkrankung des ZNS.

Plötzliche Erblindung (Amaurosis). Ursachen einer akut aufgetretenen Erblindung können z. B. eine Sehnerventzündung (Neuritis optica) oder eine Netzhautablösung (Ablatio retinae) sein.

Untersuchung der Nase und der Maulhöhle

Lippenschleimhaut. Farbveränderungen bei Anämien, Polyglobulie und -zythämie, Herz- und Lungenerkrankungen.

Nase und Nasenschleimhaut. Untersucht werden die Umgebung der Nasenöffnungen auf Veränderungen (Sekretrinne, Verbrennungen). Man achtet auf Atemgeräusche, beurteilt das Nüsternspiel und die Nasenschleimhaut (feucht oder trocken). Nasenausfluss kann einseitig (z. B. Nasennebenhöhlenerkrankungen) oder beidseitig (in der Regel durch weiter hinten gelegene Erkrankungsherde) auftreten.

Maulhöhle. Ein **trockenes Maul** ist ein Hinweis auf eine Exsikkose (z. B. bei Nierenleiden, Durchfall, Atropinvergiftung, hohem Fieber und Maulatmung). Bei der Inspektion der Zähne achtet man auf Zahnstein und Karies, Schmelzdefekte, fehlende und verletzte Zähne, eingekeilte Fremdkörper, Abnutzung der Zähne (einseitig, fehlend, übermäßig). Bei der Inspektion der Zunge achtet man auf Beläge und Fremdkörper (Grannen, Splitter, Schnüre oder Gummibänder um den Zungengrund). Zungenbeläge können weiß sein bei Inappetenz und Fieber, braun bei Urämie und grauweiß-schleimig bei Pilzerkrankungen.

Messen der Körpertemperatur

Die durchschnittliche normale Körpertemperatur der einzelnen Haustiere schwankt je nach Alter, Art und Rasse um den Wert von etwa 38 °C (Vögel: 40 – 42 °C). Kleine Rassen, junge weibliche und gravide Tiere haben eine höhere Körpertemperatur als männliche und alte Tiere oder große Rassen. Die Körpertemperatur ist im Allgemeinen morgens am niedrigsten und am späten Nachmittag am höchsten. Bei hoher Außentemperatur, nach intensiver Bewegung, nach Nahrungsaufnahme sowie bei Aufregung kann die Körpertemperatur **subfebril** (leicht erhöht) sein. Diese Erhöhung liegt jedoch im Bereich von wenigen Zehntelgraden und normalisiert sich rasch. Geht die Temperaturerhöhung darüber hinaus, spricht man von **febrilen** Temperaturen. Man unterscheidet die **Hyperthermie**, z. B. durch Hitzestau oder starke Beschleunigung des Stoffwechsels, vom eigentlichen **Fieber**. Im Gegensatz zur Hyperthermie entsteht Fieber über eine Sollwertverschiebung auf ein höheres Niveau im Wärmeregulationszentrum des Hypothalamus. Ursächlich für die Sollwertverstellung sind fieberauslösende Stoffe (**Pyrogene**), die entweder von körpereigenen Abwehrzellen produziert werden (Zytokine) oder von Viren, Bakterien (Endo- und Ektotoxine), Pilzen und Parasiten stammen. Die Differenzialdiagnose unklarer, anhaltender Fieberzustände beinhaltet Infektionen, Autoimmun- und Tumorerkrankungen sowie endokrine Erkrankungen (Hyperthyreose).

Die zuverlässigste Art die Körpertemperatur zu messen ist die **rektale Messung**, da hierbei die Messwerte der tatsächlichen Körperkerntemperatur am ehesten entsprechen. Fehlerquellen sind Mastdarmentzündungen, Kotverhalten, Sphinkterlähmung, Messung direkt nach Arbeitseinsatz oder Nahrungsaufnahme, Erregung und hohe Umgebungstemperaturen. Im Zweifelsfall wiederholt man die Messung nach einer Ruhephase. Zur Messung gut geeignet sind digitale Fieberthermometer.

+ Hohes Fieber ist ein deutliches Krankheitszeichen, das ernst genommen werden muss, hält das Fieber länger als 24 Stunden an, sollte man einen Tierarzt hinzuziehen.

Pulsmessung

Durch die Messung der Pulsfrequenz erhält man Informationen über den Zustand des Gefäßsystems und die Regelmäßigkeit der Herzaktion, sie dient der Erkennung und Beurteilung von organischen Störungen der Herz-Kreislauf-Tätigkeit. Beim Großtier wird der Puls an der äußeren Kieferarterie gesucht (**A. maxillaris externa**), beim Kleintier an der Oberschenkelarterie (**A. femoralis**). Der Puls wird immer mit drei Fingern getastet (Zeige-, Mittel- und Ringfinger) und die Pulsfrequenz über 60 Sekunden gezählt.

Beschleunigter Puls (Tachykardie)

- **physiologisch:** bei Aufregung und körperlicher Anstrengung sowie gegen Ende der Trächtigkeit
- **reflektorisch:** bei hohen Blut- und Volumenverlusten (Blutung, Verbrennung, Schock)
- **kardial:** z. B. bei Herzinsuffizienz
- **weitere Ursachen:** Fieber, Vergiftungen (z. B. Atropin), Schmerzen und Koliken

Verlangsamter Puls (Bradykardie)

- Schädigung des Sinusknotens oder der Erregungsleitung des Herzens (z. B. AV-Block), Vagotonie, Überdosierung von Medikamenten (z. B. Digitalisvergiftung), Hyperkaliämie, Training

■ Blutdruckmessung

Beim Verfahren nach Riva-Rocci wird eine Gummimanschette angelegt, aufgepumpt und der Druck dann unter Kontrolle der Korotkow-Töne mittels des Stethoskops und Beobachtung der Manometernadel langsam abgelassen. Beginnt sich die Manometernadel pulssynchron zu bewegen und hört man gleichzeitig die Korotkow-Töne, so ist der maximale arterielle Druck größer als die Manschettenkompression, dies entspricht dem **systolischen Wert**. Verschwinden die Korotkow-Töne und die Manometernadel bewegt sich gleichmäßig weiter, so kann das Blut auch in der Diastole wieder ohne Behinderung durch die Arterie fließen, dies entspricht dem **diastolischen Wert**. Die Werte werden in mm Hg (mm Hydrargyrum = Quecksilber/säule) angegeben. Die Manschette wird beim Pferd an der Schweifrübe, beim Kleintier am Vorderbein angelegt.

■ Kapillarfüllungszeit

Der Kapillarfüllungszeit liefert einen wertvollen diagnostischen Hinweis zur Beurteilung der Kreislaufperipherie. Zur Bestimmung stülpt man die Oberlippe um und drückt auf die unpigmentierte Maulschleimhaut oberhalb der Schneidezähne. Dadurch wird eine kurzzeitige Ischämie erzeugt. Physiologischerweise strömt nach 1 – 2 Sekunden das Blut wieder in die Kapillaren zurück und die Färbung der Schleimhaut normalisiert sich. Eine verzögerte Kapillarfüllungszeit findet man bei Kreislaufschwäche, im Schockzustand und bei Durchblutungsstörungen. Bei einer Anämie ist die Wiederauffüllungszeit nicht verändert.

■ Beurteilung der Atmung

Man betrachtet, schräg hinter dem Tier stehend, den Brustkorb, den Rippenbogen und die Bauchwand des Tieres. Beurteilt werden Atemfrequenz, Atmungstyp sowie Regelmäßigkeit und Tiefe der Atemzüge. Man sollte die Atemzüge über eine Minute beobachten und zählen.

Beschleunigte Atmung (Tachypnoe). Bei Fieber und Schmerzzuständen, als Kurzatmigkeit bei Lungen- und Herzerkrankungen, bei erniedrigtem Sauerstoffangebot und schwerer Anämie; physiologisch bei körperlicher Belastung, psychischer Erregung und als Hecheln des Hundes (vereinzelt auch bei Katze und Vogel) zur Wärmeregulation.

Verlangsamte Atmung (Bradypnoe). Zentral bedingt (Schädelhirntrauma, Schlaganfall, Beeinträchtigung des Atemzentrums), Intoxikation (Sedativa, Hypnotika, z. B. Barbiturate), Koma, Unterkühlung; physiologisch im Schlaf.

Atemnot, krankhaft erschwerte Atmung (Dyspnoe). Die Tiere atmen mit geöffnetem Maul, sie verharren in stehender oder sitzender Position (**Orthopnoe**), man beobachtet Backenblasen.
- **pulmonale Ursachen:** Lungenentzündung, -fibrose, -emphysem (Lungenblähung), Atelektasen, Pleuraerguss, chronische Bronchitis, Asthma bronchiale, Pneumothorax (Luft im Pleuraspalt, Lungenkollaps), Lungenembolie (embolischer Verschluss einer Lungenarterie)
- **kardiale Ursachen:** Herzinsuffizienz, Mitralstenose, Lungenödem, Asthma cardiale
- **Störungen der Atemmechanik und Verlegung der Atemwege:** Rippenfraktur, Struma, Fremdkörper, Pneumothorax

Atmungstyp. Man beobachtet, in welcher Form Brust- und Bauchwand an der Atmung beteiligt sind.
- **abdominal betonte Bauchatmung (abdominaler Typ):** bei thorakalen Schmerz-

zuständen (Pleuritis, Rippenbrüchen), bei chronischen Lungenerkrankungen
- **kostal betonte Atmung (kostaler Typ):** bei schmerzhaften Zuständen im Abdomen und Behinderung der Zwerchfellbeweglichkeit, Aufblähung, Magenüberfüllung, vergrößerter Leber (Hepatomegalie), Aszites (Bauchwassersucht), im fortgeschrittenen Stadium der Trächtigkeit
- **paradoxe Atmung:** Einwärtsziehen eines Teils der Thoraxwand während der Einatmung bei Thoraxwandinstabilität (Rippenserienfrakturen)

Zuordnung der Organe zu den Keimblättern

Bei der Untersuchung und der Aufnahme der Symptome sind die Keimblattzuordnungen der Organe zu beachten, da klinisch fassbare Symptome u. U. Hinweise auf einen okkulten Krankheitsprozess in einem anderen Organ liefern können. Der Organismus „leitet um". Dies ist für evtl. Laboruntersuchungen und für die spätere Therapie von großer Bedeutung.

Tab. 1 Zuordnung der Organe zu den Keimblättern

Ektoderm	Entoderm	Mesoderm
Augenlinse	Magen- und Darm-Epithel	Bindegewebe
Sinneszellen	Schilddrüse	Knorpel und Knochen, Wirbelsäule
Nervensystem	Thymus	Blutgefäße und Herz
Oberhaut	Leber	Lymphgefäße und Milz
	Bauchspeicheldrüse	Muskulatur
	Harnblase	Nieren
	Lungenepithel	Keimdrüsen

2 Dosierungsrichtlinien für homöopathische Medikamente

Niedrige Potenzen (D2–D12)

Die niedrigen Potenzen D2–D12 können im Notfall auch stdl. bis halbstdl. gegeben werden.

- Pferd, Rind: 5–10 ml s. c. und/oder 3 × tgl. 30 Tropfen bzw. 6 Tbl.
- Fohlen, Kalb, Schwein: 4–5 ml s. c. und/oder 3 × tgl. 20 Tropfen bzw. 4–5 Tbl.
- Ferkel: 2–3 ml s. c. und/oder 3 × tgl. 10 Tropfen bzw. 3 Tbl.
- Großer Hund: 3–4 ml s. c. und/oder 3 × tgl. 10–12 Tropfen bzw. 3 Tbl.
- Mittlerer Hund, Schaf, Ziege: 2 ml s. c. und/oder 3 × tgl. 10 Tropfen bzw. 1–2 Tbl.
- Kleiner Hund, Katze: 1–2 ml s. c. und/oder 3 × tgl. 5–7 Tropfen bzw. 1 Tbl.
- Welpen: 0,5–1 ml s. c. und/oder 3 × tgl. 5 Tropfen bzw. 1 Tbl.
- Kleinnager, Schildkröten: 0.5–1 ml s. c. (Schildkröten nicht spritzen, Mittel ins Trinkwasser geben) und/oder 3 × tgl. 5 Tropfen bzw. 1 Tbl.

2

Dosierungsrichtlinien

3

- Vögel: keine Injektionen, Mittel ins Trinkwasser geben, am besten mit Einzelhomöopathika arbeiten

Höhere Potenzen

- C30 = 1 Glob. 1 × wö. bis 1 × tgl.
- D200 und C1000 = einmalige Gabe von 1 Glob., danach abwarten, nach ca. 4 Wochen Gabe evtl. wiederholen

▷ Höhere Potenzen nur bei genauer Kenntnis der Erkrankung und der Symptomatik!

Applikation homöopathischer Medikamente

Bei homöopathischen Einzelmitteln entspricht: 1 Globulus = 1 Tropfen, 1 Tbl. = 5 Globuli

Ampullenpräparate auf physiologischer Kochsalzbasis können generell oral verabreicht, aber auch eingerieben werden (Bauchhaut, Achsel- bzw. Leistenregion, Ohrmuschel, Zahnfleisch). Dies ist auch möglich bei Dilutionen mit niedrigem Alkoholgehalt, sofern sie die Haut nicht austrocknen oder zu Juckreiz führen. Ampullenpräparate können mit Kochsalzlösung verdünnt und in Tropf- oder Sprühflaschen gegeben werden, die Applikation erfolgt tropfenweise oder als Spray. Bei Akutzuständen hat sich die häufigere Gabe kleiner Mengen bewährt. Auch Inhalationen sind möglich sowie Einreibungen ins Zahnfleisch, da die Schleimhäute die Substanzen sehr gut aufnehmen.

Im Rahmen der Neuzulassungsverordnungen für Naturheilmittel werden zur Zeit viele Präparate vom Markt genommen. Voraussichtlich sind bei Erscheinen dieses Buches einige Präparate (vor allem der Firma Heel) bereits nicht mehr verfügbar. Es wird einem nichts anderes übrigbleiben, als mit den noch verfügbaren Bestandteilen zu arbeiten und anstelle erprobter Komplexmittel den Tierhaltern mehrere Einzelmittel zu empfehlen. Über das Ausland (Schweiz, Holland, Österreich, Frankreich, England) sind speziell Einzelhomöopathika gut zu beziehen, die in Deutschland schon längst nicht mehr erhältlich sind. Hinweis an den Tierhalter: Bei ausländischen Arzneimitteln erfolgt die Verabreichung auf eigene Gefahr.

Alternative Applikationsarten. Gute Erfahrungen in der Anwendung am Tier werden auch allein mit der Schwingung von Arzneimitteln gemacht, die man mittels eines Orgonstrahlers applizieren kann oder mit Magnetfeldkarten der Firma Vega-Grieshaber.

3 Anwendungsbeschränkungen von Heilpflanzen

Tiere, die der Gewinnung von Lebensmitteln dienen sind: Bienen, Fische, Geflügel einschließlich Tauben, Wiederkäuer, Schweine, Hasen, Kaninchen und Pferde.

Folgende Heilpflanzen bzw. Wirkstoffe dürfen in der EU **nicht** eingesetzt werden bei Tieren, die der Lebensmittelgewinnung dienen [Verordnung (EWG) Nr. 2377/90] – interessanterweise dürfen die ätherischen Öle verwendet werden:

- Anis-, Fenchel- und Dillfrüchte, Eibischblätter und -wurzel, Löwenzahnkraut und -wurzel, Teeblätter, Heidelbeerblätter und -früchte, Isländisch Moos, Knoblauchzwiebel, Korianderfrüchte, Küchenzwiebel, Kümmelfrüchte, Lavendel, Pfefferminzblätter, Tausendgüldenkraut, Thymiankraut, Wermutkraut, Malvenblüte und -blätter, Tormentillwurzel, Brombeerblätter, Gänsefingerkraut, Odermennigkraut, Ratanhiawurzel, Hamamelis (äußerliche Anwendung erlaubt), Leinsamen (Leinöl erlaubt), Sennesblätter und -früchte, Artischockenblätter, Mariendistelfrüchte, Bockshornkleesamen, Frauenmantelkraut, Beinwellblätter und -kraut (Wurzel zur äußerlichen Anwendung erlaubt), Johanniskraut (Öl zur äußerlichen Anwendung erlaubt), Ringelblume (äußerliche Anwendung erlaubt), Teebaumöl, Breitwegerichkraut, Gewürznelke, Hirtentäschelkraut, Preiselbeere, Walnussblätter, Stiefmütterchenkraut, Weißdornblätter und -blüten, Oregano/Dost, Holunderblüten, Huflattichblüten, Königskerzenblüten, Purpursonnenhut (Kraut und Wurzel), Primelwurzel, Süßholzwurzel, Bärentraubenblätter, Goldrutenkraut, Hauhechelwurzel, Katzenbart, schwarze Johannisbeerblätter, Baldrianwurzel, Hopfenzapfen, Passionsblumenkraut, Gingkoblätter und -extrakt, Indischer Weihrauch und -extrakt, Dalmatinische Insektenblume (Pyrethrumextrakt zur äußerlichen Anwendung erlaubt).

4 Abkürzungen und Richtungsbezeichnungen

Gebräuchliche Abkürzungen

A.	Arteria
Duct.	Ductus/Gang
EKG	Elektrokardiogramm
For.	Foramen/Loch
Gl.	Glandula/Drüse
ICR	Interkostalraum/Zwischenrippenraum
Lig.	Ligamentum/Band
Ln.	Lymphonodus/Lymphknoten
M.	Musculus/Muskel
N.	Nervus/Nerv
P. m.	Punctum maximum
Proc.	Processus/Fortsatz
Rö	Röntgen
Trunc.	Truncus/Stamm
V.	Vena/Vene

Bei pluralischer Nennung anatomischer Termini wird der letzte Buchstabe in vielen Fällen verdoppelt.

Beispiel: der Lymphknoten: Lymphonodus (Ln.), die Lymphknoten: Lymphonodi/noduli (Lnn.)

Die Richtungsbegriffe in der Anatomie

Körperebenen

- **Dorsalebene:** durchschneidet Rumpf oder andere Körperteile parallel zur dorsalen Oberfläche.
- **Transversalebenen:** durchtrennen Rumpf, Kopf, Gliedmaße oder andere Körperanhänge quer/senkrecht zur jeweiligen Längsachse (lat. transversus: quer verlaufend).

4

Abkürzungen

- **Medianebene:** Symmetrieachse des Körpers in der Senkrechten (lat. media: die Mitte, die mittlere), verläuft durch die Mitte des Brustbeins.
- **Sagittal- oder Paramedianebenen:** alle Ebenen, die parallel zur Symmetrieachse stehen (lat. para: neben, bei; sagitta: der Pfeil)

Lagebezeichnungen des Körpers und der Körperteile

Lagebezeichnungen des Körpers werden immer vom Mittelpunkt aus gesehen.

- *anterior*: zur Vorderseite hin gelegen, nach vorne gerichtet
- *posterior*: zur Rückseite hin gelegen, nach hinten gerichtet
- *apikal*: spitzenwärts (lat. apex: die Spitze)
- *kaudal*: steiß- oder schwanzwärts gelegen (lat. cauda: der Schwanz)
- *cranial*: kopfwärts gelegen (lat. cranium: der Schädel)
- *occipital*: hinterhauptswärts

- *temporal*: schläfenwärts
- *distal*: zur Peripherie hin gelegen
- *proximal*: zum Rumpf hin gelegen
- *lateral*: seitlich gelegen
- *medial*: zur Mitte hin gelegen
- *median*: zur Mittelebene hin gelegen
- *dorsal*: zum Rücken hin gelegen (lat. dorsum: der Rücken)
- *ventral*: zum Bauch hin gelegen (lat. venter: der Bauch)
- *rostral*: zur Schnauze hin gelegen (lat. rostrum: die Schnauze)
- *profundus*: tief
- *superficialis*: oberflächlich
- *palmar*: zur Handfläche gehörend
- *plantar*: zur Fußsohle gehörend
- *dexter*: rechts
- *sinister*: links
- *externus*: außen
- *internus*: innen
- *longitudinalis*: längs verlaufend
- *transversus*: quer verlaufend
- *sagittal*: in Pfeilrichtung, senkrecht verlaufend (lat. sagitta: Pfeil)

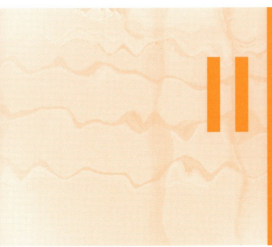

II Spezieller Teil

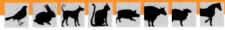

1 Herz-Kreislauf-System

Herz

Lage und Aufbau

Lage. Das Herz liegt im Mediastinalraum (**Mediastinum**) zwischen den Lungen und wird beiderseits durch das Brustfell (Pleura mediastinalis) begrenzt. Es berührt ventral das Brustbein und dorsal die Speiseröhre und liegt mit der Herzspitze dem Zwerchfell auf.

Herzhöhlen. Rechtes und linkes Herz sind durch die Herzscheidewand, das **Septum**, voneinander getrennt, jede Herzhälfte besteht aus einem Vorhof (**Atrium**) und einer Kammer (**Ventrikel**). Vorhöfe und Kammern sind durch die **Ventilebene**, eine Ebene in der neben allen Herzklappen auch das Herzskelett liegt, getrennt. Die Vorhöfe sind mit einem Herzohr ausgestattet, das die Wurzeln der großen Arterien umgreift und das Herz an diesen verankert. Der Herzmuskel (**Myokard**) wird arteriell durch zwei **Koronararterien** versorgt, die venöse Entsorgung läuft parallel zur arteriellen, das verbrauchte Blut sammelt sich im Sinus coronarius (Kranzbucht) und mündet in den rechten Vorhof.

Herzwand. Die Herzwand besteht aus 4 Schichten (von außen nach innen):

- Herzbeutel: **Perikard**
- Herzaußenhaut: **Epikard**
- Herzmuskel: **Myokard**
- Herzinnenhaut: **Endokard**

Herzzyklus

Der Herzzyklus (Herzaktion) unterteilt sich in eine Arbeitsphase, die **Systole,** und eine Entspannungsphase, die **Diastole**. In der Systole unterscheidet man eine Anspannungsphase, in der alle Klappen geschlossen sind, und eine Austreibungsphase, in der die Taschenklappen geöffnet sind und das Blut in den Körper- bzw. Lungenkreislauf ausgeworfen wird. Ausgelöst wird die Kontraktion des Myokards durch den Herzimpuls, eine Erregungswelle, die vom **autonomen Reizleitungssystem** des Herzens gebildet und weitergeleitet wird.

Reizleitungssystem

Das Reizleitungssystem besteht aus modifizierten Herzmuskelzellen, die Erregungen bilden und koordiniert an das Myokard weiterleiten können. Die einzelnen Stationen der Erregungsbildung und -leitung sind: der **Sinusknoten**, der **AV-Knoten**, das **His-Bündel**, die **Tawara-Schenkel** und die **Purkinje-Fasern**.

Herzklappen

Der Klappenapparat besteht aus Bindegewebsplatten, deren Ränder verstärkt und relativ starr sind. Diese Verdichtungen in der Ventilebene bezeichnet man auch als Herzskelett, neben ihrer Stütz- und Haltefunktion dient die Ventilebene der elektrischen Isolation zwischen Vorhof und Kammer. **Mitral-** und **Trikuspidalklappe** sind **Segel-** oder **Atrioventrikularklappen**, die durch Sehnenfäden an den **Papillarmuskeln** des Kammerbodens aufgehängt sind. **Pulmonal-** und **Aortenklappe** sind **Taschen-** oder **Semilunarklappen**. Die Klappen haben Ventilfunktion und dienen als mechanischer Verschluss. Das Klappenspiel erfolgt passiv. Alle Klappen liegen in der Ventilebene des Herzens, durch deren Bewegung Richtung Herzspitze und zurück (Druck-Saugpumpe) die Herzaktion erfolgt.

Blutkreislauf

Großer oder Körperkreislauf

Das sauerstoffreiche Blut gelangt vom linken Vorhof über die Mitralklappe in die linke Herzkammer. Dort beginnt der Körperkreislauf. Das Blut fließt durch die Aortenklappe in die **Aorta**, die Hauptschlagader, und verteilt sich über ihre Aufzweigungen in den Arterien, Arteriolen und Kapillaren des Körpers, wo der Stoffaustausch stattfindet. Sauerstoffarmes Blut wird in den Venolen und Venen gesammelt und zum Herzen transportiert. Über die **beiden Hohlvenen** (Vv. cavae) mün-

det es in den rechten Vorhof und gelangt über die Trikuspidalklappe in die rechte Herzkammer.

Kleiner oder Lungenkreislauf

Der kleine oder Lungenkreislauf geht von der rechten Herzkammer aus, das Blut fließt über die Pulmonalklappe in den **Truncus pulmonalis**, der sich in eine **rechte** und **linke Lungenarterie** aufteilt. Die Arterien des Lungenkreislaufs führen sauerstoffarmes Blut, das während der Lungenpassage mit Sauerstoff angereichert wird, Kohlendioxid abgibt und schließlich über die Venolen und Venen in den linken Vorhof gelangt.

Pfortaderkreislauf

Die **Pfortader** (Vena portae) sammelt das Blut der unpaaren Baucheingeweide Magen, Darm, Bauchspeicheldrüse und Milz und transportiert es zur Leber. Dort wird das Pfortaderblut entgiftet und es werden die für den Stoffwechsel essenziellen Substanzen entnommen, z. B.: Insulin und Glukagon aus der Bauchspeicheldrüse, reutilisierbares Eisen und Eiweiß aus dem Erythrozytenabbau in der Milz, Nährstoffe aus dem Darm (Aminosäuren, Kohlenhydrate, kurzkettige Fette). Langkettige Fette werden über die Darmlymphgefäße abgeführt, die erst kurz vor dem Herzen wieder in den Blutkreislauf münden.

Fetaler Kreislauf

Beim Fetus bestehen Unterschiede im Kreislauf gegenüber den Verhältnissen nach der Geburt. Sauerstoff- und nährstoffangereichertes Blut gelangt über die **Nabelvenen** in den Fetus, die es zur Leber führen. Die Lunge wird größtenteils umgangen. Das Blut wird im rechten Vorhof über ein Loch in der Vorhofscheidewand, das **Foramen ovale**, in den linken Vorhof geleitet. Zwischen Lungenarterie und Aorta gibt es auch eine Verbindung (Ductus arteriosus botalli). Der Transport des

Blutes zur **Plazenta** erfolgt über **Nabelarterien**. Fetaler und mütterlicher Kreislauf sind getrennt. Nährstoff-, Schlacken- und Gasaustausch erfolgen durch Diffusion und Filtration.

1.1 Tierartliche Besonderheiten

Das Herz des Hundes liegt zu 4/7 links und zu 3/7 rechts der Medianebene und nimmt den Bereich zwischen 3. und 6. ICR ein.
Herzfrequenz: je nach Rasse und Größe 80 – 120 Schläge pro min
Blutdruck: im Mittel 130/90 mmHg

Bei der Katze ist der Herzspitzenstoß links im 4. – 6. ICR und rechts im 5. ICR ertastbar.
Herzfrequenz: 80 – 140 Schläge pro min
Blutdruck: im Mittel 125/75 mmHg

Das Herz des Schweins ist im Verhältnis zum Körpergewicht relativ klein, es liegt in Höhe der 2. – 5. Rippe und zum größten Teil der linken Brustwand an. Beim stehenden Tier wird es vom M. triceps brachii bedeckt.

Das Herz eines Pferdes wiegt ca. 3 kg, es liegt im ventralen Teil des Mediastinums zwischen dem 2. und 6. ICR und ist teilweise bedeckt von den Vordergliedmaßen.
Pulmonalklappe: Die Klappensegel (Cuspes) entwickeln an den freien Rändern Knötchen, im mittleren Bereich der Cuspes treten häufig Löcher auf.
Gesamtblutmenge: ca. 40 Liter
Herzfrequenz: ca. 32 – 45 Schläge, bei starker Belastung bis 220 Schläge pro min, beim Fohlen ca. 60 – 80 Schläge pro min

Bei kleinen Wiederkäuern reicht das Herz vom 2. bis zum 5. ICR, liegt größtenteils im Schutz der Gliedmaßen und ist breiter als das Pferdeherz. Am linken Atrium existiert meist eine bindegewebige Narbe am früheren Sitz der Klappe des Foramen ovale. Das Klappen- und Arterienöffnungen umgebende bindegewebige Stützskelett enthält Knöchelchen (Ossa cordis).

Das Herz des Vogels ist, aufgrund der hohen Stoffwechselleistung im Flug und zur Erhaltung der relativ hohen Körpertemperatur, bezogen auf den Gesamtkörper größer als das der Säugetiere. Es liegt im Thorax kranial zwischen den Leberlappen, die Form ist konisch. Die Herzfrequenz ist bei kleineren Vögeln, wie z.B. dem Sperling (400 – 800 Schläge/min), höher als bei größeren Vögeln, wie z.B. der Hausgans (100 Schläge/min).
Rechter Vorhof: Einmündung von rechter und linker Vena cava cranialis und einer Vena cava caudalis.
Rechte AV-Klappe: besteht aus einer Muskelplatte ohne Sehnenfäden.
Vv. pulmonales: vereinigen sich zu einem Gefäßstamm, bevor sie in den linken Vorhof münden, wo eine Klappe ausgebildet ist.
Linke AV-Klappe: besteht aus zwei an Sehnenfäden befestigten Zipfeln.

1.2 Untersuchung von Herz und Kreislauf

Allgemeine Symptome und Beurteilung

Rasse und Alter. Bei jungen Tieren eher angeborene Defekte, bei alten Tieren eher erworbene Herzschäden. Manche Rassen haben eine Veranlagung für bestimmte Herz- oder Gefäßerkrankungen.

Atmung. Bei Herzerkrankungen treten oft **Dyspnoe**, **Tachypnoe** und **Lungenödeme** auf, die Tiere stehen mit abduzierten Ellenbogen, wollen nicht aufstehen oder sind bereits zu schwach dazu.

Ernährungszustand. Die Tiere sind oft dünn, können aber aufgrund eines **Aszites** einen aufgetriebenen Bauch haben.

Schleimhäute. Eine **Zyanose** von Haut und Schleimhäuten bei Herz- und Lungenerkrankungen, insbesondere bei angeborenen Herzfehlern. **Blasse Schleimhäute** bei Anämie, niedrigem Herzminutenvolumen und peripherer Vasokonstriktion. **Petechien** bei Blutgerinnungsstörungen und infektiöser Endokarditis.

Augenhintergrund. Bei maligner Hypertonie Papillenödeme und Retinablutungen.

Jugularvenen. Bei Hypervolämie, Kompression der V. cava cranialis und jeder Form der Rechtsherzinsuffizienz kommt es zu gestauten Jugularvenen.

Abdomen. Bei Rechtsherzinsuffizienz Abklärung einer Hepatosplenomegalie (Leber- und Milzvergrößerung) durch Abtasten und eines Aszites durch das Undulationsphänomen (Wellenphänomen bei Flüssigkeitsansammlung im Abdomen).

Vor der Auskultation wird der Herzspitzenstoß im 5. ICR links aufgesucht, dessen Verlagerung einen Aufschluss über eine etwaige Größenzunahme (Hypertrophie) des Herzens gibt. Ein **hebender Herzspitzenstoß** wird bei Hypertonie gefunden.

■ Auskultation

Die Herzklappen werden am jeweiligen **Punctum maximum** (P. m.) abgehört, dieser Punkt entspricht nicht der anatomischen Lage einer Klappe, er ist ein Projektionspunkt, an dem man sowohl die jeweilige Klappe als auch pathologische Geräusche am lautesten hört.

Herztöne

- **1. Herzton:** Muskel- oder Anspannungston des Kammermyokards, stimmt mit dem Schluss der Segelklappen überein.
- **2. Herzton:** Klappenschlusston der Semilunarklappen.
- **3. Herzton:** durch asynchronen Schluss von Aorten- und Pulmonalklappe, bei gesunden Tieren nicht zu hören. Entsteht durch Volumenüberlastung des Ventrikels, der mehr Zeit braucht, um das Blut auszuwerfen, die entsprechende Semilunarklappe schließt später. Der 3. Herzton ist also eine Spaltung des 2. Herztons.
- **4. Herzton:** Ton der Vorhofkontraktion. Er kommt zustande durch verstärkte Vorhofkontraktion am Ende der Diastole, wenn der unelastische Ventrikel nicht mehr in der Lage ist, den Vorhof durch Sog zu entleeren.

▶ Ein 4. Herzton ruft nach Digitalis!

Herzgeräusche

Herzgeräusche entstehen durch Widerstände im Blutfluss bei Klappenfehlern und Gefäßschäden oder auch durch Änderungen der Blutviskosität. Bei jungen Tieren treten häufig Geräusche auf, die nicht krankhaft sind und mit dem Wachstum verschwinden. Unterschieden werden Pressstrahlgeräusche bei Klappenstenosen infolge des Widerstandes und Strudel- oder Gurgelgeräusche bei Klappeninsuffizienzen infolge des Aufeinandertreffens zweier Blutsäulen.

- **Systolische Pressstrahlgeräusche:** Aortenklappenstenose oder Pulmonalklappenstenose
- **Systolische Strudelgeräusche:** Mitralklappeninsuffizienz oder Trikuspidalklappeninsuffizienz

1

- **Diastolische Pressstrahlgeräusche**: Mitralklappenstenose oder Trikuspidalklappenstenose
- **Diastolische Strudelgeräusche**: Aortenklappeninsuffizienz oder Pulmonalklappeninsuffizienz

Die vier Klappenbereiche werden nacheinander abgehört:

 Auskultation beim Hund:
Trikuspidalklappe: rechte Thoraxwand, 4. ICR.
Mitral-, Pulmonal- und Aortenklappe: linke Thoraxwand im 5., 3. und 4. ICR.

 Bei der Katze:
Mitralklappe: linke Thoraxwand im 4. und 5. ICR.
Pulmonal- und Aortenklappe: linke Thoraxwand im 3. und 2. ICR.
Trikuspidalklappe: rechte Thoraxwand im 4. und 5. ICR.

 Beim Schwein:
Mitralklappe: links, in Höhe des Ellenbogenhöckers.
Aorten- und Pulmonalklappe: links, in Buggelenkshöhe.
Trikuspidalklappe: rechts, in Ellenbogenhöckerhöhe im 4. ICR.

 Beim Pferd:
Mitralklappe: linke Thoraxwand im 5. ICR.
Aortenklappe: links, in Buggelenkshöhe im 4. ICR.
Pulmonalklappe: links, weit vorn unter der Schulter im 3. ICR.

 Bei Wiederkäuern:
Mitralklappe: linke Thoraxwand im 4. ICR.
Aortenklappe: links, tief unten im 4. ICR.
Pulmonalklappe: links, unmittelbar am Brustbeinrand im 3. ICR.

Untersuchung des Pulses

Der Pulsschlag ist der in die Peripherie fortgeleitete und von den Gefäßen verstärkte Herzschlag.

Der periphere Puls ist abhängig von:
- Schlagvolumen des linken Ventrikels
- Auswurfgeschwindigkeit
- Gefäßelastizität
- peripherem Widerstand
- Unterschied zwischen systolischem und diastolischem Blutdruck
- Abstand der Pulspalpationsstelle vom Herzen

Pulsqualitäten:
- **Pulsus altus** (großer, gut gefüllter Puls) bei Aortenklappeninsuffizienz, Hyperthyreose, Aortensklerose.
- **Pulsus celer** (schnellender Puls) bei Erregung, Fieber, Kollaps, Hyperthyreose, Pneumothorax, Karditis.
- **Pulsus durus** (harter Puls, hoher systolischer Blutdruck) bei Arteriosklerose, Urämie.
- **Pulsus mollis** (weicher, leicht unterdrückbarer Puls) bei Hypotonie, Kollaps, Linksherzinsuffizienz, Intoxikationen.
- **Pulsus paradoxus** (deutlich abnehmende Pulsamplitude bei tiefer Inspiration) bei Perikarderguss, Trachealstenose.
- **Pulsus parvus** (kleiner Puls mit verminderter Amplitude) bei Aortenstenose, Linksherzinsuffizienz, Kollaps, Vagotonus.
- **Pulsus tardus** (schleichender Puls mit flachem Druckanstieg) bei Aortenstenose, Medikamenten wie z. B. Digitalis.
- **Pulsus irregularis** (unregelmäßiger Puls) bei Arrhythmien.

Arrhythmieformen

Es gibt **tachykarde** (Pulsbeschleunigung) und **bradykarde** (Pulsverlangsamung) Herzrhythmusstörungen, sie können bedingt sein durch Störungen im Erregungsbildungs- oder Erregungsleitungssystem des Herzmuskels.

- *vom Sinusknoten ausgehend*: Tachykardie, Bradykardie
- *durch Störung der Reizweiterleitung*: **AV-Block**, **Links- und Rechtsschenkelblock**, Erregungsumleitung (Wolff-Parkinson-White-Syndrom).

Ektopien. Ersatzrhythmen mit Ursprung im AV-Knoten, im Vorhof oder von der Kammer ausgehend.

Extrasystolen. Vorzeitige Kontraktion des Herzmuskels infolge anormaler Erregungsbildung.

■ 1.3 Herz-Kreislauf-Erkrankungen

■ 1.3.1 Herzinsuffizienz

> 📖 Unvermögen des Herzens, das venöse Blutangebot vollständig ins arterielle System zu befördern.

Die Einteilung der Herzinsuffizienzen erfolgt nach:

Lokalisation. Je nachdem welcher Teil des Herzens betroffen ist, unterscheidet man eine **Linksherzinsuffizienz**, eine **Rechtsherzinsuffizienz** und eine **Globalinsuffizienz**.

Verlauf. Der Verlauf kann **akut** (Schock, Kollaps) oder **chronisch** sein.

Schweregrad. Ist die periphere Versorgung beeinträchtigt (z. B. durch Myokarddilatation) spricht man von einer **dekompensierten** Herzinsuffizienz, bei Aufrechterhaltung der Herzleistung (z. B. durch Hypertrophie des Herzmuskels) von einer **kompensierten** Herzinsuffizienz.

Wirkung. Man unterscheidet **Vorwärtsversagen** (arterieller Durchblutungsmangel) und **Rückwärtsversagen** (venöser Rückstau).

Viele krankhafte Veränderungen am Herzen führen zu den Zeichen der Herzinsuffizienz, weswegen sich die klinischen Bilder bei Herzerkrankungen oft gleichen. Allerdings sind die Auslöser der Herzinsuffizienzen vielfältig und so werden sie trotz der oft ähnlichen Symptomatik meist als eigenständige Erkrankungen benannt.

> ▶ Linksherzinsuffizienz führt durch Rückstau zu Symptomen im Atmungtrakt, Rechtsherzinsuffizienz führt zu Stauungsbeschwerden in den Organen des großen Kreislaufs.

Einteilung der Herzinsuffizienz nach den Richtlinien der NYHA (New York Heart Association):
- **Grad 1**: In Ruhe und unter Belastung keine Beschwerden.
- **Grad 2**: Die Leistungsfähigkeit ist ab mittelschwerer körperlicher Belastung eingeschränkt.
- **Grad 3**: Die Leistungsfähigkeit ist schon bei geringen Belastungen eingeschränkt, in Ruhe keine Beschwerden.
- **Grad 4**: Schon unter Ruhebedingungen Beschwerden, schwere Einschränkung der Leistungsfähigkeit.

Ursachen

- **Klappenfehler:** Stenosen, Insuffizienzen
- **Herz- und Gefäßanomalien:** Gefäßstenosen, Septumdefekte
- **Widerstände im Kreislauf:** Behinderungen des Blutstromes setzen dem Herzen Widerstand entgegen und provozieren eine verstärkte Muskeltätigkeit.
  - *im großen Kreislauf*: Gefäßstenosen, Hypertonie, gesteigerter Renin-Angiotensin-Aldosteron-Mechanismus (RAA-Mechanismus) bei Niereninsuffizienz oder anderen ödembildenden Krankheiten
  - *im kleinen Kreislauf*: Reduktion der Lungenstrombahn (obstruktive und restriktive Erkrankungen) mit Cor pulmonale

25

- **Rhythmus- und Reizleitungsstörungen:** Tachykardie, Bradykardie, Arrhythmie, Extrasystolie, Kammerflattern, Kammerflimmern
- **Myokardschädigungen und -erkrankungen:** degenerativ, entzündlich
- **Elektrolyt- und Stoffwechselstörungen:** Sowohl Mangel als auch Überschuss an Kalium führen zu schweren, teilweise lebensbedrohlichen Reizleitungsstörungen mit Arrhythmien und Kammerflimmern.
  - *Hypokaliämie*: Diuretikaabusus, Durchfälle, Nebennierenrindeninsuffizienz (M. Addison)
  - *Hyperkaliämie*: Nebennierenrindenadenome (M. Conn, Hyperaldosteronismus), Niereninsuffizienz
- **medikamentös und toxisch bedingte Störungen:** Herzglykoside (Digitalis, Strophantin).

✚ Auch wenn Herzfunktionsstörungen durch Überdosierung von Glykosiden ausgelöst wurden, Medikament auf keinen Fall absetzen – erst Rücksprache mit behandelndem Tierarzt.

- **mechanische Behinderungen:** Brustwirbelsäulendegenerationen, Perikardererkrankungen wie Fibrosen und Perikarditis

Herzinsuffizienz des Hundes:
- *junger Hund*: meist angeboren, bei großwüchsigen Rassen auch infektiös
- *mittleres Alter*: idiopathisch, hämorrhagisch
- *ältere Hunde*: Deutsche Schäferhunde, Golden Retriever, Boxer und Bulldogge durch Neubildungen im Herzbereich

Bei Katzen kann eine Herzinsuffizienz auch im Rahmen einer Infektion mit dem *Felinen-Leukose-Virus* (*FeLV*) oder der Felinen Infektiösen Peritonitis (FIP) auftreten.

1.3.1.1 Linksherzinsuffizienz

Klinik. Beim Versagen des linken Herzens führt die Vergrößerung des Restvolumens (oder eine ungenügende Dehnungsfähigkeit der Muskulatur) zu einer Erhöhung des enddiastolischen Druckes und damit zu einem Stau vor der linken Kammer mit einer Belastung des linken Vorhofs und erhöhter Neigung zum Vorhofflattern bzw. -flimmern, der Rückstau pflanzt sich bis in die Bronchialvenen und Lungenkapillaren fort, daraus resultieren die Symptome **Husten**, Dyspnoe (**Asthma cardiale**), Tachypnoe, akutes oder chronisches **Lungenödem mit Ruhedyspnoe und Rasselgeräuschen**, Pleuraerguss, Stauungsbronchitis, Rechtsherzüberlastung mit Hypertrophie.

1.3.1.2 Rechtsherzinsuffizienz

Klinik. Bei der Rechtsherzinsuffizienz pflanzt sich der Staudruck über den rechten Vorhof (mit resultierender Sinustachykardie) in den großen Kreislauf fort mit allen Konsequenzen für die Organfunktion von Leber (**Leberzellnekrosen**, „Cirrhose cardiaque"), Magen-Darm-Trakt (**Stauungsgastritis**), Pankreas und Nieren. Symptome sind eine Aldosteroninduzierte Vergrößerung des Blutvolumens, **Leber- und Milzvergrößerung**, Aszites, **Proteinurie** (Eiweißausscheidung über die Niere), **periphere Ödeme** und Anasarka (Unterhautödeme, lageabhängig) sowie **Pleuratranssudate**.

Allgemeine Symptome. Schwäche, rasche Ermüdbarkeit, **Zyanose** der Schleimhäute und peripherer nicht pigmentierter Hautpartien (Ballen).

Tab. 2 Leitsymptome der Herzinsuffizienz

Linksherzinsuffizienz	Rechtsherzinsuffizienz
Husten (bei Katzen selten)	Leber- und Milzschwellung
Dyspnoe, Tachypnoe	Leberzellnekrose, Aszites
Lungenödem mit Rasselgeräuschen	Proteinurie
Pleuraerguss	periphere Ödeme, Anasarka
Stauungsbronchitis	Pleuraerguss

1.3.2 Rhythmus- und Reizleitungsstörungen

[i] **Rhythmusstörungen sind Abweichungen im Herzrhythmus, bedingt durch Störung der zeitlichen Folge (zu langsam, zu schnell) und/oder durch Unregelmäßigkeiten (nicht rhythmisch) der Herzaktion. Reizleitungsstörungen sind Verzögerungen oder Unterbrechungen der Reizweiterleitung, die zu Rhythmusstörungen führen.**

Ursachen

- **kardial:** Kardiomyopathien, Myokarditis, Herzinsuffizienz, Herzvitien
- **Elektrolytstörungen:** insbesondere Kalium
- **Medikamente:** Digitalis, Antiarrhythmika, Sympathomimetika, Betablocker, Beruhigungsmittel u. a.
- **sonstige Ursachen:** Hypoxie
- **AV-Block:** erhöhter Vagotonus, Betablocker, Digitalis, Antiarrhythmika
- **Vorhofflimmern:** bei Hunden großer Rassen, dilatative Kardiomyopathie
- **Kammerflimmern:** durch schwere Herzerkrankungen, im Rahmen eines akuten Cor pulmonale oder eines Schocks. Notfall!
- **Ventrikuläre Extrasystolen:** Digitalis, Betäubungsmittel, Elektrolytstörungen, im Rahmen abdomineller Prozesse (Operationen, Magentorsion), häufig auch bei gesunden Tieren

Sinustachykardie

Ein zu schneller Herzschlag führt aufgrund mangelnder Füllung des Herzens zu Sauerstoffmangel.

Ursachen. Anämie, Fieber, Hyperthyreose, Herzinsuffizienz, Hypoxie, Volumenmangelschock, Medikamente (Sympathomimetika, Atropin u. a.), Myokarditis, Perikarditis, physiologisch bei Belastung.

Sinusbradykardie

Ein zu langsamer Herzschlag führt durch mangelnde Zirkulation ebenfalls zu Sauerstoffmangel.

Ursachen. Vasovagale Regulationsstörungen (Angst mit Kollaps), Unterkühlung, Myokardschäden, Sick-Sinus-Syndrom, Medikamente (Digitalisüberdosierung, Betablocker, Parasympathomimetika, Beruhigungsmittel u. a.), vergrößertes Herz durch chronische körperliche Belastung (Training).

Arrhythmien

Unregelmäßiger Herzschlag führt zu Mangelerscheinungen und Blutdruckschwankungen. Das Embolierisiko steigt.

Ursachen. Idiopathisch, kardial, Stoffwechselstörungen, Urämie, Elektrolytveränderungen, Überdosierung von Medikamenten.

Disponiert sind Dobermann, Zwerg-schnauzer, Cocker Spaniel und Dalmati-ner.

Überleitungsstörungen

Atrioventrikulärer Block (**AV-Block**), Sinu-atrialer Block (**SA-Block**), **Präexzitationssyn-drome** (z. B. Wolf-Parkinson-White-Syndrom).

1.3.3 Herz- und Gefäßanomalien

Meist angeborene (prädisponierte Ras-sen), seltener erworbene (infektiös, de-generativ) Herzfehler und Gefäßanoma-lien.

Der Verdacht auf eine angeborene Herzmiss-bildung entsteht meist durch Auskultation eines Herzgeräusches bei Vorstellung zur Erstimpfung.

Rasse-Prädisposition: Collie, Deutscher Schäferhund, Shetland Schäferhund, Irisch Setter, Cocker Spaniel, Yorkshire Terrier, Zwergpudel, Wolfsspitz, Englische Bull-dogge

Angeborene Herzdefekte sind bei der Katze seltener als beim Hund, kardiovas-kuläre Anomalien kommen dagegen häu-figer vor.

Ältere Kaninchen sind prädisponiert zur Entwicklung einer **Aortensklerose**. Es be-steht die Gefahr der Gefäßruptur mit Ver-blutung.

Da für die meisten angeborenen Herz-missbildungen eine hereditäre Genese angenommen wird, sollte mit betroffenen Tieren nicht gezüchtet werden.

1.3.3.1 Pulmonalstenose

Verengung der Ausflussbahn des rech-ten Ventrikels im Bereich der Pulmonal-klappe oder oberhalb davon.

Die Pulmonalstenose ist eine häufige kar-diale Missbildung beim Hund. Prädis-poniert sind Englische Bulldogge, Beagle, Boxer, Foxterrier, Zwergschnauzer, Chi-huahua und Samojede. Bei brachycepha-len Rassen (z. B. Boxer, English Bulldog) gibt es eine Sonderform, die durch den veränderten Verlauf der Koronarien um den Pulmonalarterienursprung verursacht wird, es besteht das Risiko einer Koronar-arterienruptur.

Klinik

Auskultation. Lautes systolisches Strö-mungsgeräusch. Bei gleichzeitiger Trikuspi-dalinsuffizienz lautes systolisches Geräusch auch auf der rechten Seite.

Leitsymptome. Je nach Schweregrad kommt es zu Dyspnoe, verminderter Belastbarkeit, Zyanose (Zunge), Zeichen einer Rechtsherz-insuffizienz, Synkopen.

Weitere Diagnostik

Röntgenbild, EKG, beweisend ist die echokar-diographische Untersuchung.

Therapie

In einigen wenigen Fällen kommt eine Bal-londilatation in Frage, ansonsten symptoma-tisch: Diuretika, Antiarrhythmika, Betablo-cker.

1.3.3.2 Aortenstenose/Subaortenstenose

> **Einengung der linken Ausflussbahn im Bereich der Aortenklappe (valvulär), oberhalb der Aortenklappe (supravalvulär) oder als Subaortenstenose unterhalb der Aortenklappe (subvalvulär).**

Die Subaortenstenose (SAS) ist eine der häufigsten angeborenen Herzerkrankungen beim Hund. Disponiert sind Boxer, Deutscher Schäferhund, Neufundländer, Rottweiler. Valvuläre Aortenstenosen können angeboren sein oder als Folge einer Endokarditis auftreten. Supravalvuläre Aortenstenosen sind beim Hund selten.

Klinik

Auskultation. Linksseitiges systolisches Herzgeräusch an der Herzbasis, Ausstrahlung nach rechts.

Sonstige Befunde. Selten palpatorisch-systolisches Schwirren, schwache kleine Pulswelle bei hochgradigen Stenosen.

Leitsymptome. Ein Teil der erkrankten Tiere zeigt keinerlei Symptome und entwickelt sich normal, andere kümmern deutlich oder versterben im Welpenalter. Leitsymptome zeigen sich im Sinne eines Vorwärtsversagens mit verminderter Belastbarkeit, Synkopen, Zeichen der Linksherzinsuffizienz mit Rückstau in den kleinen Kreislauf, Husten und Ruhedyspnoe.

> Bei sehr jungen Tieren mit geringgradiger Stenose oder entsprechendem Verdacht unbedingt Nachuntersuchung nach einigen Monaten.

Weitere Diagnostik

Röntgenbild und EKG (Zeichen linksventrikulärer Hypertrophie), beweisend ist die echokardiographische Untersuchung.

Therapie

In einigen wenigen Fällen kommt eine Ballondilatation in Frage, ansonsten symptomatisch: evtl. Betablocker.

1.3.3.3 Ventrikelseptumdefekt

> **Offene Verbindung zwischen dem linken und rechten Ventrikel, meist im basisnahen Teil des Kammerseptums. Tritt oft in Kombination mit anderen Missbildungen auf.**

Der Ventrikelseptumdefekt (VSD) ist ein häufiger angeborener Herzfehler bei der Katze.

Klinik

Je nach Größe des Defektes zeigen sich die Symptome einer Herzinsuffizienz.

Auskultation. Prägnantes, raues systolisches Herzgeräusch auf der rechten Seite.

Sonstige Befunde. Verminderter arterieller Sauerstoffpartialdruck (zirkulatorische Hypoxämie), erhöhter Hämatokrit (kompensatorische Polyglobulie).

Weitere Diagnostik

Röntgenbild und EKG (Zeichen der Herzvergrößerung), Echokardiographie

Therapie

Vasodilatoren

1.3.4 Schädigungen und Erkrankungen des Myokards

1.3.4.1 Kardiale Hypertrophie

📖 Über die Vergrößerung einzelner Herzmuskelzellen kommt es zu einer Zunahme der Muskelmasse und so zu einer Vergrößerung des Herzens. Ursächlich dafür ist eine vermehrte Herzleistung oder eine Erhöhung der im Kreislauf zu überwindenden Widerstände und der dadurch zu erbringenden Mehrarbeit. Man unterscheidet **Links-** und **Rechtsherzhypertrophie.**

Ursachen

Klappenstenosen oder -insuffizienzen, Einengung nachgeschalteter Arterien, peripherer oder pulmonaler Hochdruck, chronischer Sauerstoffmangel, Anämie
- **Linksventrikuläre Hypertrophie** durch periphere Widerstandserhöhung:
  - bei angeborener Aortenstenose
  - bei älteren Tieren als Folge renaler Hypertonie
- **Rechtsventrikuläre Hypertrophie** durch Strömungswiderstände im kleinen Kreislauf (Cor pulmonale):
  - Lungenemphysem, indurierende Pneumonie, Lungenadenomatose
  - raumfordernde Prozesse in Lunge und Thorax
  - als durchgestaute Hypertrophie bei Mitralklappeninsuffizienz und -stenose.

🐱 *Ursachen einer Herzvergrößerung bei der Katze*: Hyperthyreose (linksventrikuläre Hypertrophie und Dilatation), Taurinmangel (Dilatative Kardiomyopathie), genetisch (Hypertrophe Kardiomyopathie [HCM], s. u.)

🐄 Werden Rinder in extremen Höhenlagen gehalten (Almenhaltung) besteht die Gefahr einer Rechtsherzhypertrophie (Cor pulmonale).

🐖 Im Rahmen einer Eisenmangelanämie kann es bei Ferkeln zu einer konzentrischen und exzentrischen Herzhypertrophie kommen.

1.3.4.2 Myodegeneratio cordis (Myokardose)

📖 **Herzmuskeldegeneration**

Ursachen

Hypoxie, Avitaminosen, sonstige Mangelzustände, toxische Einwirkungen, Infektionen

🐖 **Porcines Stress-Syndrom** mit maligner Hyperthermie bei schlachtreifen Mastschweinen im Rahmen von Schockgeschehen. **Maulbeerherzkrankheit** durch Selen- und Vitamin E-Mangel.

🐴 **Monensinvergiftung** beim Pferd, z. B. durch irrtümliche Verabreichung in Futterzubereitungen. Der Wirkstoff dient als Kokzidiostatikum beim Haushuhn und als Futteradditiv beim Rind, bei Pferden wirken schon geringste Mengen toxisch.

Klinik

Verfettung der Herzmuskelzellen mit Anstieg der Carnitinwerte, Zeichen der Herzinsuffizienz.

1.3.4.3 Myokardruptur

Herzmuskelriss als Wandeinriss oder Papillarmuskelabriss

Ursachen

Mögliche Komplikation bei den seltenen Herzinfarkten.

Bei Hunden als schwere Komplikation einer chronischen **Mitralklappenfibrose**. Zu den prädisponierten Rassen gehören Dackel und Cocker Spaniel.

Klinik

Bei Mitralklappenfibrose Ruptur der papierdünnen linken Vorhofwand, bei Infarkt Ruptur im Bereich der Infarzierung. Bei Wandeinriss Austritt von Blut in den Herzbeutel mit Tamponade und akuter Globalinsuffizienz durch mechanische Behinderung. Notfall!

1.3.4.4 Dilatative (kongestive) Kardiomyopathie des Hundes (DCM)

Krankheitsbild unklarer Ätiologie, meist idiopathisch, verbreitetste Form der Myokarderkrankung beim Hund.

Ursachen

Prävalenz für große, schnell wachsende Hunderassen spricht für hereditäre und fütterungsbedingte Ursachen. Tritt zu 90 % bei Boxern und Dobermännern auf. Beim Dobermann sind insbesondere mittelalte Rüden von 6 – 8 Jahren und ältere Hündinnen von 9 – 12 Jahren betroffen.

- Disposition für **primäre Form**: Dobermann, Boxer, Irish Setter, Gordon Setter, Irischer Wolfshund, Windhunde, Neufundländer, Bernhardiner, Deutsche Dogge, Cocker Spaniel
- **sekundäre Form:** bei Sepsis, viraler Myokarditis, Chemotherapie, im Rahmen tachykarder Herzrhythmusstörungen, diätetisch (Taurin-und/oder Carnitinmangel)

Klinik

Der Krankheitsverlauf ist rassebedingt unterschiedlich: Kleine, schwache Pulswelle, Husten und Leistungsinsuffizienz bei mäßiger bis starker Anstrengung, evtl. Synkopen, blasse bis zyanotische Schleimhäute, Mitralinsuffizienzgeräusche, Tachyarrhythmie durch Vorhofflimmern mit Pulsdefizit, Lungenödem. Rechtsherzversagen mit Thoraxerguss, leisen Herztönen, Thoraxdämpfung, Aszites und gestauten Halsvenen. Chronisch herzinsuffiziente Hunde sind kachektisch und dyspnoisch. In einigen Fällen kommt es ohne vorherige Krankheitszeichen zum plötzlichen Herztod.

Weiterführende Diagnostik

- **EKG:** Arrhythmien (z. B. ventrikuläre Extrasystolen) sind insbesondere bei Boxer und Dobermann der erste und oft einzige Hinweis auf das Vorliegen einer DCM.
- **Echokardiographie:** Kontraktionsschwäche des Myokards, Dilatation der Ventrikel, oftmals auch nur des linken Ventrikels, großer linker Vorhof
- **Histologie:** Myofibrillen zeigen bioptisch so genannte **attenuated wavy fibers**. Diese charakteristische Veränderung kann möglicherweise als frühe Nachweismethode im Rahmen einer Herzmuskelbiopsie zur Diagnosesicherung herangezogen werden.

Therapie

ACE-Hemmer, Digitalis, Furosemid, Betablocker, Procainamid, Antiarrhythmika, Dopamin, L-Carnitin- und Taurin-Substitution

1.3.4.5 Hypertrophe Kardio-myopathie (HCM) der Katze

> Generalisierte Verdickung des linksven-trikulären Myokards mit Einengung des Lumens. Kontraktilität bleibt erhalten.

Ursachen

Man unterscheidet zwischen einer primären und sekundären Form.

- **primär:** Ursache liegt im Herzmuskel selbst. Es handelt sich um einen geneti-schen vererbbaren Defekt. Männliche Tiere sind häufiger bzw. früher betroffen als weibliche Katzen.
- **sekundär:** chronisches Nierenversagen, Hyperthyreose und andere Erkrankungen, die mit einem erhöhten Blutdruck einher-gehen

Außer bei der Katze kann die hypertrophe Kardiomyopathie auch bei Hund und Schwein auftreten.

Klinik

Die betroffenen Katzen sind zumeist Tiere im Alter von ¾ bis 5 Jahren.

Symptome. Lethargie, Dyspnoe, blasse Schleimhäute, Fressunlust, chronische Stau-ungen in Lunge und Leber, Pleuraerguss, Aor-tenthrombose, Maulatmung, Husten kommt praktisch nicht vor. Akute Notfälle treten auf durch Dekompensation der Herzfunktion mit Dyspnoe durch Lungenödem oder Thorax-erguss.

Diagnose

Auskultation (systolische Herzgeräusche, Galopprhythmus), EKG, Echokardiographie

Therapie

Betablocker, ACE-Hemmer, Furosemid

1.3.4.6 Dilatative (kongestive) Kardiomyopathie der Katze

> Sekundäre Kardiomyopathieform, bei der Katze seltener als beim Hund.

Ursachen

Bevorzugt bei Edelkatzen mittleren Alters, Siamkatzen dreifach häufiger betroffen als Hauskatzen. Die guten Behandlungserfolge mit Taurin bei der Katze und L-Carnitin beim Hund deuten auch auf angeborene Stoff-wechselstörungen hin.

> Immer Fütterungsanamnese durchführen!

Klinik

Dyspnoe, Anorexie, Apathie, Untertempera-tur, systolische Herzgeräusche über Tage und Wochen, venöse Stauungen mit Ödemen und Höhlenergüssen, pulmonaler Hochdruck, Rechtsherzdilatation (Cor pulmonale), Leber- und Niereninsuffizienz

Weiterführende Diagnostik

Röntgen-Thorax. Hinweise auf Stauung (Lungengefäße, V. cava caudalis), Kardiome-galie

Therapie

- ausreichende Taurinversorgung
- medikamentös: Digitalis, ACE-Hemmer, Furosemid

1.3.5 Endokardiose

Dystrophische Verdickung der Mitral-, seltener der Trikuspidalklappe, mit wulstförmig-kleinknotiger Deformation der Klappenränder. Der pathologische Umbau führt zu ungenügendem Klappenschluss (AV-Klappeninsuffizienz).

Häufigste Klappeninsuffizienz des Hundes, betroffen sind meist ältere Tiere **kleiner** und **chondrodystropher Rassen** (Cocker Spaniel, Dackel, Kleinpudel, Chihuahuas, Zwergschnauzer). Rüden sind häufiger betroffen.

Klinik

Auskultation. Typisches Mitralinsuffizienzgeräusch mit P. m. an der Herzspitze, bei veränderter aber noch funktioneller AV-Klappe systolisches Klick-Geräusch, 3. Herzton im fortgeschrittenen Stadium.

Symptome. Husten, Ruhedyspnoe, Leistungsschwäche, Fressunlust, Synkopen, Lungenödem (knisterndes Atemgeräusch). Verschlechterungen des Zustandes durch: zusätzliche Endokarditis, Vorhofflimmern, stark salzhaltiges Futter, Kortikosteroide, Hypertonie, Nierenversagen, Trachealkollaps.

Komplikationen

- Herzrhythmusstörungen
- Papillarmuskelabrisse mit akuter Zunahme der Klappeninsuffizienz
- hochgradiges Lungenödem
- Rechtsherzversagen
- Ruptur des linken Atriums, Herzbeuteltamponade

Weiterführende Diagnostik

Röntgenbild, EKG, mit der Farbdoppler-Echokardiographie kann das Ausmaß der Insuffizienz quantifiziert werden.

Therapie

ACE-Hemmer, Furosemid evtl. in Kombination mit anderen Diuretika, salzarmes Futter, evtl. Digitalis, Antitussiva, im Akutfall Sauerstoff und Nitrate

1.3.6 Entzündliche Herzerkrankungen

1.3.6.1 Infektiöse (bakterielle) Endokarditis

Bakterielle Entzündung der Herzinnenhaut. Die Absiedlung von Bakterien auf einer oder mehreren Herzklappen kann zur Schädigung der Klappen und damit zu Ventilfunktionsstörungen führen. Die Erreger kommen aus der Maulhöhle, dem Urogenitaltrakt (Prostata) und von der Haut.

Endokarditis vom Mitralistyp

Entzündliches Klappenödem mit Bildung von Mikrothromben, ulzerierende bzw. perforierende Klappenentzündung oder primär chronisch verlaufender ödematös-verhärtender Prozess mit knotigen versteiften Klappensegeln.

Das Schwein ist am häufigsten von allen Haussäugetieren betroffen. Typische Erreger sind der Rotlauferreger, Streptokokken, Staphylokokken und Pasteurellen.

Vor allem ältere Rüden (eitrige Prostataentzündungen) und kleinere Rassen sind betroffen. Typische Erreger sind u. a. Streptokokken, *Escherichia coli* und *Leptospira canicola*.

Typische Erreger einer Endokarditis beim Rind sind u. a. Streptokokken und *Actinomyces pyogenes*

Bei der Katze ist eine Endokarditis selten.

Klinik

▷ Tritt im Rahmen einer Infektionskrankheit ein Herzgeräusch auf, so ist dies ein Hinweis auf eine Endokarditis.

Symptome:
- *allgemein*: Fieber, Lethargie, Fressunlust, evtl. Polyarthritis
- *kardial*: Chronische Stauungslunge mit Husten, Tachypnoe und angestrengter Atmung durch das Lungenödem, Belastungsintoleranz, Rechtsherzhypertrophie.

Komplikationen

Durch Abschwemmung von Thromben arterielle und arterioläre Verlegungen, disseminiert herdförmige Entzündungsbilder, septisch-embolische Herzmuskel- und Niereninfarkte.

Diagnose

Labor (u. a. Blutbild, Urin), Blutkulturen, Echokardiographie

Duke-Kriterien. Die Diagnose gilt als gesichert, wenn die Synthese aus klinischen, labordiagnostischen (mikrobiologischen) und echokardiographischen Daten mehrere, in den Duke-Kriterien aufgeführte, Haupt- und/ oder Nebenkriterien erfüllt.

Therapie

Initial ungezielte i.v-Antibiotikatherapie entsprechend Verlauf und vermutetem Erreger, bei positiver Blutkultur und nach Erhalt des Antibiogramms gezielte Antibiotikatherapie.

▷ Zeitpunkt des Therapiebeginns ist prognosebestimmend.

■ Endokarditis vom Trikuspidalistyp

▢ **Direkte Einschwemmung septischer Emboli aus dem venösen Schenkel des großen Kreislaufs ins rechte Herz.**

Ursachen

🐄 Häufige Ursachen beim Rind: Reticuloperitonitis und -perikarditis, nekrotisierende Panaritien, nekrotisierende Prozesse im Uterus- und Scheidenbereich. Typische Erreger: *Actinomyces pyogenes*, Streptokokken, *Pasteurella multocida*, *Staphylokokkus aureus*, *Fusobacterium necrophorum*.

🐑 Bei kleinen Wiederkäuern ist die Endokarditis meist durch eine Infektion mit Streptokokken verursacht.

Klinik

Symptome. Vergrößertes Abdomen durch Aszites, Atembeschwerden und Tachypnoe durch Pleuraerguss und Ödeme, Belastungsintoleranz, Apathie, Jugularvenenpuls.

■ 1.3.6.2 Myokarditis

▢ **Akute oder chronische Herzmuskelentzündung.**

Ursachen

Hämatogene oder aus Nachbarorganen fortgeleitete Erregerbesiedelung, Einschwemmung aus perforierenden Läsionen von Thorax, Ösophagus oder Lunge. Erreger: Viren, Bakterien, Pilze, Protozoen, Metazoen.

🐕 **Canine Parvovirusinfektion** bei Welpen (Impfung!). Bei jungen erwachsenen Hunden treten **virusinduzierte autoimmune** Formen auf, eine tuberkulöse Myokarditis ist selten.

Eine nichteitrige Form der Myokarditis beim Schwein wird verursacht durch den *EMC-Virus* (Enzephalomyokarditisvirus). Eine heutzutage seltene Form der Myokarditis ist die Myokardtuberkulose.

Typische Erreger beim Kaninchen: Staphylokokken, Streptokokken, *Bacillus piliformis*, *Encephalitozoon cuniculi*, *Toxoplasma gondii*.

Beim Rind wurde eine **Fremdkörpermyokarditis** durch perforierende Fremdkörper aus der Haube beschrieben. Weitere Ursachen: Nekrosebakterien, Tuberkulosebakterien, *Actinomyces pyogenes*.

Klinik

Krankheitsverlauf beim Hund. Rasches Zugrundegehen von Herzmuskelzellen führt zum Exitus. Bei protrahiertem Verlauf Narben- und Schwielenbildung, Tod tritt erst im Alter von vier bis fünf Monaten ein.

Bei Rindern kann es bei perforierenden Haubenfremdkörpern über eine sekundäre Besiedlung mit Fäulniserregern zu einer nekrotisierenden Entzündung mit jauchiger Zersetzung des Myokards kommen.

1.3.6.3 Perikarditis, Epikarditis

Entzündung des Herzbeutels.

Ursachen

- **nicht-infektiös:** bei Ergussresorption, **Tumoren**, Gicht der Vögel und Reptilien (**Perikarditis urica**)
- **infektiös:** fortgeleitete Infektionsprozesse (Pleuraspalt, Lunge, Ösophagus), hämatogen bei Virämie und Bakteriämie, lymphogen bei Pleuropneumonie (besonders bei tuberkulösen Formen), **Perikarditis traumatica** des Rindes.

Perikarderguss beim Hund: Idiopathisch, prädisponiert sind große Rassen (Deutscher Schäferhund, Golden Retriever); Tumoren (Hämangiosarkome und Herzbasistumoren), tuberkulöse Perikarditis mit Hydroperikard, Toxoplasmose, Borreliose, Ehrlichiose.

Granulomatöse Perikarditis der Katze durch **Feline Infektiöse Peritonitis** (FIP).

Perikarditis des Schweins: Haemophilus- oder Mykoplasmeninfektionen

Diffus verkäsende Perikarditis bei boviner Tuberkulose. Fibrinös-jauchige Perikarditis bei perforierenden Haubenfremdkörpern.

Klinik

Geringgradige Perikardergüsse sind oft Nebenbefunde einer echokardiographischen Untersuchung, sie können durch die klinische Untersuchung praktisch nicht erkannt werden und bedürfen nicht der Punktion. Bei zunehmendem Erguss Leistungsschwäche, Kompression des Herzens, Stauung im großen Kreislauf, gestaute Jugularvenen, Aszites, Pulswelle klein und schwach, leise und gedämpfte Herztöne, Perikarderguss mit Flüssigkeitsansammlung aus Blut oder serosanguinösen Exsudaten (eine eitrige Perikarditis ist beim Kleintier selten). Bei hochgradigen, akuten Ergüssen (**Herztamponade**) Kreislaufinsuffizienz durch verminderte linksventrikuläre Füllung.

Diagnose

Hinweise finden sich in EKG und Röntgenbild. Zielführend ist eine Echokardiographie.

Da der Perikarderguss bei der Katze oft viraler Genese ist, kann die Untersuchung der Ergussflüssigkeit eine diagnostische Hilfe sein.

Therapie

Geringgradige Perikardergüsse bedürfen keiner Therapie. Bei größeren Ergüssen kann man eine Entlastung mittels **Perikardpunktion** durchführen.

 Bei Hunden bestehen häufig hochgradige Ergüsse, die eine Notfallsituation darstellen, in diesen Fällen muss eine Entlastung durch Perikardkatheter erfolgen.

1.3.6.4 Dirofilariose (Herzwurmkrankheit)

Nematodeninfektion des Herzens.

Ursachen

Von Stechmücken übertragene Fadenwurminfektion (*Dirofilaria immitis*) des Hundes, selten der Katze und anderer Tierarten. Die Dirofilariose ist weltweit in warmen und tropischen Gebieten verbreitet (USA; Mittelmeerländer: Spanien (inklusive Kanaren, Südfrankreich, Italien, ehemaliges Jugoslawien).

> Mitgebrachte „Urlaubshunde" oder Hunde von Militärangehörigen der USA können an der Dirofilariose erkrankt sein.

Klinik

- **Allgemeine Symptome.** Rauer, trockener **chronischer Husten** und **Dyspnoe**, Leistungsinsuffizienz, hechelnde Atmung, Rektaltemperatur leicht erhöht, Abmagerung, Ödeme, Aszites

Komplikationen. Endokarditis, chronisch-rezidivierende Thromboembolien, lokale Symptome durch versprengte Larven, Trikuspidalinsuffizienzgeräusch oder gespaltener 2. Herzton bei pulmonaler Hypertonie.

Bei fortgeschrittener Erkrankung. Fieber, Hyperämie der Lunge, Vergrößerung von Milz und Leber, Stauung der Hohlvenen mit Aszites, bei schweren Fällen Rechtsherzversagen, Juckreiz, Knotenbildung auf Haut, tollwutartige Erscheinungen, epileptiforme Krämpfe, Lähmungen des Hinterkörpers.

 Katzen sind weniger empfänglich für eine Dirofilariose. Trotz des geringen Befalls zeigen einzelne Tiere eine ausgeprägte kardiorespiratorische Symptomatik, nicht selten verläuft die Krankheit bei der Katze durch schwere Lungenembolien tödlich. Ektopische Manifestationsorte sind häufiger als beim Hund.

Diagnose

- **Auslandsanamnese**
- Röntgenthorax und klinisches Bild, evtl. EKG
- Differentialblutbild: **Eosinophilie** oder leichte Anämie.
- Nachweis von **Mikrofilarien im Blutausstrich**.
- Untersuchung auf **adulte Filarien**: Der Antigen- oder Antikörpernachweis im Serum ist frühestens 6 Monate nach Befall aussagekräftig.

> Bei Befall mit wenigen ausschließlich männlichen Würmern sind weder ein positives Antigentestergebnis (Uterusantigen) noch Mikrofilarien im Ausstrich zu erwarten.

Therapie

Abtötung der Adultwürmer und Mikrofilarien (adultizide und mikrofilarizide Mittel). Die entsprechenden Medikamente sind in Deutschland nicht zugelassen und müssen über das Ausland (z. B. Italien) bezogen werden. Sie sind teilweise hepatotoxisch und können zu Venenreizungen führen.

- **adultizid:** Melarsamin (Immiticide)
- **mikrofilarizid:** Ivermectin, ein Medikament, das auch zur Prophylaxe eingesetzt wird.
- *bei massivem Befall*: offene Herzchirurgie mit mechanischer Entfernung der Würmer

Komplikationen der Therapie. Embolien durch abgestorbene Würmer. Es wird eine Prämedikation mit Acetylsalicylsäure empfohlen, ggf. auch nach durchgeführter Therapie eine Prophylaxe mit Glukokortikoiden und Heparin. Bei Massenbefall wird von einer medikamentösen Therapie abgeraten.

1.4 Naturheilkundliche Behandlung und Unterstützung von Herz-Kreislauf-Erkrankungen

Schulmedizinische Behandlung. Siehe auch unter Kap. 1.3: Diuretika, ACE-Hemmer, Vasodilatatoren, Digitalispräparate, Dopamin, Nitro-Präparate, Kalziumkanalblocker, Antiarrhythmika, salzarme Diät, ggf. Sauerstoffgabe.

Allgemeine Maßnahmen

Kleine Haus- und Heimtiere. Konsequente Therapie, nur mäßig füttern, bei Übergewicht Abspecken, kein voluminöses Futter, keine überhitzten Räume, kein Stress.

Pferde und landwirtschaftliche Nutztiere. Sport- und Arbeitspferde von der Arbeit befreien und aus der Zucht herausnehmen. Bei anderen landwirtschaftlichen Nutztieren in schweren Fällen Schlachtung in Erwägung ziehen.
Unterstützende Maßnahmen. Vitamin E und **Coenzym Q** zur Kräftigung und besseren Versorgung des Herzmuskels. **Kochsalzarmes Futter** mit ausreichendem Gehalt an Spurenelementen (Schindeles Mineralien).

Reisbeigaben zur Entwässerung, mehrere kleine Mahlzeiten, kein fettes Fleisch.

Einzelhomöopathika

Cactus grandiflorus, Crataegus oxyacantha, Digitalis purpurea, Strophantus gratus, Scilla maritima, Spartium scoparium, Apocynum, Convallaria majalis, Glonoinum, Viscum album, Naja tripudians, Aurum

Schüßler-Salze

Manganum sulfuricum, Magnesium phosphoricum, Kalium phosphoricum, Kalium sulfuricum

Komplexmittel

Heel. Cralonin, Cactus comp., Coenzyme comp., Ubichinon comp., Strophantus comp., Aurumheel, Cardiacum-Heel, Pectus-Heel, Angio-Injeel, Circulo-Injeel

Horvi. Horvicard, Bufo

Iso. Herzstörungen allgemein: Herzmittel Glob., Herzschwäche: Capsella cp. Fluid

Sanum. Sanuvis, Citrokehl

Soluna. Cardiak, Renalin

Loges. Dysto-Loges und Cor-L90 N/Loges

Phytotherapie

Herzschwäche und Perikarditis. Mistel und Weißdorn als Kaltansatz 12 Stunden ziehen lassen, anschließend erwärmen. Brennnessel und Schlüsselblume mit heißem Wasser übergießen und ca. eine Minute ziehen lassen.

1

Herz-Kreislauf-System

Zusätzlich bei Herzschäden. Frauenmantel, Maisbart, Taubnessel. Verwendet wird jeweils die Menge von 1 Teel. auf 0,2 l Wasser, die Zubereitung wird über den Tag verteilt in den Trinknapf gegeben.

Zum Einreiben in der Herzgegend. Bärlauchsaft oder Weißdornessenz

Stauungen im kleinen Kreislauf. Herabsetzung des peripheren Widerstandes durch kapillarerweiternde Maßnahmen wie Bürsten und Waschungen mit Arnika oder Rosmarin und leichter Erwärmung der Körperoberfläche.

Anregung des pulmonalen Kreislaufs. Durch segmentale Reize mit Senfauflagen oder ABC-Pflastern.

Bei kardialen Ödemen. Meerzwiebel

Kräftigung bei Altersherz. Maiglöckchen und Adonisröschen

Als Betablocker. Besenginster

Fertigpräparate. *Cefak*: Cefascillan; *Pascoe*: Viscorapas Duo, Cardiacum 1 oder 2, Crataepas; *Klein*: Oxacant, Convastabil, Spartiol; *Steierl*: Tornix; *Truw*: Cor Vel Truw-Herzsalbe; *Merck*: Kytta-Cor

Aromatherapie

- **zur Herzunterstützung bei alten Tieren:** Koriander (Cilantro)
- **bei tachykarden Rhythmusstörungen mit hohem Blutdruck:** Ylang-Ylang
- **bei Lungenbeteiligung:** Zypresse
- **bei Lungenstauungen:** Sandelholz

Edelsteintherapie

- **bei schlechter Herzdurchblutung:** Jade
- **bei Herzbelastung durch Stress:** Malachit

Akupunktur

Geeignete Anwendungsgebiete sind Schock und Kreislaufstillstand, Herzinsuffizienz, Arrhythmien und Hypertonie.

Punkte mit Einfluss auf kardiovaskuläre Störungen sind:

- *allgemein*: He 2, He 3, KG 16, KG 17, KS 6, Dü 15, KG 3, LG 14, Bl 15.
- *Herz-Kreislauf-Belastung durch Infekte*: H 1 – 02, KS 1, Gb 21, Ma 11, Ma 13.
- *Vasodilatation*: 3E 4 und 5.
- *Vasokonstriktion*: Pe 6.
- *Steigerung von Herzfrequenz, Schlagvolumen und Herzzeitvolumen*: LG 26.
- *versuchsweise bei Tachykardie*: **Alarmpunkt** KG 14.
- *bei Hypertonie zur Blutdrucksenkung*: Ma 36, Le 3, Bl 11 – 15.
- *Senkung von Herzzeitvolumen, Herzfrequenz und mittlerem arteriellem Druck*: Le 3.
- *Stauungen, Ödeme, allgemeine Schwäche*: **Kardinalpunkt** Lu 7.
- *Rhythmusstörungen*: Bl 6.
- *ventrikuläre Arrhythmie*: Ma 36, Pe 6.
- *supraventrikuläre Arrhythmie*: He 7, Pe 6, KG 17.
- *Bradyarrhythmie*: He 5, LG 25, Pe 6, Lu 7, Ma 36, evtl. LG 25, LG 14, He 7, MP 6, KG 17, Bl 17.
- *Myokardinfarkt*: KG 14, Ma 36, KG 17, Pe 6, MP 6, alternativ PE 6, Bl 15, Bl 14, Kg 17, 3E 4, 3E 5.
  - *Nebenpunkte*: Pe 4, Ma 37, MP 6.
- *Kardiomyopathie*: Bl 15 – 17, Bl 20, Ma 36, MP 6, Lu 7 und 5, KG 14, 15, Bl 13, 15.
- *Dilatative Kardiomyopathie*: Pe 6, He 7, Pe 7.
- *Hypertrophe Kardiomyopathie*: He 8.
- *Klappenfehler*: Pe 6.
- *Mitralinsuffizienz*: Lu 1, Bl 13, Lu 5, Ni 7, Di 4, zus. Nie 6, Lu 7, Ma 36, Bl 14, Bl 43, Bl 5, Bl 17, Bl 52, Ni 3, MP 6, Pe 6, He 7, LG 20.
- *Dirofilariose*: He 7, Di 4, Le 3, Di 11, Lu 5, Ma 36.

Akupressur

- *bei frühen Anzeichen eines Herzproblemes*: MP 6, He 7, KG 12, Bl 15.
- *Herzmuskelerkrankungen*: Bl 15, KG 17, Le 2, MP 6.

Neuraltherapie

Parasternal quaddeln mit Procain oder Lidocain, Injektion in hyperalgetische Punkte über linker Schulter, an linker Halsseite und am Rücken bis zwischen die Schulterblätter.

1.5 Wissensüberprüfung

1 Das Gesamtblutvolumen der Haussäugetiere beträgt im Allgemeinen:
A 2–3 %
B 6–8 %
C 10–12 %
D 15–20 %

2 Die Lage der Ventilebene im Herzen wird von außen markiert durch:
A Apex cordis (Herzspitze)
B Margo ventricularis dexter (Kranialrand)
C Herzbasis
D Sulcus coronarius (Herzkranzfurche)

3 Flüssigkeitsansammlungen im Herzbeutel führen zu welchem der genannten Krankheitsbilder?
A Perikarditis
B Globalinsuffizienz
C Myokardinfarkt
D Herzbeuteltamponade
E Herzbeutelruptur

4 Das Endokard bedeckt:
A den äußeren Teil des Herzmuskels.
B die Innenwände des Herzmuskels.
C das Innere der Blutgefäße.
D die Klappen.
E die Koronarien.

5 Das Herzskelett:
A liegt in der Ventilebene.
B liegt in der Herzbasis.
C liegt in der Herzspitze.
D dient dem Schutz des Herzens.
E stützt das Herz von außen.
F dient der elektrischen Isolation.
G dient der Befestigung der Herzmuskulatur.

6 Ordnen Sie den Lokalisationen aus Liste 1 die Klappen aus Liste 2 zu:
- Liste 1
  1. linke Herzhälfte
  2. rechte Herzhälfte
- Liste 2
  A Aortenklappe
  B Trikuspidalklappe
  C Bikuspidalklappe
  D Segelklappe
  E Pulmonalklappe
  F Mitralklappe
  G Taschenklappe
  H Atrioventrikularklappe

7 In welcher Herzphase sind alle Klappen geschlossen?
A Anspannungsphase
B Austreibungsphase
C Erschlaffungsphase
D Ermüdungsphase

8 Schrittmacher des Herzens ist der Sinusknoten, weil:
A er im Vorhof liegt.
B er autonom innerviert ist.
C seine Zellen besonders glykogenreich und fibrillenarm sind.
D seine Zellen ein besonders hohes Ruhemembranpotenzial aufweisen.
E Keine der Begründungen trifft zu.

9 Welche Anteile gehören bei den Säugetieren zum Hochdrucksystem des Körpers?

A Aorta
B rechte Kammer
C Hohlvenen
D linke Kammer
E Pulmonalarterie
F linker Vorhof

10 Der Pfortaderkreislauf sammelt das Blut aus folgenden Organen:

A Milz
B Leber
C Pankreas
D Uterus
E Magen
F Darm
G Nieren

11 Welche Aussagen über Herz und Kreislaufsystem des Pferdes treffen zu?

A Die Cuspes weisen im mittleren Gebiet bei älteren Tieren oft Löcher auf.
B Das Herz des Pferdes wiegt ca. 3 Pfund.
C Die Gesamtblutmenge beträgt ca. 40 Liter.
D Die Herzfrequenz beträgt analog zur Größe des Tieres und der Blutmenge ca. 220 Schläge pro min.

12 Der Blutdruck ist eine zusammengesetzte Messgröße aus folgenden Anteilen:

A Herzkraft
B Klappenfunktion
C Gefäßwiderstand
D Venentonus
E Blutvolumen

13 Welche Aussagen über Thromben im Herzen treffen zu?

A Sie können am Endokard der Klappen entstehen.
B Sie bilden sich über Veränderungen im Myokard und Endokard.
C Sie können in den Herzohren der Vorhöfe entstehen.
D Sie können zu arteriellen Embolien führen.
E Alle Aussagen treffen zu.

14 Bei welcher der aufgeführten Krankheiten besteht keine Linksherzhypertrophie?

A Arterielle Hypertonie
B Aortenisthmusstenose
C Mitralklappeninsuffizienz
D rezidivierende Thrombembolien der Lungenvene
E Aortenklappeninsuffizienz

15 Welche der genannten Elektrolytstörungen führt in erster Linie zu lebensbedrohlichen Herzrhythmusstörungen?

A Hyperkaliämie
B Hyperkalzämie
C Hypomagnesiämie
D Hyperphosphatämie

16 Welche der folgenden Ursachen führt am ehesten zu Herzmuskel- und Nieren-infarkten?

A Endokardblutungen
B Endokarditis vom Mitralistyp
C Endokardfibrose
D Endokarditis vom Trikuspidalistyp

17 Durch welche der genannten Untersuchungen ist ein Perikarderguss am sichersten zu diagnostizieren?

A Röntgen
B Auskultation
C Perkussion
D Echokardiographie

18 Welche der folgenden Tiergattungen ist am anfälligsten für eine stressbedingte Myokardose?
A Lämmer
B Schweine
C Kälber
D Pferde

19 Die dilatative Kardiomyopathie des Hundes:
A tritt nach Chemotherapie auf.
B zeigt im Röntgenbild eine kugelige Herzsilhouette mit vergrößerten Pulmonalarterien.
C Ist Carnitin- und Taurin-responsiv.
D Tritt bevorzugt bei weiblichen Tieren großer und schnell wachsender Hunderassen auf.
E Ist charakterisiert durch den bioptischen Nachweis von attenuated wavy fibers.

20 Zu den Symptomen einer Endomyokarditis können gehören:
A Maulatmung
B Galopprhythmus
C Aszites
D Thoraxergüsse
E diastolische Funktionsstörung des rechten Ventrikels

21 Bei welchen Herzerkrankungen sind Besserungen durch die Substitution von Taurin zu erwarten?
A Dilatative Kardiomyopathie
B Kongestive Kardiomyopathie
C Hypertrophische Kardiomyopathie
D Restriktive Kardiomyopathie

22 Die Dirofilariose ist eine Nematodeninfektion hauptsächlich des Hundes, seltener anderer Tierarten. Die Adultwürmer können folgende Organe besiedeln:
A Pulmonalgefäße
B Vena cava
C Auge
D Darm

23 Welche Ursachen können zu primären Herzrhythmusstörungen führen?
A Kammerflimmern
B Vorhofflimmern
C Urämie
D Digitalisintoxikation
E Herzmuskelvernarbungen

24 Die Dirofilariose:
A ist eine durch Zecken übertragene Nematodeninfektion.
B führt bei Katzen zu kardiorespiratorischen Symptomen.
C geht mit Juckreiz und Knotenbildung der Haut einher.
D wird ausschließlich aus Mittelmeerländern eingeschleppt.

2 Gefäße

Arterien

Arterien sind aus **drei Schichten** aufgebaut (von innen nach außen):

- **Intima** (Tunica interna): einschichtiges Plattenepithel, Gefäßendothel
- **Media** (Tunica media oder muscularis): Ringmuskulatur aus glatten Muskelzellen und elastischen Fasern zur aktiven Lumenverengung, in den großen Arterien hat sie **Windkesselfunktion**. In den herznahen Gefäßen überwiegen die elastischen Fasern, in den peripheren Arterien die glatten Muskelzellen.
- **Adventitia** (Tunica externa): Bindegewebe zur Verankerung und Ernährung der Gefäßwand. Bei großen Arterien befinden sich hier **Vasa privata** oder **Vasa vasorum** zur Eigenversorgung der Gefäßwand.

Arteriolen

Arteriolen sind kleine Arterien vom muskulären Typ am Übergang zwischen Arterien und Kapillaren, bestehend aus Endothel, einem Gitterfasernetz und einer einschichtigen glatten Muskelzellschicht.

Venen

Venen sind prinzipiell wie Arterien aufgebaut, allerdings ist die Adventitia dicker, die Media dünner und der Venendurchmesser größer. In den Venen befindet sich der größte Teil des zirkulierenden Blutes. Es findet kaum aktive Kontraktion statt, die Entleerung erfolgt hauptsächlich über die Sogwirkung des Herzens, die Pulsation parallel verlaufender Arterien und die **Muskelpumpe** der Skelettmuskulatur. Den Rückfluss des Blutes verhindern **Venenklappen**, die aus der inneren Gefäßschicht, der Intima, gebildet werden. Es handelt sich um Taschenklappen, ähnlich denen des Herzens.

Venolen

Venolen sammeln das Blut aus der Kapillarstrecke und transportieren es in die Venen. Ein wesentlicher Unterschied zwischen Arterien und Venen besteht im Druck innerhalb der Gefäße, man spricht aus diesem Grund von einem arteriellen Hochdruck- und einem venösen Niederdrucksystem.

Kapillargefäße

Kapillare (Haargefäße) bestehen aus ringförmig gekrümmten Endothelzellen und dienen dem Stoffaustausch zwischen Blutbahn und Gewebe. Sie verbinden arterielles und venöses System. Ein prä- und ein postkapillärer Sphinkter regeln die Druckverhältnisse im Kapillarsystem, so dass durch die Reduktion des Druckes und die Verlangsamung des Blutstromes der Stoffaustausch (Diffusion und Filtration) erfolgen kann.

2.1 Tierartliche Besonderheiten

Venen zur Blutentnahme und intravenösen Injektion: V. cephalica antebrachii, V. saphena lateralis, V. sublingualis, V. jugularis externa
Pulspalpation: A. femoralis

Venen zur Blutentnahme und intravenösen Injektion: V. cephalica antebrachii, V. saphena lateralis, V. sublingualis, V. jugularis externa
Pulspalpation: A. femoralis

Venen zur Blutentnahme und intravenösen Injektion: V. auricularis oralis oder aboralis (Ohrvene), V. jugularis, V. coccygea media (Schwanzvene, zur Blutentnahme)
Pulspalpation: A. femoralis

Venen zur Blutentnahme und intravenösen Injektion: V. jugularis, V. sublingualis
Gefäße für Pulspalpation: A. facialis, A. digitalis palmaris communis II, A. metatarsea dorsalis, A. digitalis palmaris bzw. plantaris

Venen zur Blutentnahme und intravenösen Injektion: V. jugularis, V. subcutanea abdominis (Eutervene), V. coccygea media, V. auricularis oralis oder aboralis

Wichtige Arterien: A. carotis communis, A. subclavia, A. coeliaca, A. renalis cranialis, A. iliaca externa, A. ischiadica
Wichtige Venen: V. cutanea brachialis, V. cava caudalis, V. iliaca communis

2.2 Untersuchung der Gefäße

Allgemeine Symptome und Beurteilung

Bei der Gefäßuntersuchung werden palpatorisch die Seitengleichheit der Gefäßfüllung, die Kapillarfüllungszeit an den Schleimhäuten und der Gefäßdruck beurteilt. Auskultatorisch kann man evtl. Strömungsgeräusche wahrnehmen.

Rasse und Alter. Bei jungen Tieren eher angeborene Defekte, bei alten Tieren eher erworbene Gefäßschäden. Manche Rassen haben eine Veranlagung für bestimmte Gefäßerkrankungen (s. auch Kap. 1.3.3).

2

Gefäße

2

Gefäße

■ 2.3 Erkrankungen des Gefäßsystems

■ 2.3.1 Durchblutungsstörungen allgemein

> 📖 **Unzureichende Blutversorgung von Organen und Geweben mit Ausfallerscheinungen, in der Regel durch Verlegung oder Verengung des Gefäßlumens, seltener auch durch herabgesetzte Fließfähigkeit des Blutes.**

Formen

- **arterielle Durchblutungsstörungen:** ungenügende Gewebeversorgung, kühle Extremitätenbezirke, blasse Haut
- **venöse Durchblutungsstörungen:** verminderter peripherer Abtransport von Metaboliten, periphere Stauungen, Überwärmung, livide Verfärbung der Haut
- **akut:** arterielle Embolie, Venenthrombose (Phlebothrombose)
- **chronisch:** langsame Entwicklung durch Arteriosklerose (beim Tier sehr selten) oder durch Thrombosen im venösen System.

Ursachen

- **Verengung und Verlegung von Gefäßen:** Lokale Thrombenbildung, Emboluseinschleppung aus dem venösen System oder dem Herzen.
- **Anämie:** Sauerstoffmangel durch Blutarmut.
- **Herzinsuffizienz:** Bei Linksherzinsuffizienz periphere Minderversorgung, bei Rechtsherzinsuffizienz venöse Stauungen.
- **Kreislaufversagen und Schock:** Akute Störung der Mikrozirkulation mit peripherer Azidose und disseminierter intravasaler Gerinnung.
- **Quetschung von Geweben:** Brüche, Kontusionen, zu enge Verbände und Gipse, Kompartmentsyndrom.

- **Varizen:** eher selten, Blutspat (variköse Ausdehnung der V. saphena)
- **Gefäßentzündung, mechanische Irritation:** Thrombophlebitis

■ 2.3.2 Thrombose allgemein

> 📖 **Der partielle oder komplette Verschluss eines Blutgefäßes durch ein Blutgerinnsel (Thrombus).**

Ursachen

Thromboseneigung bei Herzinsuffizienz, Schock und postoperativer Immobilisation. Weitere Ursachen: Entzündliche oder atherosklerotische (beim Tier selten) Gefäßveränderungen; posttraumatisch, postoperativ oder postpartal (Komplikation: Thrombembolie), Tumoren (Einengung der Gefäße durch äußere Kompression), Amyloidose.

Thrombogenese. Die 3 Hauptfaktoren (**Virchow-Trias**) der Thrombusentstehung sind: **Endothelläsion** (Gefäßwandveränderungen), **Blutstase** (Strömungsverlangsamung des Blutes) und **Hyperkoagulabilität** (erhöhte Blutgerinnbarkeit).

Klinik

Arterielle Thrombose. Die arterielle Thrombose führt zur Minderdurchblutung des nachgeschalteten Stromgebiets. Es besteht **Nekrosegefahr.**
- Zerebrovaskuläre Thrombose: **Bewusstseinsstörungen** und **Paralyse**.
- Darmverschlüsse: **Koliken** und **akutes Abdomen**.
- Extremitätenverschlüsse: **intermittierendes Hinken**, bei Verlegung der A. femoralis **Lahmheit**, Steifheit.
- Leitsymptome: Blässe, verminderte Hauttemperatur, herabgesetzte Empfindlichkeit.

Venöse Thrombose. Leitsymptome sind Hitze, Rötung, Schwellung und Schmerz.
- *Verlegung der V. cava cranialis*: Stauungen im Kopf-Hals-Bereich, Hydrothorax.

Komplikationen

Thrombembolie. Von einer Embolie spricht man, wenn sich Teile eines Blutgerinnsels lösen, diese mit dem Blutstrom z. B. in ein Hirngefäß, die Lungenarterie oder in eine Darmarterie gespült werden, sich dort festsetzten und so eine Minderdurchblutung des nachfolgenden Gewebegebietes verursachen. Auf diese Weise kann es z. B. im Gefolge einer tiefen Beinvenenthrombose zu einer Lungenembolie (s. a. Kap. 3.3.2.5) kommen.

2.3.3 Aortenthromboembolie der Katze

> Akuter arterieller Gefäßverschluss durch einen verschleppten Thrombus.

Ursachen

In der Regel ist eine Aortenthrombose bei der Katze auf eine **Kardiomyopathie** zurückzuführen, sie kann aber auch **spontan** oder im Zusammenhang mit anderen Erkrankungen (Hypothyreose, Morbus Cushing, Diabetes mellitus, Nierenamyloidose, Endokarditis, Traumen, Operationen) auftreten.

Klinik

Akute Hinterhandschwäche beider Gliedmaßen, die sich kalt anfühlen; **abgeschwächter oder fehlender Femoralispuls**, Muskulatur verhärtet und spastisch, **Schmerzreaktionen** in Form von Unruhe und Lautäußerungen, selten Vordergliedmaßen betroffen, hohe Rezidivrate, Langzeitprognose ungünstig, bei akutem Nierenversagen durch Verschluss der A. renalis infauste Prognose. Bei Kardiomyopathie zusätzlich **pathologischer Herzauskultationsbefund** (z. B. Galopprhythmus) und

kardiale Symptomatik (Dyspnoe, Lungenödem).

Therapie

Die Therapie ist symptomatisch und richtet sich nach der Grunderkrankung:
- **Analgetika:** z. B. Buprenorphin
- **Heparin:** Versuch der Minimierung weiteren Thrombuswachstums.
- Versuch **Vasodilatanzien**: Azepromazin beruhigt unruhige Tiere und wirkt gefäßerweiternd.
- Versuch der **Thrombolyse**: mit Streptokinasepräparaten oder tPA (Tissue Plasminogen Activator).
- **Rezidivprophylaxe**: mit **Acetylsalicylsäure** oder Warfarin-Präparaten.

Leitsymptome

Symptome der „7 p" bei akutem Arterienverschluss. **p**ain (Schmerz), **p**olar (Kälte), **p**aleness, (Blässe), **p**ulselessness (Pulslosigkeit), **p**aresthesia (gestörte Empfindung), **p**aralysis (Lähmung), **p**rostration (Schock).

2.3.4 Venenthrombose (Phlebothrombose) und Venenembolie

> **Venenthrombose:** Lokalisierte intravasale Gerinnung von Blutbestandteilen. Thrombosierung der Venenlichtung ohne wesentliche entzündliche Wandveränderung.
> **Venenembolie:** Verlegung der Gefäßlichtung durch einen Embolus.

Ursachen

Lokale Traumatisierung, entzündliches Übergreifen benachbarter Prozesse, Thrombophlebitis, parasitäre Einflüsse, Folge verlangsamter Blutzirkulation und/oder erhöhter Gerinnung (Hyperkoagulabilität) bei Herz-Kreislauf-Erkrankungen, postoperativ.

Lokalisationen

Thrombose der hinteren Hohlvene beim Rind als Folge von Leberabszessen. Bei tiefgreifenden enteralen Infektionen können Keime über das Pfortadersystem in die Leber eingeschwemmt werden. Daraus können sich als Komplikationen Leberabszesse und eine Vena-cava-Thrombose entwickeln.

Thrombosierung der Drosselvene (V. jugularis) nach unsachgemäßen Injektionen und oder Blutentnahmen, Thrombose der hinteren Hohlvene.

Thrombose der hinteren Hohlvene.

Klinik

- **Symptome.** Krankheitsverlauf und Schweregrad der Symptome variieren stark in Abhängigkeit von der Grunderkrankung, der Lokalisation und dem Zeitverlauf der Thrombosierung. Wegen der möglichen Drainage des Blutes über Kollateralgefäße und Kompensation über einen erhöhten Lymphabfluss können Symptome ganz ausbleiben. Bei Thrombosierung großer Venen kommt es zu Stauungsödemen im Hals-, Unterbrust-, und Vordergliedmaßenbereich (vordere Hohlvene), Pfortaderhochdruck und Aszites (hintere Hohlvene), Ödemen im Hintergliedmaßenbereich (Thrombose im Nieren-, Beckenbereich), Überwärmung und livide Verfärbung der Haut (periphere Thrombosen).

Komplikationen. Lungenembolie (Abschwemmung von Thrombusteilchen über das rechte Herz zur Lunge), akutes Cor pulmonale. Septische Emboli können **Endokarditis** und **Lungenabszess** hervorrufen, sie können zur Einschmelzung von Lungengewebe führen. Nach Arrosion der Gefäßwand kommt es zu Übertritt von Blut in den Bronchialbaum (beidseitiges Nasenbluten, Blutsturz), Notfall!

2.3.5 Venenentzündung (Phlebitis)

Entzündliche Veränderung eines venösen Gefäßes mit Beteiligung einzelner oder aller Wandschichten. Ausgehend vom Lumen (z. B. thromboembolische Bakterieneinschwemmungen) oder von außen (Trauma, fortschreitende Entzündung).

Ursachen

Venenentzündungen können steril (chemische Irritation, physikalische Schädigung) oder infiziert sein (bakteriell), sie sind häufig iatrogen verursacht (Injektions- oder Infusionsschäden).

- **Thrombophlebitis:** Thrombose und Entzündung oberflächlicher Venen.
- **Endophlebitis:** Entzündung des Venenendothels (Intima) in der Folge von Embolien oder direkten Bakterienabsiedelungen.
- **Periphlebitis:** durch das Übergreifen infektiöser Gewebseinschmelzungen und Entzündungen aus der Nachbarschaft auf die Venenwand bei Fremdkörperabszessen, Metritis, Pneumonie, verkäsender Tuberkulose, Mykosen, Nekrobazillose.
- **Lebervenenentzündung:** durch thromboembolische Bakterieneinschwemmungen (u. a. Salmonellen)

Bei Kälbern: abszedierende Nabelvenenentzündung (**Omphalophlebitis**) durch Mischinfektion mit *Actinomyces pyogenes*, *Fusobacterium necrophorum*, div. Kokken und Saphrophyten.

Klinik

Entzündungszeichen im Venenverlauf, evtl. Allgemeinerscheinungen wie Fieber und Hinfälligkeit. Bei Lebervenenentzündung Hepatosplenomegalie und Aszites.

2.4 Naturheilkundliche Behandlung von Erkrankungen des Gefäßsystems

Schulmedizinische Behandlung

Siehe auch Kap. 2.3: Eliminierung der Ursachen und Behandlung der Grundkrankheit (z. B. Antibiose). Je nach Art und Ausmaß der Erkrankung: komprimierende Verbände, Antikoagulanzien (Markumar, Heparin), Ruhigstellung des Tieres, Kreislaufunterstützung, evtl. operative Thrombusentfernung oder Dilatation eines Gefäßes.

Allgemeine Maßnahmen

Bei Karnivoren evtl. Futterumstellung auf Mischkost zur Senkung erhöhter Blutfettwerte und Verbesserung der Blutfließeigenschaften: Ersatz der tierischen Proteine und Fette zur Hälfte durch vegetarische Anteile (Obst, Gemüse, sofern es von dem Tier akzeptiert wird), Getreide- und Gemüseflocken, evtl. mit Knoblauchzusatz.

Einzelhomöopathika

Arnica, Tabacum, Symphytum, Ginkgo biloba, Lachesis, Vipera berus, Calcium fluoratum, Arnica, Belladonna, Opium, Ammi visnaga

Schüßler-Salze

- *hoher Blutdruck:* Kalium jodatum, Magnesium phosphoricum, Calcium fluoratum, Silicea
- *niedriger Blutdruck:* Ferrum phosphoricum, Zincum chloratum

Komplexmittel

Heel. Aesculus comp., Lymphomyosot, Traumeel, Zeel
bei Schock und Kollapszuständen: Aurumheel N, Cralonin, Strophantus comp., Arnica-Heel

Sanum. Vetokehl Nig, Vetokehl Muc

Ziegler. Tarantula N-Logoplex

Bürger. Viscysat, Olivysat

Schuck. Antihypertonikum

Pflüger. Rauwolsan

Schwabe. Tebonin

Mucos. Wobenzym, Phlogenzym

Phytotherapie

- *zur Gefäßerweiterung und Arterioskleroseprophylaxe:* Knoblauch, Mistel, Olive
- *zur Verbesserung der peripheren Durchblutung und Ausschwemmung von Ödemen:* Rosskastanie
- *als mildes Antikoagulans:* Waldmeister und Steinklee
- *als Diuretikum:* Petersilie
- *zur Verbesserung der Durchblutung:* Ginkgo
- *Zur Herzunterstützung:* Weißdorn, Besenginster

Aromatherapie

- *als Diuretikum:* Koriander
- *zur Verbesserung der Zirkulation und bei schlechtem Appetit:* Fenchel
- *zur Kreislaufanregung und bei lethargischen Tieren:* Ingwer
- *bei Stauungserscheinungen:* Zitrone und Limone
- *zur Flüssigkeitsresorption:* Rosmarin
- *bei niedrigem Blutdruck und Schock:* Campher

Edelsteintherapie

- **zur Flüssigkeitsresorption:** Achat
- **bei Stauungserscheinungen:** Hämatit

2

Gefäße

2

Gefäße

▬ Akupunktur

- *Notfallbehandlung, Kreislaufkollaps*:
  LG 25/26, LG 15/16 oder LG 19/20, PaM 10,
  LG 13/14 – 1 PaM 31, LG 12/13.
- *Anaphylaxie*: Di 1, Lg 15/16, Bl 16, Gb 23
  oder MP 21.

▬ 2.5 Wissensüberprüfung

1 Welche Aussagen über Thromben
im Herzen treffen zu?
A Sie können am Endokard der Klappen
entstehen.
B Sie bilden sich über Veränderungen im
Myokard und Endokard.
C Sie können in den Herzohren der Vor-
höfe entstehen.
D Sie können zu arteriellen Embolien
führen.
E Alle Aussagen treffen zu.

2 Beim Auftreten welcher Symptome
und Befunde äußern Sie bei einer Katze
die Verdachtsdiagnose Aortenthrombo-
embolie?
A dilatiertes rechtes Atrium
B kühle Hintergliedmaßen
C fehlender Femoralispuls
D Harnverhalten
E Hinterhandschwäche

3 Die Zeichen eines arteriellen
Verschlusses sind:
A Zyanose
B Anlaufschmerz
C Pulslosigkeit
D Bewegungsunfähigkeit
E Ödeme

4 Welche der genannten Aussagen trifft
nicht zu?
Zu den Ursachen der arteriellen
Hypotonie gehören:
A Hirntumoren
B Aortenklappenstenose
C Myokarderkrankungen
D NNR-Adenome
E Hypothyreose

5 Als Folge welcher der genannten
Herzerkrankungen sind systemarterielle
Embolien nicht zu befürchten?
A Vorhofflimmern
B bakterielle Endokarditis
C Pulmonalstenose
D Mitralstenose

6 Ordnen Sie den Gefäßen aus Liste 1 die
jeweiligen Funktionen aus Liste 2 zu:
- Liste 1
  1. Arterien
  2. Venen
  3. Kapillaren
- Liste 2
  A Hochdrucksystem
  B Kapazitätsgefäße
  C Nutritionssystem
  D Niederdrucksystem

3 Atmungsorgane

Aufgaben

- **Austausch der Atemgase:** O_2 und CO_2 in den Lungen (**äußere Atmung**)
- **Aufnahme von Riechstoffen:** Informationsübermittlung
- **respiratorische Abwehr:** Husten, Niesen, Auswurf von Schleim und Eiter, Tätigkeit des Flimmerepithels, reflektorische bronchiale Verengung, Lymphstrom in Lunge, Lungendurchblutung, Phagozytentätigkeit im Lungengewebe und Hemmung der Anhaftung von Erregern am Epithel.
- **Temperaturregulation:** Über Hechelatmung – nicht bei allen Spezies.

Luftleitende Organe

Nase (Nasus). Der Nasenraum mit den Nebenhöhlen **Sinus temporalis** (Stirnhöhle) und **Sinus maxillaris** (Kieferhöhle) hat die Aufgabe, die Atemluft durch Rezeptoren in der **Regio olfactoria** (Riechfeld) zu prüfen und durch die Nasenschleimhaut anzuwärmen, zu befeuchten und zu reinigen, unterstützend wirken dabei Borstenhaare und ein **Flimmerepithel**, das sich bis in die Bronchien fortsetzt. Eine besondere Einrichtung bei Tieren ist das Jakobsonsche Organ (Organum vomeronasale), ein phylogenetisch älteres zusätzliches Riechorgan.

Pharynx (Rachen). Abfangstation für eingedrungene Krankheitserreger durch die **Tonsillen** (Mandeln) und den **Waldeyerschen Rachenring** (lymphatischer Rachenring).

Larynx (Kehlkopf). Der Kehlkopf bildet den Eingang zur Luftröhre und hat zwei Funktionen. Zum einen schützt er die Luftröhre vor Speisestücken, durch Kontraktion der Kehlkopfmuskulatur wird die Luftröhre mittels des Kehldeckels verschlossen und so beim Schlucken eine Aspiration verhindert. Zum anderen regulieren die **Stimmbänder** bei Säugetieren den Strom der Atemluft und erzeugen durch ihre Schwingungen Laute und Sprache.

Trachea (Luftröhre). Die Trachea leitet die Atemluft zu den Bronchien, sie beginnt unterhalb des Larynx und endet an der **Carina** (Aufzweigung der Trachea in den rechten und linken Hauptbronchus). Die Trachea besteht aus starren hufeisenförmigen Knorpelspangen, die mit einer muskulären Innenschicht ausgekleidet sind. Durch ihre Auskleidung mit Flimmerepithel hat sie eine Schutzfunktion, die bei Erkrankungen zusammenbrechen kann.

Bronchien. Die Atemluft wird über den **linken** und den **rechten Hauptbronchus**, die **Lappenbronchien** und die **Segmentbronchien** in beiden Lungenflügeln verteilt und über die **Bronchiolen** zu den Lungenbläschen (**Alveolen**) transportiert, wo der Gastaustausch stattfindet. Die Bronchien werden in ihrem Verlauf immer dünnwandiger (**Bronchialbaum**). In den Bronchiolen, die nur noch 1 mm Durchmesser haben, fehlen die sonst vorhandenen Knorpelverstärkungen ganz. Sie bestehen nur noch aus glatten Muskelfasern. Auch die Bronchiolen verzweigen sich weiter. Sie gehen in die noch feineren Ästchen der **Bronchioli respiratorii** über.

Lunge

Aufbau der Lunge

Lungenflügel. Die Lunge (**Pulmo**) füllt den Brustkorb fast vollständig aus und teilt sich in einen **linken** und einen **rechten Lungenflügel**, die wiederum aus einzelnen Lappen und Segmenten bestehen. Die Lungenflügel liegen mit ihrer breiten Basis dem Zwerchfell (**Diaphragma**) auf. Das Lungengewebe besitzt **elastische Fasern**, die für die passiven Rückstellkräfte verantwortlich sind.

Pleura und Pleuraspalt. Die Lunge ist überzogen von der **Pleura** (Brustfell), die am Lungenhilus eine Duplikatur bildet und auch den Brustkorb auskleidet. Unterschieden werden **Pleura parietalis** bzw. **costalis** (Rip-penfell), **Pleura visceralis** bzw. **pulmonalis** (Lungenfell) sowie **Pleura mediastinalis** (Mittelfell). Zwischen beiden Pleurablättern befindet sich ein dünner Flüssigkeitsfilm, der **Pleuraspalt**. Im Pleuraspalt herrscht Unterdruck, so können sich Lunge und Brustkorb zwar gegeneinander verschieben, sich aber nicht vollständig voneinander lösen. Entweicht der Unterdruck aus irgendeinem Grund (z. B. Verletzung von außen), kollabiert die Lunge, es kommt zum Pneumothorax und die Mediastinalorgane verlagern sich zur gegenüberliegenden gesunden Seite.

Alveolen (Lungenbläschen). Die kleinsten funktionellen Strukturen des Lungengewebes sind die von einem Kapillarnetz umgebenen **Alveolen**, hier findet der Gasaustausch (Sauerstoff gegen Kohlendioxid) statt. Das Epithel der Alveolen besteht aus zwei Zelltypen:

- **Typ 1-Pneumozyten** (Deckzellen) dienen dem Gastaustausch und sorgen mit ihren großflächigen, extrem dünnen Zellfortsätzen für eine optimal dünne Blut-Luft-Schranke.
- **Typ 2-Pneumozyten** (Nischenzellen) produzieren den Antiatelektasefaktor (**surfactant factor**), eine grenzflächenaktive Substanz, welche die alveoläre Oberflächenspannung verringert und so ein Kollabieren der Alveolen (**Atelektasen**) verhindert.
- **Alveolarmakrophagen** (Fresszellen) wandern aus dem Kapillarbett in die Alveolen ein und spielen eine wichtige Rolle bei der Selbstreinigungsfunktion der Lunge (Phagozytose von Staub, Abwehr von Krankheitserregern).

Atmungsvorgänge

Äußere Atmung. Transport der Atemluft über die zuleitenden Atemwege zu den Alveolen und Diffusion der Atemgase von den Alveolen in das Kapillarblut der Lunge. Die Atmung wird gesteuert über das **Atemzentrum** in der **Medulla oblongata** (verlängertes Mark) sowie über den N. vagus (Parasympathikus). Ausschlaggebend für die Steuerung der Atmung ist der Kohlendioxid-Gehalt (**CO_2-Partialdruck**) des Blutes. **CO_2-Chemorezeptoren** befinden sich im Karotissinus und im Aortenbogen. Chemorezeptoren, die auf den arteriellen pH-Wert oder auf einen Sauerstoffmangel (Hypoxie) reagieren, haben lediglich eine nachgeordnete Bedeutung für den Atemreiz.

Atemmechanik. Die Atmung erfolgt mittels der Atemmuskulatur.

- **Inspiration** (Einatmung): durch Hebung der Rippen und Anspannung des Zwerchfells. Das Diaphragma tritt dabei nach kaudal und flacht sich ab, der Rauminhalt des Thorax nimmt zu, es entsteht ein **inspiratorischer Unterdruck** und die Atemluft strömt dem Druckgefälle folgend in die Lungen ein.
- **Exspiration** (Ausatmung): Durch Entspannung des Zwerchfells und Senkung des Brustkorbs wird das Volumen des Thorax verkleinert, es entsteht ein **exspiratorischer Überdruck** und die Luft wird aus den Lungen ausgepresst.

Atemmuskulatur. Die Atemmuskulatur ist für die Thoraxbewegungen bei der Atmung verantwortlich. Zur Atemmuskulatur gehören das **Zwerchfell** (Diaphragma, Innervation: N. phrenicus) und die **äußere und innere Zwischenrippenmuskulatur** (Mm. intercostales externi et interni). Sie wird unterstützt von der **Atemhilfsmuskulatur**, wichtige Atemhilfsmuskeln sind:

- Mm. intercartilaginei externi et interni
- M. transversus thoracis
- Mm. levatores costarum
- Mm. serrati
- M. scalenus primae costae
- M. iliocostalis
- M. obliquus abdominis internus
- M. transversus abdominis
- M. rectus abdominis

Innere Atmung. Als innere Atmung wird der Gasaustausch im Gewebe (**Zellatmung**) bezeichnet. Insbesondere versteht man hierunter die in den Mitochondrien ablaufende Verbrennung (Oxidation) von Nährstoffen zur Gewinnung von Energie (ATP), hierbei wird über die **Atmungskette** Sauerstoff verbraucht. Verstoffwechselt werden hauptsächlich Kohlenhydrate und Fettsäuren bzw. bei Wiederkäuern Acetat und Butyrat.

3.1 Tierartliche Besonderheiten

 Stirnhöhlen (Sinus frontales) und Kieferbucht (Recessus maxillaris) sind beim Hund eher klein. Das Riechfeld ist besonders gut ausgebildet. Die Lungen sind durch tiefe Fissuren lobiert, aber nur undeutlich lobuliert (trifft bei allen Karnivoren, bzw. Tiergattungen mit sehr beweglicher Wirbelsäule zu). Bei jungen Hunden sind die Tonsillen oft sehr groß (physiologisch) und treten aus ihren Gruben hervor.

 Die Nasenlöcher und die Nebenhöhlen sind bei der Katze eher klein, der Nasenspiegel trägt kleine Höcker. Das typische Schnurren der Katze entsteht durch Kontraktion des M. vocalis und weiterer Kehlkopfmuskeln.

 Die Luftröhre des Rindes hat einen vergleichsweise geringen Durchmesser und die Atmung wird meist schon durch leichte Kompression oder Schwellung im Bereich des Larynx beeinträchtigt bzw. unterbrochen. Die Asymmetrie der Lunge und der Pleurasäcke ist ausgeprägter als bei anderen Tieren. Die rechte Lunge setzt sich zusammen aus Lobus cranialis und caudalis sowie Lobus medius und accessorius. Kräftige Bindegewebssepten durchziehen die Lunge, hier lokalisieren sich auch Infektionen. Die Gasaustauschkapazität der Rinderlunge ist durch eine kleine

Alveolaroberfläche und geringere Kapillardichte begrenzt.

Die Lungen der kleinen Wiederkäuer sind in ihrer Grobstrukur der Rinderlunge ähnlich, zeigen aber eine geringere Lobulierung.

Die Stirnhöhlen belüften das gesamte Schädeldach kaudal der Nasenbeine. Die Läppchenbildung der Schweinelunge ist nicht so deutlich wie beim Rind.

Die Nasenhöhlen des Pferdes beginnen mit den Nüstern, die im oberen Winkel ein falsches Nasenloch haben. An der Rückwand des Nasenrachens ist die Mündung der Ohrtrompete zu erkennen, durch deren Eingang unter der Schädelbasis der **Luftsack** zu erreichen ist. Pferde können nur durch die Nase atmen, das Gaumensegel kann nicht angehoben werden. Ist die Nasenatmung behindert, muss oft eine **Tracheotomie** (Luftröhrenschnitt) durchgeführt werden. Die Pleurahöhlen sind größer als die Lungen, es gibt nicht genutzte Reserveräume entlang der Lungenränder. Rechtsseitig buchtet sich der **Pleurasack** (Cupula pleurae) aus, hier kann im Verletzungsfall die Brusthöhle angestochen werden. In der rechten Lungenbasis befindet sich ein **Lobus accessorius**.

Die Nasenöffnungen sind an der Schnabelwurzel teilweise von einer hornartigen Platte, dem **Operculum**, überlagert. Die Stimmerzeugung erfolgt im Stimmkopf (**Syrinx**). Die Trachea teilt sie sich in **zwei Primärbronchien** (Bronchi primarii). Ein Knochenstab (Pessulus) trennt die Bronchialöffnungen. Die Lungen sind klein und ungelappt, ein Pleuraspalt ist nicht vorhanden. **Sekundärbronchien** geben 400 – 500 **Parabronchien** (Lungenpfeifen) ab, in deren Wänden der Gasaustausch stattfindet. **Luftsäcke** (Sacci pneumatici) sind Ausstülpungen des Bronchialsystems, die teilweise in Knochen und zwischen Skelettmuskeln eintreten (Hals- und Schlüsselbeinluftsack, paarige kraniale und kaudale Thorakalluftsäcke, Bauchluftsäcke). Sie dienen der Atmung, verringern das Körpergewicht und bewirken durch Schwerpunktverlagerung eine Verbesserung der Flugstabilität.

3.2 Untersuchung der Atmungsorgane

Beurteilung von Nase, Rachen und Nebenhöhlen

- **Nasenspiegel:** feucht, glatt oder trocken und zerklüftet
- **Nasenausfluss:** akut oder chronisch, eitrig und/oder blutig (Rhinitis, Bronchopneumonie, Trauma, Fremdkörper), mukös (allergisch), einseitig (Fremdkörper, Tumor)
- **Nasenatmung:** Atembeschwerden bei brachycephalen Rassen (verkürzter Rachenraum, langes, schlaffes oder verdicktes Gaumensegel)
- **Tonsillen:** verdeckt, reizlos oder gerötet und vergrößert
- **Perkussion des Sinus frontalis:** schmerzhaft bei Entzündungen
- **Sonstiges:** Inspektion der Schleimhäute (Zyanose), Palpation der mandibulären und retropharyngealen Lymphknoten

Larynx und Trachea

Adspektion und Palpation dienen der Erkennung eventueller Deformitäten im Kehlbereich und in der Halsregion. **Lymphknotenvergrößerungen** (Buglymphknoten) werden untersucht auf Verschieblichkeit und Druckempfindlichkeit. Die Trachea wird bei gestrecktem Hals an drei Stellen palpiert: (1) in Höhe des ersten Trachealringes, (2) in ihrem mittleren Bereich und (3) direkt vor dem Brusteingang. Auf diese Palpation sollte kein Hustenreiz erfolgen.

Beurteilung des Thorax

Bimanuelle Kompression. Zur Beurteilung von lokalen Veränderungen an der Brustwand und der Dehnungsfähigkeit des Thorax bei der Atemexkursion wird der Brustkorb mit beiden Händen abgetastet. Durch eine bimanuelle Kompression des Thorax sind neben der Auslösung eines **Thoraxkompressionsschmerzes** auch **Krepitationen** als Frakturzeichen zu hören. Ein palpatorisches fühlbares subkutanes Knistern ist ein Hinweis auf ein **Hautemphysem**, meist nach traumatischer Öffnung des Luftraums der Lunge beim Pneumothorax.

Beobachtung der Atembewegungen. Das Einwärtsziehen eines Teils der Thoraxwand während der Einatmung, die so genannte **paradoxe Atmung,** ist ein Hinweis auf eine Rippenserienfraktur. Bei Obstruktionen in Kehlkopf oder Trachea kann es zur **inversen Atmung** kommen (Einziehungen in den Zwischenrippenräumen bei der Inspiration). Einseitig **verminderte Atmung** findet sich auf der krankhaft veränderten Lungenseite, **beidseitig verminderte Atmung** bei schweren Obstruktionen, **Nachschleppen** (Funktionsausfall der kranken Seite) bei Pneumonie und Pneumothorax.

Auskultation

- **normales (vesikuläres) Atemgeräusch:** konstantes, feines Rauschen während der Inspiration.
- **verstärktes (bronchiales) Atemgeräusch:** in- und exspiratorisch bei Pneumonie, Ödem, Atelektase (normal über der Trachea und den Hauptbronchien)
- **gedämpftes Atemgeräusch:** Emphysem, Pleuraerguss, Pleuraschwarte, Pneumothorax
- **inspiratorischer Stridor:** ziehendes bzw. schnorchelndes Atemgeräusch bei Verengung oder Verlegung der oberen Luftwege (z. B. Fremdkörper)

- **exspiratorischer Stridor:** bei obstruktiven Lungenerkrankungen (Asthma bronchiale, obstruktive Bronchitis)
- **Nebengeräusche (Rhonchi):**
  - **Giemen, Pfeifen:** Vorwiegend exspiratorisch bei Atemwegsobstruktionen (Asthma bronchiale, Fremdkörper, Bronchospasmus)
  - **Trockene Rasselgeräusche:** meist in der In- und Exspirationsphase als Pfeifen oder Brummen bei Tracheitis und Tracheobronchitis
  - **Feuchte Rasselgeräusche (RGs):** Bei Pneumonie, Lungenödem überwiegend in der Inspirationsphase hörbar. Unterschieden werden **grobblasige, mittel-** und **feinblasige Rasselgeräusche**, abhängig davon, ob Sekret in den Bronchien, Bronchiolen oder Alveolen angesammelt ist. Besonders deutlich hörbare, hochfrequente „klingende" RGs entstehen durch Infiltration (Pneumonie).
  - **Crepitatio:** knisterndes Geräusch im Anfangs- oder Endstation einer Pneumonie
  - **Pleurareiben:** knarrendes Reibegeräusch (Lederknarren) in- und exspiratorisch bei Pleuritis

Perkussion

- **sonorer Klopfschall:** über normalem luftgefülltem Lungengewebe
- **hypersonorer Klopfschall:** lauter und tiefer als sonorer Klopfschall bei übermäßigen Luftansammlungen im Thorax (Emphysem, Pneumothorax)
- **gedämpfter Klopfschall:** bei Exsudaten oder Transsudaten in Lunge oder Pleuraspalt
- **tympanitischer Klopfschall:** musikalischer als normaler Lungenschall bei Kavernen oder poststenotischen Emphysemherden

3

Atmungsorgane

Leitsymptome

Husten. Der Hustenreflex wird ausgelöst durch Rezeptoren in Rachen, Kehlkopf, Luftröhre und den großen Bronchien. Unterschieden wird zwischen trockenem Reizhusten (unproduktiver Husten) und Husten, bei dem Schleim ausgehustet wird (produktiver Husten).

- **produktiver Husten**: Stauungslunge (kardial), chronische Bronchitis, Bronchiektasen; bei schwerer Bronchopneumonie und Lungenödem rasselnd und kraftlos
- **Reizhusten**: Tracheobronchitis, Tonsillitis, Pharyngitis, Inhalation von Futter beim Fressen, Allergene, Rauch, staubige Luft; oft auch als **bellender Husten** (laut, trocken und anfallsweise)

Tachypnoe. Erhöhte Atemfrequenz bei Belastung, Fieber, Sauerstoffmangel (Herz- und Lungenerkrankungen).

Dyspnoe (Atemnot). Erschwertes Atmen mit geöffnetem Maul, in Ruhe (**Ruhedyspnoe**) oder nach Anstrengung (**Belastungsdyspnoe**). Verharren im Sitzen oder Stehen (**Orthopnoe**); u. a. bei Lungenentzündung, Lungenembolie, Herzinsuffizienz, Asthma bronchiale, Anämie, Fremdkörperaspiration.

Veränderter Atemtyp. Folgende typische Veränderungen von Atemrhythmus und Atemtiefe werden zu den krankhaften Atemmustern gerechnet:

- **Kußmaulsche Atmung**: abnorm vertiefte aber regelmäßige Atmung bei metabolischer Azidose, u. a. bei Niereninsuffizienz (Urämie) und Diabetes mellitus (Ketoazidose)
- **Cheyne-Stokes-Atmung**: unregelmäßige Atmung mit periodischem Wechsel (periodische Atmung) zwischen zentralen **Apnoen** (Atempausen) und Phasen verstärkter Atmung. Die Cheyne-Stokes-Atmung tritt bei einer schweren Schädigung des Atemzentrums auf (Schädelhirntrauma, erhöhter Hirndruck, Hirnödem u. a.), aber

auch bei Vergiftungen, Urämie, fortgeschrittener Herzinsuffizienz.

Sonstige Symptome: Niesen mit abnormem **Nasenausfluss** und behinderter Nasenatmung, Nasenreiben, Epistaxis (Nasenbluten), Stimmveränderungen, Thoraxdeformitäten

Unspezifische Symptome: Abgeschlagenheit, Fieber, Zyanose und Abmagerung

Anamnese und weiterführende Diagnostik

- **Anamnese:** Fragen nach Anforderungen, Kontakt zu anderen Tieren, möglichen Allergenen!
- **Labor:** Blutbild, evtl. Differenzialblutbild (Entzündungen, Allergien, maligne Prozesse), Blutchemie, Urinuntersuchung
- **Mikrobiologische Untersuchungen:** Nasensekret, Sputum, Tracheal- und Bronchialsekret (**Tracheobronchiale Lavage**), Thoraxpunktate (bei Pleuraerguss)
- **Röntgenthorax:** Verdichtungen, Infiltrate, Unterscheidung typischer und atypischer Pneumonien, degenerative Prozesse
- **Bronchoskopie:** Veränderungen von Luftröhre und Bronchien, histologische Eingrenzung maligner Gewebeveränderungen
- **Blutgasanalyse:** Bestimmung von Sauerstoff- und Kohlendioxidpartialdruck, Sauerstoffsättigung und Pufferkapazität. Zur Beurteilung des pulmonalen Gasaustausches und zur Differenzialdiagnose bei Störungen im Säure-Basen-Haushalt.

3.3 Erkrankungen der Atmungsorgane

3.3.1 Erkrankungen der luftleitenden Organe

3.3.1.1 Nasenbluten (Rhinorrhagie, Epistaxis)

Blutung aus den Gefäßen der Nasenschleimhaut.

Ursachen

Lokale Ursachen: Gewalteinwirkung gegen Schädel oder Nase (häufig bei Hund und Katze), Fremdkörper, Aufplatzen der trockenen Nasenschleimhaut (Rhinitis sicca), lokale Anomalie der Blutgefäße, chemische Irritation, ulzerierende Polypen, Tumoren.

Systemische Ursachen: Bei wiederholtem Auftreten an Erkrankungen der Atemwege, Koagulopathien oder systemische Erkrankungen denken, wie z. B. Infektionskrankheiten, Bluthochdruck, Gerinnungsstörungen mit Blutungsneigung bei Thrombozytopenien, -pathien und schweren Lebererkrankungen, Vergiftung durch Nagerbekämpfungsmittel (Dicumarole), Lymphome, habituelles Nasenbluten bei entsprechender genetischer, familiärer Disposition (z. B. Vollblutpferde bei Belastung).

Differentialdiagnose. Blutung aus angrenzenden Geweben wie z. B. aus Trachea, Luftsack, Pharynx, Nasennebenhöhlen, aus Fisteln bei Zahnkrankheiten.

Klinik

Blut tritt meist ein-, selten beidseitig aus, in schweren Fällen kommt es nach Verschlucken von Blut zu **Hämatemesis** (Bluterbrechen) oder **Melaena** (Teerstuhl).

> Bei bewusstseinseingetrübten, sedierten oder narkotisierten Tieren besteht **Aspirationsgefahr**, der Kopf ist tief zu lagern!

Diagnostik

Bei starken oder anhaltenden Blutungen **Blutstatus** mit Differenzialblutbild, evtl. Thrombozytenzählung, Gerinnungsstatus, Untersuchung des Kots auf Melaena.

Therapie

Wird das Nasenbluten durch eine systemische Krankheit verursacht, wird die Grundkrankheit behandelt, darüber hinaus wird symptomatisch wie folgt therapiert:

- Käfigruhe anordnen, unruhige Tiere evtl. sedieren.
- Kalte Umschläge oder Eispackungen auf die Nase auflegen in Kombination mit Kopfhochlagerung.
- Eintropfen von Adrenalinlösung (1 : 50 000) oder adstringierenden Nasentropfen (Tetryzolin).
- Bei anhaltend starken Blutungen Nasentamponade.

Keine Nasentamponade beim Pferd (Kunstfehler, s. o.)

Einzelhomöopathika

Phosphorus, Hamamelis, Arnica, Aconitum

Schüßler-Salze

- *bei Nasenbluten:* Ferrum phosphoricum in häufigeren Gaben
- *bei Neigung zu Nasenbluten:* Calcium phosphoricum 4 – 6 Wochen lang
- *bei trockener Nasenschleimhaut:* Natrium chloratum Tbl. und Salbe

Komplexmittel

Heel. Cinnamomum Homaccord, Hamamelis-Homaccord

3

Atmungsorgane

3

Atmungsorgane

Horvi. Mokassin-, Crotalus- und Russelli-Reintoxin, Nukleozym comp.

Iso. Capsella cp. fluid

■ Phytotherapie

- *leichte Fälle:* Eisumschläge und Zinnkrautabsud
- *Hämostyptika:* Hirtentäschel (Capsella bursa pastoris)
- *Nasentamponade:* notfalls zum Tampon gedrehte Schafgarbenblätter

■ Aromatherapie

Zitrone und Limone vermindern den Blutfluss, vor allem bei Tieren, die eine schlechte Durchblutung haben, übergewichtig sind und zu Arthritis neigen.

■ Edelsteintherapie

- *bei Blutungen:* Hämatit
- *bei geringen, aber anhaltenden Blutungen:* Saphir
- *bei hellrotem Blut:* Rubin

■ Akupunktur

3E 10, Bl 17, Ni 1 (versuchsweise).

Di 20, Di 4, Lu 11, Ni 6, LG 5, LG 6, LG 7.

▨ 3.3.1.2 Nasenkatarrh (Rhinitis)

Akute oder chronische Entzündung der Nasenschleimhaut.

Ursachen

Bakterielle und virale Infektionen, Pilzinfektionen, Parasitenbefall, thermische und chemische Reize, Allergien, traumatische Einwirkung, Staubexposition, Fremdkörper. Häufige Rhinitiden können auf eine Abwehrschwäche hinweisen. Weitere Auslöser: Erbrechen, Regurgitation von Nahrungsbestandteilen, Zahnwurzelabszesse, Neoplasien, Otitis media.

Staupeinfektionen und Zwingerhusten sind meist mit einer Rhinitis verbunden. Bei älteren Tieren können perforierende Zahngranulome oder Alveolarabszesse Auslöser einer Rhinitis sein. Weitere Ursachen: Herpesvirusinfektionen, Fremdkörper bei stöbernden Hunden (Gräser, Ähren, Holzstücke), bei Erbrechen oder Regurgitation von Nahrungsbestandteilen über den Nasenrachengang.

Infektionen mit dem felinen Herpes- bzw. Calicivirus (Katzenschnupfen) und Rheoviren.

Pasteurella multocida- und *Bordetella bronchiseptica-*Infektionen beim Kaninchen.

Rhinoviren, Reovirusinfektionen. An Reovirusinfektion erkrankte Menschen können ihre Pferde anstecken.

„Pips" (katarrhalische bis fibrinöse Rhinitis mit pseudomembranöser Entzündung der Schnabelhöhlenschleimhaut) durch verdorbenes, schimmeliges Futter, schmutziges Trinkwasser, zugige Stallungen, auch im Gefolge der Vogelpocken.

DD Nasenausfluss:

- **serös:** akute virale Rhinitis, Allergie, Fremdkörper
- **mukös, purulent:** akute Rhinitis mit bakterieller Sekundärinfektion, chronische Rhinitis, parasitäre oder mykotische Rhinitis, Zahnwurzelvereiterung, Fremdkörper, Tumoren
- **hämorrhagisch:** Tumor, Trauma, chronisch-infektiöse Rhinitis, Aufschlagen des Kopfes beim Niesen, Koagulopathien
- **Regurgitation (Futterbestandteile):** bei Spaltenbildung im harten oder weichen Gaumen, Lähmung von Kehlkopf oder Ösophagus

Rhinitis acuta (Koryza)

Durch Tröpfcheninfektion übertragener meist durch Rhino- und Adenoviren ausgelöster Virusschnupfen.

Klinik

Niesen, behinderte Nasenatmung, Absonderung eines wässrigen, später viskösen Nasensekrets. Häufig bakterielle Superinfektion.

Leitsymptome. Niesen, verkrustete Nasenlöcher, Maulatmung

Forcierte In- und Exspiration bei verkrusteten Nasenlöchern, erst bei völlig verlegten oberen Atemwegen Maulatmung. Niesen und Versuche, die Atemwege durch Kratzen zu befreien können Blutungen provozieren.

Oft Übergreifen der Erkrankung auf Nebenhöhlen, tiefere Luftwege und Mundhöhle, verbunden mit Anorexie und Dehydratation.

Das Sekret wird von Kaninchen mit der Atmung aus der Nase ausgeblasen und trocknet typischerweise um die Nasenlöcher an.

Vögel atmen mit geöffnetem Schnabel, bei starker Erkrankung wippen sie beim Atmen mit dem Schwanz mit. Liegt gleichzeitig eine Bindehautentzündung und Durchfall vor, muss man an eine Ornithose/Psittakose denken.

Rhinitis chronica

Chronische Entzündung der Nasenschleimhaut mit Zubildung von Gewebe (Rhinitis hypertrophicans) oder Schwund an Gewebe (Rhinitis atrophicans).

Ursachen

Ein chronischer Schnupfen kann entweder aus einer akuten Rhinitis hervorgehen oder primär chronisch verlaufen, die Ursachen sind vielfältig:

- Allergien (Pollen, Hausstaub, Pilzmyzelien)
- nicht allergisch bedingte Überempfindlichkeitsreaktionen (Staub, Rauch, Dämpfe, trockene oder kalte Luft, Futtermittelzusatzstoffe)
- schädigende chemische oder physikalische Reize oder Fremdkörper
- häufige Infektionen der Nasenschleimhaut durch Viren oder seltener Bakterien, opportunistische Pilzinfektionen (*Aspergillus fumigatus*), Parasiten
- anatomische Anomalien: Polypen, Spaltbildungen, verkrümmte Nasenscheidewand
- Erkrankung benachbarter Gewebe: Sinusitis, Zahnwurzelentzündungen, Tumoren

Klinik

Die chronische Rhinitis führt oft zu einer trockenen Entzündung (**Rhinitis sicca**) mit starken Krustenbildungen an der Schleimhaut. Zu Blutungen kommt es durch Befreiungsversuche mit den Pfoten oder Aufschlagen des Kopfes beim Niesen und Erosionen. Monatelange Verunreinigung der Umgebung mit eitrigen Auswürfen. Die Atmung ist erschwert, die Futteraufnahme beeinträchtigt.

Leitsymptome. Blutungen, Niesen, Nasenausfluss, behinderte Nasenatmung, Atemgeräusche

Therapie

Kausale Therapie. Fremdkörperentfernung, spezifische medikamentöse Therapie (Antibiose, Antimykotika), Gebisssanierung, operative Korrektur anatomischer Einengungen.

3

Atmungsorgane

Symptomatische Therapie. Tiere sollten in einer staubfreien Umgebung, die eine erhöhte Luftfeuchtigkeit aufweist, gehalten werden. Krusten um die Nasenlöcher mit Öl aufweichen, Sekret mit warmer physiologischer Kochsalzlösung vorsichtig entfernen. Umgebung der Nasenöffnungen mit Vaseline abdecken. Bei starken inneren Verkrustungen die eingetrockneten Sekrete durch Spülungen/Waschungen mit Kamillosan- oder Kochsalzlösung erweichen, bzw. mehrmals tgl. warme Kochsalzlösung tropfenweise in die Nase geben, damit die Schleimhaut feucht und vor Sekundärinfektionen bewahrt bleibt. Bei Verschlechterung des Allgemeinbefindens Tierarzt aufsuchen (evtl. sind Antibiotika nötig). Weitere Maßnahmen:

- schleimhautabschwellende Nasentropfen oder -sprays
- bei Allergien: Allergenkarenz, Antihistaminika, Glukokortikoide

Anorektische Katzen benötigen evtl. eine künstliche Ernährung und Thiamingaben.

Einzelhomöopathika

Belladonna, Hepar sulfuris, Mercurius solubilis, Allium cepa, Echinacea angustifolia, Cardiospermum.

Schüßler-Salze

- *bei ersten Symptomen:* Natrium chloratum
- *bei Nasenausfluss:* Kalium sulfuricum, Kalium chloratum, Calcium sulfuricum
- *bei wunder Schleimhaut:* Kalium chloratum und Salbe

Komplexmittel

Heel. Euphorbium comp., Echinacea comp., Gripp Heel, Coenzyme comp., Ubichinon comp., Psorinoheel, Galium Heel, Traumeel

Horvi. Crotalus, Serpalgin

Iso. Iso-Hustenmittel, St 10 (Centaurium cp), St 7 (Malva cp.), Fb 1 D10 (Aconitum cp.), G 1 (Caulophyllum)

Sanum. Vetokehl Not D5, Vetokehl Sub D4, Vetokehl Muc D5, Citrokehl

Ziegler. Multacur

Weleda. Gencydo, Plumbum met. praep., Stannum met. praep., Flores tritici comp.

Soluna. Renalin, Cerebretik, Aquavit

Phytotherapie

- *bei allen Erkrankungen der oberen Luftwege:* Knoblauch, Zwiebel und Kresse
- *Sonstige:* Schwarzkümmelöl, Angocin (Fertigpräparat, Fa. Repha)

Aromatherapie

- *bei chronischen Formen:* Pinie und Eukalyptus
- *bei begleitendem, trockenem anhaltendem Husten:* Sandelholz
- *bei begleitender Tonsillitis:* Ysop

Edelsteintherapie

Lapislazuli

Akupressur

bei Auslösung durch thermische Reize: Gl 20, Di 4, LG 14, 3E 5, Ma 44.
bei allergischer Rhinitis: Ni 6, Lu 7, KG 4, Ni 3.

Di 4, Di 11, Di 20, Lu 9, Ma 40, Bl 12, Bl 14, MP9, MP 6.

3.3.1.3 Nasennebenhöhlenentzündung (Sinusitis)

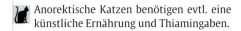 **Akute oder chronische Entzündung der Nasennebenhöhlen.**

Ursachen

Fortgeleitete Infektion bei Rhinitis. Die Entstehung wird begünstigt durch lokale Faktoren wie Septumdeviation, Nasenpolypen oder Verstopfung der Abflusswege der Nebenhöhlen (disponiert sind alle Tierrassen mit zuchtbedingt verkürzter Nase: Perserkatzen, Pekinesen, Möpse). Weitere Ursachen: Tumoren, perforierende Verletzungen, Zahnwurzelerkrankungen, Infektionskrankheiten wie Staupe.

🐎 Kieferhöhlenentzündungen in Form von Empyemen als Folge der Druse (*Streptococcus equi*) oder Rhinitis. Die Entzündung kann sich auf den Luftsack (Aerosacculitis) ausbreiten. Weitere Ursachen: Rotz (*Burkholderia mallei*).

🐄 Bei Kälbern häufig im Verlauf der Rindergrippe.

🐦 Vögel besitzen keine Nasennebenhöhlen im eigentlichen Sinn, sie haben Unteraugenhöhlen. Es kommen als Ursachen zusätzlich Vitamin-A-Mangel und schädigende Umwelteinflüsse infrage.

Klinik

Beeinträchtigung des Allgemeinbefindens, evtl. Fieber, Schmerzen. Schubweise Entleerung von zäh-schleimig-eitrigem Nasenausfluss, besonders bei schüttelnden Kopfbewegungen. Örtlicher Druck- und Klopfschmerz, umschriebenes Weichteilödem.

Leitsymptome. Serös-eitriger Nasenausfluss, lokaler Druck- und Klopfschmerz

Komplikationen. Empyem mit Schwellung oder Verklebung der Ausführungsgänge der Stirn- und Kieferhöhle, evtl. mit Deformation der Schädelknochen; Schädel- oder Augenhöhlenbeteiligung durch fortgeleitete Infektion.

Therapie

Wie bei Rhinitis (s. o.). Weitere Maßnahmen: In der Nähe von Tieren mit Sinustis nicht rauchen, keine Sprays verwenden (Deo-, Raum-, Insektenspray, Sprühstärke- und Bügelhilfe, Parfüms). Salz- bzw. Sole-Inhalationen oder Vernebelungen in der Nähe des Tieres, Unisol-Bestrahlung.

▬ Einzelhomöopathika

Siehe Rhinitis.

▬ Schüßler-Salze

- Kalium sulfuricum, Silicea
- *bei hartnäckiger Sinusitis:* Ferrum phosphoricum, Kalium chloratum, Kalium sulfuricum, Natrium chloratum

▬ Komplexmittel

Heel. Coenzyme comp., Ubichinon comp., Euphorbium comp., Traumeel

Horvi. Horvitrigon forte, Serpalgin (Tropfen und Salbe)

Hervert. Sinusitis-Hevert

Sanum. Spenglersan Kolloid G oder K

Weleda. Berberis fructus, Quarz, Gencydo, Sambucus comp., Absinthium/Resina laricis, Argentum/Berberis comp.

Presselin. Presselin Otos

▬ Phyto- Aroma- und Edelsteintherapie

Siehe Rhinitis, außerdem zur Inhalation und als Tee Kamille, Pfefferminze, Myrthe, Thymian; Holundertee zur Abwehrsteigerung und Hautableitung; Meerrettich-Umschläge.

■ Akupunktur

Dü 3, Di 4, Di 19/20, B 2, B 10, LG 19/20, PaM 3, LG 23/24 – 2.
Eventuell Hilfspunkte: Ma 40, Ma 10, KG 23.

Di 4, Di 11, Di 20, Bl 13, Bl 18, Bl 25, Ma 2, Ma 9, Ma 10, LG 26, Lu 7, Pk 6.

■ Akupressur

KG 17, Di 20, Bl 13, Lu 7, Di 4.

■ Neuraltherapie

Eventuell mit Procain an den entsprechenden Akupunkturpunkten quaddeln.

▨ 3.3.1.4 Rachen- und Kehlkopfentzündungen (Pharyngitis und Laryngitis)

📖 Akute oder chronische Entzündung des Rachens und/oder des Kehlkopfs, oft verbunden mit einer Tonsillitis.

Ursachen

Reizende Gase oder Rauch (Zigarettenrauch), fortgeleitete Infektion (Tonsillitis, Tracheobronchitis), Traumata, Fremdkörper (Nadeln), ständiges Bellen oder Miauen, zu kaltes Futter oder Wasser, Kehlkopfaustrocknung bei fortwährendem Hecheln, zu kaltes Baden, Säure- oder Laugenverätzungen, heftiger Zug an der Halskette, Thalliumvergiftungen.

🐕 Genetische Prädisposition, betroffen sind insbesondere brachizephale Rassen. Weitere Ursachen: Staupe, Zwingerhusten, Tollwut.

🐈 Infektiöse Panleukopenie, Katzenschnupfen (Calicivirus-Infektion)

🐦 Verbleiben von Futterresten im Kropf.

Klinik

Appetitlosigkeit, Schluckstörungen (Dysphagie), starkes Speicheln, anfallsartiger trockener Husten, leicht auslösbarer Husten durch Wassertrinken, Palpation oder Einatmen kalter Luft, heisere Stimme oder Stimmverlust (Aphonie), Kehlkopfkrämpfe insbesondere bei der Katze.

■ **bei obstruktiven Erkrankungen:** inspiratorischer Stridor, zunehmende Atemnot, Würgen, Erbrechen, bei schweren Verläufen: Hypoxie, Zyanose, Synkopen, Erstickungstod

■ **bei begleitender Tonsillitis:** gerötete, schmerzhafte, vergrößerte Tonsillen, evtl. Vergrößerung der regionären Halslymphknoten, in schwersten Fällen Phlegmone oder Nekrose mit anschließendem septischem Schock.

Leitsymptome. Abschluckstörungen, leicht auslösbarer Husten (provozierbar durch Wassertrinken und Palpation), Würgereiz, Schleimerbrechen

> **Cave:** Eine wichtige Differenzialdiagnose bei Dysphagie, heiserem Bellen des Hundes und Stimmverlust ist die **Tollwut**. Sie führt über eine Beeinträchtigung der hinteren Hirnnerven zu einer Rachenlähmung, verbunden mit einer Aphonie und der Unfähigkeit zu schlucken.

Therapie

In leichten Fällen genügt eine symptomatische Behandlung. Bei chronischen und rezidivierenden Verläufen sollte eine Atemwegssanierung angestrebt werden. Allgemeine Maßnahmen: Auf ausreichende Nahrungszufuhr achten, damit das Tier nicht zu stark abnimmt, Futter leicht erwärmen (verstärkt natürliche Duftstoffe zur Appetitanregung), Halswickel mit Kartoffeln, Quark, Zitrone oder kalte Prießnitz-Halswickel.

Einzelhomöopathika

Acidum nitricum, Belladonna, Borax, Kalium chloratum, Phytolacca, Ignatia
- *zusätzlich bei Tonsillitis:* Mercurius solubilis, Apis, Lachesis, Cinnabaris

Schüßler-Salze

Kalium bromatum, Kalium sulfuricum, Calcium fluoratum, Manganum sulfuricum

Komplexmittel

Heel. Arnica-Heel, Husteel

Horvi. Horvitrigon forte

Madaus. Arum Triphyllum Oligoplex

Iso. Mittel gegen Kehlkopfleiden und Populus cp. Fluid.

Wala. Berberis/Pyrit comp., Apis ex animale, Lachesis comp.

Phytotherapie

Feuchtwarme Halswickel mit Ysop oder Eukalyptus. Isländisch Moos, Thymian.

Salbeitee, Umschläge mit Oleum aeth. Lavandulae/Weleda.

Akupunktur

Lg 8 – 1, Lg 28 – 03, Ma 10, PaM 10, PaM 107, Gb 20, 3E 17.

Lu 5, Lu 7, Lu 11, Di 1, Di 11, Di 18.

3.3.1.5 Luftröhren- und Bronchial- erkrankungen

3.3.1.5.1 Tracheitis

> Entzündung der trachealen Schleimhaut und tieferer Wandstrukturen der Trachea, tritt meist zusammen mit einer Laryngitis oder Bronchitis auf.

Ursachen

Als absteigende Infektion bei Laryngitis und/oder Pharyngitis, aufsteigend bei Bronchitis mit gleicher Ätiologie.
- **infektiöse Ursachen:** Herpesviren, Staupe, Zwingerhusten, Katzenschnupfen-Viren, Mykoplasmen, Luftröhrenparasiten
- **nicht infektiöse Ursachen:** permanentes Husten oder Bellen, Inhalation von Staub, trockene Luft, Zigarettenrauch, reizende Gase, Aspiration von Erbrochenem oder infiziertem Sekret, Allergene, Trachealkollaps, iatrogen

Klinik

Paroxysmaler, trockener, lauter, z. T. bellender Husten; bei begleitenden Erkrankungen der oberen und/oder tiefen Luftwege auch produktiver Husten. Husten ist leicht auslösbar durch Druck auf Trachea (z. B. bei Ziehen an der Leine).
- **bei Obstruktion:** abnorme in- und/oder exspiratorische Atemgeräusche, evtl. Dyspnoe
- **Tracheoskopie:** gerötete Schleimhäute mit Gefäßinjektion, im Trachealsekret (tracheale Lavage) findet sich je nach Ätiologie eine Vermehrung der neutrophilen (akuter Infekt) und/oder eosinophilen (Allergie, Parasitose u. a.) Granulozyten, evtl. degenerierte Flimmerepithelien, evtl. Bakterien.

Leitsymptome. Spontane oder durch Palpation der Trachea leicht auslösbare Hustenanfälle

Therapie

Inhalationen mit Kamille- oder Kochsalzlösungen.
- **bei quälendem Hustenreiz:** Antitussiva (Codeinpräparate)
- **bei produktivem Husten:** Expektoranzien wie Acetylcystein, Bromhexin, evtl. Spasmolytika wie Pipazetat
- **bei Sekundärinfektion:** Antibiotika

Vorsicht bei der Katze mit ätherischen Ölen!

Einzelhomöopathika

Rumex crispus, Drosera, Argentum nitricum, Sulfur jodatum, Aconitum, Causticum

Schüßler-Salze

Ferrum phosphoricum, Kalium chloratum, Kalium sulfuricum

Komplexmittel

Spitzner. Aerosol

Phytotherapie

Inhalation: mit Kamille, Thymian, Salbei, Pimpinelle, Latschenkiefer

Wärmeanwendung: mit Heublumen, Peloiden, Senfmehl

Tee: Salbeitee

3.3.1.5.2 Trachealkollaps

> Dorsoventrale Abflachung des Luftröhrendaches infolge Erschlaffung des M. trachealis und Erweichung (Malazie) des Knorpels der Trachealringe.

Ursachen

Unbekannt, vermutet wird eine erbliche Veranlagung. Der Trachealkollaps tritt vorwiegend bei Zwerghunderassen (Yorkshire Terrier, Zwergpudel, Chihuahua) auf. Oft sind die Tiere adipös, was an Gewebeschwäche durch Fetteinlagerung und Demineralisierung des Knorpels denken lässt. Auch sekundär bei Linksherzhypertrophie.

Klinik

Die Abflachung kann jahrelang symptomlos bestehen, die Symptomatik entwickelt sich i. d. R. allmählich und imponiert mit unerwarteten anfallsartigen Hustenattacken bei körperlicher Belastung, z. T. mit Dyspnoe. Die Dyspnoe kann zur Zyanose und Rechtsherzbelastung führen. Der Husten ist trocken und kann durch Trachealpalpation provoziert werden.

Diagnostik. Die Diagnose Trachealkollaps lässt sich in vielen Fällen bereits röntgenologisch sichern. Die Tracheoskopie ermöglicht eine Beurteilung des Schweregrads.

Leitsymptome. Anfallsartiger Husten ohne Auswurf bei intensiver Anstrengung, Palpation der Trachea, Aufnahme von Futter und Wasser. Exspiratorischer Stridor bei Kollaps des Brustteils der Trachea, inspiratorischer Stridor bei Kollaps des Halsteils der Trachea.

Therapie

- **allgemeine Maßnahmen:** Gewichtsreduktion bei Adipositas, Brustgeschirr statt Halsband, körperliche Schonung, Vermeidung von reizenden Gasen und Rauch (Zigarettenrauch), gesundes Raumklima
- **bei trockenem Husten:** Antitussiva (Codeinpräparate)
- **bei entzündlichem Ödem:** Glukokortikoide (Prednisolon)
- **bei Begleitbronchitis:** Bronchodilatatoren (Theophyllin, Terbutalin)
- **bei Sekundärinfektion:** Antibiose bei gleichzeitigen bakteriellen Infekten
- **operative Therapie:** bei schweren Fällen und Versagen einer konservativen Therapie chirurgische Versorgung durch Einsetzen eines Stents

3.3.1.5.3 Akute und chronische Bronchitis

> Akute oder chronische katarrhalische, fibrinöse oder eitrige Entzündung der Bronchialschleimhaut, bei chronischem Verlauf mit Verlust des Flimmerepithels und der elastischen Faserelemente.

Ursachen

Akute Bronchitis. Meist Virusinfekt oder bakterielle (Super-)Infektion, aber auch als **Reizbronchitis** bei Inhalation von Rauch, Chemikaliendämpfen, allergenhaltiger Luft, Aspiration kleiner Mengen von Erbrochenem, ständiges Bellen oder Miauen bei trockener Luft.

Chronische Bronchitis. Man spricht von einer chronischen Bronchitis, wenn in mindestens zwei Folgemonaten Husten und Auswurf vorkommen. Die chronische Bronchitis entwickelt sich zumeist – begünstigt durch Rezidive – aus der akuten Form, andere Ursachen sind Linksherzinsuffizienz (**Stauungsbronchitis**) sowie Parasitenbefall mit Hundespulwurm (*Toxocara canis*), Hakenwürmern (*Ancylostoma caninum*), Zwergfadenwürmern (*Strongyloides stercoralis*). Der Spulwurm *Ascaris lumbricoides* kann – auch beim Mensch – durch die Lunge wandern und das Bild einer Bronchitis hervorrufen.

 Bei Immunsuppression durch das Feline-Immunschwäche-Virus (FIV) oder das Katzen-Leukose-Virus (FeLV).

 Epidemisches Auftreten als Pferdegrippe durch Influenzaviren (Hoppegartener Husten).

Klinik

Trockener oder feuchter Husten, Auswurf wird meist abgeschluckt, wiederholtes Würgen, eitriger Nasenausfluss, Fieber, schnelle Atmung, manchmal Kurzatmigkeit in der Bewegung, nach Anstrengung pfeifendes Keuchen. Auskultatorisch trockene, später feuchte, nichtklingende Rasselgeräusche (Giemen, Brummen, Pfeifen). Tiere, die zu wenig Luft bekommen, haben eine violette Zunge. An chronischer Bronchitis erkranken vor allem mittelalte bis alte Tiere, oft sind sie adipös. Bei Spastik ist das Expirium verlängert.

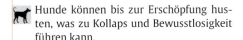 Hunde können bis zur Erschöpfung husten, was zu Kollaps und Bewusstlosigkeit führen kann.

Leitsymptome. *Akute Bronchitis*: erst trockener, dann feuchter produktiver Husten, eitriger Nasenausfluss, Fieber, Dyspnoe; bei Bronchiolitis trockene, später feuchte Rasselgeräusche. *Chronische Bronchitis*: mäßig produktiver Husten über mindestens zwei Monate, Husten verstärkt oder ausgelöst durch körperliche Belastung, Atembeschwerden und Zyanose, herabgesetzte Leistungsfähigkeit.

Komplikationen. Bronchopneumonie, Lungenemphysem, Rechtsherzhypertrophie mit Insuffizienzzeichen, Atelektasenbildung, Bronchiektasen, Lungenfibrose

Therapie

Allgemeine Maßnahmen. Behebung bzw. Entfernung auslösender Faktoren, Allergenkarenz, ggf. Abgabe des Tieres an Nichtraucher, Befeuchtung der Atemluft, Gaben von Vitamin A und C, Prießnitz-Umschläge, differenzierte Kaltreize (nachmittags und/oder abends).

Die weiteren Therapiemaßnahmen umfassen je nach Symptomen und Stadium:
- **bei trockenem Reizhusten:** Antitussiva (Codeinpräparate, Hydrocodon), bei leichtem Husten zurückhaltend einsetzen
- **bei bakterieller (Sekundär-)Infektion:** Antibiotika
- **bei Obstruktion:** ß$_2$-Sympathomimetika (Terbutalin, Salbutamol), Methylxanthine

3

Atmungsorgane

(Theophyllin), lokale-inhalative oder orale Glukokortikoide.

- **bei Dyskrinie und Mukostase:** Sekretolyse durch Flüssigkeitszufuhr oder Inhalation (isotone NaCl-Lösung), Mukolytika (N-Acetylcystein, Guaifenesin), Sekretolytika (Bromhexin, Dembrexin, Ambroxol)

Einzelhomöopathika

Akute Bronchitis: Aconitum, Belladonna, Bryonia, Hepar sulfuris, Ipecacuanha, Ferrum phosphoricum, Drosera, Cuprum aceticum

Chronische Bronchitis: Antimonium sulfuratum auranticum, Arsenicum jodatum, Conium, Grindelia robusta, Sulfur, Sulfur jodatum, Silicea, Tartarus emeticus, Kalium arsenicosum

Schüßler-Salze

Kalium bromatum, Manganum sulfuricum, Kalium aluminium sulfuricum, Kalium jodatum, Arsenum jodatum, Magnesium phosphoricum

Komplexmittel

Weleda. Pneumodoron 1, Pyrit, Anis-Pyrit, Weleda-Hustentee, Plantago lanc. 10 % Ungt.

Presselin. ANG, BRO, TUSS

Soluna. Azinat, Pulmonik, Polypathik

Wala. Petasites comp., Archangelika comp., Bronchi/Plantago, Pulmo/Tartarus stibiatus

Phytotherapie

- *Wickel und Umschläge:* Lehmwickel, heiße Heilerde, Umschläge mit Huflattichtinktur
- *Inhalationstherapie:* mit Heublumen, Kamille, physiologischer Kochsalzlösung
- *Einreibungen:* Mehrmals täglich Brust mit Ringelblumensalbe (auf Schweinefettbasis) einreiben.

- *Teemischungen:* Anis, Fenchel, Alant, Königskerze, Kapuzinerkresse, Huflattich, Eukalyptus, Malve, Tanne, Bohnenkraut, Thymian, Linde, Rosmarin, Bibernelle, Spitzwegerich, Meerrettich, Zinnkraut, Efeu
- *Tinktur:* Seidenpflanze, Frittilaria, Zitronenschale, Süßholzwurzel
- *Dr. Schaette:* Vorarlberger Bronchial-Kräuter als Ergänzungsfuttermittel für Pferde, Rinder, Schweine, Schafe, Ziegen und Geflügel; Eucalyptusöl zum Einreiben oder Inhalieren; Eucaneel Lsg. als biologisches Stalldesinfektionsmittel zur Keimverminderung der Luft durch Versprühen oder Vernebeln.
- *Sonstige:* Kleingeschnittene Käsepappelblätter über das Futter streuen.

Aromatherapie

- *bei absteigender Bronchitis:* Ysop und Eukalyptus
- *bei Stressbronchitis:* Lavendel
- *als Antiseptikum:* Teebaumöl
- *bei spastischer Bronchitis:* Pfefferminze

Edelsteintherapie

Bernstein

Akupunktur

3E 17, PaM 10, LG 2a, LG 11/12, LG 13/14, LG 17/18, LG 18/19, LG 25/26.
LG 24/25, LG 18/19, PaM 10, 3E 17, LG 13/14, LG 11/12, LG 2.

Lu 7, Lu 9, Ma 36, MP 3, MP 6, Bl 13, Bl 20, Bl 23, Bl 43, Ni 3, Ni 6, Ni 7, KG 4, KG 6, KG 12, KG 17.
Anfälle: Lu 6, Di 4, Ma 40, He 7, Bl 12, Pe 6, Kg 17, KG 12, LG 14, LG 20.

LG 14, B 13, B 43, KG 4, KG 17, KG 22, Ma 18, Ma 36, Ma 40, Lu 1, Dü 3, Di 4, Ni 27.
Auch: KG 20, Ma 12 (beidseitig).
Oder: Lu 1, Lu 7, Bl 13, Bl 23, Ma 40, LG 4, MP 17, KG 17, Di 4, Di 11, Ni 27.

Gruppe I Hauptpunkte: Lg 12, Lg 28 – 01, Lg 28 – 03, Bl 40 – 01 bis Bl 42 – 01, Gb 1 – 04, PaM 10.
Nebenpunkte: Lg 1 – 02, Lg 8 – 1, PaM 107, PaM 137.
Gruppe II: Lg 8 – 1, Lg 27, Bl 10, Bl 40 – 01 bis 42 – 01, Ma 13, PaM 10 (Zusatzthera-pie).
Chronische Bronchitis: Lu 9, B 13, Ma 36, Dü 15, KG 19, Ni 25, KS 6.

Akupressur

Lu 1, Lu 5, Lu 7, LG 14, KG 22, Bl 13, Ni 3.

Neuraltherapie

Quaddeln des thorakalen Raumes und Aku-punktur-Injektionen mit 0,5 – 3 ml Procain-Coffein-Injektionen in die Druckpunkte links und rechts der Wirbelsäule im 5. und 6. ICR parasternal am Periost des Sternums.

3.3.1.5.4 Asthma bronchiale

> Anfallsweise Atemnot durch Obstruk-tion der Atemwege auf dem Boden eines hyperreagiblen Bronchialsystems, ausgelöst durch exogene oder endo-gene Reize. Reversible obstruktive Ventilationsstörung mit Enge der Atem-wege infolge von Spasmus der Bron-chialmuskulatur, Ödem der Bronchial-schleimhaut und vermehrte Bildung eines zähen Schleims.

Ursachen

Auslöser sind vor allem so genannte Inhala-tionsallergene wie Hausstaub und Pollen, aber auch andere Umweltallergene wie Fut-termittel, Pilze (Aspergillen), Bakterien, Vi-ren, Medikamente, Putzmittel und andere chemische (Zusatz-)Stoffe können infrage kommen. Auch Parasiten (z. B. beim felinen Asthma) wie *Dirofilaria immitis*, *Capillaria aerophila*, *Paragonimus kellicotti* und *Aeluro-* *strongylus abstrusus* können Asthma aus-lösen. Körperliche Belastung (**Anstrengungs-asthma**) und Klimaveränderungen sind weitere Ursachen.

Klinik

Verkrampfung der Bronchialmuskeln bis zu Erstickungsanfällen. Plötzlich, bevorzugt nachts (erhöhter Vagotonus), auftretende, z. T. hochgradige Atemnot mit exspiratori-schem Stridor (pfeifendes Atmen), Ortho-pnoe, evtl. Zyanose und Abhusten eines zä-hen Schleims. Der Anfall kann bis zu Stunden anhalten, beim **Status asthmaticus** auch ta-gelang dauern.

Leitsymptome. Anfallsweise, z. T. hochgra-dige Atemnot (häufig nachts), exspiratori-scher Stridor, Orthopnoe

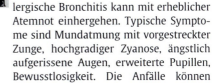 Felines Asthma bronchiale oder feline al-lergische Bronchitis kann mit erheblicher Atemnot einhergehen. Typische Sympto-me sind Mundatmung mit vorgestreckter Zunge, hochgradiger Zyanose, ängstlich aufgerissene Augen, erweiterte Pupillen, Bewusstlosigkeit. Die Anfälle können durch Belastung oder inhalierte Reizstoffe ausgelöst werden, die Dyspnoe ist ge-kennzeichnet durch Keuchen und Pfeifen, vermehrte abdominale Atmung und Hus-ten, der mit Würgen und Schleimabschlu-cken enden kann.

Komplikationen

Als Komplikationen nach längerer Erkran-kung treten chronische Bronchitis, Lungen-emphysem, Bronchiektasen, Atelektasen, Cor pulmonale sowie respiratorische Insuffizienz auf.

Differenzialdiagnose

Bronchitis, Bronchiolitis, Pneumonie, akutes Lungenödem, Pneumothorax, Fremdkörper

Pickwick-Syndrom bei sehr adipösen Hunden (selten auch Katzen) mit anfallsartiger Dys- und Tachypnoe, Zyanose, Trachealkollaps. Hier werden die Alveolen offenbar als Folge der Adipositas hypoventiliert.

Therapie

Bei nachgewiesener Allergie ist die wichtigste Maßnahme die **Vermeidung des Allergens**. Die weitere Behandlung richtet sich nach Schwere und Verlauf der Erkrankung, entsprechend werden Therapeutika als **Bedarfsmedikation** oder als **Dauertherapie** verordnet: Die größte Bedeutung als Bronchospasmolytika besitzen β_2-**Sympathomimetika** (Terbutalin, Salbutamol) und **Methylxanthine** (Theophyllin). **Glukokortikoide** (Prednisolon) wirken nicht direkt bronchodilatatorisch, ihr hoher Stellenwert in der Asthmatherapie beruht auf ihren ausgeprägt antiinflammatorischen und antiallergischen Wirkungen, sie werden zur Kontrolle (Controller) der überschießenden Immunreaktion verordnet sowie als Zusatztherapie bei akutem, insbesondere allergischem Bronchialasthma und bei sonst refraktären chronisch obstruktiven Bronchialerkrankungen. Die Wirkung tritt erst nach einer Latenzzeit von 4–6 Stunden ein. Zur Reduzierung systemischer Nebenwirkungen können zur Inhalationstherapie Glukokortikoide angewendet werden, die nur sehr gering über die Bronchialschleimhaut resorbiert werden (Beclometason, Budesonid). Als **Prophylaktika** finden **Mastzelldegranulationshemmer** (Dinatriumcromoglycat) Anwendung. Beim akuten Asthmaanfall kommt zusätzlich **Sauerstoff** zur Anwendung.

- **unterstützende Maßnahmen:** Abwaschungen und Packungen des Rückens, gelegentliche Aderlässe, Zusatz von Obstessig zum Trinkwasser (hauptsächlich bei Pferden), Urinumschläge und Inhalationen

✚ Schwere Verläufe sind als Notfälle anzusehen.

Einzelhomöopathika

Apis mellifica, Arsenicum album, Spongia tosta

Schüßler-Salze

Kalium phosphoricum, Kalium sulfuricum, Magnesium phosphoricum

Komplexmittel

Heel. Tartephedreel, Husteel, Drosera Homaccord

Horvi. Naja-Reintoxin, Curare borneo, Serpalgin, Horvi AB 3

Ceres/Alcea. Crataegus, Hedera helix

Presselin. Echinacea, TUSS

Soluna. Renalin, Pulmonik, Cerebretik

Weleda. Quercus, Prunus spinosa, Veronica off., Melissa cupro culta, Tabacum, Gencydo

Phytotherapie

Eisenkraut, Breitwegerich, Eibisch, Gundelrebe, Huflattich, Kapuzinerkresse, Kümmel, Malve, Meerrettich, Isländisch Moos, Süßholz, Thymian, Ysop
- *Wickel bei Begleitbronchitis:* Zitronenbrustwickel, Senfbrustwickel
- *Fertigpräparate:* Asthmavowen (Weber und Weber), Angocin (Repha)
- *Dr. Schaette:* Vorarlberger Kräutermischung

Aromatherapie

- *als Hauptmittel:* Majoran
- *bei leichtgradigem Asthma:* Limone
- *bei Krampfhusten:* Zypresse
- *bei begleitender Laryngitis:* Benzoe
- *bei heuschnupfenartigen Symptomen:* marokkanische Rose
- *bei begleitender Sinusitis:* Cajeput

Edelsteintherapie

Perlen in Wasser legen und das Wasser tropfenweise eingeben.

Akupunktur

LG 14, Bl 13, Bl 43, KG 4, KG 17, KG 22, Ma 18, Ma 36, Ma 40, Lu 1, Dü 3, Di 4, Ni 27, auch KG 20, M 12 (beidseitig) *oder* Lu 1, Lu 7, Bl 13, Bl 23, M 40, LG 4, MP 17, KG 17, Di 4, Di 11, Ni 27.

Neuraltherapie

Infiltrationen um Myogelosen (Muskelhartspann) im Lungensegment, Injektionen an Brustbein und druckdolenten Rippenansätzen.

Acidum formicicum D6 in Schmerzpunkte der Dämpfigkeit (chronische unheilbare Atemnot); Fokussuche, besonders in Kieferhöhlen.

3.3.1.5.5 Bronchiektasien

Irreversible sackförmige oder zylindrische Ausweitungen von Bronchialästen.

Ursachen

Angeboren infolge Entwicklungs- und Differenzierungsstörungen (Zystenlunge) oder erworben als Folge chronischer Erkrankungen der bronchialen Luftwege mit Zerstörung elastischer und muskulärer Wandelemente, oder durch Wirkung extrabronchialer Narbenzüge (Tuberkulose). Weitere Ursachen: chronischer Sekretstau, obstruierende Tumoren und Fremdkörper.

Klinik

Bei bekannter Vorgeschichte (therapieresistente Bronchitis) Husten, reichlich jauchigeitriger, geschichteter Auswurf (**maulvolle Expektoration**), evtl. Bluthusten (Hämoptysen), Fieberschübe bei Sekundärinfektion, Leistungsschwäche, Tachypnoe, Dyspnoe, Hypoxie, Inappetenz.

Leitsymptome. Husten, reichlicher (maulvoller) Auswurf, rasselnde Atemgeräusche, evtl. Hämoptysen

Komplikationen. Die Aussackungen füllen sich mit Sekret und neigen zu sekundären Infektionen (rezidivierende Bronchitiden, Bronchopneumonien, Lungenabszess). Langfristig entwickeln sich die Zeichen einer Rechtsherzinsuffizienz (Cor pulmonale).

Therapie

Inhalation von Solelösungen (isotone Kochsalzlösung), **Sekretolyse** (Bromhexin), Verhinderung bzw. Behandlung von Sekundärinfektionen, ggf. **Antibiose** nach Resistenzbestimmung.

Allgemeine Maßnahmen: Prießnitz-Umschläge zur Förderung der Sekretresorption (nicht bei Herzinsuffizienz). Tier schonen, keinen klimatischen Extremen aussetzen.

Schüßler-Salze

Silicea

Komplexmittel

Heel. Lymphomyosot, Ipecacuanha-Injeel

Sanum. Spenglersan-Kolloid G, Utilin S.

Wala. Mucosa, Mesenchym

Soluna. Epidemik, Pulmonik, Cerebretik, Lymphatik

3.3.2 Erkrankungen der Lunge

3.3.2.1 Lungenblutung und Hämoptoe (Hämoptyse)

> Akuter Blutaustritt aus Nase oder Maul durch Läsion von Lungengefäßen. Unter Hämoptoe (Hämoptyse) versteht man das Abhusten von Blut oder blutig gefärbtem Auswurf.

Ursachen

Chronische Bronchitis, Bronchopneumonie, abszedierende Lungenentzündungen, akutes Lungenödem durch fulminante kongestive Herzinsuffizienz, Traumata, Tumoren, Fremdkörper, Granulome, Lungenembolie durch Herzwürmer, Gefäßwandschädigungen, Koagulopathien (Cumarinvergiftungen, hämorrhagische Diathesen, Thrombozytopenien, Verbrauchskoagulopathie).

Klinik

Bluthusten und/oder Blutung aus Nase (meist aus beiden Nasenlöchern), Auswurf dann hellrot-schaumig, nur bei Verletzung großer Gefäße auch schwallartige Blutungen. Durch abgeschluckten Auswurf kommt es zu Teerstuhl (Melaena).

Lungenfunktion. Bei einer leichten Blutung ist i. d. R. nicht mit einer Einschränkung der Lungenfunktion zu rechnen, bei vorbestehender schwerer akuter oder chronischer Lungenerkrankung können allerdings schon geringfügige Blutungen die Atmung beeinträchtigen. Stärkere Blutungen führen zu einer Verkleinerung des am Gasaustausch beteiligten Lungenvolumens (restriktive Ventilationsstörung) mit den Symptomen der Hypoxie (Dyspnoe, blasse Schleimhäute, Tachypnoe, Tachykardie).

Leitsymptome. Hustenanfall mit schaumighellrotem Auswurf, Blutaustritt aus beiden Nasenlöchern, Atemnot, Tachypnoe

> ✚ Massive Lungenblutungen sind als Notfälle anzusehen und können die Atmung derart behindern, dass sie tödlich verlaufen. Im Folgenden angegebene Therapiemaßnahmen sind nur zur Überbrückung und zur Ersten Hilfe bis zur Übernahme durch den Tierarzt gedacht.

Differenzialdiagnose. Blutungen aus dem Nasen-Rachen-Raum oder dem Gastrointestinaltrakt lassen sich nicht immer von einer Blutung aus der Lunge unterscheiden. Auch bei starkem Nasenbluten oder Blutungen aus dem Magen tritt zuweilen Bluthusten (Pseudohämoptyse) auf. Die Hämoptoe ist von der Hämatemesis (Bluterbrechen mit Einsatz der Bauchpresse) zu unterscheiden. Erbrochenes Blut ist in der Regel kaffeesatzartig. Gelegentlich kann es aber auch durch Abschlucken von blutigem Exsudat aus den Atmungsorganen zu Kaffeesatzerbrechen kommen.

Therapie

Bei geringfügigen Blutungen sind keine symptomatischen Maßnahmen gegen die Blutung notwendig. Im Vordergrund steht die Behandlung der Grunderkrankung, evtl. Antitussiva (Codeinpräparate). Ist die Blutung massiv oder das Tier in seiner Atmung stark beeinträchtigt, so ist in erster Linie die Blutung zum Stillstand zu bringen: blutstillende Medikamente (Hämostypika), Inhalation von gefäßverengenden Substanzen, bronchoskopische Blutstillung.

Einzelhomöopathioka

Aconitum, Phosphorus, Ipecacuanha, Millefolium, Thlapsi bursa pastoris, Lachesis, Cactus, Melilotus

Phytotherapie

Arnika, Hirtentäschel, Hamamelis.

Komplexmittel

Heel. Cinnamomum Homaccord, Hamamelis Homaccord

Horvi. Elaps-Reintoxin, Russelli-Reintoxin, Mokassin Reintoxin, Crotalus Reintoxin, Horvi-Nukleozym comp.

Akupunktur

Bl 17, Le 5, Lu 9, Bl 38, Bl 39, Bl 43, He 9, Ma 36.

3.3.2.2 Lungenentzündung (Pneumonie)

📖 **Diffuse oder herdförmige entzündliche Erkrankungen des Lungenparenchyms mit überwiegend infektiöser Ätiologie (seltener allergisch) durch Aspiration von Futter, Sekreten und Flüssigkeiten (Aspirationspneumonie).**

Ursachen

Infektiöse Pneumonien können viral, bakteriell, mykoplasmal, fungal oder parasitär bedingt sein.

- **Viruspneumonie:** Feline Calici- und Herpesviren; Staupe-, Parainfluenza- Adeno- und Reoviren.
- **bakterielle Pneumonie:** Häufig als Sekundärinfektion bei Virusinfekten oder bei vorgeschädigten Atemwegen: Streptokokken, Staphylokokken, *Klebsiella pneumonia*, *Bordetella* und *Pasteurella bronchiseptica*, Pseudomonaden, *Echerichia coli*, Nokardien und *Actinomyces spp.*, *Mycobacterium tuberculosis bovis* und *avium*, Chlamydien
- **parasitäre Pneumonie:** Lungenwürmer (*Filaroides osleri*, *Aelurostrongylus abstru-*

sus, *Crenosoma vulpis*), Haarwürmer (*Capillaria spp.*), Hundespulwurm (*Toxocara canis*).
- **mykotische Bronchopneumonie:** Aspergillen, Kryptokokken; andere pathogene Pilze wie Histoplasma (Histoplasmose), Blastomyces oder Coccidioides.
- **Aspirationspneumonie:** Nahrungsbrei, der bei Erbrechen, Bewusstlosigkeit, nervalen Störungen, Zwangsernährung oder Narkosen über die Trachea in die Bronchien gelangt (Folge Lungengangrän), auch nach Aspiration von Fremdkörpern, Medikamenten, Blut.
- **Toxische Brochopneumonie:** durch Rauch, Reizgase, durch Harnvergiftung (Urämie), Tumoren und Metastasen.
- **Prädisponierende Faktoren:** Schwächung der lokalen oder allgemeinen Abwehr durch pulmonale Grunderkrankungen (chronische Bronchitis, Asthma bronchiale, Bronchiektasen, Emphysem), virale Infektionen (Staupe, Herpesvirusinfektion u. a.), Medikamente (Glukokortikoide), Herzinsuffizienz, Allergien, Alter.

🐕 Staupe-Virus, **Zwingerhusten-Komplex** (*Bordetella bronchiseptica*, Parainfluenza-, Adeno-, Reoviren und canines Herpesvirus), Pilze (*Aspergillus fumigatus*), Lungennematoden (*Angiostrongylus vasorum*, *Oslerus osleri*).

🐈 **Katzenschnupfen-Komplex** (feline Calici- und Herpesviren, *Bordetella bronchiseptica*, *Mycoplasma felis* und *gatae*).

🐇 Pneumonieerreger bei Kaninchen sind u. a. Pasteurellen, Bordetellen und Parasiten wie *Strongyloides papillosus*. Bei Hamster ist die Pneumonie die zweithäufigste Erkrankung nach dem Durchfall. Chinchillas neigen zu Lungenentzündungen, wenn sie in zu feuchten und zugigen Quartieren gehalten werden.

🐎 Spulwurm (*Ascaris lumbricoides*).

Streptokokken, Staphylokokken, Pasteurellen, Chlamydien. Achtung – es kann sich auch um hoch kontagiöse, meldepflichtige Tierseuchen wie Newcastle-Disease (atypische Geflügelpest) und Psittakose handeln. Beide Erkrankungen sind mit einer hohen Letalität behaftet.

Klinik

Initial oft Symptome einer Bronchitis, anhaltender im Verlauf zunehmend kraftloser Husten, zunehmende Störung des Allgemeinbefindens, Nasenflügeln, oft hohes Fieber mit Kontinua, erhöhte Atemfrequenz mit Dyspnoe, nach 3 bis 4 Tagen grauer, evtl. mit Blut vermischter Nasenausfluss von süßlich-fauligem Geruch. Hunde und Katzen liegen nur ungern ausgestreckt, kauernde Körperhaltung, Maulatmung, Hecheln, ängstlich geweitete Pupillen. Röntgenologisch zeigen sich fleckige Verschattungen, das Blutbild zeigt eine Leukozytose mit Linksverschiebung.

Auskultation. Atemfrequenzsteigerung, feuchte Rasselgeräusche; über den konsolidierten Bezirken ist Bronchialatmen auskultierbar.

Auswurf. Bei viraler Genese und Psittakose klarer Auswurf, bei bakterieller Genese oder Superinfektion ist das Sputum eitrig bis eitrig-blutig. Bei Aspirationspneumonie meist rascher Übergang von katarrhalischer in eitrig-nekrotisierende Form.

Leitsymptome. Zunehmend kraftloser **Husten**, **Fieber**, **Tachypnoe**, **Dyspnoe**, eingeschränktes Allgemeinbefinden, **verschärftes Vesikuläratmen**, bronchiales Atemgeräusch, **feuchte Rasselgeräusche**, Crepitatio bei Kollabieren von Alveolen und Bronchioli, im Bereich von Verdichtungen gedämpfter Klopfschall

Komplikationen. Pleuraerguss, Atelektase, Abszessbildung, Bronchiektasen, Fibrose, respiratorische Insuffizienz, Sepsis, Schock

Diagnostik. Die Diagnostik ist abhängig von der Schwere, dem Verlauf und der vermuteten Pathogenese der Pneumonie. Bei leichten, unkomplizierten Verläufen richtet sich die Behandlung nach dem klinischen Bild. Bei Therapieversagen und/oder schweren Verläufen: Thoraxröntgen, Ultraschall (Pleuraerguss), evtl. Bronchoskopie, Versuch des Erregernachweises (Sputum, Bronchialsekret, Blutkultur).
- **Labor.** Differenzialblutbild, Hämatokrit, Harnstatus

Therapie

Die Therapie ist abhängig von der auslösenden Ursache. Ist der Erreger nicht bekannt wird die antimikrobielle Therapie mit einem **Breitspektrumantibiotikum** (auch bei Aspirationspneumonie) eingeleitet.
- **unterstützende Maßnahmen:** Tier in gut belüftetem, aber nicht zu kaltem oder zugigem Raum unterbringen, **Flüssigkeitsersatz**, **physikalische Therapie** (mehrmals täglich kurz bewegen und Brustwand abklopfen), Brustwickel (mit Peloiden, Heilerde, Heusäcken, Meerrettich), feuchte und sauerstoffangereicherte Luft einatmen lassen, **Inhalation** mit Kamille- oder isotoner Kochsalzlösung.

✚ Eine Pneumonie ist eine ernstzunehmende Erkrankung mit z. T. letalem Ausgang, deswegen längere Therapieversuche bei gestörtem Allgemeinbefinden unterlassen. Tier auf jeden Fall dem Tierarzt vorstellen.
Achtung, hinter einer Pneumonie kann sich eine **meldepflichtige Infektionskrankheit** verbergen.

Einzelhomöopathika

Aconitum, Phosphorus, Lachesis, Pyrogenium, Hepar sulfuris, Myristica sebifera, Kalium sulfuricum, Mercurius corrosivus, Carbo vegetabilis, Kreosotum, Silicea

Schüßler-Salze

Ferrum phosphoricum, Kalium chloratum, Kalium sulfuricum, Silicea, Natrium chloratum, Kalium chloratum

Komplexmittel

Heel. Aconitum Homaccord, Phosphorus Injeel, Traumeel, Aurum Heel

Horvi. Horvitrigon, Elaps Reintoxin, Horvi Nucleozym comp. 1, Bufomarin, Horvi AP 7

Iso. Lungenmittel, Iso-Bicomplex Nr. 15

Weleda. Pneumodoron 1 und 2, Ferrum met. praep., Mercurius viv. nat., Cardiodoron, Argentum met. praep., Ferrum phos., Erysidoron, Hepar sulf., Camphora oleosum 20 %

Presselin. Echinacea, GRI

Soluna. Cordiak, Azinat, Pulmonik, Cerebretik

Ceres/Alcea. Plantago lanceolata

Phytotherapie/Aromatherapie

- *Inhalationen:* Eukalyptus, Fenchel, Wacholder, Thymian, Kiefer, Fichte
- *Sonstiges:* Huflattichtee, Spitzwegerich- und Thymiansaft, Schwedenbitter- oder Zinnkraut-Umschläge, Ringelblumensalbe (auf Schweinefettbasis)

Akupunktur

zusätzlich zur Allgemeintherapie: Lg 1 – 02, Lg 3, Lg 8 – 1, Lg 27, Lg 28 – 03, Bl 40 – 01, Bl 42 – 01.
unterstützend in akuten und subakuten Fällen: 3E 15, Lu 7, Lu 9, Bl 14, Bl 15, Bl 39, Bl 39 – 01, Bl 40, B 41, Bl 42.
3E 17, PaM 10, LG 2a, LG 11/12, LG 11/12, LG 13/14, LG 17/18, LG 18/19, LG 25/26.
LG 24/25, LG 18/19, PaM 10, 3E 17, LG 13/14, LG 11/12, LG 2.

Bl 13, Bl 14, Bl 15, LG 14, Gb 21, Di 4, Di 11.

Neuraltherapie

Infiltration (s. c. oder i.c.) in Dolenzpunkte rechts und links der Wirbelsäule im 5. und 6. ICR und parasternal am Periost des Sternums.

3.3.2.3 Lungenödem

> Flüssigkeitsaustritt aus den Lungenkapillaren in den Perivaskulär- und Peribronchialraum, ins Lungeninterstitium (interstitielles Ödem) und/oder in den Alveolärraum (alveoläres Ödem) der Lunge.

Ursachen

Unterschieden werden **hämodynamische Ödeme** und **Permeabilitätsödeme**.

- **hämodynamisch mit Erhöhung des venösen (kapillären) hydrostatischen Drucks:** kardiogenes Stauungsödem (Linksherz- und Globalinsuffizienz), akute Dekompensation bei chronischer Linksherzinsuffizienz , Herzrhythmusstörungen
- **hämodynamisch mit Senkung des intraalveolären Luftdrucks bzw. Sauerstoffpartialdrucks:** Höhenkrankheit
- **hämodynamisch mit vermindertem kolloidosmotischem Druck:** Hypoalbuminämie bei Nierenerkrankungen (Glomerulonephritis, nephrotisches Syndrom), Verbrennungen, Lebererkrankungen, Überwässerung bei Überinfusion von freier Flüssigkeit.
- **toxisch mit Steigerung der Kapillarpermeabilität:** Rauchgase bei Bränden, Endotoxine, Aspiration, Pankreatitis, allergisch (Anaphylaxie), Giftstoffe und Medikamente (z. B. Organophosphate)
- **Sonstige Permeabilitätsödeme:** zerebrales Lungenödem bei ZNS-Störungen durch Schädel-Hirn-Trauma, epileptische Anfälle,

3

Atmungsorgane

3

Sonnenstich oder Enzephalitis (Aujeszky-sche Krankheit).

- **Multifaktorielle oder unbekannte Pathogenese:** Schocklunge, Sepsis, Verbrauchs-koagulopathie, Beinahe-Ertrinken

Klinik

Die Tiere sind ängstlich und unruhig, sie zeigen Leistungsabfall, sind kurzatmig, suchen kühle Liegestellen und bevorzugen luftige Plätze. Es besteht z. T. hochgradige Dyspnoe. Auskultatorisch imponieren feinblasige Rasselgeräusche, je nach Schweregrad ohne Stethoskop zu hören (Brodeln).

- **weitere Symptome:** rasselnd-röchelnder Husten, schaumiger bis schaumig-blutiger Auswurf oder Nasenausfluss, Zyanose, Tachykardie. Chronische Verläufe sind weniger dramatisch.

Leitsymptome. Feinblasige Rasselgeräusche, schwere Dyspnoe und Orthopnoe, schaumiges Sekret aus Mund und Nase, röchelnder rasselnder Husten.

Therapie

Symptomatische (Erst-)Maßnahmen: O_2-Gabe, Sedativa senken den O_2-Verbrauch (Acepromazin, Diazepam), Diuretika (Furosemid), Senkung der Nachlast (ACE-Hemmer, Acepromazin), Broncholytika (Theophyllin).

Spezifische Therapie.
- **bei kardialem Lungenödem:** Herzglykoside, ACE-Hemmer, Diuretika
- **bei allergischer oder toxischer Genese:** Glukokortikoide (evtl. Antibiotika)
- **bei entzündlicher Genese:** Antibiotika

✚ Ein akutes Lungenödem ist ein Notfall. Tier auf jeden Fall dem Tierarzt vorstellen.

▪ Einzelhomöopathika

Apis mellifica, Crataegus oxyacantha, Scilla maritima

▪ Komplexmittel

Heel. Phosphorus Injeel, Aurumheel, Cralonin

Horvi. Horvitrigon, Bitis Reintoxin, Nukelozym comp.

▪ Akupunktur

Lu 5, Lu 1, Di 11, LG 14, KG 12, Ma 40, MP 6, Bl 20, Ma 36, LG 4, Bl 23, Di 4, Bl 12, Bl 13, Lu 6.
bei Stauungen, Ödemen und allgemeiner Schwäche: Kardinalpunkt Lu 7.

3.3.2.4 Emphysem (Lungenüberblähung)

Pathologische Vermehrung des Luftgehalts der Lunge distal der terminalen Bronchiolen mit Überblähung des Lungengewebes, Zerstörung alveolärer Septen und verminderter Parenchymelastizität.

Ursachen

Komplikation der chronisch-obstruktiven Bronchitis, rezidivierender Bronchopneumonien oder des Asthma bronchiale. Bei Hund und Katze eher selten.

Werden chronische Bronchialerkrankungen des Pferdes nicht rechtzeitig erkannt und ausreichend behandelt, kann sich ein Lungenemphysem ausbilden. Man spricht in diesem Fall von der **Dämpfigkeit** des Pferdes. Allergien gegen Pilze (Aspergillen), Stall- und Heustaub können zu einem Lungenemphysem führen.

Klinik

In Folge der Strukturveränderungen in der Lunge kommt es zu einem vergrößerten Residualvolumen mit verringerter Ventilation, dies führt zu Belastungsdyspnoe, im fortgeschritten Stadium auch Ruhedyspnoe, Hypoxie, Nachpressen in der Exspirationsphase (Doppelschlägigkeit), Leistungsminderung, zunächst kräftiger, später schwacher, tonlos werdender Husten, Hecheln. Die Lungengrenzen sind erweitert, Kardio- und Hepatomegalie sind Zeichen der Rechtsherzinsuffizienz.

Leitsymptome. Belastungsdyspnoe, hypersonorer Klopfschall, erweiterte Lungengrenzen, auskultatorisch knackende, knisternde Rasselgeräusche

Bei Katzen imponieren Mundatmung und Zyanose.

Bei allergisch bedingter Dämpfigkeit positive Hautreaktionen gegen Allergene, das Bronchialsekret enthält eosinophile Granulozyten. Äußerlich ist eine Dampfrinne zu erkennen (Furchenbildung durch Hypertrophie der Atmungsmuskulatur am Brustkorb in Höhe des Übergangs der Rippen zum knorpeligen Teil und kaudoventral des Rippenbogens).

Komplikationen. Cor pulmonale, Spontanpneumothorax rezidivierende bronchopulmonale Infekte.

Therapie

Medikamentöse Therapie begleitender Erkrankungen: Glukokortikoide (Prednisolon, Dexamethason), Bronchodilatatoren (Theophyllin, Terbutalin), Sekretolytika (Acetylcystein, Bromhexin), Spasmolytika (Pipazetat).
- **bei Infektion:** intensive Antibiose

Sonstige Maßnahmen: physikalische Therapie, häufiger Aufenthalt im Freien und Bewegung.

Einzelhomöopathika

Drosera, Ipecacuanha, Kalium nitricum, Dulcamara, Cuprum aceticum, Galphimia, Bryonia, Senega, Apis, Berberis, Crataegus, Lachesis, Calcium fluoratum

Komplexmittel

Heel. Traumeel, Hepar comp., Solidago comp., Spascupreel, Aesculus comp.

Horvi. Siehe Asthma und Bronchitis.

Iso. Lungenmittel, Hustenmittel, Iso-Bicomplex Nr. 15

Phytotherapie

Myrte, Huflattich, Thymian, Hohlzahn, Isländisch Moos, Senegawurzel

Dr. Schaette: Vorarlberger Bronchial-Kräuter als Ergänzungsfuttermittel.

Aromatherapie

Eukalyptusöl zum Inhalieren und Auftragen auf die Haut.

Akupunktur

LG 14, Bl 13, Bl 43, KG 4, KG 17, KG 22, Ma 18, Ma 36, Ma 40, Lu 1, Dü 3, Di 4, Ni 27, KG 20, Ma 12, Ni 27.
Lu 1, Lu 7 B 13, Bl 23, Ma 40, LG 4, MP 17, KG 17, Di 4, Di 11, Ni 27.

Lu 3, Lu 4, Lu 12, Bl 40 – 01, Bl 42 – 01, PaM 10.
Di 20 – 01, 3 E 2 – 02, Lg 1 -1, Lg 8 – 1, Lg 25 – 1, B 42 – 01, B 43 – 01, PaM 107, PaM 137.
3E 15, Lu 7, Lu 9, Bl 14, Bl 15, Bl 39 – 01, Bl 40, Bl 41, Bl 42.

3

3.3.2.5 Lungenembolie

> Verlegung einer oder mehrerer Lungenarterien durch einen eingeschwemmten Embolus (Gefäßpfropf).

Ursachen

Einschwemmung eines Thrombus (Blutpfropf): Eine erhöhte Thromboseneigung und damit ein Risiko der Lungenembolie durch ein Blutgerinnsel besteht bei Herzinsuffizienz, Endokardiosen und Endokarditiden, Gerinnungsstörungen, bei postoperativer Immobilisation, bei entzündlichen oder artherosklerotischen (beim Tier selten) Gefäßveränderungen, Tumoren, Amyloidose. Zur Thrombogenese s. a. Kap. 2.3.2.

Fettembolien: nach Frakturen insbesondere der großen Röhrenknochen, nach Gewebequetschung, nach orthopädischen und chirurgischen Eingriffen.

Weitere Ursachen: Parasiten (*Dirofilaria immitis, Angiostrongylus vasorum*), Verbrauchskoagulopathie (Mikrothromben), Tumorzellen- und Luftembolie.

Klinik

Kleinere Gefäßverschlüsse verlaufen meist asymptomatisch. Bei ausgedehnten Gefäßverschlüssen sind die Symptome deutlich: akut eintretende progrediente Belastungs- oder Ruhedyspnoe, Zyanose, Husten, Hämoptyse, Fieber. Die Tiere sind ängstlich, abgeschlagen oder unruhig, sitzen mit abgestellten Vordergliedmaßen. Bei **fulminanter Lungenembolie** Schocksymptome.

Leitsymptome. Akut eintretende progrediente Belastungs- oder Ruhedyspnoe, Tachypnoe, Husten mit evtl. blutigem Auswurf, Schocksymptome

Komplikationen. Lungeninfarkt, bei Rezidiven Cor pulmonale, bei einer ausgedehnten (**fulminanten**) Lungenembolie akutes Rechtsherzversagen, Schock

Diagnostik. Blutgasanalyse (Hypoxie, Hyperkapnie durch Hyperventilation, Alkalose), Röntgen-Thorax (evtl. keilförmige Infiltrate, periphere Aufhellungen), Echokardiographie (evtl. Dilatation des rechten Ventrikels), Nachweis der Lungenarterienverschlüsse mittels Pulmonalisangiographie (sicherste Methode) oder Lungenperfusionsszintigraphie.

Therapie

Sauerstoffgabe, ggf. Analgesie, bei Unruhe Sedativa (Diazepam), bei Austrocknung Flüssigkeitsinfusion.

- **Antikoagulation:** zunächst einige Tage mit Heparin (s. c.), später mit oralen Antikoagulanzien (Cumarinderivate).

In seltenen Fällen kann auch eine Thrombolyse mit Streptokinase oder eine Thrombektomie erwogen werden.

+ Eine symptomatische Lungenembolie ist ein lebensbedrohlicher Notfall, vor der Therapie ist zu entscheiden, ob mit Aussicht auf Erfolg behandelt werden kann, ist das nicht der Fall, ist die Euthanasie zu erwägen.

Bach-Blüten

Rescue-Remedy

3.3.3 Erkrankungen des Mediastinums und der Pleura

3.3.3.1 Pleuritis (Rippenfellentzündung) und Pleuraergüsse

> 💬 Umschriebene oder diffuse Entzündung des Rippen- bzw. Brustfells mit oder ohne pathologische Ansammlung von Flüssigkeit (Lymphe, Blut oder Plasma) im Pleuraspalt bzw. in der Brusthöhle.

Ursachen

Herzinsuffizienz, Hypoproteinämie (nephrotisches Syndrom, Urämie, Leberzirrhose, Mangelernährung), Tumoren (Mesotheliom, maligne Lymphome, Metastasen), Infektionen (Bakterien, Aktinomykose, Nokardiose, Feline Infektiöse Peritonitis, selten Tuberkulose, häufig sekundär bei Pneumonie), nach Trauma mit perforierender Verletzung (sekundäre Infektion, z. B. bei Bisswunden), durch Fortleitung entzündlicher Prozesse von benachbarten Organen, Lungenembolie.

Hydrothorax. Flüssigkeitsansammlung nicht entzündlicher Genese (Transsudat) in der Brusthöhle meist durch Herzinsuffizienz.

Pleuraempyem. Eitriger Pleuraerguss (Exsudat) bei bakterieller Besiedlung.

Chylothorax. Ansammlung von Chylus (Darmlymphe) in der Brusthöhle bei Verletzung des Ductus thoracicus, z. B. durch Trauma, Erosionen durch Tumoren oder Entzündungen.

Hämatothorax. Blutansammlung in der Pleurahöhle als Folge- oder Begleiterscheinung einer Lungenblutung.

Klinik

Bei umschriebener Pleuritis geringfügige Symptome im Gegensatz zur diffusen Pleuritis mit Fieber, gestörtem Allgemeinbefinden, Schmerzhaftigkeit bei Palpation und Perkussion. Kleine Ergüsse beeinträchtigen die Atmung nicht, bei mittleren Ergüsse Tachypnoe, Dyspnoe bei massiven und sich schnell bildenden Ergüssen.

Pleuritis sicca (Pleuritis ohne Erguss). Häufig Vorbote der Pleuritis exsudativa, atmungsabhängige, hochschmerzhafte stechende Seitenschmerzen, Reizhusten, Schonatmung, auskultatorisch Reibegeräusche, bei Wiederkäuern und Schweinen oft symptomlos.

Leitsymptome. Reibegeräusche, Schmerzen

Pleuritis exsudativa (Pleuritis mit Erguss). Subfebrile oder febrile Temperaturen, Husten, Tachypnoe, Mediastinalverdrängung, abdominale Atmung, horizontale Dämpfungslinie bei Perkussion im Stand, abgeschwächte bis aufgehobene Atemgeräusche im Ergussbereich, Abschwächung des Herzspitzenstoßes, leise Herztöne. Abheilung häufig mit Adhäsionen und Schwartenbildung.

Leitsymptome. Tachypnoe, Dyspnoe, abdominale Atmung, horizontale Dämpfungslinie, leise Herztöne, abgeschwächte Atemgeräusche

Therapie

Vorstellen beim Tierarzt! Bekämpfung der Grundkrankheit durch systemische und ggf. auch lokale Antibiose. Bei ausgeprägter Dyspnoe Sauerstoffgabe, Thorakozentese und Ergussaspiration, bei ausgedehnten eitrigen Ergüssen Pleuradrainage, -lavage. Eventuell Verabreichung von Chymotrypsin zur Verhinderung von Verklebungen. Aderlass zur Verringerung der Viskosität und besseren Rückresorption des Pleuraexsudats bei Pleuritis exsudativa.

- **Hydrothorax:** Diuretika (Furosemid)
- **Hämatothorax:** intravenöser Volumenersatz, meist Operation nötig.
- **Chylothorax:** wie bei Hämatothorax, nur muss die Chylusproduktion 3–4 Wochen gedrosselt werden, indem die Flüssigkeitszufuhr verringert wird und diätetisch langkettige Fettsäuren vermieden werden.

Einzelhomöopathika

Aconitum, Lachesis, Apis, Bryonia, Phosphorus

Komplexmittel

Heel. Coenzyme, Lymphomyosot, Husteel

Phytotherapie

Chinabaum in diversen Fertigpräparaten, Kapuzinerkresse und Meerrettich mit milder Antibiotikawirkung.

Fertigpräparate: Aconitum/China (Wala), Angocin (Repha).

Akupunktur

bei toxischen Herz-Kreislauf-Belastungen durch Infektionen: KS 1, Gb 21, Ma 11, Ma 13.

3.3.3.2 Pneumothorax

> Ansammlung von Luft im Pleuraspalt mit totalem oder partiellem Lungenkollaps durch Läsion des äußeren oder inneren Pleurablattes.

Formen

Spontanpneumothorax. Spontan eintretender Pneumothorax, die freie Luft gelangt über ein Leck im Bronchialbaum in den Pleuraspalt. Idiopathisch (ohne erkennbare Ursache) oder symptomatisch bei Lungenabszess, -emphysem, Bronchiektasien, Tumoren.

Traumatischer Pneumothorax. Perforierende Lungen- oder Brustwandverletzungen, iatrogen bei Pleurapunktion.

Spannungspneumothorax. Lebensbedrohlicher Pneumothorax mit Ventilmechanismus. Die Pleuraöffnung zur Lunge oder Brustwand ist bei Ausatmung verschlossen, es kommt zu einer rasch zunehmenden Luftansammlung im Pleuraspalt mit Mediastinalverlagerung zur gesunden Seite und damit zur Gefahr des akuten Herz-Kreislaufversagens infolge einer Gefäßkompression.

Klinik

Einseitige, evtl. atemabhängige Thoraxschmerzen, je nach Ausdehnung zunehmende Dyspnoe, Husten. Verstärkte Beanspruchung der Atemhilfsmuskulatur.

- **auf der betroffenen Seite:** perkutorisch hypersonorer Klopfschall, auskultatorisch Fehlen von Atemgeräuschen, die Atemexkursion des Brustkorbs ist auf der betroffenen Seite kleiner und zeitlich verzögert (Nachschleppen der Atmung).

Spannungspneumothorax. Ausgeprägte Atemnot, gestaute Halsvenen, Schock

Therapie

Bei einem kleinen Pneumothorax kann man sich, je nach Symptomatik, auf die Gabe von Sauerstoff beschränken und die Resorption der Luft abwarten. Ein größerer Pneumothorax mit ausgeprägter Atemnot bedarf einer Drainage zur Dauersog-Behandlung. Gabe von Medikamenten nur als Notfallmedikation zur Bekämpfung des Schocks und Stabilisierung der Herz-Kreislauftätigkeit. Nach erfolgreicher Behandlung sind für mindestens 3 Monate schwere körperliche Belastungen zu vermeiden. Es besteht Rezidivgefahr!

- **bei perforierenden Brustwandverletzungen:** Tier ruhigstellen, evtl. perforierende Wunde verschließen (möglichst luftdicht). Gegenstände, die evtl. im Brustkorb stecken an Ort und Stelle lassen, umgehend Tierarzt verständigen, da eingedrungene Luft abgesaugt werden muss.

- **bei Spannungspneumothorax:** Sofortige Druckentlastung durch Anlegen einer Thoraxdrainage. Im Notfall (außerhalb der Klinik) Pleurapunktion mit möglichst dicker Braunüle.

Komplexmittel

Heel. Veratrum Homaccord, Carbo vegetabilis Injeel

Bach-Blüten

Rescue-Remedy

3.4 Wissensüberprüfung

1 Die Trachea:
A besteht aus Knorpelringen.
B wird durch die Ligg. anularia tracheae mit der Umgebung verankert.
C liegt im Mediastinum über der Halswirbelsäule.
D Keine der Aussagen trifft zu.

2 Bei welcher Tiergattung ist die Nasenspitze als sog. Flotzmaul ausgebildet:
A Hund
B Ziege
C Schwein
D Pferd
E Rind

3 Die Atmung wird primär gesteuert durch den:
A Sauerstoffgehalt des Blutes.
B Kohlendioxidgehalt des Blutes.
C Elektrolytgehalt des Blutes.
D pH-Wert des Blutes.

4 Große, aus ihren Gruben hervortretende Tonsillen bei jungen Hunden sind immer ein Hinweis auf:
A Tonsillitis
B Angina
C Staupe
D Zwingerhusten
E Keine der Aussagen trifft zu.

5 Das Phänomen des Schnurrens bei der Katze wird erzeugt durch Kontraktionen:
A des Luftsackes
B des Syrinx
C der Bulla
D des M. vocalis

6 Als anatomischen Totraum bezeichnet man das Volumen:
A des Respirationstraktes insgesamt.
B der Atemwege von Mund und Nasenöffnung bis zur Bifurkation der Trachea.
C aller Räume der Lunge, die nicht am Gasaustausch teilnehmen.
D der zuführenden Atemwege bis zur Bronchiolen- und Alveolengrenze.

7 Eine Hyperkapnie liegt vor, wenn:
A die Milchsäurekonzentration in Ruhe über der Norm liegt.
B der CO_2-Partialdruck im arteriellen Blut höher als normal ist.
C eine teilkompensierte metabolische Azidose vorliegt.
D der Gehalt an freien Fettsäuren im Blut erhöht ist.

8 Denervierung der peripheren arteriellen Chemorezeptoren beim Versuchstier:
A hebt die Atemsteigerung bei Senkung des arteriellen O_2-Druckes auf.
B hebt die Atemsteigerung bei Erhöhung des arteriellen O_2-Druckes auf.
C senkt den Sauerstoffverbrauch unter den Grundumsatz.
D verhindert die toxische Wirkung des Sauerstoffs.
E führt zu Entzügelungshochdruck.

9 Welche Aussagen über das chronische Lungenemphysem treffen zu?

A Es kann durch Obstruktionen im Bronchialsystem verursacht sein.
B Es kann sich im Umkreis von Narbengewebe entwickeln.
C Es kann als Teilaspekt der chronisch-obstruktiven Lungenerkrankungen auftreten.
D Es kann ein Cor pulmonale verursachen.
E Alle Aussagen sind richtig.

10 Eine Resorptionsatelektase entsteht durch:

A Bronchusverschluss
B Pleuraerguss
C Pneumothorax
D Pleuraempyem

11 Als Folge einer ausgeprägten alveolären Ventilationsstörung tritt auf:

A arterielle Hypoxie
B anämische Hypoxie
C Hyperkapnie
D Hypokapnie

12 Eine Kompressionsatelektase der Lunge entsteht durch:

A Spannungspneumothorax
B Pleuraerguss
C Bronchusobliteration
D Pleuraempyem
E Zwerchfellhochstand

13 Grunderkrankungen für die Entstehung eines Cor pulmonale können sein:

A chronische Bronchitis und Asthma
B Lungenemphysem
C Lungenödeme
D Mitralinsuffizienz
E rezidivierende Lungenembolien

14 Embolische Verschlüsse in der Lungenstrombahn können ausgelöst werden durch:

A Glomerulonephritis
B Gewebequetschungen
C Würmer
D Knochenbrüche
E Mitral- oder Aortenklappenfehler

15 Bei folgenden Symptomen muss man an einen Pneumothorax denken:

A Atemnot
B asymmetrische Bewegungen des Brustkorbs
C hypersonorer Klopfschall und aufgehobene Atemgeräusche
D pleuritische Reibegeräusche
E therapieresistenter Husten

16 Unter innerer Atmung versteht man:

A die Kontraktion des Diaphragmas
B die Wirkung der elastischen Rückstellkräfte des Lungengewebes
C die Diffusion der Atemgase an den Alveolen
D den Transport der Atemgase durch Erythrozyten
E Keine der Aussagen trifft zu.

17 Bei welcher Tierart fehlt der mittlere rechte Lungenlappen?

A Hund
B Katze
C Pferd
D Schwein

18 Welche Tiere besitzen Luftsäcke?

A Vögel
B Reptilien
C Fische
D Pferde
E Amphibien

19 Bei welcher Pneumonie kommt es in der Regel nicht zum Pleuraerguss?

A Lobärpneumonie

B Bronchopneumonie

C Aspirationspneumonie

D Interstitielle Pneumonie

20 Welche Zuordnung von Erkrankung und Auslöser trifft nicht zu?

A Pleuratranssudat – Herzinsuffizienz

B Pleuratranssudat – Nierenerkrankungen

C Pleuratranssudat – Lebererkrankungen

D Pleuratranssudat – Rippenfrakturen

E Pleuratranssudat – Darmerkrankungen

21 Zu den Komplikationen des Asthma bronchiale zählen:

A Pickwick-Syndrom

B Lungenödem

C Cor pulmonale

D Bronchitis

22 Die Bronchitis:

A entsteht im Rahmen der Stauungserscheinungen bei Rechtsherzinsuffizienz.

B kann bei chronischen Zuständen bis zum Kollaps und zur Bewusstlosigkeit führen.

C reagiert im Rahmen der Behandlung negativ auf differenzierte Kältereize.

D kann zur Bildung von Bronchiektasen und Atelektasen führen.

23 Die Koryza:

A wird durch Caliciviren verursacht.

B tritt im Rahmen von Zahnwurzelabszessen auf.

C kann ein Symptom im Verlauf der Ornithose sein.

D kann durch thermische Reize ausgelöst werden.

24 Welche der genannten Aussagen zu Atemgeräuschen treffen zu?

A Bronchiale Atemgeräusche sind physiologisch über den kleinen Bronchien.

B Der hypersonore Klopfschall ist ein Geräuschphänomen bei Exsudaten oder Transsudaten in Lunge oder Pleuraspalt.

C Rhonchi sind Nebengeräusche, die durch Bauchknurren verursacht werden.

D Krepitation ist ein muskuläres Knarren, das in der Pleura nach einer abgelaufenen Entzündung zu hören ist.

E Keine der Aussagen trifft zu.

25 Welche der genannten Aussagen zu den Atmungsorganen des Pferdes trifft/treffen zu?

A Junge Pferde haben große, aus ihren Gruben heraustretende Tonsillen.

B Die Lungen sind durch tiefe Fissuren lobiert.

C An der linken Lungenbasis liegt ein Lobus accessorius.

D Die Pleurahöhlen sind viel größer als die Lungen.

4 Gastrointestinaltrakt und Verdauung

Aufgaben

Zum Verdauungssystem gehören neben dem Magen-Darm-Trakt die Mundhöhle, der Pharynx sowie die Speiseröhre.

- **Mundhöhle:** In der Mundhöhle beginnt der Aufschluss der Nahrung durch ihre mechanische Zerkleinerung und der Herstellung eines gleitfähigen Speisebreis. Die **Speicheldrüsen** (Glandulae salivariae) sezernieren einen muzinhaltigen, zähflüssigen Speichel, der als Gleitmittel dient, und einen serösen, dünnflüssigen Speichel, der Stärke spaltende Enzyme (Amylasen) enthält.
- **Pharynx und Speiseröhre (Ösophagus):** Pharynx und Speiseröhre dienen hauptsächlich dem Weitertransport des Speisebreis in den Magen.
- **Magen-Darm-Trakt:** Hier findet die eigentliche Resorption von Nährstoffen und Wasser statt. Neben der hydrolytischen Aufspaltung der Nahrungsbestandteile durch Verdauungsenzyme sind auch Bakterien an der Verdauung beteiligt (**Darmflora**). Unverdauliche oder nicht verwertbare Nahrungsbestandteile werden ausgeschieden. Der Magen-Darm-Trakt verfügt über ein leistungsfähiges **darmassoziiertes Immunsystem**.

Abschnitte des Verdauungstraktes

Mundhöhle (Cavum oris). Die Lippen, welche die Mundspalte begrenzen, dienen als Tast-, Greif- und Saugorgane. Die Zunge (Lingua) dient der Bewegung der Nahrung, leitet den Schluckakt ein, nimmt den Geschmack der Nahrung wahr, tastet die Nahrungsbeschaffenheit ab und prüft ihre Temperatur. Zähne und Zunge dienen der mechanischen Zerkleinerung der Nahrung. In der Submukosa der Mundhöhlenschleimhaut befinden sich als jeweils paarige Anhangsorgane die Ohrspeicheldrüse (Glandula parotis), die Unterkieferspeicheldrüse (Glandula mandibularis) und die Unterzungenspeicheldrüse (Glandula sublingualis).

- **Funktionen des Speichels:** Befeuchtung der Mundschleimhaut, Lösung von Geschmacksstoffen aus Futtermitteln, Umspülen der Geschmacksknospen, Verbesserung der Nahrungsgleitfähigkeit für den Schluckakt, Beginn des Kohlenhydratabbaus durch Speichelamylase (Ptyalin, nur bei Omnivoren), er dient als Puffer und hat eine antimikrobielle Wirkung.

Rachen (Pharynx). Im Rachen kreuzen sich Luft- und Speiseweg, hier befindet sich als erste Abwehrstation gegen Krankheitserreger der **Waldeyersche Rachenring**, eine Ansammlung von Gewebsinseln aus lymphatischem Gewebe.

Speiseröhre (Ösophagus). Die Speiseröhre schließt sich an den Schlundrachen an und hat einen dreischichtigen Aufbau: innere Schleimhautschicht (Tunica intima), mittlere Muskelschicht (Tunica media oder muscularis) und die äußere Bindegewebsschicht (Tunica adventitia).

Der untere Teil der Speiseröhre (pars abdominalis) tritt durch eine Öffnung des Zwerchfells (Hiatus oesophageus) in den Bauchraum und mündet am Mageneingang in den Magen.

Magen (Gaster, Ventriculus). Der Magen speichert die Nahrung, durchmischt sie mit dem Magensaft und gibt sie portionsweise in Form von **Chymus** (Magenspeisebrei) an den Darm ab.
- **Abschnitte des Magens:** Man unterscheidet Mageneingang (**Kardia**), Magenkörper (**Fundus** und **Corpus**) mit großer und kleiner Kurvatur und Magenpförtner (**Pars pylorica**), bestehend aus **Antrum** und dem als Schließmuskel (Sphinkter) fungierenden **Pylorus**.

Magensekretion. Die Drüsen in Fundus und Corpus enthalten drei Zellarten.
- **Belegzellen:** liefern die Wasserstoffionen zur Produktion der Magensalzsäure. Die Salzsäure des Magens denaturiert die Nahrungsproteine und wirkt bakterizid, sie tötet einen Großteil der mit der Nahrung aufgenommenen Keime ab. Ferner sezer-

nieren die Belegzellen den **Intrinsic Factor**, ein für die Vit. B_{12}-Resorption im terminalen Ileum essenzielles Glykoprotein.
- **Hauptzellen:** produzieren Pepsinogen, das im Magen in Anwesenheit von Salzsäure in das eiweißspaltende **Pepsin** umgewandelt wird.
- **Nebenzellen:** bilden den Magenschleim, ein Mukoid, das die Magenwand vor der aggressiven Salzsäure schützt.

Dünndarm (Intestinum tenue). Der Dünndarm ist das eigentliche Zentrum der Verdauung und der Nährstoffaufnahme. Um dieser Funktion zu genügen, ist seine Oberfläche durch **Zotten**, **Falten** (Kerckringsche Falten oder Plicae circulares) und **Mikrovilli** enorm vergrößert. Durch die Vermischung des Chymus mit den Enzymen der Bauchspeicheldrüse (u. a. Trypsin, Chymotrypsin, Lipase, α-Amylase) werden Kohlenhydrate, Eiweiße und Fette in ihre resorbierbaren Bestandteile gespalten. Die in der Leber gebildeten Gallensäuren wirken als wichtige Emulgatoren (Micellbildung) und Cofaktoren bei der Fettverdauung. Das Bikarbonat des Pankreassafts neutralisiert die Magensäure. Nach der Aufspaltung der Nahrung in den oberen Dünndarmabschnitten erfolgt im weiteren Verlauf des Dünndarmes die Nährstoffresorption und der Wasserentzug.
- **Abschnitte des Dünndarmes:** Zwölffingerdarm (**Duodenum**), Leerdarm (**Jejunum**), Krummdarm, Hüftdarm (**Ileum**)

Dickdarm (Intestinum crassum). Eine wesentliche Aufgabe des Dickdarmes besteht in der Rückresorption von Wasser. Die dichte bakterielle Besiedlung (**Darmflora**) dieses Darmabschnittes hilft bei der Verdauung ansonsten unverdaulicher Nahrungsbestandteile (Fermentation) und ist an der Synthese essenzieller Nahrungsfaktoren (z. B. Vit. K) beteiligt. Indem sie das Wachstum pathogener Keime hemmt, trägt sie ferner nicht unwesentlich zur körpereigenen Abwehr bei.
- **Abschnitte des Dickdarmes:** Wurmfortsatz (**Appendix**), Blinddarm (**Caecum**),

4

Gastrointestinaltrakt und Verdauung

81

Grimmdarm mit aufsteigendem Teil (**Colon ascendens**), querverlaufendem Teil (**Colon transversum**) und absteigendem Teil (**Colon descendens**), S-förmige Sigmaschlinge (**Sigma**), Mastdarm (**Rektum**). Der Dickdarm endet mit dem Afterkanal (Canalis analis) und wird verschlossen von dem nicht mehr zum Dickdarm gehörendem Schließmuskel (Anus), bestehend aus einem inneren und äußeren Ringmuskel (M. sphincter ani internus und externus).

Bauchspeicheldrüse (Pankreas)

Das Pankreas ist sowohl eine nach außen in den Verdauungstrakt absondernde **exokrine Drüse**, als auch eine nach innen in den Blutkreislauf absondernde **endokrine Drüse**. Sie übernimmt wichtige Funktionen bei der Verdauung und dem Zuckerstoffwechsel. Die Bauchspeicheldrüse liegt **retroperitoneal** (hinter dem Bauchfell) quer im Oberbauch zwischen Magen und Wirbelsäule vor den großen Bauchgefäßen und besteht i. d. R. aus zwei Lappen und einem Mittelstück (Lobus sinister, Lobus dexter, Corpus pancreatis).

Exokrines Pankreas. Im Innern des Pankreas befinden sich kleine, Pankreassaft produzierende Drüsenläppchen. Diese geben ihr Sekret in feine Gänge ab, die sich in der Organmitte zu einem Hauptausführungsgang, dem **Ductus pancreaticus**, vereinen. Der Ductus pancreaticus reicht vom Pankreasschwanz bis zum Kopf und mündet, tierartlich unterschiedlich, entweder direkt oder nach Vereinigung mit dem Ausführungsgang der Gallenblase (Ductus choledochus) in den Zwölffingerdarm. Der Pankreassaft ist wässrig, enthält reichlich Natriumbikarbonat (zur Neutralisation der Magensäure) und Verdauungsenzyme, dazu gehören:

- **Eiweißspaltende Enzyme (Proteasen):** wie Trypsin, Chymotrypsin und Carboxypeptidase. Zum Schutz vor Selbstandauung werden die Proteasen im Pankreas als inaktive Proenzyme sezerniert, die erst im Duodenum aktiviert werden.

- **Fettspaltende Enzyme:** wie Lipase, Phospholipase und Esterasen.
- **Kohlenhydratspaltende Enzyme:** wie die α-Amylase, die Stärke und Glykogen an ihren Glykosidbindungen spalten und weiter zu den für den Körper verwertbaren Einfach- (Glukose) oder Doppelzuckern (Maltose) abbauen.

Endokrines Pankreas. Umgeben von exokrinem Drüsengewebe sind in der Bauchspeicheldrüse runde oder ovale Gewebsinseln verteilt – die **Langerhans-Inseln**. Sie bilden den endokrinen Anteil der Bauchspeicheldrüse und bestehen im Wesentlichen aus drei verschiedenen Arten von Zellen:

- **A-Zellen:** produzieren das Hormon **Glukagon**. Glukagon hebt den Blutzuckerspiegel und ist damit der Gegenspieler des Insulins. Etwa 20 % der Inselzellen sind A-Zellen.
- **B-Zellen:** bilden das Hormon **Insulin**, das den Blutzuckerspiegel senkt. Mit 70 % Anteil sind die B-Zellen die häufigsten Inselzellen.
- **D-Zellen:** bilden das Hormon **Somatostatin**, das die Sekretion von Magensaft und die Ausschüttung von Glukagon und Insulin aus den benachbarten A- und B-Zellen hemmt.

Enzymatisch-hormonale Steuerung der Verdauung

Die Bildung und Ausschüttung der Verdauungssekrete wird durch lokale Stimulation (pH-Wert, Dehnungsreize), nerval (Parasympathikus) und hormonal (Enterohormone) reguliert. Die Sekretion der Verdauungssäfte beginnt nicht erst mit der Nahrungsaufnahme, eine Basalsekretion ist immer vorhanden. Bereits bei der Vorstellung, beim Anblick oder dem Geruch von Futter wird die Speichelsekretion angeregt. So genannte **Enterohormone** stimulieren oder hemmen die Freisetzung von verdauenden Enzymen:

- **Gastrin:** Dehnungs- und parasympathische Reize, Nahrungsproteine und ein steigender pH-Wert (z. B. durch Nahrungsaufnahme) aktivieren die Ausschüttung des Peptid-Hormons Gastrin aus den G-Zellen der Antrumschleimhaut, Gastrin wiederum stimuliert die Peristaltik (Muskeltätigkeit) des Magens, die Produktion von Salzsäure und Pepsinogen.
- **Sekretin:** Der Kontakt des sauren Speisebreis mit der Duodenalschleimhaut stimuliert die Ausschüttung des Hormons Sekretin. Sekretin hemmt die Gastrinfreisetzung, regt die Gallensaftbildung in der Leber (Cholerese) an und aktiviert die Bikarbonatausschüttung aus dem exokrinen Pankreas zur Pufferung des Nahrungsbreis.
- **Cholezystokinin (Synonym: Pankreozymin):** Fette und Aminosäuren im Chymus aktivieren die Sekretion. Cholezystokinin regt die Gallenblase zur Kontraktion und das Pankreas zur Enzymausschüttung an, es fördert die Peristaltik von Dünn- und Dickdarm.

4.1 Tierartliche Besonderheiten

Die Zunge des Hundes dient der Aufnahme von Flüssigkeiten, der Hitzeableitung und der Säuberung und Pflege von Haut und Haarkleid. Auffallend sind die Eckzähne und die Spezialisierung der übrigen Zähne. Der obere Zahnbogen ist breiter, die ersten Prämolaren berühren sich nicht, es entsteht eine Lücke, die das Aufnehmen und Tragen von Gegenständen ermöglicht. Die Speicheldrüsen des Hundes sind kleiner als bei vergleichbaren Pflanzenfressern. Der Magen ist einhöhlig und hat ein eher geringes Fassungsvermögen (0,5 – 6,0 l). Dünn- und Dickdarm sind relativ kurz. Das Pankreas besteht aus einem Korpus und zwei Lobi mit einem großen und einem begleitenden Pankreasgang. Im Analbereich befinden sich Analdrüsen (Gll. anales), Zirkumanaldrüsen (Gll.circumanales) und Analbeutel (Sinus paranales).

Die Mundhöhle der Katze ist kurz, breit und weiter zu öffnen als die des Hundes. Die Zunge mit ihren verhornten, zähnchenförmigen Papillen dient zur Aufnahme von Flüssigkeit, zum Abraspeln von Fleischresten an Knochen und zur Pflege des Haarkleides. Molaren treten nur im bleibenden Gebiss auf. Der Magen ist einhöhlig, seine Fähigkeit sich auszudehnen ist beträchtlich. Die Katze besitzt keinen Wurmfortsatz (Appendix). Gelegentlich kommt eine Pankreasblase vor, die mit der Gallenblase kommunizieren kann. In der Pankreaskapsel sind Lamellenkörperchen als neuronale Vibrationsrezeptoren eingelagert.

Die Mundspalte des Schweins ist groß, kann aber nicht weit geöffnet werden. Die unteren Schneidezähne sind gerade und nach vorn gerichtet. Der Pharynx ist ausgestattet mit einer Rachentasche (Diverticulum pharyngeum), die bis zum Ösophagus reicht. Im Larynx befinden sich seitliche Kehlkopftaschen (Ventriculus laryngis lateralis). Der Magen ist einhöhlig, dem Fundus sitzt ein Blindsack, das Diverticulum ventriculi, auf. Der Krummdarm mündet ins Caecum und besitzt einen Musculus sphincter ilei, der den Reflux von Darminhalt verhindert.

Das Gebiss des Pferdes ist für die Aufnahme von Raufutter konstruiert. Backen- und Schneidezähne haben hohe Kronen für eine lange Lebensdauer. Die Kauflächen (Okklusionsflächen) der Zähne sind ausgestattet mit einem äußeren Schmelzüberzug und einem inneren Schmelzring. Im Nasenrachen befinden sich an den Eingängen der Hörtrompeten Schleimhautfalten. Der Magen ist relativ klein und liegt größtenteils in der linken Bauchhöhlenhälfte. Die schräg einmündende Speiseröhre und ein kräftiger

4

Gastrointestinaltrakt und Verdauung

Schließmuskel verhindern bei Pferden das Erbrechen. Der Dünndarm ist ca. 25 m lang. Der Blinddarm hat ein größeres Fassungsvermögen als der Magen, er besteht aus Basis, Korpus und Apex und dient als Gärkammer, in der Bakterien und Protozoen Zellulose und anderes Raufutter verdauen. Die Bauchspeicheldrüse ist dreieckig und wird von der Vena portae nahe an der kaudalen Grenze perforiert. Der anale Schließmuskel ist in Höhe des zweiten Schweifwirbels im hinteren vorstehenden Afterkegel zweifach angelegt.

Die Lippen des Rindes sind relativ dick, unbeweglich und unempfindlich. Die Oberkieferschneidezähne sind ersetzt durch paarige Dentalplatten. Die Speichelproduktion beträgt bei Rindern ca. 100 l am Tag und trägt zur Verdauung in den vorgeschalteten Vormägen bei. Der Rachen empfängt den regurgitierten Futterbissen und leitet ihn zum Wiederkauen in die Mundhöhle.

- **Magen:** Der Wiederkäuermagen des Rindes gliedert sich in fünf Abschnitte: **Schleudermagen**, **Pansen** (Rumen), **Netzmagen** (Haube, Reticulum), **Blättermagen** (Psalter, Omasus, Buchmagen) sowie **Labmagen** (Abomasus), der mit Kardia, Fundus und Pylorus dem einhöhligen Magen der Monogastrier entspricht.
- **Darm:** Das Kolon ist doppelspiralförmig gewunden.
- **Pankreas:** Die Bauchspeicheldrüse ist in zwei Lappen unterteilt.

Scharfe Schnabelkanten und ein Muskelmagen ersetzen bei den Vögeln die Funktion von Lippen und Zähnen. Der Schnabel wächst fortwährend und ist reizempfindlich. Die Zunge bewegt das Futter, kann aber nicht herausgestreckt werden. Mechanische Papillen im Mundrachen befördern das Futter in Richtung Speiseröhre. Diese bildet am Brustkorbeingang eine Ausbuchtung, den Kropf (Ingluvies), der der Quellung und Erweichung des Futters dient.

- **Magen:** Der Magen ist zweihöhlig und besteht aus Drüsenmagen (Ventriculus glandularis) und Muskelmagen (Ventriculus muscularis).
- **Dickdarm und Kloake:** Das Kolon besitzt zwei Blinddärme und mündet in die Kloake. Die Kloake ist beim Vogel ein gemeinsamer Sammelraum für Verdauungs- und Urogenitaltrakt, sie öffnet sich nach außen in den After. Durch antiperistaltische Bewegungen im Kolon wird aus der Kloake Harn in die Blinddärme transportiert. Harn-, Ei- und Samenleiter münden in den aboralen Teil der Kloake.
- **Lactase:** Im Dünndarmsekret des Geflügels fehlt das Milchzucker-spaltende Enzym Lactase.

4.2 Untersuchung der Bauchorgane

Beurteilung

- **Maulschleimhaut:** Die Farbe der Maulschleimhaut ist normalerweise rosa, die Schleimhaut soll feucht sein.
- **Kiefer:** Die Beweglichkeit des Kiefergelenks ist bei Arthrose, Masseterkrampf (Tetanus, Strychninvergiftung) eingeschränkt.
- **Foetor ex ore:** spezifischer Geruch bei Erkrankungen der Niere und der Leber, bei Darmfunktions- und Stoffwechselstörungen wie Diabetes mellitus.
- **Gebiss:** Zu achten ist auf Anzahl und Zustand der Zähne. Bei fehlender Okklusion kommt es zu Schleimhautverletzungen.
- **Zunge:** Zu achten ist auf Farbe und Oberflächenbeschaffenheit. Fremdkörper können sich in der Zunge oder um die Zunge herum befinden. Gestaute Unterzungenvenen deuten auf ein Herzproblem.
- **Anus:** Zu achten ist auf Prolaps, Fisteln, Wurmeier, Bandwurmproglottiden und Verunreinigungen.

Gastrointestinaltrakt und Verdauung

Palpation

- **Magen:** Der Magen ist konturlos und nur bei guter Füllung zu tasten. Manchmal ist eine verdickte Magenwand oder ein verschluckter Fremdkörper zu erfühlen.
- **Pankreas:** Da die Bauchspeicheldrüse in der Tiefe des Abdomens liegt, sind auch Veränderungen nicht zu tasten.
- **Leber:** Die Leber ist in gesundem Zustand normalerweise nicht zu tasten, sie ist geschwollen (Hepatomegalie) und zu tasten u. a. bei Leberverfettung und Infektionskrankheiten. Die Oberfläche ist unregelmäßig bei Zysten, Zirrhose und Tumoren.
- **Milz:** nur bei Größenzunahme tastbar, ursächlich für eine vergrößerte Milz (Splenomegalie) können Infektionen, Pfortaderstau und bestimmte Bluterkrankungen (Leukämie, hämolytische Anämie) sein.
- **Nieren:** Bei Katzen sind beide Nieren gut zu tasten, die linke Niere ist durch ihr längeres Gekröse weniger lagekonstant, bei Hunden ist meist nur der kaudale Pol der linken Niere zu erfühlen. Oberflächenunregelmäßigkeiten deuten auf Tumoren oder Zysten hin.
- **Darm:** bei der Katze fester als beim Hund, das Colon wirkt wie ein derber Strang.
- **Harnblase:** besonders im gefüllten Zustand fast immer gut tastbar.
- **Milchdrüsenkomplexe:** bei der Katze beidseits 4, beim Hund 5. Man achtet auf Größe, Schmerzhaftigkeit und Sekretion.
- **Undulationsphänomen:** Bei seitlichem Anstoßen des Bauches bildet sich eine Welle, die auf der Gegenseite ertastet werden kann, das Undulationsphänomen ist ein Hinweis auf eine Flüssigkeitsansammlung in der freien Bauchhöhle (Aszites).

Allgemeine Symptome

Regurgitation. Passives Hervorbringen von Schlund-, Speiseröhren- oder Magensaft ohne erkennbare Konvulsionen wie beim aktiven Erbrechen. Hinweis auf Pylorusstenose, auf Erschlaffungsstörungen des Ösophagus-sphinkters oder andere Motilitätsstörungen der Speiseröhre.

Erbrechen. Hervorbringen von Mageninhalt durch aktive Kontraktionen der Bauchmuskulatur. Beschaffenheit und Menge des Erbrochenen weisen auf mögliche Ursachen hin:
- *Blutbeimengungen:* Geschwüre, Tumoren
- *Das Erbrochene ist weiß-schaumig:* evtl. Pankreatitis
- *Erbrechen unverdauter Nahrung lange nach Nahrungsaufnahme:* Pylorusspasmus

Diarrhö. Man unterscheidet akute und chronische Diarrhöen. Dünndarmdiarrhöen sind eher wässrig, Dickdarmdiarrhöen eher schleimig. Häufige Ursachen sind Infektionen, Futtermittelvergiftungen (Bakterientoxine), allergische Reaktionen, Störungen von Galle- und Pankreassekretion, intestinale Motilitätssteigerung (z. B. bei Aufgeregtheit).

Borborygmi. Vermehrte Darmgeräusche treten bei Meteorismus und Diarrhö auf.

> ✚ Fehlende Darmgeräusche können ein Hinweis auf einen paralytischen Ileus sein.

4

■ 4.3 Erkrankungen des Magen-Darm-Trakts

■ 4.3.1 Allgemeine Symptome

■ 4.3.1.1 Appetit und Inappetenz

> 📖 **Appetit** (lat. appetere: verlangen) ist das Verlangen nach Nahrungsaufnahme. **Inappetenz** beschreibt dessen Gegenteil die Appetitlosigkeit. Die Steuerung des Appetits unterliegt einem komplexen zentralnervösen Regelmechanismus und ist eng verknüpft mit dem gesamten Motivations- und Triebsystem (limbisches System) des Organismus.

Appetitlosigkeit ist ein häufiges Begleitsymptom bei vielen akuten und chronischen Erkrankungen, die Folgen reichen von der vorübergehenden Nahrungsverweigerung (**Anorexie**) über die Abmagerung (**Inanition**) bis zur schwerwiegenden Auszehrung (**Kachexie**). **Polyphagie** beschreibt die krankhaft gesteigerte Nahrungsaufnahme, **Allotriophagie** die widernatürliche Fresslust mit Aufnahme von Substanzen, die nicht zum Verzehr bestimmt sind wie Kot, Urin, Erbrochenes, Mörtel, Wandfarbe, Textilien, Erde, Papier, Plastikfolie, etc. Wechselnder Appetit ist oft Ausdruck eines chronischen Leidens, z. B. einer chronischen Magen-Darm-Erkrankung, kann aber auch verhaltensbedingt bei sehr sensiblen, übernervösen und ängstlichen Tieren auftreten.

Ursachen der Inappetenz

- **Psyche:** Besitzerwechsel, Ortswechsel, Entfernung des Nachwuchses, Verlust des Gefährten
- **Futterbeschaffenheit:** verdorbenes oder wenig schmackhaftes Futter, heißes Wetter, Brunst
- **internistische Erkrankungen:** Magen- und Darmerkrankungen, Störungen innerer Organe (Leber, Pankreas, Niere, Nebenniere), Stoffwechselerkrankungen (Hypothyreose, Diabetes mellitus), Infektionskrankheiten
- **neurologische Störungen:** Verlust der Geruchs- und/oder Geschmacksempfindung
- **Tumoren:** Leukosen und andere maligne Erkrankungen

Ursachen der Polyphagie

- **Verhaltensstörungen:** Eifersucht bei zwei oder mehreren Tieren, anerzogenes Fehlverhalten durch ständige Gabe von Leckerlis oder Anbieten von Futter.
- **internistische Erkrankungen:** Hyperthyreose, Diabetes mellitus, Hyperadrenokortizismus, Hyperinsulinismus (Insulinom), chronische Pankreasinsuffizienz, Malabsorption und Maldigestion, konsumierender Parasitenbefall
- **Futterbeschaffenheit:** schlechte Futterqualität mit zu geringem Nährstoffgehalt oder niedriger Verdaulichkeit

Ursachen der Allotriophagie

- **Mangelzustände:** Vitamin-, Eiweiß-, Spurenelement- und Mineralstoffmangel
- **neurologische Störungen:** Hirntumoren, Tollwut, Epilepsie
- **Psyche:** Psychosen, Psychopathie

Therapie

Bei der Therapie von Appetitstörungen gilt der allgemeine Grundsatz, die Grunderkrankung suchen und behandeln. Bei Inappetenz hilft evtl. Salzzusatz zum Futter. Zu achten ist auf die Gewährleistung der Flüssigkeitsaufnahme, nötigenfalls auch durch Volumenzufuhr. Bei Polyphagie mit Adipositas Erhöhung der Volumenmenge durch schlecht verdauliche Futtermittel (Kleie, Futterzellulose).

> 🐎 Die Fressunlust ist bei Pferden häufig ein durch Langeweile ausgelöstes psychisches Symptom. Bei Einzel- oder Klein-

gruppenhaltung sowie geringem Auslauf sind die Tiere geistig unterfordert. Man kann zur Beschäftigung Tannen- oder Fichtenzweige zum Knabbern anbieten (nicht bei tragenden Stuten, das Tannin in den Nadeln wirkt abortiv). Als Futterzusatz bieten sich Melasse, Honig oder Malzbier an.

■ Einzelhomöopathika

Pulsatilla, Cina, Jodum, Lycopodium, Sepia, Phosphorus, Abrotanum, China, Thuja

■ Komplexmittel

Horvi. *Versuchsweise bei Appetitlosigkeit:* Latromactan, Psy 4 comp. 1, Crotalus Reintoxin

Nattermann. Ferlixier

■ Phytotherapie

Baldrian, Benediktenwurzel, Condurango, Engelwurz, Kamille, Ingwer, Kardamom, Kolanuss, Kümmel, Tausendgüldenkraut, große Klette, Pomeranzenschale, Hagebutte

Dr. Schaette: Biroca Ursonne (Kräuter-Spezialmineralfutter), Schweizer Kräuter-Fit (Ergänzungsfuttermittel), Biroca Herbafit (Vitamin-Kräutermischung), Biroca Aufbaukonzentrat (Kräuter Mineralstoffmischung)

■ Akupunktur

LG 19, LG 20, Di 4, KG 12, Ma 36, LG 6a, LG 7, LG 6, Bl 21.

▦ 4.3.1.2 Kau- und Schluckstörungen

> Eine Kaustörung verhindert eine adäquate Zerkleinerung der Nahrung in der Maulhöhle. Eine Schluckstörung (Dysphagie) verhindert den Weitertransport der vorgekauten Nahrung in den Magen.

Ursachen Kaustörung

- **Zahnerkrankungen:** Zahnanomalien wie Zahnüberstand bei Nagetieren, Pferden
- **Stomatitis:** Entzündung der Maulhöhlenschleimhaut bei Vergiftungen, Immunsuppression, eosinophilem Granulom, Infektionskrankheiten, Autoimmunerkrankungen
- **Gingivitis:** Zahnfleischentzündung bei Zahnwechsel, Infektionen; auch als Ausdruck einer generellen Störung des Verdauungstraktes.
- **weitere Ursachen:** Fremdkörper in der Maulhöhle, tonischer Krampf der Kaumuskulatur mit Kieferklemme bei Tetanusinfektion (Trismus), Tumoren

Ursachen Schluckstörung

Entzündungen, Verletzungen und Tumoren der Maulhöhle, des Rachens und der Speiseröhre, Störungen der motorischen Innervation der am Schluckvorgang beteiligten Muskeln.

- **Ösophagus:** peristaltische Störungen des Ösophagus bei vegetativer Dystonie, festsitzende Fremdkörper, Divertikel, nervale Läsionen
- **Weitere Ursachen:** Exsikkose mit Austrocknung der Maulschleimhäute, Tonsillitis, Pharyngitis, Wirbelsäulenschäden, Tollwut (Hydrophobie, Schlingkrämpfe), Schwermetallvergiftungen

Klinik

Verlangsamte, oft unterbrochene Kauweise, hartes Futter wird verweigert oder übermäßig eingespeichelt. Bei Schluckstörungen wird das Futter nur unter Schwierigkeiten geschluckt oder wieder aus dem Maul herausbefördert (Regurgitation), Wasser wird ungeschickt aufgenommen oder die Wasseraufnahme gelingt gar nicht.

Leitsymptome. Langsames Kauen, häufige Unterbrechung des Kauvorgangs, Futterverweigerung (besonders Rau- oder Trockenfutter), Regurgitation

Komplikationen. Aspiration und Aspirationspneumonie, Exsikkose, Abmagerung und Kachexie

Therapie

Suche und Eliminierung bzw. Behandlung der ursächlichen Störung. Wenn eine Therapie nicht möglich ist, Futter und Trinkwasser auf eine erhöhte Position stellen, so dass bei der Aufnahme des Futters die Schwerkraft unterstützend mitwirkt, bei Exsikkose Volumensubstitution.

4.3.1.3 Mundgeruch (Foetor ex ore, Halitosis)

> Schlechter Geruch der ausgeatmeten Luft als Ausdruck eines lokalen Prozesses oder einer generalisierten Stoffwechselstörung.

Ursachen

Als Auslöser von Mundgeruch kommen lokale oder systemische Ursachen in Betracht:

- **Maulhöhle:** schadhafte Zähne, Zahnstein, Zahnbeläge, Stomatitis, Rachenerkrankungen, Pharyngitis, Tonsillitis
- **Speiseröhre:** Entzündungen, Divertikel, Tumoren
- **Magen:** Gastritis, Ulzera
- **Bronchien und Lunge:** Bronchiektasen, eitrige Bronchitis, Pneumonie, Abszesse, Lungengangrän
- **Stoffwechselkrankheiten:** Lebererkrankungen, Nierenerkrankungen, Diabetes mellitus

Klinik

Mundgeruch kann als Krankheitssymptom auf eine schwerwiegende Erkrankung hinweisen, Ausmaß und Art des Geruchs können wertvolle diagnostische Hinweise geben:

- **faulig-aasig:** eitrige Prozesse und Zersetzungsvorgänge bei Tumorerkrankungen
- **säuerlich:** Magenerkrankungen

- **süßlich-erdig:** Geruch nach frischer Leber bei Lebererkrankungen
- **ammoniakalisch-urinös:** Nierenerkrankungen, Urämie
- **süßlich-obstessigartig:** mit Aceton in der Atemluft bei Diabetes mellitus

Je nach Grunderkrankung tritt zusätzlich verstärktes Speicheln auf, mit oder ohne Störung der Futteraufnahme.

Therapie

Nach Untersuchung der Maulhöhle Behandlung der Grunderkrankung, evtl. Darmflora sanieren. Bei Zahnsteinbefall manuelle Entfernung unter Narkose, Zähne putzen oder Kaudrops mit Schleifpartikeln verordnen.

Einzelhomöopathika

Fragraria vesca

Komplexmittel

ISO. Iso-Darmmittel 1 und 2

Phytotherapie

Arnica- und Calendula-Lösung zum Spülen

4.3.1.4 Speicheln

> Vermehrter Speichelfluss (Synonyme: Hypersalivation, Ptyalismus, Sialorrhö).

Ursachen

Begleitsymptom von Kau- und Schluckstörungen, Krankheiten der Mundhöhle und der Speicheldrüsen, neurologische Erkrankungen (Gehirnerschütterung, Enzephalitis), postoperativ bei Nachlassen der Narkose, hepatoenzephales Syndrom, Brechreiz, Gastritis, Speicheln in Nahrungserwartung (reflektorisch) oder bei Futteraufnahme (bei sauren Futtermitteln), medikamentös bedingt, rassebedingt durch mangelhaften Lefzenschluss (große Hunderassen), bei Anstrengung (Pferde) und sexueller Erregung. Schaumiger Speichel ist ein Leitsymptom der Tollwut, tritt aber auch während eines epileptischen Anfalls auf (evtl. mit Blut vermengt durch einen Zungenbiss).

Klinik

Vermehrtes Abfließen von Speichel aus der Mundhöhle, bei Lähmung des N. trigeminus gleichzeitig Herabhängen der Lippen und Sensibilitätsstörungen.

Therapie

Grunderkrankung behandeln.

4.3.1.5 Erbrechen und Regurgitation

Erbrechen (Synonyme: Vomitus, Emesis) ist eine reflektorische rückläufige Entleerung (Antiperistaltik) des Magen-, manchmal auch des Duodenalinhalts, durch unwillkürliche heftige Kontraktionen von Pylorus, Antrum, Zwerchfell und Bauchdeckenmuskulatur, meist verbunden mit Übelkeit und Hypersalivation. Gelangen ösophageale Futterpartikel und/oder Flüssigkeit ohne diese rückläufige Bewegung in Maulhöhle oder Nasopharynx, spricht man von **Regurgitation**, bei der, im Gegensatz zum Erbrechen, keine Bauchpresse eingesetzt wird. Der Vorgang ähnelt dem Wiederkauakt bei Ruminaten.

Ursachen

Regurgitation. Ösophagusdilatation (Speiseröhrenerweiterung), Ösophagusobstruktion, Achalasie (neuroreflektorische Funktionsstörung des Plexus Auerbach, Spasmus des unteren Ösophagussphinkters).

Erbrechen. Erkrankungen von Rachen, Speiseröhre und Magen-Darm-Trakt, Leber- und Pankreaserkrankungen, Peritonitis, Urämie, Herzerkrankungen, endokrine Störungen, neurologische Störungen mit nervaler oder direkter Reizung des Brechzentrums, Mineralstoffimbalanzen, Störungen des Säure-Basen-Haushalts, Intoxikationen, Medikamente, Begleiterscheinung von Infektionskrankheiten, Reisekrankheit, physiologisch bei zu schneller Futteraufnahme oder verdorbenem Futter, mechanischer Reiz durch Fremdkörper (Haarballen bei Katzen).

Klinik

Regurgitation. Hervorwürgen unverdauten Futters ohne Antiperistaltik. Hervorgewürgtes Futter wird von Tieren oft erneut aufgenommen.

Erbrechen. Zusammensetzung und Farbe des Erbrochenen können wichtige Hinweise auf die Art und Lokalisation der Erkrankung geben. Hervorwürgen unverdauten Futters bei pharyngealem Erbrechen, unverdautes evtl. fauliges Futter bei ösophagealem, teilweise verdautes gallevermischtes Futter bei gastral-duodenalem Erbrechen.

- **Bluterbrechen (Hämatemesis):** Die Blutungsquelle kann im Nasen-Rachen-Raum, Ösophagus, Magen oder Duodenum lokalisiert sein. Als mögliche Blutungsursachen kommen Ulzera, Erosionen und Tumoren in Betracht. Gerinnungsstörungen und Vergiftungen (Cumarinpräparate) können Blutungen auslösen. Ist das Erbrochene hellrot-blutig, ist dies ein Hinweis auf eine Blutungsquelle oberhalb des Magens. Eine Ausnahme bilden starke arterielle Blutungen im Bereich des Magens. Von **Kaffeesatzerbrechen** spricht man, wenn das Blut bereits durch Magensäure angedaut und „kaffeesatzartig" braun-schwarz verfärbt erscheint.
- **Galleerbrechen:** Erbrechen gallehaltigen Duodenalinhalts, entweder durch Gallereflux oder bei hohem Darmverschluss.

89

- **Koterbrechen** (**Miserere**): Erbrechen von Dickdarminhalt, prognostisch ungünstiges Zeichen bei komplettem Darmverschluss.

Therapie

Die Behandlung richtet sich nach den Ursachen. In der akuten Phase Futterentzug, auf ausreichende Flüssigkeitszufuhr achten. Bei anhaltendem Erbrechen ggf. intravenöser Ausgleich der Flüssigkeits- und Elektrolytverluste und medikamentöse Therapie mit Antiemetika. Liegen keine ernsthaften Störungen vor, können nach 12 bis 24 Stunden kleine Futtermengen angeboten werden. Weitere Maßnahmen:

- Verhindern von Grasfressen
- Verabreichung kleinster Mengen von Eiswasser

Einzelhomöopathika

Apis, Aethusa, Eupatorium, Mercurius solubilis, Ipecacuanha, Petroleum, Borax, Colchicum, Colocynthis, Nux vomica, Apomorphinum, Arsenicum album, Phosphorus, Mercurius corrosivus, Veratrum album, Pulsatilla

Komplexmittel

Heel. Vertigoheel, Vomitusheel, Gastricumeel, Diarrheel

ISO. St 1 (Cochlearia cp), St 10 (Centaurium cp), St 11 (Lobelia cp)

Phytotherapie

Enzianwurzel, Pfefferminze, Bitterklee, Kamille, Schwarztee

Aromatherapie

Lavendel, Pfefferminze, Ingwer, Kardamom, Melisse, Fenchel, Muskatnuss

Akupunktur

Brechreiz unterschiedlicher Genese: Ma 36, Ma 45, Ma 18, Le 14, Bl 21, Bl 17, KS 5, KS 6, KG 13, KG 14.
Unstillbarer Brechreiz verbunden mit spastischer Obstipation: Bl 18, Bl 21, Bl 28, Bl 43/48, KG 12, KG 13, Ma 25, MP 4, Di 4, Le 9/8, Ni 7, Gb 40, Le 2, Le 3, KS 7, KS 6, Ma 36 bzw. 36a, LG 3.
Pe 6, Ma 36, KG 12, Ma 25, MP 6, KG 6, Bl 21, Bl 20, MP 4, Di 4.

Akupressur

Erbrechen von Futter und Galle: KG 14, KG 12, Le 2.
Erbrechen von Wasser: KG 12, Ma 36, Bl 23.

4.3.1.6 Blähungen (Meteorismus)

Übermäßige Gasansammlung im Magen-Darm-Trakt, in der Regel begleitet von brummenden und knurrenden Darmgeräuschen (Borborygmi), mit Auftreibung des Leibes und Zwerchfellhochstand und/oder mit Abgang meist übelriechender Winde (Flatulenz).

Ursachen

Aerophagie (Luftverschlucken), Ernährungsfehler (blähendes Futter mit zu hohem oder zu niedrigem Faseranteil), Dyspepsien, Maldigestion, Verdauungsstörungen bei Dysbakterie oder Leber- und Pankreaserkrankungen. Weitere Ursachen: Peritonitis, mechanischer und paralytischer Ileus (Darmverschluss und Darmlähmung).

Klinik

Auftreibung des Abdomens, evtl. verbunden mit Äußerungen des Unbehagens und Abgang der Gase. Können Gase den Darm nicht verlassen, führt dies zur Verstärkung der Symptomatik mit Zwerchfellhochstand und

Blähungskoliken. Meteorismus ohne Flatulenz kann Symptom einer Darmlähmung oder eines Darmverschlusses sein (s. Kap. 4.3.5.2).

Therapie

Bekämpfung der Ursachen. Nach Ausschluss ernster Erkrankungen Futterumstellung, für ausreichende Bewegung sorgen, Flüssigkeit anbieten.

Einzelhomöopathika

Carbo vegetabilis, Lycopodium, Cuprum metallicum

Komplexmittel

Heel. Hepeel, Gastricumeel

ISO. Darmmittel 1 (Allium cepa), St 2 (Lycopodium cp), G 10 (Podophyllum cp)

Phytotherapie

Beimengung blähungswidriger pulverisierter Kräuter (Kamille, Pfefferminze, Fenchel) zum Futter.

Aromatherapie

Angelikawurzel, Anis, Kardamom, Dill, Fenchel, Majoran, Neroli

Edelsteintherapie

Koralle

4.3.1.7 Durchfall (Diarrhö)

> Gehäuftes Absetzen eines unzureichend eingedickten oder flüssigen Kots mit oder ohne Störung der Darmmotilität oder des Allgemeinzustandes. Tritt als akute oder chronische Diarrhö auf.

Ursachen

Durchfall ist ein primäres Leitsymptom bei Darmerkrankungen, er kann aber auch bei Störungen anderer Organsysteme auftreten. Mögliche Ursachen:

- **ernährungsbedingt:** Futtermittelallergie, verdorbenes Futter, Futterumstellung, Überfütterung
- **infektiös-parasitär:** Salmonellen, Campylobacter, Yersinien, E. coli, Clostridien, Parvovirus, Staphylokokken, Coronavirus, Staupevirus, FIP, FeLV, Giardia, Entamoeba, Cryptosporidia, Askariden, Trichuris, Leptospiren, Strongyloides, Trichinella, Rickettsien, Kokzidien, u. a.
- **medikamentös:** Antibiotika, Steroide, Zytostatika, Überdosierung von Herzglykosiden
- **toxisch-irritativ:** Bakterientoxine, Schwermetalle, Insektizide, Agrochemikalien, Giftpflanzen
- **entzündlich:** allergische Enteropathie, eosinophile Gastroenteropathie, allergische Kolitis
- **weitere Ursachen:** Strikturen und Stenosen (angeboren oder erworben), Divertikel, Ulzera, tumoröse Erkrankungen des Darmes, Leukose, Pilzerkrankungen (Histoplasmose), Zirkulationsstörungen
- **extraintestinal:** Stress, Lebererkrankungen, akute Pankreatitis, Niereninsuffizienz, Hyperthyreose

Klinik

Gehäufte, evtl. übelriechende, ungeformte, breiige bis wässrige, oft schleimige, blutig tingierte oder fettige Stuhlentleerungen, evtl. mit Erbrechen (bei Infektionen und Vergiftungen), Flatulenz und Schmerzäußerungen bei **Tenesmen** (Krämpfe). Je nach Grunderkrankung ist das Allgemeinbefinden mehr oder weniger stark gestört, das Leistungsvermögen eingeschränkt, der Appetit gesteigert oder vermindert. Bei Dünndarmbeteiligung kommt es zu einem schnellen Gewichtsverlust, bei schweren akuten Durchfällen zu

4

Gastrointestinaltrakt und Verdauung

einer raschen **Hämokonzentration** (Bluteindickung) mit **Dehydratation** und Kreislaufinsuffizienz. Durch Bikarbonatverlust droht eine Azidose, durch Kaliumverlust Hypokaliämie mit Störung der Muskelerregbarkeit (Zittern, Muskel- und Herzmuskelschwäche, Darmatonie). Das Volumen der abgesetzten Fäzes variiert. Beim **Afterzwang** (Tenesmus ani), einem schmerzhaften Krampf des Sphincter ani, kommt es zu keiner oder nur zu einer geringen Entleerung.

Chronische Diarrhö. Von einer chronischen Diarrhö spricht man, wenn der Durchfall länger als drei oder vier Wochen besteht, rezidivierend auftritt und nicht auf eine symptomatische Therapie anspricht.

Leitsymptome. Gehäufte Stuhlentleerungen, Tenesmen; bei akuten Durchfällen: Hämokonzentration, Dehydratation, Kreislaufinsuffizienz, Azidose, Hypokaliämie.

Differenzialdiagnose. Die Diarrhö ist nicht zu verwechseln mit der **Stuhlinkontinenz** (Incontinentia alvi), dem Unvermögen den Kot zurückzuhalten, z.B. infolge einer Innervationsstörung von Rektum und Anus (Nn. pelvicus, hypogastricus, pudendalis; Sakralmarkerkrankungen) oder im Rahmen einer Proktitis, Periproktitis, eines Tumors oder einer Verletzungen des Sphincter ani. Bei der Inkontinenz laufen die Fäzes aus dem nicht vollständig verschlossenem Anus heraus, ohne dass das Tier es bemerkt und die charakteristische Stellung einnimmt. Besonders bei körperlicher Anstrengung oder Husten kommt es zum unwillkürlichen Stuhlabgang. In einigen Fällen ist eine chirurgische Intervention angezeigt, im Sinne einer symptomatischen Therapie kann eine Verminderung des Ballaststoffanteils im Futter die Häufigkeit des Kotabsatzes reduzieren, das Medikament Loperamid reduziert die Peristaltik und erhöht den Sphinktertonus.

Therapie

Viele Durchfall-verursachende Einflüsse sind selbstlimitierend oder leicht zu beheben. Andere Durchfälle entwickeln sich durch Wasser- und Elektrolytverlust zu lebensbedrohlichen Erkrankungen. Bei schwachen unspezifischen Diarrhöen tritt im Zeitraum von 1–2 Tagen durch **Nahrungskarenz** und eine unterstützende naturheilkundliche Behandlung meist Besserung ein. Ist das nicht der Fall, sind weiterführende diagnostische und therapeutische Maßnahmen erforderlich. Die wichtigsten Maßnahmen bei Diarrhöen sind eine diätetische Therapie sowie ausreichender **Elektrolyt- und Flüssigkeitsersatz** und **Azidoseausgleich** möglichst in Form einer oralen Rehydratation oder bei schwerer Exsikkose durch Infusionstherapie (Ringer-Laktat-, Glukoselösung). Ausgeglichen werden neben der bereits bestehenden Dehydratation auch die zu erwartenden Bilanzverluste. Soweit die auslösenden Ursachen bekannt sind, kann zusätzlich eine kausale, z.B. eine antiinfektiöse oder antiparasitäre Therapie durchgeführt werden. Eine antibiotische Therapie ist in der Regel nur bei nachgewiesenen bakteriellen Enteritiden (Stuhl- und Blutuntersuchung) sinnvoll. Bei schweren profusen oder chronischen Durchfällen können **Opioide** wie Loperamid wegen ihrer motilitätshemmenden und antisekretorisch wirkenden Eigenschaften eingesetzt werden. **Glukokortikoide** können bei allergischen Formen einer Gastroenteritis angezeigt sein, Sulfasalazin und Olsalazin bei chronischen, entzündlichen Dickdarmerkrankungen. Neuerdings gibt es wissenschaftliche Hinweise, dass **Probiotika** einen günstigen Einfluss auf Schwere und Verlauf einer Diarrhö haben können.

▪ Einzelhomöopathika

Mercurius solubilis, Aloe, Colocynthis, Crotalus, Podophyllum peltatum, Arsenicum album, Chamomilla, Colchicum, Lycopodium, Mercurius corrosivus, Nux vomica, Phosphorus, Pulsatilla, Rhus toxicodendron, Veratrum album

Komplexmittel

Heel. Traumeel, Diarrheel

Horvi. Horvitrigon, Latromactan Reintoxin, Zusätzlich Acidophilus Jura von der Firma Jura.

ISO. Mittel gegen gastrische Staupe, Mittel gegen Durchfall, Iso-Bicomplex Nr. 3

Sanum. Vetokehl Not D5, Fortakehl D6, Vetokehl Muc D5, Vetokehl Nig D5, Vetokehl Sub D4, Vetokehl Salm D6, Okoubasan D2

Phytotherapie

Fenchel, Pfefferminze, Ingwer

Dr. Schaette: Biroca Eudigest (Ergänzungsfuttermittel zur Stabilisierung der Darmflora), Vita-Quick-K, F (Vitaminpaste für Kälber bzw. Ferkel), Ruhrex (Lösung zur Verhütung von Durchfällen bei Jungtieren), Durchfallpulver N, Durchfalltränke Biroca Ferm (Diätfuttermittel/Alleinfutter für Kälber zur Stabilisierung des Wasser- und Elektrolythaushalts).

Aromatherapie

Zimt, Neroli, Ingwer

Akupunktur

Bl 21, Bl 28, Bl 23, Ni 4, KG 12, LG 19/20, Di 4. Ma 36, Ma 25, Ma 37, KG 4, KG 12, MP 4, MP 6, KG 6, Bl 25, KG 8, MP 9, Bl 20, Bl 21, Di 4, Le 13, LG 1.

Diarrhö: Gruppe II: Ma 36, Bl 43 – 01, Bl 43, Bl 44, Bl 45, Ni 16, KG 12.

Diarrhö und starke Ermüdung: Kardinalpunkt MP 4.

Akupressur

weicher breiiger Stuhlgang: Ma 25, MP 6, Ma 36.

4.3.1.8 Verstopfung (Obstipation)

> Verzögerte Kotentleerung (Synonym: Konstipation), meist chronisch, mit erschwerter Defäkation. Die Fäzes sind infolge des längeren Verweilens im Dickdarm durch Wasserentzug verhärtet. Es kommt zur Kotanschoppung im Dickdarm und Rektum.

Ursachen

Die Obstipation wird eingeteilt in akute und chronische Formen mit organischen oder funktionellen Ursachen:

- **ernährungsbedingt:** Aufnahme von unverdaulichen Materialien (Knochenkot, größere Mengen von Haaren, Sand, Steine, Holz, Textilien), diätetisch (Mangel an Ballaststoffen)
- **verhaltensbedingt:** Bewegungsmangel, keine Gelegenheit zum Kotabsatz, Änderungen des Tagesablaufs, unsaubere Katzentoilette
- **neuromuskulär:** Rückenmarkserkrankungen oder -verletzungen, Lähmung des N. pelvicus, Key-Gaskell-Syndrom (felines Dysautonomie-Syndrom)
- **medikamentös:** Diuretika, Antihistaminika, Opiate
- **obstruktiv:** Prostatahypertrophie, Beckenfrakturen, Strikturen, Tumoren, Divertikel, Hernien
- **weitere Ursachen:** Hypothyreose, schmerzhafte Entleerung, Dehydratation, Hypokaliämie, Hyperkalzämie, Hyperparathyreoidismus

Klinik

Verminderte Stuhlfrequenz trotz häufiger Kotabsatzstellung mit Einsatz der Bauch-

4

Gastrointestinaltrakt und Verdauung

presse und Schmerzäußerungen beim Kotabsatz. Die zurückgehaltenen Kotmassen sind durch Palpation des Abdomens oder bei der rektalen Untersuchung in vielen Fällen leicht festzustellen. Das Allgemeinbefinden ist anfangs kaum gestört, später Schwäche, Abmagerung, Dehydratation, Fieber. Bei schwerem Verlauf sekundäres Megakolon mit massiver Überdehnung der Enddarmabschnitte.

Leitsymptome. Verminderte Stuhlfrequenz, wiederholte Kotabsatzstellung ohne oder mit geringer Entleerung, massiver Einsatz der Bauchpresse, schmerzhafte Defäkation, Koteindickung

Differenzialdiagnose. Pseudoobstruktion des Anus (**Pseudoobstipation**) bei langhaarigen Tieren, wobei infolge mangelnder Pflege mit den Haaren verklebte Kotmassen die Defäkation erschweren oder unmöglich machen.

Therapie

Lösung fester Kotmassen durch rektale Infundierung warmer physiologischer Kochsalzlösung, sanfte Bauchmassagen verbunden mit Einlauf (Mikroklist). Bei Katzen und kleinen Hunden keine phosphathaltigen Einlaufzusätze, sie führen zu lebensbedrohlichen Veränderungen des Wasser- und Elektrolythaushaltes. Danach auf regelmäßige Entleerungen achten, Futterumstellung, evtl. Quellstoffe zufüttern. Laxanzien sind erst dann indiziert, wenn sich durch diätetische Maßnahmen, z. B. durch faserreiches Futter, keine Heilungserfolge erzielen lassen:
- **Paraffinöl:** oral oder rektal angewendet führt es bei leichterer Obstipation zur Stuhlregulierung und zur Erleichterung der Defäkation.
- **Lactulose:** osmotisch wirksames Laxans, Anwendung oral oder als Klysma, indiziert bei chronischer Obstipation.
- **Bisacodyl:** zur oralen und rektalen Anwendung, relativ starke laxierende Wirkung.

- **Docusat:** Netzmittel, führt aufgrund seiner Detergens-Eigenschaften nach oraler und rektaler Gabe zu einer Aufweichung der Fäzes.

Einzelhomöopathika

Alumen, Sulfur, Silicea, Thuja, Sepia, Opium, Calcium carbonicum

Komplexmittel

Heel. Hepeel, Gastricumeel

Horvi. Horvitrigon, Nukleozym comp. 26

ISO. Mittel gegen Verstopfung.

Phytotherapie

Initial Süßmandel- oder Olivenöl, Quellstoffe (z. B. Mucofalk, Fa. Falk) zufüttern, auf ausreichend Flüssigkeitszufuhr achten, vor allem auch bei Gabe von Weizenkleie.

Dr. Schaette: Colosan (Lösung bei Magen-Darm-Störungen), Schweizer Kräuter-Fit (Ergänzungsfuttermittel zur Erhöhung der Widerstandskraft), Coffea praep.

Aromatherapie

Fenchel, Majoran, Orange

Akupunktur

Bl 43, Bl 44, Bl 45.
Spastik bzw. Atonie: Le 9, Ni 7, Ma 36, Bl 21, Gb 40, Ma 25, M a 2, Ma 3, Dü 8.
Dickdarmparalyse: LG 3.

Gruppe II: Ma 36, Bl 43 – 01, Bl 43, Bl 44, Bl 45, Ni 16, KG 12.

Kardinalpunkt Dü 3.
LG1, M 36a, Ma 25, KG 12, LG 1, Bl 43, LG 6, LG 5.
Bl 25, Ma 25, Ma 36, KG 2.

4.3.1.9 Blutiger Stuhl

Stuhl mit sichtbaren oder laborchemisch nachweisbaren Blutbeimengungen (**okkultes Blut**). Der Stuhl ist schwarz verfärbt (**Melaena**) bei Blutungen aus dem oberen Magen-Darm-Trakt einschließlich Dünndarm oder rötlich verfärbt bei Blutungen aus den unteren Darmabschnitten, bei anusnahen Blutungen zeigt der Stuhl evtl. nur Blutauflagerungen (**Hämatozechie**).

Ursachen

Gastrointestinale Ursachen. Blutende Geschwüre oder Tumoren des Magen-Darm-Trakts, hämorrhagische Enteritiden (Salmonellose, Parvovirose, Leptospirose), Zirkulationsstörungen (Invagination, Darminfarkte), Fremdkörper, Parasitosen

Sonstige Ursachen. Abgeschlucktes Blut aus Nase, Rachen und Maul, Gerinnungsstörungen, Thrombozytopenie, Pankreasnekrose, Leber- und Niereninsuffizienz, Schock

Klinik

Geringfügige, chronische Sickerblutungen werden meist erst entdeckt, wenn im Rahmen einer Anämie nach Blutungsquellen gesucht wird (Test auf okkultes Blut). Bei akuten Blutungen aus dem oberen Magen-Darm-Trakt Absetzen eines schwarzen, breiig-salbigen bis flüssigen **Teerstuhls** (Melaena), bei Parvovirose oder Pankreasnekrose wässriger Teerstuhldurchfall mit hochakutem Krankheitsbild. Bei Tumorerkrankungen langsamer Verlauf mit Kachexie, Leistungsknick, gestörtem Allgemeinbefinden, Anämie. Bei Parasitosen Entwicklungsstörungen, Abmagerung, okkultes Blut, Anämie. Bei distalen Blutungen ist der Kot meist gut geformt bis breiig, selten wässrig, das Blut zeigt sich dem Kot in Schlieren oder Koageln aufgelagert oder beigemengt.

Therapie

Im Vordergrund steht die Abklärung und Ausschaltung der Blutungsursache. Symptomatische Therapiemaßnahmen richten sich nach Verlauf und Schwere der Blutung: Behandlung der Anämie, bei schweren akuten Blutungen Volumen- und Elektrolytsubstitution, Kaliumausgleich, Azidosepufferung.

Leitsymptome. Melaena, Hämatozechie, evtl. Anämie, bei Tumoren und Parasiten Kachexie und Anämie

Einzelhomöopathika

Arnika, Bellis perennis, Hamamelis, Millefolium, Thlapsi bursa pastoris, Lachesis, Melilotus, Erigeron, Trillium pendulum, China, Elaps corallinus, Geranium maculatum

Komplexmittel

Heel. Cinnamomum Homaccord, Arnika-Injeel, Hamamelis Homaccord

Horvi. Russeli-Reintoxin, Elaps Reintoxin

Bürger. Styptisat

ISO. Populus comp.

Phytotherapie

Gänseblümchen, Schafgarbe, Hirtentäschel, Zimt

Akupunktur

Darmblutungen: Bl 46 – 1, Bl 46 – 2, Bl 46 – 3.
Melaena: LG 4, LG 4 – 1, LG 5, LG 5 – 1, B 17, MP 6.

4

Gastrointestinaltrakt und Verdauung

4

4.3.1.10 Koliken

> **Wellenartig auftretende, schmerzhafte Kontraktion der Muskulatur eines Bauchorgans mit wehenartigen Schmerzen.**

Ursachen

Bei Kleintieren seltener, vereinzelt bei Rindern auftretend. Krampfkoliken mit diskontinuierlichen Schmerzen, Blähungskoliken, Verstopfungskoliken mit kontinuierlichen Schmerzen durch Überdehnung, Anschoppung des Darmes durch Übergang eines weiten in ein enges Darmstück. Parasiten in Massen können die Darmpassage behindern und verlegen. Wurmlarven von Strongyloiden können in Gekrösearterien eindringen und zu Durchblutungsstörungen führen (außer zu Koliken führt dies zu Infarkten mit Nekrosen)
- **weitere Ursachen:** Stress, Bewegungsmangel, Fütterungsfehler

🐎 Pferde neigen von allen Haustieren am meisten zu Koliken.

Klinik

Koliken ähneln in ihrer Symptomatik dem akuten Ileus (Darmverschluss). Die Tiere sind unruhig, schwitzen, scharren, wälzen und werfen sich hin und her, was möglicherweise den Zustand eher verschlimmert. Die Tiere treten unter den Bauch, schauen zur Flanke, gehen auf und nieder und verdrehen die Augen. Atmung und Pulsschlag sind beschleunigt.

Therapie

Warme Leibauflagen (vor allem bei Kleintieren) mit Hirse-, Heublumen- Dinkeloder Kirschkernsäckchen. Bestrahlungen mit blauem Licht. Auslegen des Ruheplatzes mit einem blauen Tuch.

- **medikamentöse Therapie:** Spasmolytika, Analgetika

Einzelhomöopathika

Chamomilla, Nux vomica, Carbo vegetabilis, Podophyllum, Colocynthis, Asa foetida

Komplexmittel

Heel. Spascupreel

Horvi. Elaps Reintoxin, Latromactan Reintoxin, unter Beigabe von Magnesiumorotat-Tbl/Firma Wörwag.

ISO. Darmmittel (Allium cp.), St 10 (Cochlearia cp) Sambucus cp. Fluid, Darmmittel 2 (Tanacetum cp)

Sanum. Vetokehl Sub D4, Fortakehl D6, Pefrakehl D6

Ziegler. Nux vomica logoplex

Phytotherapie

Quendel-Umschläge, Anis, Kamille, Kümmel, Lindenkohle

Dr. Schaette: Colosan, Coffea praep., Schweizer Kräuter-Fit, Biroca-Ursonne

Aromatherapie

Anis, Kümmel, Fenchel, Kamille

Akupunktur

Ma 36, Bl 20, Bl 21, Bl 25.
Krämpfe: KS 6, KS 7, B 43, Ma 25), KG 12, M 36a.

🐂 Bl 46 – 1, Bl 46 – 2, Bl 46 – 3.

🐎 LG 1, LG 26, Di 20, KS 6, KG 6, KG 12, Ma 2, Ma 25, Ma 36, MP 4, Bl 25.

spasmolytische Wirkung auf glatte Muskulatur: KS 5, KS 6, KS 7, Dü 3, Ma 36, M 36a, G 40, Le 2, Le 3, Bl 21, LG 6a/7, M 25, KG 12, KG 13.

4.3.2 Erkrankungen der Mundhöhle, der Speicheldrüsen und des Schlundes

4.3.2.1 Stomatitis, Gingivitis, Glossitis

Entzündliche und/oder ulzeröse Veränderungen der Zunge (**Glossitis**), des Zahnfleisches besonders im Bereich der Zahnwurzelhaut und des Zahnfleischrands (**Gingivitis**) und/oder der Maulhöhlenschleimhaut (**Stomatitis**).

Ursachen

Dysbakterie: verbunden mit Bildung von Zahnstein und Schädigungen der Schleimhaut.

Stoffwechselstörungen: Urämie, Diabetes mellitus

Infektionen: Bakterien-, Virus- und Pilzerkrankungen

Trichomonaden

Felines Leukose-Virus (FeLV), Feline Immunschwäche Virus (FIV), Herpes- und Caliciviren, Hefepilze (Soor), Fusobakterien

katarrhalische, vesikulöse, aphtöse oder ulzeröse Stomatitis, Kälber-Diphteroid, Zungenaktinomykose, Mundbodenphlegmone, Parotitis (Entzündung der Ohrspeicheldrüse)

Candidabefall bei Kanarienvögeln und Prachtfinken. Virusinfekt/Pocken mit diphteroiden Zungenbelägen bei Kanarienvögeln

Fremdkörper: Grasähren, Knochensplitter, Gräten, Fäden, Nägel, Nadeln, Drahtstücke, Angelhaken, Schnüre (Bindfäden oder Gummiringe um den Zungengrund sind leicht zu übersehen), verkeilte Holz- und Metallstücke.

Verätzungen, Verbrennungen: Kalk, Säuren, örtliche Verbrennungen durch Verbeißen von Elektrokabeln (Jungtiere)

Vergiftungen: Schwermetalle (selten Blei, häufiger Thallium)

Autoimmunprozesse: Pemphigus, bullöses Pemphigoid, Lupus erythematodes

Allergien: Futtermittel und -näpfe, Spielzeug

Immunsuppression: schwere Allgemeinerkrankungen, Zytostase

Tumoren: gutartige Fibrome und Papillome

Fibrosarkome, maligne Melanome, Plattenepithelkarzinome

eosinophiles Granulom

Klinik

Schwierigkeiten bzw. Schmerzen bei der Nahrungsaufnahme, Hypersalivation (blutig oder missfarben), evtl. starker Mundgeruch. Bei chronischen Prozessen Schwellung submandibulärer Lymphknoten.
- **Fremdkörper:** Abwehrbewegungen mit den Vorderpfoten, unvollständiger Kieferschluss
- **Zahnstein:** Drucknekrose durch Überwucherung mit Ablagerungen, Taschenbildung, Parodontose
- **Leptospirose:** Rötung und Gelbfärbung der Schleimhaut, Petechien und Schleimhautnekrosen.
- **urämische Stomatitis:** urinöser Foetor ex ore, Ulzerationen, braune Zunge

Autoimmunkrankheiten: Pemphigus und bullöses Pemphigoid mit oberflächlichen Ulzerationen an Lippen und Maulschleimhaut, in der Maulhöhle umfangreichere tiefe Ulzera. Bei Lupus erythematodes Depigmentierungen und Ulzerationen von Nasenspiegel, Lippen, Backenschleimhaut. Bei toxischer Epidermiolyse (Lyell- oder Brühhaut-Syndrom) über Nacht entstehende, nekrotisierende tiefe Läsionen der gesamten Schleimhaut.

Hunde zeigen auch bei schweren, ausgebreiteten Stomatitiden lange keine Ausfallerscheinungen.

Katzen verweigern oft die Futteraufnahme oder lassen Bissen fallen und laufen fauchend davon.

Leitsymptome. Blutig-missfarbene Hypersalivation, Foetor ex ore, Schwierigkeiten bei der Nahrungsaufnahme, schlimmstenfalls Futterverweigerung

Therapie

Grunderkrankung ausfindig machen, ggf. kulturelle Untersuchung auf Pilze und andere Mikroben, Überprüfung der Nierenfunktion, bei Verdacht auf invasive neoplastische Prozesse oder primäre Dentalerkrankungen Röntgenkontrolle. Weitere Behandlung nach ätiologischen Aspekten der Grunderkrankung: Zahnsteinentfernung, Zahnbehandlung, Antibiotika, Glukokortikoide, Antimykotika. Substitution von Coenzym Q10, Vitamin C und Vitamin A.

Einzelhomöopathika

Acidum nitricum, Apis, Conium maculatum, Mercurius solubilis, Hepar sulfuris, Borax, Kreosotum, Kalium bichromicum, Belladonna, Agnus castus, Argentum nitricum, Chamomilla, Kalium chloratum, Mercurius corrosivus, Phosphorus, Plumbum metallicum

Komplexmittel

Heel. Echinacea comp., Traumeel

Horvi. Horvitrigon

ISO. Populus cp. fluid

Sanum. Vetokehl NIG D5, Citrokehl, Vetokehl NOT D5 und Sanuvis, Pefrakehl

Repha. Repha-Os Mundspray

Phytotherapie

Spülungen mit Calendula Tinktur

Aromatherapie

Bergamotte, Zypresse

4.3.2.2 Zahnfleischblutungen

> Blutung der Gingiva meist als Folge einer entzündlichen Erkrankung des Zahnfleischs.

Ursachen

Sickerblutungen. Meist aus den Zahnfächern bei Fremdkörpern, Traumata, Bissverletzungen, bei Tumoren oder Epulis (gutartige Zahnfleischgeschwulst).

Petechiale Blutungen. Bei hämorrhagischer Diathese (Thrombozytopathien, disseminierte intravasale Gerinnung, Leberfunktionsstörungen), Infektionskrankheiten (Ehrlichiose).

Klinik

Sickerblutungen können lange unbemerkt bleiben, gelegentlich sind benachbarte Zähne mit einer braun-schmierigen Auflage bedeckt, evtl. Anämiezeichen. Bei stärkeren Blutungen Blut- oder Kaffeesatzerbrechen, aus der Maulhöhle tropfendes Blut, selten Melaena.

Therapie

Die Behandlung richtet sich nach der Grunderkrankung, bei lokalen Blutungen Eisen-III-Chlorid, oxidierte Zellulose, ggf. Behandlung einer Anämie.

■ Komplexmittel

Horvi. Russeli Reintoxin, Elaps Reintoxin

Bürger. Styptisat

■ Phytotherapie

Hirtentäschel, Schafgarbe, Gänseblümchen, Walnussblätter

■ Akupressur

versuchsweise bei Entzündungen und offenen Stellen: Ma 44, Le 2, Di 11, Di 4, Ni 3, Dü 5, Bl 20, KG 14.

▦ 4.3.2.3 Gut- oder bösartige Neoplasien

Ursachen

Die Ursachen sind unbekannt mit Ausnahme der viralen Neoplasien.

Klinik

Im Anfangsstadium unauffällig, später Hypersalivation, Blutungen, Ausfluss, Kaustörungen, Foetor ex ore durch Nekrosen. Bei Malignomen Allgemeinstörungen mit Fieber, Kachexie, Stridor, Würgen, Brechreiz.

- **Epuliden:** Epuliden sind entzündlich-reaktive Gewebsneubildungen und können wegen ihres z. T. blumenkohlartigen Wachstums leicht mit Malignomen verwechselt werden, sie können die Zähne überwuchern und durch Verletzung beim Zubeißen heftig bluten.

Leitsymptome. Hypersalivation, Ausfluss aus der Maulhöhle (evtl. blutig tingiert), Kaustörungen Foetor ex ore

- **Papillome:** Bei jungen Hunden infektiöse Papillomatose mit hellen, flachen oder gestielten Papillomen, meist Spontanabheilung nach einigen Monaten.
- **Plattenepithelkarzinome:** Können überall in der Maulhöhle auftreten, es sind eher ältere Tiere betroffen.
- **Fibrosarkome:** vorwiegend bei größeren Rassen, da auch schon bei jüngeren Tieren. Prädisponiert sind Boxer, Cocker Spaniel, Pekinese, Golden Retriever, Deutscher Schäferhund.
- **Melanome:** mit Pigmentation oder amelanotisch, treten v. a. bei alten Tieren auf.
- **Eosinophiles Granulom:** ist eine selten auftretende Autoimmunerkrankung, bei Siberian Huskies häufiger als bei anderen Rassen.

- **FeLV-Infektion:** mit lymphatischer Infiltration der Mundschleimhaut, auch der Tonsillen.
- **Eosinophiler Granulomkomplex:** mit den klassischen Veränderungen an der Oberlippe (Lippe verdickt, Ulkus mit scharf begrenztem Wall und eingesunkenem kraterartigem Zentrum), Ähnliche Veränderungen finden sich häufig im Bereich der Mundhöhle, selten aber an Unterlippe und Haut.
- **Malignome:** Plattenepithelkarzinome am Zungenrand, Fibrosarkome gehen meistens von der Gingiva aus.

Therapie

Bei Papillomatose evtl. Autovakzine; chirurgische Intervention bei behindernden Epuliden, Melanomen, Plattenepithelkarzinomen und Fibrosarkomen (s. a. Anhang 1); Glukokortikoide und Kryotherapie beim Eosinophilen Granulomkomplex.

Gastrointestinaltrakt und Verdauung

4

4.3.2.4 Speicheldrüsenentzündung (Sialadenitis)

Entzündung der Ohrspeicheldrüse (**Parotitis**) und/oder der übrigen Speicheldrüsen.

Ursachen

Paramyxoviren, Rhabdoviren, Fremdkörper, perforierende Verletzungen, bakterielle Infektion, im Verlauf der Tollwut oder bei einer **Sialozele** (Speicheldrüsenzyste).

Klinik

Druckschmerzhafte, derbe Schwellung der betroffenen Drüse, schmerzhafte Kieferbewegung, evtl. Hypersalivation, Entzündungszeichen, gelegentlich auch sichtbare Rötung des Ausführungsganges (**Papillenschwellung**).

Leitsymptome. Derber Tumor, Druckschmerz, Hypersalivation, Entzündungszeichen

Therapie

Antibiotika, bei Sialozele Entfernung der Drüse.

Einzelhomöopathika

Apis, Phytolacca, Silicea, Rubia tinctorum

Komplexmittel

Heel. Traumeel

Sanum. Spenglersan Kolloid G und R

4.3.3 Erkrankungen des Ösophagus

4.3.3.1 Ösophagitis

Umschriebene oder diffuse Entzündung der Speiseröhre, evtl. mit Ulzerationen und Perforationen.

Ursachen

Traumata, Reflux, Säuren- oder Laugenverätzungen und Verbrennungen (eher bei Hunden, seltener bei Katzen), Candida-Befall, Calicivirusinfektionen.

Klinik

Dysphagie, Schmerzreaktionen beim Schlucken, evtl. Nahrungsverweigerung, vermehrtes Speicheln, Regurgitation, vereinzelt Erbrechen und Anorexie.

Die Palpation des Halses ist für das Tier meist schmerzhaft, bei Laugen- und Säurenvergiftungen sind an Lefzen- und Maulhöhlenschleimhaut sog. Ätzmarken erkennbar, die bei Einwirkung von Säure schorfig aussehen (Koagulationsnekrose), bei Einwirkung von Lauge hingegen ist das rohe Fleisch erkennbar (Kolliquationsnekrose).

Leitsymptome. Palpationsschmerz, Hypersalivation, Regurgitation, evtl. Ätzmarken

Therapie

Nicht erbrechen lassen, Nahrungskarenz, evtl. Sondenernährung, Flüssigkeits- und Elektrolytsubstitution, bei Verätzungen antidotieren (Tierarzt), evtl. Glukokortikoide, bei bakterieller Superinfektion Antibiose.

Einzelhomöopathika

Argentum nitricum, Carbo vegetabilis

Komplexmittel

Heel. Traumeel, Lymphomyosot

Pflüger. Biomineral Natrium muriaticum

4.3.3.2 Ösophagusdivertikel

> Aussackungen der Ösophaguswand mit Gefahr der Entzündung durch sistieren-den Futterbrei und Perforation.

Ursachen

Steigerung des Druckes im Ösophaguslumen durch Fremdkörper oder Hiatushernien, lokale Peristaltikstörungen, Druck von außen durch raumfordernde Prozesse im Mediastinum, chronische Entzündungen und Abszesse.

Klinik

Vermehrter Speichelfluss und Würgen, Hochwürgen von nicht verdauten, aber bakteriell zersetzten und übelriechenden Futterresten, aasiger Mundgeruch.

Bei Perforation ins Mediastinum entsteht eine **Mediastinitis**, die akut lebensbedrohlich ist und mit hohem Fieber, sich schnell verschlechterndem Allgemeinzustand, massiver Leukozytenerhöhung und Schockgefahr einhergeht.

Leitsymptome. Hypersalivation, Regurgitation, faulig-aasiger Foetor ex ore

Therapie

Bei kleineren Divertikeln nach röntgenologischer Befundsicherung die Futterkonsistenz anpassen und das Futtergeschirr etwas erhöht stellen. Bei großen Divertikeln sollte der Versuch der Resektion unternommen werden, um mögliche Komplikationen zu vermeiden.

➕ **Bei Durchbruch und Mediastinitis sofortige Überstellung an den Tierarzt zur Schockbehandlung und Antibiose!**

Einzelhomöopathika

Argentum nitricum, Carbo vegetabilis, Nux vomica, Arnika

Komplexmittel

Heel. Traumeel

Horvi. Lachesis muta, Naja

Akupunktur

Pe 6, Bl 17, Ma 36, Di 4, KG 17, Di 10, KG 12, KG 22, Gb 21, Ma 41, Ma 44, Bl 13, Bl 14, Bl 15, Bl 16, Bl 23.

4.3.3.3 Stenosen und Strikturen

> Lichtungseinengung des Ösophagus infolge Einschnürung durch krankhafte Veränderungen der Ösophaguswand oder der Nachbargewebe.

Ursachen

Raumfordernde Prozesse in der Speiseröhre oder im Mediastinum, Stenose durch Narbenbildung im Rahmen einer Entzündung, narbige Veränderungen durch Verätzungen, Ringbildung durch Rechtsaorta (Einklemmung der Speiseröhre zwischen Herzbasis, Aortenbogen, linker Pulmonalarterie und Ligamentum botalli), Ösophagospasmus.

Klinik

Der Appetit ist meist nicht gestört, allerdings kommt es vor allem bei zu hastigem Schlingen zur Regurgitation, die verengte Stelle kann dabei nicht schnell genug passiert werden. Die Regurgitation stellt ein großes Prob-

4

Gastrointestinaltrakt und Verdauung

lem dar, weil es hierbei häufig zu Aspirationen kommt und damit immer die Gefahr einer schwer zu therapierenden Aspirationspneumonie besteht.

Leitsymptome. Regurgitation bei erhaltenem Appetit

Therapie

Die Futterkonsistenz anpassen und das Futtergeschirr erhöht platzieren, öfters kleine Portionen füttern und darauf achten, dass die Tiere bei der Futteraufnahme nicht gestört werden und anschließend nicht sofort spielen oder herumtollen.

Alternativ ist nur eine operative Therapie, evtl. mit Ballondilatation, möglich; bei Ringbildung durch eine Rechtsaorta Therapieversuch mit operativer Durchtrennung des Ligamentum Botalli.

4.3.3.4 Achalasie

Öffnungshemmung der terminalen Speiseröhre infolge einer Aplasie oder Degeneration des Plexus myentericus, bei schwerem generalisiertem Verlauf kommt es zur Ausbildung eines Megaösophagus.

Ursachen

Es handelt sich um eine neuromuskuläre Erkrankung, deren direkte Ursache häufig nicht eruierbar ist. Die Speiseröhre kann segmental oder auf ihrer ganzen Länge betroffen sein.

Klinik

Dysphagie, Regurgitation, vereinzelt auch Erbrechen mit Blutbeimengungen, Husten, eitriger Nasenausfluss, Abmagerung und evtl. Ulzerationen der Speiseröhre mit Perforationsgefahr.

Komplikationen. Ösophagitis, Aspirationspneumonie

Leitsymptome. Dysphagie, Regurgitation, Schmerzäußerungen beim Schlucken

Therapie

Füttern in aufrechter Stellung und symptomatische Therapie: Antazida bei Ösophagitis, parenterale Antibiotika zur Therapie der Aspirationspneumonie, Behandlung der Achalasie durch Spasmolytika.

Einzelhomöopathika

Versuch mit: Alumina, Belladonna, Nux vomica, Opium, Platinum, Plumbum, Luesinum

Akupunktur

Pe 6, Bl 17, Ma 36, Di 4, KG 17, Di 10, KG 12, KG 22, Gb 21, Ma 41, Ma 44, Bl 13, Bl 14, Bl 15, Bl 16, Bl 23.

4.3.3.5 Megaösophagus

Hochgradige, dauerhafte Dilatation des Ösophagus aufgrund einer, infolge Parese oder Paralyse, fehlenden Peristaltik.

Ursachen

Häufigste Ösophaguserkrankung bei Hunden, nach den Ursachen unterscheidet man einen angeborenen und einen erworbenen Megaösophagus. Bei bestimmten Rassen gibt es eine idiopathische Form vermutlich mit erblichen Grundlagen, prädisponierte Hunderassen sind u. a. Irish Setter, Deutscher Schäferhund und Dogge.

Die Ösophaguslähmung kann aber auch erworben sein, dann verursacht u. a. durch: Infektionskrankheiten, Key-Gaskell-Syndrom (Dysautonomie), Hirnstammläsionen, Hydrozephalus, Meningitis/Enzephalitis, Traumen, Neoplasien.

Klinik

Dysphagie, Regurgitation von unverdautem und teilzersetztem Futter, stechender Geruch des regurgitierten Futters durch bakterielle Zersetzung, Blutbeimengungen sind Zeichen einer Ösophagitis.

Die Diagnose erfolgt über Thoraxröntgenübersichtsaufnahmen und Endoskopie zum Ausschluss von Fremdkörpern, Hiatushernien und Tumoren.

Leitsymptome. Dysphagie, Regurgitation

Komplikationen. Ösophagitis, Aspirationspneumonie (mit Husten, Atemnot, Fieber und schlechtem Allgemeinzustand)

Therapie

Futterkonsistenz dem Schluckvermögen anpassen und mehrere kleine Portionen über den Tag verteilt füttern. Trockenfutter vermeiden. Geschirr erhöht aufstellen, ein Hund kann in sitzender Position gefüttert werden oder auf seinen Hinterbeinen stehend. Bei Aspirationspneumonie Antibiose, evtl. operative Korrektur.

Akupunktur

Pe 6, Bl 17, Ma 36, Di 4, KG 17, Di 10, KG 12, KG 22, Gb 21, Ma 41, Ma 44, Bl 13, Bl 14, Bl 15, Bl 16, Bl 23.

4.3.3.6 Benigne oder maligne Neoplasien der Ösophaguswand

Ursachen

Primäre benigne Tumoren sind Papillome und Leiomyome. Primäre maligne Ösophagustumoren sind selten, sekundäre Ösophagustumoren entstehen durch lokale Infiltra-

tion (Schilddrüsen-, Lungen- oder mediastinale Tumoren).

 Bei Katzen häufig malignes Lymphom.

Klinik

Zunächst lange unauffällig, bei mechanischer Behinderung Dysphagie, Regurgitation, Umfangsvermehrung im Halsbereich, bei Kompression der Vena cava cranialis Stauung und Schwellung der Vordergliedmaßen, Tumorkachexie und -anämie.

Leitsymptome. Dysphagie, Regurgitation, Halsumfangsvermehrung) bei Venenkompression Gliedmaßenödem

Therapie

Malignome sind meist wegen des fortgeschrittenen Stadiums zum Zeitpunkt ihrer Diagnose nicht mehr resezierbar (s. a. Anhang 1). Leiomyome können i. d. R. kurativ exstirpiert werden.

Akupunktur

Pe 6, Bl 17, Ma 36, Di 4, KG 17, Di 10, KG 12, KG 22, Gb 21, Ma 41, Ma 44, Bl 13, Bl 14, Bl 15, Bl 16, Bl 23.

4.3.4 Erkrankungen des Magens

4.3.4.1 Akute und chronische Gastritis

> Akute oder chronische Magenschleimhautentzündung einhergehend mit Hyperämie, Leukozyteninfiltrationen und evtl. mit Schleimhautdefekten (**erosive Gastritis**).

4

Gastrointestinaltrakt und Verdauung

Ursachen

Die Gastritis ist eine multifaktoriell bedingte Erkrankung, sowohl exogene als auch endogene Noxen können dabei die schützende Schleimschicht der Magenschleimhaut schädigen.

Akute Gastritis. Tritt auf als akute diffuse, akute erosive, phlegmonöse und Refluxgastritis.

- **Stress:** veränderte Umgebung, Besitzerwechsel, Zukauf anderer Tiere, Rangordnungskämpfe, Overcrowding, postoperativ, nach Traumata, Sepsis und Schock, etc.
- **Chemikalien und Arzneimittel:** nichtsteroidale Antiphlogistika (ASS), Glukokortikoide, Säuren, Laugen
- **Infektionen:** Staupe, Parvovirose, Helicobacter-Arten, Strepto- und Enterokokken, Hefepilze (*Candida albicans*), Aktinomykose
- **Stoffwechselkrankheiten:** Urämie, Hepatopathien, Pankreatitis, Pankreasnekrose
- **weitere Ursachen:** Herz-Kreislauf-Versagen, selten endokrine Erkrankungen

Chronische Gastritis. Als Folge von chronischen Leber-, Nieren- und Pankreaserkrankungen; bei genetischer Prädiposition, Allergien, Autoimmunkrankheiten, evtl. bei Helicobacter-Infektionen.

Klinik

Unvermittelt auftretendes Erbrechen ausgelöst z.B. durch Nahrungs- oder Flüssigkeitsaufnahme, je nach Schwere und Verlauf meist Nahrungsverweigerung, Salivation, Tremor, Polydipsie, selten Fieber, Dehydratation, evtl. Kreislaufinsuffizienz. Bei Blutung Kaffeesatzerbrechen und Gefahr der Perforation. Bei Chronizität unregelmäßiges Erbrechen, Inappetenz, Gewichtsverlust, evtl. Durchfall.

Leitsymptome. Unvermitteltes Erbrechen, bei chronischem Verlauf unregelmäßiges Erbrechen, Inappetenz bis Nahrungsverweigerung, evtl. Kaffeesatzerbrechen

Therapie

Ursache ermitteln und abstellen. Bei leichten Fällen (hohe Spontanheilungsrate) Nahrungskarenz für 2 – 4 Tage und nach Abklingen akuter Beschwerden Gabe von Diätfutter in kleinen Portionen über den Tag verteilt.

- **Allgemeine Maßnahmen:** Zuwendung und Ruhe, auf ausreichende Flüssigkeitszufuhr achten, Eingabe von Eisstückchen.
- **Medikamentöse Therapie:** Hemmung der Säuresekretion durch H_2-Rezeptorblocker (Cimetidin, Ranitidin) oder Protonenpumpenhemmer (Omeprazol), zur Schleimhautprotektion Sucralfat und Prostaglandinanaloga (Misoprostol), Antiemetika, evtl. Antazida, Parasympatholytika, evtl. Antibiotika, bei eosinophiler Gastritis evtl. auch Glukokortikoide.

Hill's Prescription Diet, Reis (mit 5 – 10 % Traubenzucker), Haferflocken, gekochtes nicht blähendes Gemüse, leicht gesalzen, fettarmes gekochtes Geflügel, keine Milch und Knochen.

Einzelhomöopathika

Pulsatilla, Nux vomica, Arsenicum album, Phosphorus, Bryonia, Veratrum album, Argentum nitricum Nux vomica, Carbo vegetabilis, Okoubaka, Colocynthis

Komplexmittel

Heel. Traumeel, Spascupreel, Cinnamomum Homaccord, Gastricumeel, Diarrheel, Duodenoheel

Horvi. Elaps Reintoxin, Horvitrigon, Crotalus Reintoxin unter Beigabe von Magnesiumorotat-Tbl./Wörwag und Acidophilus/Jura.

ISO. St 10 (Centaurium cp), G 7 (Millefolium cp), Iso Bicomplex Nr. 16, Mittel gegen Fressunlust

Sanum. Fortakehl D6, Vetokehl MUC D5, Sanuvis

■ Phytotherapie

Kamille, Fenchel, Gänsefingerkraut, Dillsamen, Ringelblume, Kalmus, Pfefferminze, Melisse, Odermennig, Thymian, Wermut

■ Akupunktur

allgemein: Ma 36, KG 22, Pe 6, Bl 21, KG 13, Bl 20.
Störung des vegetativen Gleichgewichtes: Bl 21, Bl 28, Bl 23, Ni 4, KG 12, LG 19/20, Di 4.

Lu 1–02, Lu 2, Lu 4, Lu 25–1, Lu 27, KG 24, PaM 10.
Di 20–03, Lu 1, Lu 1–4, Lu 27, Bl 43, Bl 44, B 45, Ma 36, Ni 16, KG 12.

LG 6a/7, Bl 18–41, KG 12, KS 6, KS 7.
KG 15, KG 13, KG 12, KG 4, Ma 25, Ma 21, Le 13, Di 4, MP 4.
M 36a, Ma 25, KG 12, Bl 18–41, Bl 43, KS 6, KS 7.

▬ 4.3.4.2 Gastroduodenale Ulkuskrankheit (Ulcus ventriculi et duodeni)

> ⌣ Zunächst runder, scharf begrenzter und auf die Mukosa beschränkter Schleimhautdefekt, der im weiteren Verlauf über die Muscularis mucosae hinaus in tiefere Wandschichten vordringt (bei Ektopie der Duodenalschleimhaut auch als **Ulcus duodeni**), kann u. U. auch in die freie Bauchhöhle durchbrechen (**Ulcus perforans**).

Ursachen

Häufigste Ursache ist die Gastritis (s. o.) und damit ein Missverhältnis zwischen Magenschleimhaut-schützenden (Mukosabarriere, Magenschleim, Durchblutung) und aggressiven Faktoren (duodenaler Reflux von Galle, Hypersekretion von Magensaft u. a.).

- **akutes Stressulkus:** Schock (infolge der Durchblutungsstörungen), Sepsis
- **Medikamente:** nichtsteroidale Antiphlogistika, Glukokortikoide
- **weitere Ursachen:** Urämie, Hepatopathie, seltene endokrine Erkrankungen

Klinik

Je nach Ursache und Dramatik der Geschwürsbildung klinisch stumme bis perakut lebensbedrohliche Verläufe.

Symptome. Wechselnde Futteraufnahme, druckschmerzhafter Vorderbauch, Anorexie, Erbrechen, bei Blutung Bluterbrechen und Teerstuhl, bei chronischen Sickerblutungen Hypovolämie und Blutungsanämie, bei Perforation lebensbedrohlicher Schockzustand und Peritonitis.

Komplikationen. Magenblutung, Magenperforation, gedeckte Perforation mit lokalem Abszess, Magenausgangsstenose (akut durch die entzündliche Schwellung oder chronisch durch Narbenbildung).

Leitsymptome. Erbrechen (evtl. mit Blutbeimengungen), bei Blutungen Teerstuhl, druckschmerzhafte Vorderbauchregion

Therapie

- **Allgemeinmaßnahmen:** Keine Fütterung! Schonung, Eiswürfel oder Eiswasser eingeben. Nach Abklingen der akuten Symptome Glukoselösungen und Diät.
- **medikamentöse Therapie:** s. a. Gastritis, H_2-Rezeptorblocker (Cimetidin, Ranitidin), Protonenpumpenhemmer (z. B. Omeprazol), evtl. Antazida und Sucralfat.

- **bei Hypovolämie:** Volumensubstitution
- **bei Perforation:** chirurgische Versorgung

Schüßler-Salze

Biomineral 5, 9, 8, 11, 12

Phytotherapie

Kamille, Süßholzwurzel, Lavendel

Akupunktur

KG 13, Pe 6, Bl 20, Ma 21, Bl 18, Ma 25, KG 6, Ma 44, MP 4, Di 4.

4.3.4.3 Magenmotilitäts- und Entleerungsstörungen

> Störungen der Durchmischung, Zerkleinerung und/oder des Weitertransportes des Futters sowie Entleerungsstörungen. Meist verminderte bis aufgehobene Peristaltik, selten Hyperperistaltik.

Ursachen

Die Peristaltik des Magens ist ein komplexer Vorgang und wird gesteuert von nervalen, mechanischen, hormonellen und nahrungsbedingten Faktoren. Die Ursachen von Motilitätsstörungen sind entsprechend vielfältig.
- **neurogen:** Stress, allgemeine Störungen des Vegetativums
- **nerval:** Zustand nach Abdomen-OP, nach spinaler Operation oder Trauma
- **entzündlich:** Gastritis
- **weitere Ursachen:** metabolische Störungen, Medikamente (Anticholinergika), Magentorsion, rassebedingte Veranlagung

Klinik

Symptome. Chronisches zuweilen projektilartiges Erbrechen mit Wasser- und Elektrolytverlust, Beeinträchtigung des Allgemeinbefindens, Darmatonie, Abmagerung

Leitsymptome. Übelriechendes Aufstoßen und Erbrechen, Anorexie, Exsikkose

Therapie

Neben der Behandlung der Grunderkrankung steht die Verabreichung von Medikamenten mit prokinetischer Wirkung auf die Magen-Darm-Motilität (Metoclopramid) im Vordergrund.
- **Diät:** Kohlenhydratreiches, aber fett- und eiweißarmes Futter von halbflüssiger Konsistenz (s. a. unter Durchfall und Obstipation).
- **bei Dehydratation:** Volumen- und Elektrolytsubstitution

Akupunktur

Peristaltikverminderung: Ma 36, KG 12, Bl 21. *Atonie*: Ma 36, Bl 21, KG 12, KG 10, Ma 21, Bl 10.

4.3.4.4 Magendilatation und Magendrehung

> Vorwiegend bei Hunden, seltener bei Katzen auftretender lebensbedrohlicher Krankheitskomplex mit Drehung, komplettem oder teilweisem Verschluss von Ösophagus und Pylorus und Einklemmung des Magens mit Abknickung von Milz- und Magenvene.

Ursachen

Fütterungsfehler und fütterungsbedingte Faktoren wie häufiges Überfressen, überwiegende Trockenfutterernährung, hoher Fettgehalt des Futters, Luftschlucken, abnorme

Gasbildungen im Magen, hastiges Schlingen und anschließendes Trinken größerer Flüssigkeitsmengen, Fütterung direkt nach größerer Anstrengung oder heftiges Herumtollen und Wälzen nach der Nahrungsaufnahme. Disponiert sind vor allem Rüden größerer Hunderassen.

Klinik

Die Erkrankung verläuft akut bis perakut. Im zeitlichen Zusammenhang mit einer reichlichen Fütterung werden die Tiere unruhig und würgen ohne zu erbrechen. Durch die Aufblähung des Abdomens kommt es zu Atemnot, steifem Gang und abdominalen Schmerzen. Die Tiere werden schnell hinfällig, es kommt zur Kreislaufinstabilität mit Tachykardie, schwachem Puls und blassen Schleimhäuten. Der Exitus erfolgt innerhalb eines Tages.

Leitsymptome. Dyspnoe, Tachypnoe, ballonartig gespanntes, druckschmerzhaftes Abdomen, Kreislaufversagen

Therapie

+ Da es sich um einen lebensbedrohlichen Notfall handelt, bei dem jede Minute zählt, sollte der Patient ohne Zeitverlust an eine entsprechend ausgerüstete Notfalleinrichtung überstellt werden.

Erstmaßnahmen. Druckentlastung des Magens durch eine Punktion, Kreislaufstabilisierung mittels Infusion.

Chirurgische Versorgung. Versuch des Legens einer Magensonde, ist dies nicht möglich, operative Dekompression und Derotation.

Nachsorge. Infektionsschutz mit Antibiotika, intravenöser Dauertropf (24 h), Ulkusprophylaxe (z. B. Cimetidin), Monitoring, nach zweitägiger Nahrungskarenz langsamer Nahrungsaufbau zunächst mit Schonkost.

■ Einzelhomöopathika

Ornithogallum, Colocynthis

■ Bach-Blüten

Rescue Remedy

■ Akupunktur

Ma 36, Ma 44, Pe 6, KG 12, Bl 17, Bl 20, Bl 21.

■ 4.3.5 Erkrankungen des Dünndarmes

■ 4.3.5.1 Akute und chronische Enteritis

> ⎵ **Entzündung der Darmwand des gesamten Dünndarmes oder einzelner Abschnitte davon, oft verbunden mit Magenschleimhaut- oder Dickdarmentzündung (Gastroenteritis, Enterokolitis).**

Ursachen

In den meisten Fällen wird die Enteritis durch Bakterien oder Viren hervorgerufen:
- **Viren:** Adenoviren, Coxsackieviren, Parvoviren, Koronaviren, Rotaviren, Herpesviren, FeLV
- **Bakterien:** E. coli, Salmonellen, Campylobacter, Shigellen, Clostridien, Staphylokokken, Pseudomonas, Yersinien, Klebsiellen, Kokzidien
- **Pilze:** Candida-Arten, Aspergillen, Histoplasmen
- **Protozoen:** Cryptosporidien, Toxoplasmen, Giardien
- **Parasiten:** Askariden, *Toxocara spp.*, Ancylostoma, Trichurien, *Coccidia spp.*
- **Dysbakterie:** Gehäuftes Auftreten von Bakterien im Dünndarm, die dort physiologisch nicht oder nur in kleinen Mengen vorkommen (bacterial overgrowth).

4

Gastrointestinaltrakt und Verdauung

107

- **allergisch:** Futtermittel, individuelle Futterunverträglichkeiten sind unabhängig von einer Allergie möglich.
- **toxisch:** Enterotoxine, Chemikalien, Gifte (Thallium), Medikamente
- **weitere Ursachen:** psychisch

Klinik

Wässriger Durchfall, der oft mit Erbrechen einhergeht, eingezogenes gespanntes Abdomen, Wasser- und Elektrolytverlust.

- **weitere Hinweise auf Funktionsstörungen des Dünndarmes:** ungewöhnliche Konsistenz oder Beimengungen der Fäzes, Körpermasseverluste, Ödeme, aufgekrümmter Rücken und spontane Schmerzäußerungen, Koliken, Hyperphagie, Dermatosen, abdominelle Umfangsvermehrungen
- **chronische Enteritis:** über Wochen anhaltende rezidivierende Durchfälle, Maldigestions- und Malabsorptionssyndrom

Therapie

Siehe auch Kap. 4.3.1.7, bei Dehydratation Flüssigkeits- und Elektrolytverluste ersetzen, ein- bis zweitägige Nahrungskarenz mit anschließendem schonendem Nahrungsaufbau, Probiotika (Naturjoghurt mit Lactobazillen, Darmsymbionten wie in Mutaflor®, Paidoflor® und Colibiogen®), Salzbeimengung zum Trinkwasser, Mineralstoffe (Neukönigsförder Mineralstofftabletten®), Verminderung der Keimdichte im Darm durch Lactulose.

- **Protozoen:** Metronidazol, Furazolidon, Nitrofurantoin, Sulfadimethoxin
- **Wurmbefall:** Fenbendazol, Mebendazol, Piperazin, Pyrantelpamoat
- **Bakterien:** symptomatisch, evtl. Antibiotika

Einzelhomöopathika

Aloe, Arsenicum album, Colchicum, Lycopodium, Mercurius solubilis, Phosphorus, Podophyllum, Pulsatilla, Nux vomica, Mercurius sublimatus corrosivus, Aethiops antimonialis, Carbo vegetabilis, Veratrum album, Colocynthis, Pyrogenium, China, Weihrauch

Komplexmittel

Heel. Vomitusheel, Traumeel, Diarrheel

Horvi. Horvitrigon, Latromactan Reintoxin, zusammen mit Acidophilus Jura/Firma Jura

Kleine und Steube. Magen-Darm-Entoxin, Spasmo-Entoxin

Cefak. Cefadiarrhon-Tropfen

Ardeypharm. Yomogi

ISO, Sanum, Dr. Schaette siehe Kap. 4.3.1.7.

Phytotherapie

Eibischwurzel, Rotulme, Sonnenhut, Kanadische Gelbwurzel, Pfefferminze, Rosmarin, Melisse, Nelkenpfeffer, Oregano, Tormentillwurzel, Heublumensäckchen

Dr. Falk Pharma: Flohsamen (Mucofalk®) zur Giftstoffbindung und Normalisierung der Darmtätigkeit.

Zilly: Olibanum-Weihrauch-Kapseln

Akupunktur

allgemein: Ma 25, Ma 36, KG 12, Pe 6, Bl 21.
chronische Enteritis: LE 9, MP 9, B 25, KG 12 (s. a. Kap. 4.3.1.7 u. Kap. 4.3.3.1).

 Kardinalpunkt Dü 3.

 Coli-Enteritis: B 46 – 1, B 46 – 2, B 46 – 3.

4.3.5.2 Darmverschluss (Ileus)

Unterbrechung der Darmpassage durch Verlegung oder Verengung (**mechanischer Ileus**) des Darmlumens oder infolge Lähmung der Darmperistaltik (**paralytischer Ileus**, Syn.: funktioneller oder spastischer Ileus). Nach der Lokalisation des Passagehindernisses wird unterschieden in Duodenal-, Dünndarm- oder Dickdarmileus. Ein inkompletter Verschluss der normalen Darmpassage wird als **Subileus** bezeichnet.

Ursachen

Mechanischer Ileus. Verlegung des Darmlumens durch Fremdkörper (verschluckte Kleidungsstücke, Spielzeug, Münzen, etc.), Parasiten (Spulwürmer), Tumoren, Strangulation durch Narbenzug, Einklemmungen des Darmes in Bruchpforten, Darmverschlingungen (Volvulus), Einstülpungen (Invagination, Intussusception).

- **Strangulationsileus:** Mechanischer Ileus mit Störung der Darmdurchblutung durch Strangulation der Mesenterialgefäße.

Paralytischer Ileus. Darmlähmung als Folge einer Peritonitis (Bauchfellentzündung); reflektorisch als Begleiterscheinung einer akuten Pankreatitis mit Nekrose, einer schweren traumatischen Einwirkung auf das Abdomen (auch Operationen) oder einer Lähmung der Peristaltik infolge von Spasmen bei Schwermetallvergiftungen oder als Folge schwerer Darmentzündungen (hypokaliämische Obstipation).

Klinik

Ein Darmverschluss kann akut oder chronisch entstehen, er kann sich spontan lösen oder bei kompletter Obstruktion und/oder Strangulation der Mesenterialgefäße perakut verlaufen und sehr schnell zum Tode führen. Die wichtigsten Symptome sind Erbrechen, Abdominalschmerzen, sich verstärkender Meteorismus, Stuhl- und Windverhaltung sowie Abwehrspannung (brettharte Bauchdecke). Im weiteren Verlauf kommt es zur Exsikkose, evtl. Koterbrechen, Schock und Kreislaufversagen.

Auskultation. Die verstärkte Kontraktionstätigkeit des Darmes vor der Passagebehinderung verursacht beim mechanischen Ileus metallisch klingende Darmgeräusche, bei inkompletter Stenose auch Pressstrahlgeräusche. Beim paralytischen Ileus fehlen die Darmgeräusche oft ganz (Totenstille).

Leitsymptome. Abwehrspannung, Stuhl- und Windverhaltung, Koterbrechen, aufgehobene oder metallisch klingende Darmgeräusche

Therapie

Der Verdacht auf Ileus ist ein Notfall. Die Überstellung des Patienten an einen chirurgisch versierten Tierarzt ist obligat.

Bei kreislaufinstabilen, dehydrierten Patienten intravenöser Zugang, Infusionstherapie, absolute Nahrungskarenz und Magensonde.

Mechanischer Ileus.
- **Konservative Therapie:** Antiemetika bei anhaltendem Erbrechen, Spasmolytika in der Hoffnung auf Spontanabgang eines harmlosen Fremdkörpers (längstens über 36 Stunden, nur bei stabilen Tieren und nur unter Aufsicht eines erfahrenen Tierarztes).
- **Chirurgische Therapie:** Laparotomie und Entfernung oder Umgehung evtl. behindernder Fremdkörper, Resektion bei Darmnekrosen.

Paralytischer Ileus. Behandlung der ermittelten Grundkrankheit, symptomatische Therapie mit Prokinetika (Cisaprid, Metoclopramid, evtl. Erythromycin).

4

Gastrointestinaltrakt und Verdauung

Die im Folgenden genannten naturheilkundlichen Heilmittel sind nur versuchsweise oder im Anfangsstadium bis zur Übernahme durch den Tierarzt einzusetzen.

■ Einzelhomöopathika

Colchicum, Colocynthis, Cina, Nux vomica, Opium

■ Komplexmittel

Heel. Galium Heel, Hepeel

■ Akupunktur

Ma 25, MP 15, Ma 36.

■ 4.3.5.3 Malassimilationssyndrom

> Störung der Ausnutzung zugeführter Nährstoffe aufgrund von Funktionsstörungen des Dünndarmes, entweder durch ungenügende Aufspaltung von Nahrung im Darm (**Maldigestion**) oder bei ungenügender Aufnahme der Nährstoffe durch die Darmwand (**Malabsorption**).

Ursachen

Bei exokriner Pankreasinsuffizienz kommt es infolge des Enzymmangels primär zur Maldigestion, sekundär auch zur Malabsorption. Auch bei Verschlussikterus und Lebererkrankungen mit Gallensäurenmangel findet sich eine Maldigestion. Entzündliche Darmveränderungen führen zur Malabsorption.

Klinik

Diarrhö mit voluminösen Fettstühlen, erhöhtes Stuhlgewicht und erhöhter Stuhlfettgehalt, Gewichtsverlust, Mangelerscheinungen, Polyphagie, übelriechende Flatulenz, evtl. Dehydratation und Polydipsie.

Leitsymptome. Diarrhö, Massenstühle, Abmagerung und Entwicklungsstörungen, Polyphagie

Therapie

Die Behandlung der Grunderkrankung steht im Vordergrund.
- **exokrine Pankreasinsuffizienz:** Diät und Fütterungsanpassung, Enzympräparate, evtl. H_2-Rezeptorenblocker (Cimetidin, Ranitidin), antibiotische Therapie bei Dysbakterie
- **Gallensäuremangel:** Reduktion des Fettanteiles im Futter
- **mangelnde Dünndarmsekretion:** Substitution von Proteasen
- **Glutenunverträglichkeit** (**Sprue**): glutenfreie Ernährung

■ 4.3.6 Erkrankungen des Dickdarmes

■ 4.3.6.1 Akute und chronische Colitis

> Akute oder chronische Entzündung der Dickdarmschleimhaut, oberflächlich oder unter Beteiligung auch tieferer Wandschichten.

Ursachen

Siehe auch unter akute und chronische Enteritis (Kap. 4.3.4.1), zusätzlich primäre Dünndarmerkrankungen (Dickdarm partizipiert an Funktionsstörungen des Dünndarmes), Colon irritabile (funktionelle Dickdarmstörung unbekannter Genese, diskutiert werden Stress und Allergien als Auslöser).

Histiozytäre bzw. granulomatöse, idiopathisch-ulzerative Colitis.

Die **Tyzzersche Krankheit** beim Kaninchen ist eine Blinddarmentzündung. Zehn Tage nach Ansteckung mit dem Erreger *Bacillus piliformis* kommt es zu blutigem Durchfall.

Klinik

Wechselnder Durchfall, breiig-schleimiger Kot (evtl. mit Blutbeimengungen), krampfartige Darmschmerzen, Stuhldrang (Tenesmus ani), Juckreiz. In schweren Fällen auch Flüssigkeitsverluste, gelegentlich Erbrechen (pathophysiologische Zusammenhänge ungeklärt).

Leitsymptome. Durchfall wechselnder Intensität, typische schleimige Dickdarmstühle

Therapie

Kurze Nahrungskarenz gefolgt von einer Fütterungsumstellung (Nassfutter mit hohem Ballaststoffanteil), evtl. antibiotische Behandlung, evtl. Wurmkur. Bei spezifischen chronischen Kolitiden antiinflammatorische Therapie (Sulfasalazin, Glukokortikoide).

Komplexmittel

Heel. Galium Heel, Hepeel

Falk. Mucofalk

Presselin. Blähungs-Tbl.

Phytotherapie

Quendel-Umschläge, Kümmel, Fenchel, Anis

Dr. Schaette: Coffea praeparata, Colosan

Akupunktur

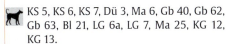 KS 5, KS 6, KS 7, Dü 3, Ma 6, Gb 40, Gb 62, Gb 63, Bl 21, LG 6a, LG 7, Ma 25, KG 12, KG 13.

Bl 46, LG 26, Di 20, KS 6, KG 12.

Ma 25, Ma 36, MP 4, Bl 25.

4.3.6.2 Anschoppungskolik

> Obstipatio coli, schmerzhafte Tenesmen infolge Koprostase (Kotstau) im Dickdarm.

Ursachen

Extrem rohfaserarme oder zu grobe und zellulosereiche Futtermittel, raumfordernde Prozesse (Prostatahypertrophie, andere Tumoren), Beckenfrakturen, Hernien, Rektumdivertikel.

Klinik

Der Darminhalt, der sich staut und antrocknet, führt zur Anschoppungskolik mit reduzierter oder sistierender Peristaltik. Die Ausdehnung des Darmes kann mit abdominaler Umfangsvermehrung einhergehen. Es kommt zu partiellem oder kompletten Darmverschluss mit fehlendem Kotabsatz. Weitere Symptome: Erbrechen, Apathie, Anorexie.

Unruhe, Schlagen und Stoßen nach dem Bauch, manche Tiere sind auffallend ruhig, stehen breitbeinig da (Sägebockstellung).

Leitsymptome. Stuhlverhaltung, aufgetriebener Bauch, bei Pferden Sägebockstellung

Therapie

Einlauf mit physiologischer Kochsalzlösung und vorsichtige Erweichung und Entfernung des harten Kotes, Mikroklist, milde Abführmittel und Spasmolytika.

Reiben von Bauch und Flanken, Führen im Schritt, warm eindecken.

Prophylaxe. Regulierung der Ernährung (keine Knochen, reines Fleisch oder Innereien), weiches Futter, Ballaststoffzugabe, auf ausreichende Flüssigkeitszufuhr achten, langhaarige Tiere regelmäßig kämmen.

Einzelhomöopathika

Plumbum aceticum, Nux vomica, Graphites, Alumen, Chamomilla, Chelidonium, Colocynthis, Asa foetida

Komplexmittel

Heel. Spascupreel

Akupunktur

Ma 36, Bl 20, Bl 21, Bl 25, Ma 2, LG 1, KG 12.

4.3.7 Erkrankungen der Analregion

4.3.7.1 Analbeutelentzündung

> Entzündung der Analbeutelschleimhaut mit Retention und Eindickung des Sekretes.

Ursachen

Schmier- und Scheuerinfektionen, eingetrocknetes Sekret und Kot, bakterielle Besiedelungen. Betroffen sein können Hunde (häufig) und Katzen (selten), kleine Hunde und übergewichtige Katzen sind prädisponiert.

Klinik

Analer Juckreiz, Tenesmen, Schlittenfahren (auf Anus auf dem Boden rutschen), Leckdermatitis, schmerzhafte Pusteln und Abszesse, evtl. Ulzerationen und siebartige Fistelungen der Afterumgebung.

Leitsymptome. Pruritus ani, Schlittenfahren, Ausführungsgänge sichtbar durch pastöse Sekretmassen verstopft

Therapie

Analregion gut pflegen, Umschläge mit Luvos Heilerde
- **bei Analdrüsenentzündungen:** Analbeutel mit leichtem Druck manuell entleeren, Abszesse spalten und drainieren, bei wiederholten Rezidiven chirurgische Exzision.

Einzelhomöopathika

Kieselsäuretabletten (Cosmochema®), Belladonna, Mercurius solubilis, Silicea, Hepar sulfuris, Myristica sebifera

Komplexmittel

Horvi. Horvitrigon

Sanum. Vetokehl Not D5, Vetokehl Muc D5, Nigersan D3, Pefrakehl D3, Mucokehl D3, Vetokehl Not D5, Fortakehl D5, Vetokehl Sub D4

Phytotherapie

Kamille, Calendula, Zinnkraut, Eichenrinde

Akupunktur

LG 1, Bl 57, LG 20, Bl 32.

4.3.7.2 Rektumprolaps und Perinealhernien mit Proktitis

> **Rektumprolaps:** Vorfall der rektalen Schleimhaut (partieller Rektumprolaps) oder mehrerer Rektumschichten (kompletter Rektumvorfall).
> **Proktitis:** Entzündung des Rektums und seiner Umgebung.
> **Perinealhernien:** Ein- oder beidseitiger Eingeweidebruch in der Dammgegend, vorwiegend bei Rüden.

Ursachen

Übermäßiges Pressen bei Koprostase, langanhaltende Durchfallerkrankungen, schwere Geburten, operative Eingriffe in der Anorektalregion. Bei Rüden führt starkes Pressen (z. B. bei Prostatahypertrophie) eher zum Dammbruch.

Klinik

Pruritus ani (analer Juckreiz), Durchfall und/oder Verstopfung, Abgang größerer Mengen von Gasen und Schleim (evtl. mit Blutbeimengungen), Schlittenfahren.

- **Rektumprolaps:** Nach außen gewendeter Darm, der als rotes, feuchtes und schlauchartiges Gebilde leicht zu erkennen ist.
- **Perinealhernie:** Bei Hernien weiche, schmerzlose Vorwölbungen in der Dammgegend, hierbei können Blasenkrämpfe und Harnverhalten bis zur Urämie (Harnvergiftung) auftreten.

Therapie

- **Rektumprolaps:** Region kühlen, Versuch der manuellen Reposition, in der Regel wird eine operative Fixierung nötig sein.
- **Perinealhernie:** Reposition des Bruchsacks und chirurgischer Verschluss der Bruchpforte, evtl. mit anschließender deckender Muskelplastik.

Akupunktur

versuchsweise: MP 6, Bl 25, Bl 20, Ma 36, KG 1, KG 6, KG 13.

4.3.8 Erkrankungen der Bauchspeicheldrüse

4.3.8.1 Pankreatitis

> **Bauchspeicheldrüsenentzündung mit akutem oder chronischem Verlauf.**

Ursachen

Akute Pankreatitis. Adipositas in Kombination mit Bewegungsmangel und fettreicher Ernährung, Hyperlipidämie, Obstruktionen der Pankreasausführungsgänge mit Sekretrückstau, Reflux von Dünndarminhalt ins Pankreas, Ganghyperplasien, bakterielle oder virale Infektionen (meist sekundär bei schweren Enteritiden), Hyperkalzämie, posttraumatisch, Insektizide (Cholinesterasehemmer), selten idiopathisch.
- **Medikamente:** langfristige hochdosierte Glukokortikoidgabe, Immunsuppressiva, Diuretika, Antibiotika

Chronische Pankreatitis. Eine chronische Pankreatitis kann als Residualzustand der akuten verbleiben. Unterschieden wird die chronisch-rezidivierende Form mit schubweisem Verlauf und die indurative Pankreatitis mit zirrhotischem Umbau des Gewebes, Kalkeinlagerungen und endo- sowie exokriner Insuffizienz.

Klinik

Akute Pankreatitis. Bauchspeicheldrüsenentzündungen kommen bei Katzen, Kühen und Pferden eher selten vor, Hunde sind häufiger betroffen. Die Symptomatik ist sehr variabel, je nach Schweregrad kommt es zu leichten (**ödematöse Pankreatitis**) oder schweren lebensbedrohlichen Symptomen (**hämorrhagische Pankreatitis**).

4

Gastrointestinaltrakt und Verdauung

Schmerzen bei der Untersuchung des Abdomens sind nicht immer vorhanden. Es treten weiter auf: Erbrechen, evtl. Diarrhö, Apathie, Fieber, Polydipsie, Abwehrspannung, Oligurie, Meteorismus und paralytischer Subileus, Kreislaufschwäche; bei schwerem Verlauf: Tachykardie, Zyanose, Ikterus, Schock (Sepsis, akutes Kreislaufversagen) und Exitus.

Chronische Pankreatitis. Rezidivierendes Auftreten der Symptome einer akuten Pankreatitis, dazu Polyphagie, Koprophagie, übelriechende Flatulenzen, Gewichtsabnahme, das Tier kümmert.

Leitsymptome. Plötzliches Erbrechen, Apathie, Tachykardie, Zyanose, Ikterus, Meteorismus, Verbrauchskoagulopathie

Therapie

Akute Pankreatitis. Vollständige Nahrungskarenz über mindestens 48 Stunden, danach fettarme Kost mit leichtverdaulichen Kohlenhydraten aufgeteilt auf mehrere kleine Mahlzeiten am Tag, parenterale Flüssigkeits- und Elektrolytzufuhr, Analgesie, keine Belastungen und Stress.
- **Erweiterte Therapiemaßnahmen:** Antibiotikatherapie, Azidoseausgleich, Schockprophylaxe, chirurgische Therapie bei Abszessen, Gallengangobstruktion und anderen lokalen Prozessen.

Chronische Pankreatitis. Bei leichteren Schüben Nahrungskarenz, bei schweren Verläufen Therapie wie bei der akuten Form. Zur Prophylaxe evtl. Pankreasenzyme, fettarme Diät und Eliminierung unverträglicher Futtermittel.

Einzelhomöopathika

Chionanthus virginica, Senecio, Acidum phos., Insulinum suis, Atropinum, Phosphorus, Iris versicolor

Komplexmittel

Heel. Coenzyme comp., Ubichinon comp., Leptandra comp., Momordica comp., Diarrheel, Spascupreel, Duodenoheel

Sanum. Vetokehl Nig D5, Citrokehl, Fortakehl D5, Pefrakehl D5

Wala. Cichorium/Pancreas

Pascoe. Pascopankreat

Phytotherapie

Wegwarte, Topinambur

Edelsteintherapie

Topas

Akupunktur

Ni 2, KG 12, Bl 23, Ma 36, MP 6, KG 4, Bl 20, Pe 6.

4.3.8.2 Chronische exokrine Pankreasinsuffizienz

Verdauungsinsuffizienz als Folge einer Reduktion der exokrinen Pankreassekretion nach Atrophie oder Zerstörung der azinären Pankreaszellen.

Ursachen

Primär als Folge einer Pankreatitis oder hereditär, sekundäre Form durch ungenügende Bereitstellung von Sekretin und Cholezystokinin, erniedrigte pH-Werte im Dünndarm oder unkoordinierte Sekretion der Pankreasenzyme, Pankreaskarzinom.

Beim Hund idiopathisch als juvenile Pankreasatrophie großwüchsiger Rassen (Deutscher Schäferhund, Dobermann), beim Deutschen Schäferhund erblich. Auftreten im 2.–6. Lebensjahr.

Bei älteren Katzen durch chronische Pankreatitis.

Klinik

Maldigestion, Polyphagie, Massenstühle, Steatorrhoe, Gewichtsverlust bis Kachexie, häufige übelriechende Flatulenzen, grau-ockerfarbener Salbenkot, stumpfes Fell, bei angeborenen Formen Entwicklungsstörungen.

Leitsymptome. Rezidivierender oder chronischer voluminöser Durchfall, Fettstühle, Gewichtsverlust, Heißhunger, Flatulenz

Therapie

Lebenslängliche fettarme Diät, Pankreasenzymsubstitution, Behandlung der Dysbakterie.

▪ Einzelhomöopathika

Iris versicolor, Saccharum, Chionanthus virginica, Senecio, Acidum phos., Insulinum suis, Atropinum, Phosphorus

▪ Komplexmittel

Meta. Metaharonga

Repha. Unexym mono

Kern. Meridiankomplex 3

Wala. Cichorium/Pankreas

Sanum. Zincokehl

Pascoe. Pascopankreat

▪ Bach-Blüten

Honeysuckle, Chicory

▪ Phytotherapie

Guarkernmehl, Wegwarte, Topinambur, Süßkartoffel, Bohnenschalen

4.3.8.3 Pankreastumoren

Hyperplasien, Adenome oder Adenokarzinome des Ductus pancreaticus bzw. des Drüsengewebes. Liegt der Ursprung des tumorösen Wachstums im endokrinen Gewebe, ist er verbunden mit einer Hypersekretion der dort gebildeten Hormone.

Ursachen

Primär selten, sekundär im Rahmen anderer Malignomerkrankungen.

Klinik

Die Symptome sind je nach Tumorart, -lokalisation und Komplikationen sehr unterschiedlich: Erbrechen, Anorexie, Dehydratation, Kachexie, Fieber, Aszites, evtl. Ikterus, Palpationsschmerz und Ileus.
- **Pankreasadenokarzinom:** frühzeitige Metastasierung in regionale Lymphknoten, Magen, Duodenum und Leber.
- **Zollinger-Ellison-Syndrom:** Bei diesem Gastrin-sezernierenden Pankreasadenom kommt es zu einer Hyperazidität des Magens mit der Folge von Magen- und Duodenalulzera.

Leitsymptome. Erbrechen, Abmagerung, Aszites, Fieber, evtl. Ikterus und Ileus

Therapie

Adenokarzinome der Bauchspeicheldrüse haben durch rasche Metastasierung und ihre Diagnose fast immer im fortgeschrittenen Stadium eine schlechte Prognose (s. a. Anhang 1).

4

Gastrointestinaltrakt und Verdauung

■ **Zollinger-Ellison-Syndrom:** H_2-Rezeptorenblocker (Ranitidin), Protonenpumpenhemmer (Omeprazol), Sucralfat, Tumorexzision

▰ Einzelhomöopathika

Haronga, Mandragora, Natrium carbonicum, Nux vomica, Phosphorus, Sulfur, Flor de piedra

■ 4.4 Wissensüberprüfung

1 Welche Aussage trifft zu?
Die Speichelsekretion:

A kann durch Sympathikusaktivität auf Maximalwerte gesteigert werden.
B wird durch Atropin gefördert.
C unterliegt einer lokal-chemischen Kontrolle, die ohne Mitwirkung nervaler Zentren funktioniert.
D unterliegt psychischen Einflüssen.
E Keine der Aussagen trifft zu.

2 Der Schluckakt:

A wird in der Medulla oblongata koordiniert.
B führt in der ersten Phase zur Hebung des Gaumensegels.
C führt den Bolus an den Atemwegen vorbei.
D wird durch Impulse des N. hypoglossus eingeleitet.
E Keine der Aussagen trifft zu.

3 Welche Aussagen über den Schluckreflex sind richtig?

A Der obere Ösophagussphinkter erschlafft reflektorisch nach Einleitung des Schluckaktes.
B Der untere Ösophagussphinkter erschlafft gleichzeitig mit dem oberen.
C Die Ösophagusperistaltik ist von der Vagusfunktion abhängig.
D Der Schluckreflex ist nach Auslösung willkürlich nicht mehr zu unterdrücken.

4 Welche der folgenden Substanzen stimuliert nicht die Salzsäureproduktion des Magens?

A Acetylcholin
B Sekretin
C Gastrin
D Histamin

5 Die Gastrinbildung im Magen:

A wird durch Magendehnung gehemmt.
B wird durch Vagusaktivität gehemmt.
C wird durch starke Ansäuerung des Mageninhaltes gefördert.
D wird durch Eiweißabbauprodukte gefördert.

6 Cholezystokinin-Pankreozymin:

A wird in der Duodenalschleimhaut gebildet.
B bewirkt eine Kontraktion der Gallenblase.
C regt die Ausschüttung enzymarmen, bikarbonatreichen Pankreassaftes an.
D überführt Trypsinogen zu Trypsin.

7 Das terminale Ileum ist der ausschließliche Resorptionsort für:

A Kobalamin
B Fette
C Eiweiß
D Eisen
E Folsäure

8 Welche der folgenden Nährstoffe benötigen vor allem Katzen, u. U. auch als Nahrungsergänzungsmittel, um gesund zu bleiben?

A Calcium
B Ascorbinsäure
C Arachidonsäure
D Natriumchlorid
E Taurin

9 Welche der genannten Ursachen kommen als Auslöser für eine Pankreatitis in Frage?

A Autoimmunerkrankungen
B duodenaler Reflux
C iatrogene Auslöser
D Obstruktionen im Gallen- und Pankreasgangsystem
E Protozoenerkrankungen

10 Wie behandelt man eine Analbeutelentzündung am sinnvollsten?

A Glukokortikoide
B Heilerdeauflagen
C digitale Kompression zur Entleerung der Analbeutel
D Antibiotika
E Analgetika

11 Zu den Komplikationen einer akuten Enteritis zählen nicht:

A Dermatosen
B Hämatemesis
C Ödeme
D Maldigestionssyndrome
E Perforation

12 Pruritus ani kann ein Hinweis auf folgende Erkrankungen sein:

A Parasiten
B Rektumprolaps
C Anschoppungskolik
D Analbeutelentzündung
E chronische Colitis

13 Zu den auslösenden Faktoren einer Gastritis zählen:

A Pilzerkrankungen
B Morbus Cushing
C Gerinnungsstörungen
D Glukokortikoidgaben über einen längeren Zeitraum
E psychische Belastungen

14 Zur Behandlung einer Gastritis eignen sich:

A Antazida
B Thrombozytenaggregationshemmer
C Analgetika
D eine eiweißreiche Diät.
E die Gabe von Eisstückchen oder Wasser in der akuten Situation.

15 Ordnen Sie den Tiergruppen aus Liste 1 die jeweiligen wahrscheinlichsten Ursachen für Entzündungen im Bereich der Zunge, der Maulhöhlenschleimhaut und des Zahnfleisches aus Liste 2 zu:

■ Liste 1
1. Hunde
2. Katzen
3. Rinder
4. Vögel

■ Liste 2
A Soor
B Trichomonaden
C Aktinomykose
D Herpesviren

16 Welche der genannten Aussagen zum Erbrechen sind richtig?

A Erbrechen ist eine rückläufige Entleerung des Duodenalinhaltes.
B Bei der Achalasie kommt es zu heftigen Kontraktionen im Bereich des oberen Gastrointestinaltrakts.
C Beim Vomitus wird keine Bauchpresse eingesetzt, der Vorgang ähnelt dem Wiederkauakt der Ruminaten.
D Beim Erbrechen tritt eine Antiperistaltik auf.
E Die Regurgitation ist mit starker Übelkeit und Hypersalivation verbunden.

4

Gastrointestinaltrakt und Verdauung

4

Gastrointestinaltrakt und Verdauung

17 Welche der genannten Aussagen sind richtig? Die Polyphagie:

A tritt bei der Hyperthyreose als Symptom des gesteigerten Stoffwechsels auf.

B findet man bei Schlangen während der Häutung.

C kann infolge der Zuckerverarmung des Zellstoffwechsels ein Symptom des Diabetes mellitus sein.

D äußert sich in der Aufnahme von Wandfarbe, Mörtel, Erde, Kot, etc.

E tritt bei konsumierendem Parasitenbefall auf.

18 Welche der genannten Substanzen fehlt in den gastrointestinalen Sekreten des Geflügels?

A Amylase

B Lipase

C Gallensäure

D Lactase

E Salzsäure

19 Welche der genannten Aussagen zum Verdauungstrakt des Hundes treffen nicht zu?

A Hunde haben größere Speicheldrüsen als Pflanzenfresser.

B Der Magen ist einhöhlig.

C Dünndarm und Dickdarm sind verhältnismäßig lang.

D Die Hundeleber gehört zum stark gelappten Typ.

E Das Kolon ist spiralförmig gewunden.

20 Gastrin erfüllt folgende Funktionen:

A Es stimuliert die Salzsäure-Produktion der Belegzellen.

B Es aktiviert die Pankreasbikarbonatausschüttung.

C Es aktiviert die Cholezystokininausschüttung.

D Es stimuliert die Produktion von Pepsinogen.

E Es sorgt für die rhythmische Öffnung des Pylorus.

21 Zu den Funktionen des Speichels gehören:

A Bakterienabtötung

B Säuberung der Geschmacksknospen

C aktive Sezernierung von Mineralien

D Einleitung der Kohlenhydratverdauung

E Lösung von Geschmacksstoffen

5 Leber, Gallenwege und Bauchfell

Die Leber (Hepar)

Aufbau der Leber. Die Leber ist zu einem geringen Teil unter dem Zwerchfell angewachsen, zu einem größeren Teil von Bauchfell überzogen und ist umgeben von einer straffen Bindegewebskapsel. Die kleinste „Baueinheit" der Leber ist das **Leberläppchen**, in deren Zentrum jeweils eine **Zentralvene** verläuft. Die Leberzellen, **Hepatozyten**, bilden in den Leberläppchen ein Balkenwerk aus 1–2 Zellen breiten Leberzellbälkchen, die die Gallenkapillaren einschließen.

Die **Pfortader** (V. portae) transportiert nährstoffreiches Blut aus den unpaaren Bauchorganen zur Leber und tritt gemeinsam mit der **Leberarterie** (A. hepatica propria), die das sauerstoffreiche Blut vom Herzen zur Leber führt, an der Unterseite der Leber, der **Leberpforte**, in das Innere der Leber ein. Galle und Schlackenstoffe werden über Gallenkapillaren und die **intrahepatischen Gallenwege** zur Gallenblase (Chole, Vesica fellea) transportiert und fließen von dort weiter über die großen **extrahepatischen** **Gallengänge** (Ductus choledochus) ins Duodenum.

Aufgaben der Leber. Die Leber erfüllt als zentrales Organ des Stoffwechsels zahlreiche Aufgaben, u. a. scheide sie Galle aus. Die Leber wird auch als die größte Drüse des Organismus bezeichnet.

- **Speicherorgan:** Die Leber speichert u. a. Blut, Vitamine, Spurenelemente, Fette und Glucose (in Form von Glykogen).
- **Syntheseleistungen:** Gluconeogenese, Synthese von Ketonkörpern aus Acetyl-CoA, Bildung von Cholesterol und Gallensäuren, Synthese von Bluteiweißen wie Albumin, Akute-Phase-Proteine, Gerinnungsfaktoren (Fibrinogen, Prothrombin), Plasmafaktoren für Hormonsysteme (Angiotensinogen für das Renin-Angiotensin-Aldosteron-System).
- **Entgiftungs- und Konjugationsfunktion:** für körperfremde Substanzen, wie z. B. Medikamente und Chemikalien, sowie körpereigene, wie z. B. indirektes Bilirubin und Ammoniak (Harnstoffzyklus).
- **Regulation des Hormonhaushaltes:** Syn-

119

these von Vorstufen der Steroidhormone und deren Abbau.

- **Produktion und Sekretion der Gallenflüssigkeit:** Die Gallenflüssigkeit wird in den Hepatozyten gebildet. Bestandteile der Galle sind die Gallenfarbstoffe als Abbauprodukte des Hämoglobins (Bilirubin, Biliverdin), Lipide (Cholesterol, Fettsäuren, Phosphatide, Neutralfette), Gallensäuren, Schwefelsäure- und Glucuronsäureverbindungen), Wasser, Muzine (Schleimverbindungen) Hormone und Elektrolyte.
- **weitere Aufgaben:** Beteiligung am Energie- und Wärmehaushalt, Blutbildung während der Fetalzeit, Abbau überalterter Erythrozyten (retikuloendotheliales System).

Die extrahepatischen Gallenwege

An der Leberpforte verlässt je ein Gallengang für den rechten und linken Leberlappen die Leber, diese vereinigen sich zum **Ductus hepaticus communis,** von dem der **Ductus cysticus** (Gallenblasengang) in die Gallenblase abzweigt. Die Galle kann so in der Gallenblase gespeichert werden oder direkt ins Duodenum abfließen. Den gemeinsamen Gallengang distal der Abzweigung zur Gallenblase nennt man **Ductus choledochus,** er mündet, z.T. gemeinsam mit dem Ductus pancreaticus, auf der **Papilla duodeni major** ins Duodenum.

Das Bauchfell (Peritoneum)

Das Peritoneum ist eine seröse Haut und kleidet die Bauchhöhle aus. Das **Peritoneum viscerale** überzieht die Eingeweide, das **Peritoneum parietale** die innere Seite der Bauchwand. Zwischen diesen beiden Blättern des Peritoneums befindet sich die **Cavitas peritonealis,** ein seröser Spaltraum, in welchem ein Sekret, die **Peritonealflüssigkeit,** die Reibung zwischen parietaler und viszeraler Haut herabsetzt und so die Bewegung der inneren Organe erleichtert. Die Gesamtmenge der Peritonealflüssigkeit ist gering, bei Ent-

zündungen oder Änderung der Druckverhältnisse kann die Flüssigkeitsmenge beträchtlich zunehmen und man spricht von einem Erguss.

Die inneren Organe haben charakteritsische Peritonealbeziehungen. **Intraperitoneal** liegen Magen, Teile des Dünn- und Dickdarms, die Ovarien. **Retroperitoneal** liegen u. a. das Duodenum, Teile des Dickdarms, die Nieren, die Bauchaorta und die Vena cava. Keine Beziehung zum Bauchfell haben der Uterus und das Rektum. Beim männlichen Tier ist die Peritonealhöhle völlig abgeschlossen, beim weiblichen Tier besteht eine Öffnung im Bereich des Durchtrittes der beiden Eileiter.

5.1 Tierartliche Besonderheiten

Die Leber ist bei Hunden stark gelappt. Die Gallenblase berührt beim ausgewachsenen Hund das Zwerchfell. Die Gallengänge der Leberlappen fließen einzeln in den Ductus cysticus, es fehlen der Ductus hepaticus dexter, sinister und communis. Ab der Vereinigung des Ductus hepaticus communis oder des letzten Lappenganges mit dem Ductus cysticus spricht man vom Ductus choledochus.

Die Leber des Schweins enthält mehr Bindegewebe als die des Rindes. Die Gallengänge des linken Leberlappens münden einzeln in den Ductus hepaticus communis.

Pferde haben keine Gallenblase, was durch weite Gallengänge kompensiert wird.

Die Leber liegt beim erwachsenen Rind fast völlig der rechten Bauchhälfte an und wird bedeckt von den Rippen.

Eine Gallenblase fehlt bei Taube, Perlhuhn und Wellensittich.

5.2 Untersuchung von Leber, Gallenwegen und Bauchfell

Beurteilung

- **Foetor ex ore:** Spezifischer Mundgeruch bei Erkrankungen von Niere, Leber, Darmfunktions- und Stoffwechselstörungen (Diabetes mellitus).

Palpation

- **Leber:** Die Leber ist in gesundem Zustand normalerweise nicht zu tasten, vergrößert (Hepatomegalie), und zu tasten, ist sie u. a. bei Leberverfettung und Virushepatitiden. Bei Leberzysten, -zirrhose und -tumoren kann man evtl. einen unregelmäßigen nicht glatten Leberrand ertasten.

Allgemeine Symptome

- **Gelbsucht (Ikterus):** Durch eine Einlagerung von Bilirubin bei Hyperbilirubinämie hervorgerufene Gelbfärbung der Skleren, der nicht pigmentierten Schleimhäute und der wenig behaarten Haut. Bilirubin ist ein Abbauprodukt des roten Blutfarbstoffs Hämoglobin. Bilirubin wird in die Leberzellen aufgenommen, umgewandelt von wasserunlöslichem, unkonjugiertem Bilirubin in wasserlösliches, konjugiertes Bilirubin und fließt über die Gallenkanälchen der Leber und den Ductus choledochus ins Duodenum.
  - *prähepatischer Ikterus*: Übermäßiger Anfall von unkonjugiertem Bilirubin, der von den Leberzellen nicht mehr ausreichend verarbeitet werden kann, z. B. im Rahmen einer Hämolyse (**hämolytischer Ikterus**).
  - *intrahepatischer Ikterus*: Als **hepatozellulärer Ikterus** bei Leberzellschädigung (Virushepatitis, akutes Leberversagen, Zirrhose); selten auch bei genetisch bedingten Enzymdefekten und Galletransportstörungen.
  - *posthepatischer Ikterus*: So genannter **Verschlussikterus** bei Obstruktion der extrahepatischen Gallengänge (Gallensteine, Tumoren).
- **Farbveränderungen von Stuhl und Urin:** Die Gallenfarbstoffe bedingen die charakteristische dunkle Farbe der Fäzes, bei Galleabfluss- oder -bildungsstörungen kommt es zu der typischen entfärbten grau-blassen Stuhlfarbe. Staut sich konjugiertes Bilirubin in der Leber an, tritt es ins Blut über und wird über die Niere statt über die Galle ausgeschieden, der Urin färbt sich dunkel.
- **Bauchwassersucht (Aszites):** Aszites ist eine Flüssigkeitsansammlung in der freien Bauchhöhle. Das Bauchfell sezerniert die so genannte Peritonealflüssigkeit, sie füllt den Spalt zwischen parietalem und viszeralem Peritoneum und erleichtert so die Bewegung der Bauchorgane in der Bauchhöhle. Das Volumen dieser Flüssigkeit ist normalerweise gering, jede vermehrte Ansammlung ist pathologisch.

5.3 Erkrankungen der Leber, der Gallenwege und des Bauchfells

5.3.1 Hepatopathien

Akute oder chronische Lebererkrankungen unterschiedlicher Genese mit primärer Beteiligung der Leber oder sekundärer Schädigung durch andere Organ- oder Stoffwechselfunktionsstörungen, die zur Leberzirrhose führen können.

Ursachen

- idiopathisch
- traumatisch: Bauchtraumen (auch iatrogen), Leberlappentorsion
- toxisch: Schwermetalle, Mykotoxine (Pilzgifte), Schädlingsbekämpfungsmittel, Teer, Phenole, Medikamente, Chloroform
- infektiös: bakteriell (Leptospiren, Staphylo- und Streptokokken, E. coli, Salmonellen, Nokardien, Clostridien, Listerien)

5

Leber, Gallenwege und Bauchfell

121

- viral: canines Adeno- und Herpesvirus, FIP
- parasitär: Toxoplasmose, Leberegel, Echinococcus, Askariden, Strongylus)
- metabolisch: Diabetes mellitus, Hyperthyreose, Pankreatitis, Enteritis, Durchblutungsstörungen, Allergien
- Fütterungsfehler: verdorbenes, schlecht fermentiertes Pflanzenfutter, verdorbenes Fleisch- oder Fischmehl, peroxidhaltige Futtermittel
- Übergreifende Entzündungen des Gallensystems auf das Leberparenchym

- Gallengangsentzündung durch Salmonellen.

- Entzündung von Gallenblase und -wegen durch Leberegel

- Kanarienvögel sind empfänglich für Leberverfettung und Hepatits.

Klinik

Zunächst Symptome der Grunderkrankung, dann Ikterus, Farbveränderungen von Stuhl und Urin, Schmerzen im Oberbauch, geblähter Bauch, helle schaumige Stühle, meist Bilirubinurie, Aszites, Atem übelriechend, galliges Erbrechen, Juckreiz, Apathie, Anorexie, Petechien. Bei generalisiertem Leberversagen hepatische Enzephalopathie.

Das Fehlen ikterischer Schleimhäute schließt beim Hund eine Lebererkrankung nicht aus (erhöhte Fähigkeit zur Exkretion von Bilirubin im Harn).

Leitsymptome. Ikterus, lehmfarbener Stuhl, bierbrauner Urin, Aszites, petechiale Hautblutungen

Therapie

- Behandlung der Grunderkrankung
- Dextrane, Bikarbonat, Heparin, Glukokortikoide, Carbo medicinalis
- feucht-warme Leberauflagen

- Diät mit wenig Eiweiß und viel Kohlenhydraten
- Vermeidung leberschädigender Faktoren einschließlich Medikamente
- Reduzierung des Fettanteils im Futter, besonders bei Gallenabflussstörungen

Einzelhomöopathika

Chelidonium, Lycopodium, Carduus marianus, Nux vomica, Aloe, Berberis, Phosphorus

Komplexmittel

Heel. Hepeel, Nux vomica Homaccord, Galium Heel, Coenzyme comp., Ubichinon comp., Lymphomyosot, Traumeel, Diarrheel

Horvi. Horvi C 33, Russelli Reintoxin, Nucleozym, Serpalgin, Horvi Cardox

ISO. Lebermittel, Iso Bicomplex Nr. 27

Sanum. Vetokehl Muc D5, Vetokehl Nig D5, Chelidonium D6

Phytotherapie

Löwenzahn, Schöllkraut, Mariendistel, Klette, Ampfer, Berberitze, Holunder, Pestwurz

Dr. Schaette: Biroca-Graviben, Biroca-Ketosan, Biroca Schweizer Kräuter Fit, Coffea präp.

Aromatherapie

Rosmarin, Karottensamen, Selleriesamen, marokkanische Rose, Salbei, Schafgarbe

Bach-Blüten

Crab Apple, Willow, Holly

Edelsteintherapie

Gelber Beryll, Onyx, Koralle

Akupunktur

Bl 18, Le 13, Bl 19, LG 9, Bl 20, Ma 36, Gb 34.

5.3.2 Leberlipidose

> Lipidansammlungen im Lebergewebe, insbesondere auch bei Hund und Katze auftretend.

Ursachen

Ursächlich in Frage kommen u.a. Hungerzustände, Gastroenteropathie, Pankreatitis, Diabetes mellitus, Hyperthyreose, Neoplasien, Anämien und Toxine.

 Bei der Katze auch idiopathisch.

Klinik

Die Tiere verweigern das Futter, bewegen sich kaum, leiden an Erbrechen, Durchfall oder Ikterus. Die Schleimhäute sind blass. Im weiteren Verlauf kann es zur Anämie, auch zur Hyperglykämie kommen. Im klinischen Labor imponieren erhöhte Lebertransaminasen und Triglyzeride sowie ein erhöhtes Cholesterin.

 Die Katze verliert rasch an Gewicht, es kommt zu ausgedehnten Hautfalten, im weiteren Verlauf kann es zur Enzephalopathie kommen.

Leitsymptome. Inappetenz, Bewegungslust, Abmagerung, Ikterus

Therapie

Flüssigkeits- und Elektrolytsubstitution, eine fettarme Diät mit Zusatz von Arginin, Taurin und Thiamin.
- *bei Hyperglykämie*: Insulin
- *bei Erbrechen*: ggf. Sondenernährung

Komplexmittel

Heel. Hepeel, Coenzyme comp., Ubichinon comp.

Ardeypharm. Laktulose-Sirup, Ardeyhepan, Ardeycholan

Phytotherapie

Schöllkraut, Artischocke, Mariendistel, Löwenzahn

5.3.3 Lebertumoren

> Benigne oder maligne Neoplasien, entweder primär von der Leber ausgehend oder sekundär als Metastasen anderer Primärtumoren. Infiltrationen von Gallenblasen- oder Gallengangstumoren.

Ursachen

Die Ursache bleibt meist unklar, ursächlich in Frage kommen kanzerogene Viren (FeLV), Umweltgifte, andere Kanzerogene wie Aflatoxine und Nitrosamine.

Klinik

Apathie, Inappetenz, Erbrechen, Polydipsie, Abmagerung, Bauchumfangsvermehrung, Aszites, Ikterus.

Therapie

Operative Entfernung (s.a. Anhang 1)

5.3.4 Cholangitis

> Entzündung der extra- und/oder intrahepatischen Gallengänge, bisweilen auch die Gallenblase erfassend mit möglichem Übergriff auf das Leberparenchym. Vorwiegend bei der Katze, seltener beim Hund.

Ursachen

Unbekannt, vermutet werden Infektionen mit E.-coli-Spezies, lymphatische und plasmazelluläre Infiltrationen bei Autoimmunprozessen (prädisponiert sind Perserkatzen), Gallengangszysten, papillomatöse Epithelwucherungen.

Klinik

Mögliche Symptome sind Fieber, Anorexie, Apathie, Erbrechen, Gewichtsverlust, Dehydratation, Ikterus und Palpationsschmerz. Bei chronischen Verläufen kommt es zur Hepatomegalie mit Ikterus, und Aszites. Es kann zum Leberversagen kommen.

Therapie

- Breitbandantibiotika
- Diät
- ggf. Sondenernährung

Leitsymptome. Apathie, Abmagerung, Ikterus, druckschmerzhaftes Abdomen

Einzelhomöopathika

Belladonna, Carduus marianus, Chelidonium, Fel tauri, Taraxacum, Berberis, Mandragora, Calculi biliarii, Conium, Ruta

Komplexmittel

Heel. Chelidonium Homaccord, Hepeel

Phytotherapie

Raute, Erdrauch, Schafgarbe

Akupunktur

Bl 19, Ma 36, Gb 34, Gb 6, Gb 13, Pe 6, LG 9, Gb 24, Di 20, KG 12.

5.3.5 Cholelithiasis

Konkrementablagerung in Gallenblase und/oder -gängen.

Ursachen

Gallenstau, Änderungen der Gallenzusammensetzung durch Fütterungsfehler.

Klinik

Eine Cholelithiasis bleibt asymptomatisch, so lange die Konkremente in der Gallenblase ruhen, erst bei Wanderung der Konkremente mit Gallenwegsverlegung kommt es zu deutlichen Beschwerden mit Apathie, Erbrechen, Durchfall (Salbenkot), Dehydratation, Ikterus und Palpationsschmerz des Vorderbauches.

Leitsymptome. Galliges Erbrechen, Salbenstühle, Ikterus, druckschmerzhafte Vorderbauchregion

Therapie

Kohlenhydratreiches, an tierischem Fett und Protein armes Futter beugt einer Cholelithiasis vor.

Eine Obstruktion der Gallenwege stellt einen Notfall dar und muss chirurgisch behoben werden.

Einzelhomöopathika

Versuchsweise, bis zur Übernahme durch den Tierarzt: Colocynthis

Komplexmittel

Heel. Spascupreel

5.3.6 Peritonitis

> Diffuse oder gedeckte Bauchfellentzün-
> dung mit Exsudation, möglicher Darm-
> lähmung und Gefahr des Exitus durch
> Schock.

Ursachen

Mögliche Ursachen sind Tumoren, Perforationen von Hohlorganen mit Austritt von
Flüssigkeiten, das Eindringen von Fremdkörpern in die freie Bauchhöhle, eine Pankreatitis, bei Hund und Katze selten auch die
Nokardiose; weitere Ursachen: Tuberkulose,
FIP, Karzinosen.

Die Ermittlung der Ursache ist häufig durch
eine Untersuchung der Peritonealflüssigkeit
möglich.

Klinik

Es kommt zu einer erhöhten Bauchdecken-
spannung mit Aszites und Fieber, das Allgemeinbefinden ist gestört. Im weiteren Verlauf
paralytischer Ileus, Muskelzittern, getrübtes
Sensorium. Bei einer gedeckten Peritonitis
kommt es im Bereich der Entzündung zu lokalen Schmerzen mit Inappetenz, Abmagerung und evtl. Verdauungsstörungen. Eine gedeckte Peritonitis kann durch Perforation zur
akuten generalisierten Peritonitis werden.

Leitsymptome. Aszites, Fieber, kostale Atmung, exspiratorisches Stöhnen, Stuhl- und
Windverhalten, Schock

Therapie

Die Behandlung besteht in einer Bauchhöh-
lendrainage mit intermittierender Lavage
kombiniert mit einer antibiotischen Therapie
sowie der symptomatischen Behandlung
begleitender Krankheitserscheinungen und
Komplikationen. Die Prognose ist bei einer
diffusen, generalisierten Peritonitis eher ungünstig.

> Eine Entzündung des Bauchfells ist ein
> lebensbedrohender Notfall, der nur von
> einem Tierarzt versorgt werden kann.
> Die naturheilkundliche Behandlung ist
> in diesem Fall nur als Begleittherapie
> anzusehen.

Einzelhomöopathika

Belladonna, Veratrum album, Pyrogenium,
Arsenicum album, Aconitum, Bryonia, Apis

Komplexmittel

Heel. Nux vomica Homaccord, Hepeel, Traumeel

Horvi. Horvitrigon, Ruselli Reintoxin, Elaps
Reintoxin

5.4 Wissensüberprüfung

1 Gallensäuren:
A werden nach Ausscheidung mit der Galle
  vom Darm über den enterohepatischen
  Kreislauf in die Leber rückresorbiert.
B werden durch die enthaltenen Gallen-
  farbstoffe aktiviert.
C bilden mit Fetten mizellare Aggregate,
  um die Fettresorption zu ermöglichen.

2 Die formale Pathogenese
einer Leberzirrhose wird bestimmt:
A vom Umfang der Leberzellnekrosen.
B von der Resorptionsleistung der Kupf-
  ferschen Sternzellen.
C von der Regenerationsfähigkeit des
  noch erhaltenen Parenchyms.
D vom Grad der portalen Hypertension.
E von der Masse der Bindegewebsneu-
  bildung.

Leber, Gallenwege und Bauchfell

3 Bei Lebererkrankungen sind die Symptome in der Regel wenig spezifisch und die betroffenen Tiere können lange Zeit symptomarm sein. Alarmierende Zeichen, die auf eine Hepatopathie hindeuten, sind:

A Polyphagie

B Petechien

C Ileus

D lehmfarbener Stuhl und dunkelbrauner Urin

E Massenstühle

4 Bei welchen der folgenden Symptome denken Sie an die Notfallsituation einer Peritonitis?

A Salbenkot

B Aszites

C getrübtes Sensorium

D paralytischer Ileus

E Ikterus

6 Niere und ableitende Harnwege

Harnableitende Organe

Die harnableitenden Wege sind Nierenbecken, Harnleiter, Harnblase und Harnröhre. Ihre Wand besteht vorwiegend aus einer Schleimhaut mit Übergangsepithel, einer Muskelhaut und einer äußeren Bindegewebsschicht.

Harnröhre

Die Harnröhre leitet den Urin von der Harnblase ins Freie. Sie ist umgeben vom Musculus urethralis, bei männlichen Säugetieren zirkulär, bei weiblichen entspringt der Muskel seitlich an der Vagina und bildet eine Schlinge um die Urethra, er wird vom N. pudendus innerviert und wirkt als Sphinkter, also der Miktion entgegen.

Harnröhre beim männlichen Tier: Beim männlichen Tier unterteilt man die Harnröhre in einen **Beckenteil** (Pars pelvina) und einen **Penisteil** (Pars penina). Der Beckenteil wird in drei Abschnitte unterteilt:

- **Pars praeprostatica:** Verlauf der Harnröhre zwischen Blasenmund (Ostium urethrae internum) und Prostata.

- **Pars prostatica:** Prostataabschnitt der Harnröhre, in diesem Abschnitt münden die beiden Samenleiter in die Harnröhre, ab dieser Einmündung wird die Urethra zur gemeinsamen **Harnsamenröhre**.

- **Pars postprostatica:** Nach Verlassen der Prostata verläuft die Harnröhre durch den Beckenboden, hier befindet sich auch der Sitz des willkürlichen Blasenschließmuskels (Musculus sphincter urethrae).

  - Vor dem Eintritt der Harnröhre in den Penis befindet sich eine Engstelle, der **Isthmus urethrae**. Der Penisteil der Harnröhre befindet sich im Inneren des Harnröhrenschwellkörpers (Corpus spongiosum penis) und endet mit der Harnröhrenöffnung an der Eichel.

Harnröhre beim weiblichen Tier. Die Harnröhre beim weiblichen Tier ist insgesamt kürzer als beim männlichen Tier. Sie mündet an der Grenze von Scheidenvorhof und Vagina in Freie (Ostium urethrae externum).

Die Geschlechtsunterschiede bei der Länge der Harnröhre haben medizinische Bedeu-

6

Niere und ableitende Harnwege

tung: Die kürze Harnröhre bei den weiblichen Tieren begünstigt aufsteigende Infektionen, eine Harninkontinenz kommt häufiger vor. Die längere Harnröhre männlicher Tiere erschwert die Katheterisierung und begünstigt Obstruktionen, z. B. durch Nierensteine.

Harnblase (Vesica urinaria)

Die Harnblase liegt extraperitoneal und gut geschützt im kleinen Becken, sie ist ein dehnbares Hohlorgan und dient als Sammelorgan für Harn. Ihre Funktion ist es, aus dem kontinuierlichen Harnabfluss der Niere eine diskontinuierliche Harnabgabe zu ermöglichen.

Die starke Muskelwand der Harnblase, auch **Detrusor** (M. detrusor vesicae) genannt, ist eine netzartige Bündelung dreier Muskelschichten, sie besteht aus glatter Muskulatur und ihre Kontraktion führt zu Harnentleerung. Der Entleerungsreiz untersteht dem Einfluss des vegetativen Nervensystems, wird aber auch willkürlich gesteuert.

Harnleiter (Ureter)

Die Harnleiter verbinden Nierenbecken und Blase und zeigen den dreischichtigen Aufbau aller Hohlorgane (Schleimhaut, Muskulatur, Bindegewebe).

Die Ureteren entspringen dem Nierenhilus und verlaufen zunächst unter dem Bauchfell, dann treten sie in die Beckenhöhle ein und münden in Nähe des Blasenhalses in die Blase. Mit ihrem Eintritt in die Harnblase verlaufen sie ein kurzes Stück innerhalb der Muskelschicht der Harnblasenwand, wodurch bei stärkerer Füllung der Harnblase ein Rückfluss des Harns zur Niere weitestgehend verhindert wird. Der Harntransport erfolgt durch peristaltische Bewegungen des Harnleiters.

Niere (Ren)

Lage und Aufbau

Lage. Die paarig angeordneten Nieren liegen retroperitoneal neben der Wirbelsäule in der Lendengegend, sie sind bei den meisten Säugetierarten bohnenförmig und werden im Nierenlager von Faszien und Fettpolstern gehalten und geschützt. Die Blutversorgung der Niere erfolgt über die Bauchaorta und die Nierenarterien, die Entsorgung erfolgt über Nierenvenen, die das Blut in die hintere Hohlvene (Vena caudalis) abgeben.

Feinbau der Niere. Das Nierengewebe wird in **Nierenrinde** (Cortex renalis) und **Nierenmark** (Medulla renalis) unterteilt. Kleinste funktionelle Einheiten sind die **Nephrone** der Nierenrinde. Nephrone setzen sich zusammen aus den **Nierenkörperchen** (Malpighi Körperchen) und den ihnen zugehörigen schlauchartigen Nierenkanälchen, den **Tubuli**. Die Nierenkörperchen bestehen aus der **Bowmanschen Kapsel**, eine Art Trichter in die ein kapillares Gefäßknäuel, das **Glomerulum**, eingestülpt ist. Ein Glomerulum ist jeweils an eine Blut zuführende (**Vas afferens**) und an eine Blut abführende (**Vas efferens**) Arteriole angeschlossen. Der **Primärharn** (Glomerulusfiltrat) wird aus dem Blut des Glomerulums in die Bowmansche Kapsel abgepresst (filtriert) und gelangt von dort in das Tubulussystem. Das Tubulussystem wird unterteilt in **proximalen Tubulus**, **Henlesche Schleife** und **distalen Tubulus**. Die Enden der distalen Tubuli münden in die **Sammelrohre**, deren Ausführungsgänge (Ductus papillaris) ins Nierenbecken münden. Im Tubulussystem wird der Primärharn bedarfsgerecht und kontrolliert modifiziert und zu **Endharn** konzentriert.

Aufgaben der Nieren

Die Aufgaben der Nieren sind vielfältig, durch Kontrolle von Volumen und Zusammensatzung des Urins regulieren sie den Wasser-, den Elektrolyt- sowie den Säure- und Basenhaushalt. Sie halten das Volumen und die Zusammensetzung der extrazellulären Flüssigkeit konstant. Sie tragen über die Bildung von Hormonen zur Blutdruckregulation (Renin) und zur Blutbildung (Erythropoetin) bei. Über die Aktivierung von Vitamin D (Calciferol) ist die Niere an der Mineralisierung des Knochens beteiligt.

Weitere wichtige Funktionen sind die Ausscheidung harnpflichtiger Substanzen aus dem Körper und die Rückresorption erhaltenswerter Substanzen aus dem Primärharn.

6.1 Tierartliche Besonderheiten

Die Nierenbecken sind beim Hund kammartig, der zentrale Sammelraum umfasst kelchartig die Nierenpapille, der Kelchrand löst sich in 10 bis 12 Doppelbuchten auf.
Die Harnleiter verlaufen bogenförmig und können sporadische Abknickungen aufweisen.
Die Harnblase ist extrem dehnungsfähig, ihr Scheitel kann bis zum Nabel und darüber hinaus reichen. Die Wand einer dilatierten Harnblase ist papierdünn, eine Palpation hat behutsam zu erfolgen.
Der kraniale Abschnitt der Harnröhre kann als Harnreservoir dienen und weitet sich dann ebenfalls. Den Harnabsatz verrichten weibliche Tiere in hockender Stellung, beim Rüden erfolgt er durch Anheben des Hinterbeines. Es wird immer nur eine begrenzte Harnmenge (Absetzen einer Duftmarkierung) abgegeben.
Die Nieren des Hundes zählen zum einwarzig-glatten Typ, beide Nieren sind nicht selten unterschiedlich groß und

schwer. Die linke Niere liegt ventral der ersten drei Lendenwirbel und passt sich in die Leberbucht ein, die rechte Niere liegt eine halbe Wirbellänge weiter kranial und hängt in den Bauchraum hinein. Das Nierengewicht steigt mit zunehmendem Alter.

 Das Nierenbecken ist der Form der kegelartigen Papillen angepasst. Beim Kater zieht der Ureter über den Samenleiter hinweg. Bei Kastration weiblicher Tiere besteht die Gefahr der Verletzung der Ureteren. Die Harnblase ist nicht so dehnbar wie die eines Hundes. Das Einhalten des Harns ist nicht trainierbar.
Die Nieren sind relativ groß und verschieblicher als die des Hundes. Besonders die linke Niere ist in ihrer Lage wenig konstant und wird gelegentlich bei der Palpation für eine pathologische Schwellung gehalten. Die rechte Niere ist durch das Leber-Nieren-Band am Schwanzfortsatz der Leber fixiert. Beide Nieren sind tastbar.

Das Nierenbecken besteht aus einem zentralen Raum und zwei Nebenbuchten (Nierenkelche), die zu den Polen gerichtet sind. Die Harnblase liegt bei der Sau vollkommen intraabdominal und ist von allen Seiten mit Peritoneum überzogen. Die Harnröhre mündet weit kranial in den Genitaltrakt ein. Beide Nieren liegen fast auf gleicher Höhe und der Psoasmuskulatur an.

 Die Mucosa des Nierenbeckens produziert beim Pferd ein schleimiges Sekret mit Albuminen, die dem Harn ein schlierig-schleimiges Aussehen verleihen. Die Harnleiter enthalten Harnleiterdrüsen, deren Sekret ebenfalls zum trüben Aussehen des Urins beiträgt.
Die Harnblase liegt auf dem Vorderrand des Beckenbodens. Die Harnröhre ist bei der Stute kurz, beim Hengst lang.
Die herzförmige, rechte Niere liegt direkt

vor, die bohnenförmige linke Niere hinter der Unterseite des ersten Lendenwirbelköpers. Der Nierentyp ist einwarzig-glatt.

Beim Rind gibt es keine größere zentrale Erweiterung, die einem Nierenbecken entspricht. Beim erwachsenen Wiederkäuer wird die linke Niere durch den Pansen auf die rechte Körperseite gedrängt. Beide Nieren ändern je nach Respirationsphase und dem Druck, den andere Bauchorgane auf sie ausüben, ihre Lage. Jede Niere ist durch oberflächliche Fissuren in ca. ein Dutzend Lappen aufgeteilt, die an ihren Berührungsflächen miteinander verschmolzen sind (mehrwarzig gefurchter Nierentyp).

Beim kleinen Wiederkäuer überragt die Urethra den Penis als Processus urethralis (Fädchen). Die Nieren von Schaf und Ziege sind äußerlich und in ihrem inneren Aufbau denen des Hundes ähnlich, sie sind vom einwarzig-glatten Typ und in allen Teilen verschmolzen.

Harnblase, Harnröhre und Nierenbecken sind bei Vögeln nicht ausgebildet. Der Harnleiter entsteht jeweils aus dem kranialen Nierenabschnitt durch Zusammenfluss mehrerer Primäräste und mündet in den Harnraum (Urodeum). Die Primäräste entstehen aus dem Zusammenfluss mehrerer Sekundäräste, die den Harn aus einer Gruppe von fünf bis sechs Nierenläppchen aufnehmen.
Die Nieren sind den Hüftbeinen und dem Synsacrum, den verwachsenen hinteren Brust- und Lendenwirbeln, angelagert. Abdominale Luftsäcke stehen mit der Niere in Verbindung. Die Nierenläppchen bestehen aus Nephronen und Gefäßknäueln. Mehrere Läppchen vereinigen sich zu einem Lobus und entlassen zusammen ein Sammelröhrchen, diese vereinigen sich zum Sekundärast des Ureters. Die Versorgung erfolgt über die kraniale (aus Aorta), mittlere und kaudale Nierenarte

rie (aus A. ischiadica). Kleine Venen verlaufen parallel zu den Arterien und münden in die V. iliaca (Ast der V. cava caudalis). Diesem Gefäßsystem übergeordnet ist das Nierenpfortadersystem aus den Vv. portales renales craniales und caudales. Sie nehmen Blut der kaudalen Körpergebiete auf und transportieren es in intralobuläre Kapillaren, die auch arterielles Blut von den Nierenarterien erhalten. Eine Klappe (Valva portalis renalis) reguliert den Blutfluss.

6.2 Untersuchung von Niere und ableitenden Harnorganen

Anamnese

Die Anamnese beinhaltet Fragen nach etwaigen Vorerkrankungen, den aktuellen Beschwerden, Begleitsymptomen und der Dauer der Erkrankung; weitere Fragen:
- **Urinabsatz:** Ist der Urinabsatz erschwert (Dysurie), wird ein verstärkter (Polyurie) oder verringerter Urinabsatz (Oligurie) beobachtet, wann und wie häufig wird Urin abgesetzt, besteht Unvermögen den Urin einzuhalten (Harninkontinenz)?
- **Harnveränderungen:** Ist der Urin verfärbt, trübe oder blutig tingiert?
- **Trinkverhalten:** Wie hoch ist der Wasserkonsum, gibt es aktuelle Veränderungen?
- **Art der Fütterung:** Wird Feucht- oder Trockenfutter gegeben?

Körperliche Untersuchung

Harnblase. Bei nicht zu stark gespannter Bauchdeckenmuskulatur ist die Blase bei Hund und Katze fast immer zu fühlen. Eine stark gefüllte Blase kann sich bis ins Epigastrium vorwölben. Die Blase lässt sich meist gut von ventral palpieren, evtl. lassen sich Steine oder Tumoren ertasten.

Niere. Die Nieren liegen retroperitoneal in lockerer Fixierung, deswegen variiert ihre Lage auch atemabhängig. Einen Überblick über die Empfindlichkeit der Nierenbecken kann man sich verschaffen, indem man den Bereich des Nierenlagers unterhalb des Rippenbogens vorsichtig abklopft. Bei der Palpation deuten Oberflächenunregelmäßigkeiten auf Tumoren oder Zysten hin. Schmerzen im Nierenlager bestehen bei akuter Glomerulonephritis, Pyelonephritis, Harnstau, fortgeschrittenem Karzinom und Trauma; Kolikschmerzen, z. B. bei Nephrolithiasis, und Abgang kleinerer Blutgerinnsel durch den Harnleiter.

Urinuntersuchung

Harnwegsinfektionen können nur durch Harnanalyse und/oder Kultur einer steril gewonnenen Harnprobe endgültig diagnostiziert werden. Häufig nachgewiesene Bakterien sind: *Staphylococcus spp., Streptococcus spp., Proteus mirabilis, Pseudomonas spp., Escherichia coli, Klebsiella spp., Enterobacter spp.*

Das Sediment wird auf Kristalle, Zellen und Bakterien untersucht, außerdem werden Proteine, Ketone, Bilirubin und das spezifische Gewicht bestimmt. Eine Kultur sollte auf jeden Fall angelegt werden, wenn Bakterien und/oder mehr als 3 Leukozyten pro Sichtfeld bei der lichtmikroskopischen Untersuchung zu erkennen sind, oder wenn das Tier immunsupprimiert ist.

Uringewinnung. Wird Urin zu diagnostischen Zwecken entnommen, ist auf eine sachgerechte Entnahmetechnik und Probenverarbeitung zu achten.

- **Spontanurin:** Die Untersuchung der jeweiligen Portionen geben einen Hinweis auf die Krankheitslokalisation (**Drei-Gläser-Probe**).
- **Katheterurin:** Katheterurin ist weitgehend steril und geeignet für mikrobielle Untersuchungen, eine Einschleppung von Keimen ist aber möglich.

- **Punktionsurin:** Durch eine Blasenpunktion gewonnener Urin ist absolut steril, evtl. Verunreinigung durch Erythrozyten.

Harnveränderungen. Der normale Urin ist klar und je nach Konzentration hellgelb bis wässrig hell, bei Fieber, großer Hitze und nach starker körperlicher Anstrengung kann er dunkelgelb bis braun sein.

- **Hämaturie:** Eine mit bloßem Auge erkennbare blutige Verfärbung des Urins nennt man **Makrohämaturie**, sie kann u. a. verursacht sein durch Nierensteine, Tumoren, Traumata, Zystennieren oder eine hämorrhagische Diathese. Von einer **Mikrohämaturie** spricht man bei einem leicht positiven Streifentest oder dem mikroskopischen Befund von mehr als 5 Erythrozyten pro Blickfeld (bei 400facher Vergrößerung), sie kann nach starker körperlicher Anstrengung ohne Krankheitswert sein, sie kann aber auch ein Hinweis sein auf schwerwiegende Nieren- oder systemische Erkrankungen wie Glomerulonephritis, Tubulusnekrose (z. B. durch Medikamente), venöse Stauung bei Herzinsuffizienz. Auch Parasiten können für eine Hämaturie verantwortlich sein.
- **Proteinurie:** Man unterscheidet eine **renale Proteinurie** bei Nierenerkrankungen mit geschädigten Glomerula (Glomerulonephritis, nephrotisches Syndrom, Glomerulosklerose), eine **prärenale Proteinurie**, z. B. durch venöse Blutstauung (Nierenvenenthrombose) sowie eine **postrenale Proteinurie** bei Fibrin- und/oder Eiterauflagerungen in den Harnwegen (Harnwegsinfekte). Massive Proteinurie bei fehlendem oder geringfügigem Harnsediment sprechen für eine pathologische renale Proteinurie. Temporäre geringgradige, oder „physiologische" Proteinurien können bedingt sein durch Fieber, Anämie, starke körperliche Anstrengung, Herzinsuffizienz, Diabetes mellitus, Unterkühlung oder auch durch Medikamente (Antibiotika). Weitere Ursachen einer Proteinurie: **Paraproteinämie** bei Plasmozytom (Multiples

6

Niere und ableitende Harnwege

131

Myelom), **Myoglobinurie** nach Muskelschäden, **orthostatische Proteinurie** nach langen Märschen.

- **Leukozyturie, Pyurie:** Eine erhöhte Anzahl an Leukozyten im Urin weist zumeist auf die akute Entzündung im Rahmen einer Zystitis, Pyelonephritis oder Urethritis hin, aber auch bei Harnsteinbildung und Malignomen kann die Leukozytenzahl erhöht sein.

Harnsediment. Harnsediment wird durch Zentrifugation des Urins gewonnen, die Untersuchung erfolgt unter dem Lichtmikroskop, dazu betrachtet man das Präparat in einer Zählkammer. Unterschieden werden physiologische, pathologische, organische und anorganische Bestandteile.

- **Erythrozyten:** Nephropathien, Pyelitis, iatrogen durch Katheterisierung oder Blasenpunktion, Verletzungen der Harnwege durch Trauma oder Steine, Zystitis, Prostatitis, Tumoren, Brunst (Hunde, Katzen)
- **Leukozyten:** Pyelonephritis, Zystitis, Prostatitis, Pyometra, Kolpitis, Balanoposthitis
- **Epithelien:** tubuläre Epithelien bei akuten Nephritiden; physiologisch bei Hund, Katze, Pferd, Rind, Ziege, Schaf und Schwein im Rahmen der Zellmauserung.
- **Übergangsepithelien:** bei Pyelitis und Zystitis; vereinzeltes Auftreten ist physiologisch.
- **Plattenepithelien:** haben kaum diagnostische Bedeutung. Sie stammen aus der Vagina oder dem Präputium und dürfen nicht mit Übergangsepithelien verwechselt werden.
- **Zylinder:** sind abgeschwemmte Ausgüsse der Tubuli oder Sammelrohre. Hyaline Zylinder finden sich bei Proteinurie. Epithel- und granulierte Zylinder bei tubulären Nephropathien, Wachszylinder bei akuten diffusen Nephritiden und der Amyloidose, Fetttröpfchenzylinder bei subakuten bis chronischen Nephritiden (besonders bei der Katze), Erythrozytenzylinder bei akuten Nephritiden und Nierenblutungen, Hämoglobinzylinder bei Hämolyse und Leukozytenzylinder bei Pyelonephritis und akuter Nephritis.

Blutuntersuchung

Bei dem Verdacht auf eine Nieren- oder Harnwegserkrankung sind, neben einem vollständigen Blutstatus, Serum-Elektrolyte, Serum-Harnstoff und -Kreatinin, Gesamteiweiß, Serumalbumin sowie Blutglukose und -cholesterinspiegel differenzialdiagnostisch wichtige blutchemische Laborparameter. Die Höhe des Kreatinins im Plasma gibt einen guten Hinweis auf die renale Ausscheidungsfunktion.

Bildgebende Verfahren

Röntgen und Ultraschalluntersuchung können entscheidend zur Diagnosefindung beitragen.
- **Harnblase:** Steine, Tumoren, Divertikel
- **Harnleiter:** Obstruktionen
- **Niere:** Form-, Größen-, Oberflächen- und Lageanomalien, Tumoren

6.3 Erkrankungen der Niere und der ableitenden Harnorgane

6.3.1 Erkrankungen der harnableitenden Organe

6.3.1.1 Untere Harnwegsinfektionen

Meist bakteriell bedingte aufsteigende Harnröhren- (Urethritis) und/oder Blasenentzündung (Zystitis).

Ursachen

Die Erkrankungen der unteren Harnwege werden auch unter dem Begriff LUTD (Lower Urinary Tract Disease) zusammengefasst, meist handelt es sich um aufsteigende bakterielle Infektionen, d. h. die Keime stammen aus der unmittelbaren Umgebung (Darm, Vagina, Präputium, Haut, Prostata). Pilze, Mykoplasmen und Parasiten spielen als Erreger eine untergeordnete Rolle. In der Mehrzahl der Fälle sind Urethra und Blase gleichzeitig betroffen, Anteile der oberen Harnwege wie Harnleiter und Nierenbecken können zusätzlich mitbetroffen sein.

- **Häufige Erreger:** *Escherichia coli, Staphylococcus* und *Streptococcus spp., Pasteurellen, Pseudomonas aeruginosa, Proteus vulgaris,* Klebsiellen, Enterobacteriaceae, Mykoplasmen, *Candida albicans.*

Bei Katzen sind Harnwegsobstruktionen häufig Ursache einer LUTD.

Durch aszendierende Infekte des Genitaltraktes kommt es vorwiegend bei weiblichen Tieren zu einer Zystitis, aber auch als Folge von Durchnässung, Unterkühlung, Quetschungen, nach Schwergeburten oder Harnstauungen.

- **Disposition für Erregerabsiedelungen.** Eine geschwächte lokale oder systemische Abwehr spielt bei der Pathogenese einer LUTD eine maßgebliche Rolle. Prädispositionen bestehen nach Abschwächung mechanischer Schutzfunktionen z. B. bei angeborenen Missbildungen, bei verminderter Harnmenge oder Miktionsfrequenz, nach Katheterisierung, Reizung der Blasenwand durch Steine, Überdehnung der Blase bei Blasenlähmungen; nach Trauma, bei Glucosurie und Immunsuppression.

Klinik

Symptome können gelegentlich fehlen, das Allgemeinbefinden ist meist unbeeinträchtigt. Typisch sind vermehrte, schmerzhafte Miktionen mit Pressen, häufiges Absetzen weniger Urintropfen, ein aufgekrümmter Rücken. Bei Bakteriurie oder begleitender Nierenerkrankung auch Fieber, Abgeschlagenheit, Leistungsschwäche, Anorexie, Polydipsie und Polyurie.

Harnbefund. Der Urin fällt durch Trübungen und Farbveränderungen auf und ist im Streifentest meist Nitrit-positiv. Es kommt zu Bakteriurie und/oder Pyurie, Hämaturie, Proteinurie, das Harnsediment ist vermehrt.

Diagnostik bei chronischen und rezidivierenden Harnwegsinfektionen. Bei chronischen oder rezidivierenden Harnwegsinfektionen reicht eine Basisdiagnostik nicht aus, in diesen Fällen ist eine Begutachtung und Beurteilung aller Organsysteme angezeigt. Eine ausführliche Anamnese gibt Hinweise auf eine angeborene oder erworbene Abwehrschwäche. Durch Sonographie und/oder Röntgenuntersuchung des gesamten Harntraktes können bestehende anatomische oder funktionelle Anomalien ausgeschlossen werden. Spezifische Laboruntersuchungen auf prädisponierende systemische Erkrankungen wie z. B. Diabetes mellitus gehören ebenfalls zu einer erweiterten Diagnostik.

Komplikationen. Durch Aszension der Keime kann es zur Nierenbeckenentzündung (Pyelonephritis) kommen.

Leitsymptome. Häufiger Harnabsatz (**Pollakisurie**), Harndrang (**Strangurie**), erschwerter Harnabsatz (**Dysurie**), aufgekrümmter Rücken, trüber Urin mit Beimengungen von Blut und/oder Eiter

Therapie

Diagnose der Harnwegsinfektion durch Harnanalyse und/oder Kultur. Bei unkomplizierten Fällen Antibiotika (z. B. Trimethoprim-Sulfa-Kombination), wiederholte Harnkultur 3 – 7 Tage nach Therapiebeginn, nochmalige Kontrolle 5 – 7 Tage nach Therapieende.

Zu Therapieversagen kommt es durch Reinfektionen infolge resistenter Keime, bei zu kurzer Therapiedauer und bei eingeschränkter lokaler oder systemischer Abwehr.

6

Niere und ableitende Harnwege

Weitere Maßnahmen. Auf eine ausreichende Trinkmenge achten, evtl. Ansäuerung des Urins bei bakteriellen Entzündungen, Wärmeapplikationen zur Entkrampfung (warme Hirse-, Dinkel- oder Kirschkernsäckchen, Heublumenwickel), Stresszustände und Unterkühlungen (Nässe) vermeiden. Den Heilungsverlauf unterstützen kann auch eine Enzymtherapie (Phlogenzym, Fa. Mucos; Wiedenzym, Fa. Wiedemann). Vitamin C beugt einer Zystitis vor.

Einzelhomöopathika

Cantharis, Causticum, Chimaphila umbellata, Thlapsi bursa pastoris, Equisetum arvense, Dulcamara, Rhus tox., Mercurius corrosivus, Thuja, Berberis, Terebinthina, Sabal serrulatum, Petroselinum, Sabina, Lycopodium, Pareira brava, Uva ursi, Sarsaparilla

Komplexmittel

Heel. Cantharis comp., Solidago comp., Berberis Homaccord, Belladonna Homaccord, Psorinoheel, Sabal Homaccord

Horvi. Horvitrigon forte, Horvitrigon forte Liqu.

Iso. Mittel gegen Harnverhaltung

Sanum. Vetokehl Not D5, Pefrakehl D6, Vetokehl Muc D5, Sanukehl Coli D7, Vetokehl Nig D5, Citrokehl, Sanuvis

Fink. Zysto Fink, Uro Fink

Dr. Willig. Blasenkomplex I und II

Bürger. Uvalysat

Repha. Angocin

Klein. Solidagoren

Schuck. Neral, Nieral

Weleda. Argentum/Berberis comp., Argentum nitricum, Cantharis, Thuja comp., Uva ursi comp.

Wala. Berberis/Apis comp., Cantharis Blasen Glob., Berberis/Hypericum comp.

Phytotherapie

Brennessel, Kapuzinerkresse, Bärentraubenblätter, Heidekraut, Goldrute, Bruchkraut, Birkenblätter, Zinnkraut, Hauhechel, Petersilie, Bohnenschalen, Quecke, Kamille, kleinblütiges Weidenröschen, Hirtentäschel, Odermennig, Maisbart, Labkraut, Buccublätter, Preiselbeeren, Wacholder, Purpurdost, Strauchhortensie, Grießbeere, Sägepalme

Aromatherapie

Bergamotte, Lavendel, Tea Tree, Sandelholz, Wacholder, Sellerie- und Petersiliensamen, Thymian

Edelsteintherapie

Diamant

Akupunktur

Infektionen der Harnwege: KG 3, Bl 28, MP 9, MP 6, MP 10.

Chronische Zystitis: Bl 23, Bl 28, Ni 2, KG 3, KG 4, B 65.

LG 2, Lg 3, Lg 4, Lg 4–2, PaM 107, PaM 137, MP 13, Bl 23, Bl 29, Bl 35, Bl 35–01.

Akupressur

KG 4, KG 3, Ni 7, Bl 23, Bl 40, Le 2, Bl 23, Bl 28, Le 8.

Neuraltherapie

Am Unterbauch, über dem Kreuzbein und den ersten beiden Schwanzwirbeln quaddeln.

6.3.1.2 Harnabsatzstörungen

> Harnabsatzstörungen beschreiben Störungen in der Harnsammelphase. Man unterscheidet eine **Retentio urinae** (Harnverhalten) und **Incontinentia urinae** (Blasenschwäche).

Ursachen

Der Begriff Harnabsatzstörungen umschreibt verschiedene Syndrome, deren Ursachen neuromuskulär, hormonell, anatomisch, traumatisch, psychisch oder iatrogen bedingt sein können. Häufig kommen sie auch erst durch die Kombination mehrerer Faktoren zustande.

- **Harnverhalten:** neurologische Ursachen (Nervenschädigungen durch Traumen, Diskusprolaps, deformierende Spondylose); nicht-neurogene Störungen (Steine, Strikturen, raumfordernde Prozesse).
- **Inkontinenz:** angeborene Missbildungen von harnableitenden Organen, traumatische Schädigungen (Unfälle, Operationen), nervale Schäden (Diskusprolaps), Hormonausfall (Sterilisation), psychische Defekte infolge emotionaler Belastungen (Freude, Angst, Eifersucht), Harnwegsinfekte, Tumoren der unteren Harnwege, FIV, FeLV.

Rasseprädisposition bei Riesenschnauzer, Irisch Setter, Boxer, Bobtail (Entwicklung einer Harninkontinenz bei Hündinnen nach Kastration), Deutscher Schäferhund (Spinalnervendegeneration bei alten Tieren).

Klinik

Retentio urinae. Die Harnausscheidung nimmt ab oder kommt vollständig zum Erliegen, dies führt zu einer Überdehnung der Blase sowie einer Überlaufblase mit Rückstau.

Inkontinenz. Harnträufeln und unkontrollierter Harnabsatz, Bildung von Harnlachen hinter dem liegenden Tier. Eventuell starke Unruhe, da das Tier den Harndrang in der Wohnung unterdrücken möchte.

Diagnostik. In vielen Fällen lässt sich eine Harnabsatzstörung bereits aufgrund der typischen Symptome und einer ausführlichen Miktions- und Allgemeinanamnese diagnostizieren. Eine erweiterte Diagnostik beinhaltet u. a. Röntgen- und Ultraschalluntersuchungen sowie einen Neurostatus.

- **neurogene Ursache:** große Harnblase
- **nicht-neurogene Ursache:** kleine Harnblase
- **Symptome von Geburt an bestehend:** Hinweis auf angeborene Ursache
- **Pollakisurie:** Hinweis auf Harnwegsinfekt
- **Strangurie/Dysurie:** Hinweis auf anatomische oder funktionelle Obstruktion
- **unbemerkter Harnabsatz:** meist hormonabhängig (Östrogenmangel)
- **Inkontinenz nach Trauma:** neurogen

Leitsymptome. Oligurie bis Anurie bzw. Pollakisurie und Inkontinenz

 Bei Katzen Impfstatus erfragen (FeLV, FIV). Manxkatzen können mit einer Fehlinnervation von Harnblase, Urethra und Analsphinkter geboren werden.

Therapie

Grundsätzlich sollte versucht werden, die Ursachen der Störung konservativ mit Medikamenten oder auch operativ (z. B. bei Tumoren, Prostatahyperplasie) anzugehen.

6

Niere und ableitende Harnwege

135

Weitere Maßnahmen: Ansäuerung des Harnes, Regulation und Stärkung von Blasenmuskulatur und Schließmuskel, psychische Harmonisierung von Tier und Umfeld, lokale Wärmeanwendung im Kreuzbeinbereich, keine Tischabfälle mit reizenden Gewürzen füttern. Harnblasenkatheter sollten wegen der Gefahr einer Infektion nur mit begleitender Antibiose eingesetzt werden.

 Nahrungsmittelallergien können bei Hunden zu Inkontinenz führen, eine Eliminationsdiät kann hier zur Therapieerfolgen führen.

Einzelhomöopathika

Arnica, Hypericum, Dulcamara, Causticum, Conium, Oestrogen, Sepia, Nux vomica

Komplexmittel

Heel. Solidago comp., Tonico Injeel, Ren suis injeel, Traumeel, Sabal Homaccord, Populus Homaccord, Husteel

Horvi. Horvi Psy 4

Phytotherapie

Ginkgo, Bärentraube, Alfalfa, Buccu, Phytoöstrogene (Soja, Luzerne)

Edelsteintherapie

Diamant und Perle

Akupunktur

LG 20, Dü 3, LG 3, LG 4, LG 20, Pe 6, He 7, Bl 23, Bl 20, KG 4, Ni 6, Ma 36, Bl 28, Bl 39, MP 9, MP 6, KG 3.
bei Stubenunreinheit bei Hund und Katze versuchsweise: Le 3 KG 3, KG 4, MP 9, Ni 2, Ma 36, Hilfspunkt MP 6.

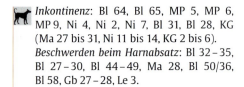

Inkontinenz: Bl 64, Bl 65, MP 5, MP 6, MP 9, Ni 4, Ni 2, Ni 7, Bl 31, Bl 28, KG (Ma 27 bis 31, Ni 11 bis 14, KG 2 bis 6).
Beschwerden beim Harnabsatz: Bl 32 – 35, Bl 27 – 30, Bl 44 – 49, Ma 28, Bl 50/36, Bl 58, Gb 27 – 28, Le 3.

6.3.1.3 Felines urologisches Syndrom (FUS)

Durch Harngrieß verursachte obstruktive Erkrankung der unteren Harnwege der Katze.

Ursachen

Die Bildung von Harngrieß (Harnkristalle und kleine Steine) bewirkt eine Reizung der urogenitalen Schleimhäute; Harngrieß und Zellkonglomerate abgestorbener Zellen verursachen Harnabflussstörungen, die bis zum vollkommenen Verschluss der ableitenden Harnwege führen können. Durch Harnverhalt und Rückstau des Urins in das Nierenbecken kommt es zu Nierenfunktionsstörungen mit verminderter glomerulärer Filtration und letztlich zu einem akut lebensbedrohlichen Nierenversagen.

Prädisponierende Faktoren für das FUS sind rezidivierende bakterielle Entzündungen der Harnwege, zu geringe Wasseraufnahme (Trockenfutter), ein die Steinbildung (Struvitkristalle) begünstigendes Futter sowie hereditäre Faktoren. Insbesondere betroffen sind Wohnungskatzen, häufig besteht ein Zusammenhang mit mangelnder Bewegung und Übergewicht. Die Erkrankungswahrscheinlichkeit ist unabhängig vom Geschlecht, bei Katern kommt es jedoch aufgrund der Anatomie mit einer längeren Harnröhre und ihren physiologischen Engstellen häufiger zum Harnstau.

6

Niere und ableitende Harnwege

Klinik

Als erstes Anzeichen des FUS beobachtet man Anomalien beim Harnabsatz (außerhalb der Katzentoilette, häufig in Badewanne oder Waschbecken), es kommt zu Harnabsatzschwierigkeiten; typisch sind krampfhaftes Pressen und Absatz eines z. T. auch blutigen Urins, die Tiere geben Schmerzlaute von sich. Manchmal ist der Harnabsatz nur tropfenweise oder auch gar nicht möglich. Erkrankte Tiere neigen zu Unsauberkeit, zuweilen sind kristalline Konkremente an der Penisspitze zu sehen. Bei vollständigem Harnverhalt treten nach zwei bis drei Tagen die Symptome einer postrenalen Urämie auf, u. a. mit Apathie, Erbrechen, Anorexie und Dehydratation. Besteht der Harnverhalt länger als 3 – 6 Tage führt dies unweigerlich zum Tod.

Komplikationen. Urämische Azidose, Hyperventilation, Herzrhythmusstörungen, Kreislaufversagen, urämisches Koma.

Leitsymptome. Abnormer, tropfenweiser Harnabsatz verbunden mit Lautäußerungen, Strangurie, Hämaturie, Pollakisurie, kristalline Ablagerungen an der Penisspitze; bei Harnverhalt dilatierte schmerzhafte Harnblase, die sich nicht mit leichtem Druck ausdrücken lässt.

Therapie

✚ Bei Harnverhalt ist eine schnellstmögliche Behandlung durch einen Tierarzt erforderlich.

Die Harnröhre wird meist unter Narkose freigespült, notfalls muss die Harnblase punktiert und die Verlegung operativ beseitigt oder auch der Penis entfernt werden. Wegen der Gefahr einer postoperativen Infektion erhalten die Tiere Antibiotika.

Es besteht eine hohe Rezidivneigung, die Prognose ist zweifelhaft, um so mehr kommt der Prophylaxe ein hoher Stellenwert zu:

- **Diät:** Kommerzielle Struvitsteindiäten verhindern eine Steinbildung, alternativ kann auch z. B. gekochtes Fleisch, von dem die Brühe abgegossen wird, verfüttert werden.
- **Wasseraufnahme:** Tier zum reichlichen Trinken ermuntern, Futtermittel mit hohem Wassergehalt verfüttern, evtl. Kochsalzbeigabe zum Futter.
- **Harn-pH-Wert:** Senkung des pH-Wertes unter 7.
- **Weitere Maßnahmen:** Vitamin C-Gaben beugen Harnwegsinfekten vor und unterstützen den Heilungsprozess. Preiselbeer- und Heidelbeersaft entfalten eine entzündungshemmende Wirkung im Harntrakt.

Zur Steinauflösung siehe Hinweise im Kapitel Urolithiasis (Kap. 6.3.1.5).

Einzelhomöopathika

Thlapsi bursa pastoris, Acidum benzoicum, Calcium carbonicum, Lycopodium, Sarsaparilla, Terebinthia

Komplexmittel

Heel. Berberis Homaccord, Reneel

Fink. Cysto Fink Mono

Steiner. Solidago Steiner

Wala. Juniperus/Berberis comp., Mesenchym

Phytotherapie

Bärentraube, Brennnessel, Petersiliensamen, Strauchhortensie, Purpurdost, Grießwurzel, Maisgriffel, Sägepalme, Goldrute, Löwenzahn, Birkenblätter, Gartenbohnenhülsen, Orthosiphonblätter, Schachtelhalmkraut, Lavendel

6

Niere und ableitende Harnwege

Aromatherapie

Wacholder, Tea tree, Dill

Edelsteintherapie

Perle

6.3.1.4 Pyelonephritis

> **Akute oder chronische bakterielle Entzündung des Nierenbeckens mit Beteiligung des angrenzenden Nierenparenchyms.**

Ursachen

Die häufigste Ursache einer Pyelonephritis ist eine aufsteigende bakterielle Harnwegsinfektion. Nicht selten tritt eine Pyelonephritis auf, weil der Harnabfluss aus der Niere behindert ist. Zu den Risikofaktoren zählen vor allem Harnabflussstörungen aufgrund von Harnsteinen, Prostatahypertrophie oder Tumoren. Auch Fehlbildungen im Bereich des Harntraktes führen zu einem Urinstau, den die Keime für einen Aufstieg in die Niere nutzen. Weitere Faktoren, die eine Nierenbeckenentzündung begünstigen, sind: allgemeine Abwehrschwäche, Diabetes mellitus, Hyperadrenokortizismus, Traumen der Harnblase und Obstruktion der Harnröhre.

Häufigste Erreger: *Escherichia coli, Staphylococcus spp.*, Pasteurellen, *Pseudomonas aeruginosa*, *Proteus mirabilis*, Klebsiellen, Enterobacteriaceae.

Klinik

Die Erkrankung kann ein- oder beidseitig auftreten und einen akuten oder chronischen Verlauf nehmen, zuweilen verläuft sie auch subklinisch-inapperent. Typische Symptome sind Störungen des Allgemeinbefindens mit Fieber, aufgekrümmtem Rücken, Pollakisurie, Strangurie und Dysurie. Eine Pyelonephritis unterscheidet sich von einer einfachen unteren Harnwegsinfektion vor allem durch das Fieber, das druck- und klopfschmerzhafte Nierenlager und das beeinträchtigte Allgemeinbefinden. Bei der chronischen Verlaufsform kommt es u. U. zur Inappetenz, Polydipsie, Polyurie und Apathie.

Komplikationen. Urosepsis, perinephritischer Abszess, chronische Pyelonephritis, Nierenversagen. Im Gegensatz zu der einfachen unteren Harnwegsinfektion handelt es sich bei der Pyelonephritis um ein bedrohliches Krankheitsbild mit der Gefahr des Verlustes der Niere bzw. der Nierenfunktion.

Leitsymptome. Fieber und beeinträchtiges Allgemeinbefinden bei druck- und klopfschmerzhaftem Nierenlager, schmerzhafte Miktionen mit aufgekrümmtem Rücken (Pollakisurie, Strangurie, Dysurie), Py- und Hämaturie.

Therapie

Eine Pyelonephritis wird initial mit einem Antibiotikum mit breitem Wirkungsspektrum behandelt, nach Keim- und Resistenztestung kann die Antibiose ggf. angepasst werden. Treten wiederholt Pyelonephritiden auf, muss an eine Harnabflussstörung gedacht werden, bestätigt sich dieser Verdacht, ist es für einen Therapieerfolg maßgeblich, die Harnabflussstörung zu beseitigen.

Weitere Maßnahmen: Auf ausreichende Flüssigkeitszufuhr achten, Wärmeauflagen (Kirschkern- oder Dinkelsäckchen).

Einzelhomöopathika

Belladonna, Solidago, Mercurius solubilis, Argentum nitricum, Arsenicum album, Berberis, Aal Serum, Lachesis

■ Komplexmittel

Heel. Reneel, Mercurius Heel, Belladonna Homaccord, Solidago comp., Coenzyme comp., Ubichinon comp.

Soluna. Renalin

Weleda. Argentum/Berberis comp., Equisetum arvense, Lachesis, Thuja comp.

Wala. Argentum nitricum comp., Renes/Argentum nitricum

■ Phytotherapie

Bärentraubenblätter, Kapuzinerkresse, Maisbart, Vogelknöterich, Sauerklee, Taubnessel, kleinblütiges Weidenröschen, Wegwarte, Zinnkrautumschläge, Schwedenbitter.
Bei Blutungen Teemischung aus weißer oder gelber Taubnessel, Labkraut und Waldgoldrute.

■ Akupunktur

 Bl 23, MP 13.

6.3.1.5 Urolithiasis (Harnsteine)

> Bildung von Konkrementen und Steinen in der Niere und/oder in den ableitenden Harnwegen.

Ursachen

Die ursächlichen Faktoren einer Steinbildung sind im Einzelnen noch nicht vollständig aufgeklärt. Einig ist man sich, dass viele Faktoren an einer Steinbildung beteiligt sind. Grundsätzlich entstehen Konkremente und Steine im Harntrakt, wenn der Urin steinbildende Substanzen in zu hoher Konzentration enthält. Zu diesen Substanzen gehören: Phosphat, Calcium, Oxalat, Harnsäure und Cystin. Harnsteine bestehen zu 90 % aus Kristallen und zu etwa 10 % aus organischem Material.

Die Steinbildung begünstigende Faktoren sind: erbliche Disposition, begünstigende Urin-pH-Werte, hohe Harnkonzentration bei Wassermangel, Oligurie, passiver Harnstau, Infektionen, Fütterungsfehler und Stoffwechselerkrankungen (Diabetes mellitus, Gicht).

- **Struvitsteine:** so genannte Infektsteine, bei Zystitis mit ammoniakalischer Gärung. Es sind die häufigsten Harnsteine bei der Katze.
- **Harnsäuresteine:** bei erhöhten Harnsäurespiegeln, Fieber und Harnkonzentration; aufgrund eines erblichen Defekts im Urat-Stoffwechsel vermehrt beim Dalmatiner vorkommend.
- **Calciumcarbonatsteine:** Kristalle kommen beim Pferd in großen Mengen zunächst auch ohne Krankheitswert vor.
- **Kalziumoxalatsteine:** Kristalle sind häufig ohne Krankheitswert und bei Pferd, Hund und Katze nach pflanzlicher Nahrung vorhanden; massenhaft bei Äthylenglykolvergiftungen.
- **Calciumsulfatsteine:** selten beim Pferd.
- **Cystinsteine:** treten im Rahmen einer Stoffwechselanomalie beim Hund auf.
- **Leucin- und Tyrosinsteine:** bei Hepatopathien und Phosphorvergiftung.
- **Silikatsteine:** eine eher seltene Steinart; sie tritt aber bei Hunden, häufiger bei Deutschen Schäferhündinnen auf.

Steine kommen sowohl bei weiblichen als auch bei männlichen Tieren vor, aufgrund der engeren Urethra sind sie beim Kater bzw. Rüden häufiger.

Beim Rind kommen Harnsteine häufig im Zusammenhang mit Pyelonephritiden vor.

Bei Frettchen treten vor allem Struvitsteine in Verbindung mit Harnwegsinfektionen auf.

Bei Wellensittichen ist die Gicht eine Ursache für eine Konkrementbildung.

6

Niere und ableitende Harnwege

Klinik

Die Klinik ist abhängig von Lage, Form und Beweglichkeit des Harnsteins. Die Symptome reichen von völliger Schmerzlosigkeit bis zu heftigsten kolikartigen Beschwerden.

- **Nierenbeckensteine:** Harnsteine im Nierenbecken können lange unbemerkt bleiben, Hämaturie durch kleinere Verletzungen des Epithels ist dann oft das einzige Zeichen. Abgang einzelner Steine in den Ureter können schmerzhafte Koliken auslösen.
- **Harnblase:** Die Harnblase ist der häufigste Ort einer Steinlokalisation. So genannte sekundäre Harnblasensteine können auch in der Niere entstehen und über die Harnleiter in die Harnblase abwandern. Klinisch entsteht das Bild einer Zystitis mit Mikro- oder Makrohämaturie.

Komplikationen. Eine wichtige Komplikation einer Harnsteinbildung ist die Harnwegsinfektion, die bis in die Niere aufsteigen kann (Pyelonephritis). Bei ausgeprägten Konkrementeinlagerungen in der Blase kommt es zu Läsionen des Blasenepithels mit Druckatrophie der Muskulatur, die letztlich zur Blasenperforation und einer Peritonitis führen kann.

- **Hydronephrose:** Kommt es bei einer teilweisen Verlegung der Harnwege zu einer andauernden Druckerhöhung im Hohlsystem des Harntraktes, spricht man von einer Hydronephrose. Darunter versteht man eine irreversible, sackartige Ausweitung des Nierenhohlsystems mit konsekutiver Zerstörung des Nierenparenchyms.

Bei Wellensittichen tritt im Rahmen von Gelenks- und Eingeweidegicht eine Vergrößerung der Niere mit Kompression des Ischiasnervs (Kusshandstellung, evtl. Lähmungserscheinungen) auf.

Diagnose. Anamnese und Vorerkrankungen können Hinweise auf die Ursache der Steinbildung geben. Die Urindiagnostik kann zur Bestimmung der Steinart dienen, außerdem gibt sie Auskunft über eine evtl. vorhandene Harnwegsinfektion. Ultraschall- und Röntgenuntersuchung sind zur Feststellung von Lage, Größe und Zahl der Steine unerlässlich.

Therapie

Bei klinischer Symptomatik müssen Harnsteine zumeist chirurgisch entfernt werden. Eine Antibiose verhindert bakterielle Sekundärinfekte. Bei Nierenkolik steht die schmerzstillende und krampflösende Therapie im Vordergrund. Zur Prophylaxe der Harnsteinbildung verwendet man Futter mit hohem Wassergehalt und spezielle Diäten, die je nach Steinart, den Urin ansäuern oder alkalisieren. Zur Durstförderung kann man dem Futter Kochsalz beimischen.

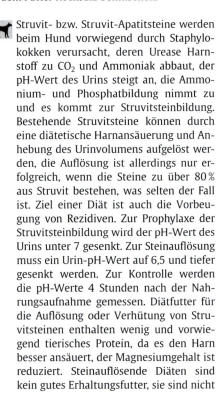 Struvit- bzw. Struvit-Apatitsteine werden beim Hund vorwiegend durch Staphylokokken verursacht, deren Urease Harnstoff zu CO_2 und Ammoniak abbaut, der pH-Wert des Urins steigt an, die Ammonium- und Phosphatbildung nimmt zu und es kommt zur Struvitsteinbildung. Bestehende Struvitsteine können durch eine diätetische Harnansäuerung und Anhebung des Urinvolumens aufgelöst werden, die Auflösung ist allerdings nur erfolgreich, wenn die Steine zu über 80 % aus Struvit bestehen, was selten der Fall ist. Ziel einer Diät ist auch die Vorbeugung von Rezidiven. Zur Prophylaxe der Struvitsteinbildung wird der pH-Wert des Urins unter 7 gesenkt. Zur Steinauflösung muss ein Urin-pH-Wert auf 6,5 und tiefer gesenkt werden. Zur Kontrolle werden die pH-Werte 4 Stunden nach der Nahrungsaufnahme gemessen. Diätfutter für die Auflösung oder Verhütung von Struvitsteinen enthalten wenig und vorwiegend tierisches Protein, da es den Harn besser ansäuert, der Magnesiumgehalt ist reduziert. Steinauflösende Diäten sind kein gutes Erhaltungsfutter, sie sind nicht

einzusetzen bei laktierenden Hündinnen, wachsenden Hunden, Gebrauchshunden, Hunden mit Hypotonie oder nephrotischem Syndrom.

Calciumoxalatsteine bilden sich in saurem Harn, ihre Entstehung verhindert man am ehesten mit einer alkalischen Diät mit primär pflanzlichen Proteinen, die Wasseraufnahme muss auch hier erhöht werden.

Die Uratsteinbildung bei prädisponierten Dalmatinern ist nur durch eine lebenslange, qualitativ hochwertige, purin- und proteinarme Diät zu verhindern, zusätzlich kommen Xanthinoxidasehemmer (Allopurinol) zum Einsatz.

Struvitsteine entstehen bei der Katze meist steril und sind selten mit Harnwegsinfektionen assoziiert, sie bestehen meist zu 100 % aus Struvit und können durch eine Anhebung des Urinvolumens und eine ansäuernde, calcium-, magnesium- und phosphatarme Diät aufgelöst werden. Calciumoxalatsteine können nicht durch diätetische Maßnahmen aufgelöst werden, sie müssen bei entsprechender Symptomatik chirurgisch entfernt werden. Eine Prophylaxe ist durch eine protein-, calcium- und oxalatreduzierte Diät mit Wasserzugabe möglich.

Einzelhomöopathika

Berberis, Solidago, Acidum benzoicum, Lithium carbonicum, Sarsaparilla, Aal-Serum, Lycopodium

Komplexmittel

Heel. Berberis Homaccord, Solidago comp., Atropinum sulfuricum, Reneel, Atropinum comp., Populus comp.

Fink. Cysto Fink Mono

Klein. Solidagoren Tropfen

Wala. Juniperus/Berberis comp.

Iso. Populus comp. fluid

Phytotherapie

Bärlapp, Maisbart, Ringelblumensalbe, Schwedenbitter (auch als Umschlag), Preiselbeeren, Löwenzahn, Bockshornklee, Froschlöffel, Eibisch, Petersilie, Buccu, Quecke, Schachtelhalm

Akupunktur

Schmerzen beim Harnabsatz: Bl 32 – 35, Bl 27 – 30, Bl 44 – 49, Ma 28, Bl 50/ 36, Bl 52/ 38, Bl 58, Gb 27 – 28, Le 3.

Konkrementbildung und Koliken: LG 2, LG 3, Bl 23, Bl 29, MP 13.

6.3.2 Erkrankungen der Niere

6.3.2.1 Akute und chronische Nephropathien

Reversible oder irreversible Funktionsstörungen der Niere, die die Glomerula (Glomerulonephritis), das Interstitium (interstitielle Nephritis) oder das Nierenbecken und angrenzende Teile des Nierengewebes betreffen und zur Selbstvergiftung des Organismus mit harnpflichtigen Substanzen (Urämie) führen können.

Ursachen

Akute Nephropathien. Eine akute Nephropathie kann durch renale, prärenale und postrenale Störungen verursacht werden. Je nach auslösender Ursache kann sich innerhalb von Stunden oder wenigen Tagen ein **akutes Nierenversagen** (ANV) mit Abnahme der glomerulären Filtrationsrate, einer Erhöhung harnpflichtiger Substanzen im Blut (**Azotämie**), Harnvergiftung (**Urämie**) sowie einer Oligo- oder Anurie entwickeln. Die eingetretene Nierenfunktionsstörung ist potenziell reversibel, wenn rechtzeitig Gegenmaßnahmen getroffen werden.

- **prärenal:** Prärenale Ursachen sind eine mangelnde Durchblutung der Niere durch Blutdruckabfall (Herzinsuffizienz), Volumenmangel (Schock, Blutung, Sepsis), Gefäßverschlüsse oder Störungen der Autoregulation.
- **renal:** Eine primär renale Nephropathie entwickelt sich bei direkter Schädigung des Nierenparenchyms oder des Tubulussystems durch endogene oder exogene Toxine und akute entzündliche Prozesse.
  - *endogene Toxine:* bei schweren Erkrankungen des Gastrointestinaltraktes wie Ileus, Peritonitis, Pankreatitis, bei Geburtskomplikationen (Pyometra), bei schwerer Hämolyse, Hyperbilirubinämie, Hyperkalzämie
  - *exogene Toxine:* Schwermetallverbindungen (Blei, Quecksilber, Chrom), organische Toxine (Ethylenglykol, Pestizide), Antibiotika (u. a. Aminoglykoside), Chemotherapeutika (z. B. Cisplatin) u. a.
  - *akute Nephritis:* bakterielle Infektionen und Sepsis (*Escherichia coli*, *Proteus spp.*, Staphylokokken, Leptospiren), virale Begleitnephritis, (z. B. bei Staupe), Pyelonephritis, akute Glomerulonephritis, Immunopathien, Vaskulitis, Allergien gegen Medikamente
- **postrenal:** obstruktive Störungen in den harnableitenden Organen wie Harnsteine, Kompression der Harnwege (Tumoren, Abszesse, Prostatahypertrophie), direkte Zerstörungen der ableitenden Strukturen durch Trauma (z. B. Blasen-, Harnleiterrupturen), neuromuskuläre Störungen (Blasenlähmung)

Chronische Nephropathien. Unter der Bezeichnung chronische Nephropathien fasst man allmählich auftretende Nierenerkrankungen zusammen, die progredient verlaufen und letztlich zu einem meist nicht mehr reversiblen Verlust der Nierenfunktion, ei-

ner **chronischen Niereninsuffizienz** (CNI), führen. Die Ursachen für ein chronisches Nierenversagen sind vielfältig, sowohl primäre Nephropathien wie Glomerulonephritis, Pyelonephritis, interstitielle Nephritis und Nierenamyloidose als auch sekundäre Nephropathien verursacht durch Medikamente, Infekte und Systemerkrankungen (z. B. Diabetes mellitus) können zu einem chronischen Nierenversagen führen. Bei den extrarenalen Ursachen spielen Harnwegsobstruktionen, Traumata, angeborene Fehlbildungen sowie kardiovaskuläre Erkrankungen (z. B. systemischer Bluthochdruck) eine wichtige Rolle.

Nach der subkutanen Impfung gegen Katzenschnupfen kann es in seltenen Fällen zur Antikörperbildung gegen Nierengewebe kommen, eine intranasale Applikation des Impfstoffes löst keine Antikörperbildung aus.

Klinik

Erste Symptome einer nachlassenden Nierenfunktion treten erst auf, wenn bereits ein Großteil des Nierenparenchyms zerstört oder zumindest beeinträchtigt ist.

Akute Nephropathien. In der Initialphase des akuten Nierenversagens (1 – 2 Tage) steht die Symptomatik der auslösenden Grunderkrankung im Vordergrund, hinsichtlich der Nierenfunktion ist diese Phase klinisch noch unauffällig. In der sich anschließenden oligurischen Phase (Tage bis mehrere Wochen) nimmt die Harnausscheidung immer weiter ab und kann letztlich vollkommen zum Erliegen kommen (Anurie). Die zunehmende Inappetenz, Apathie und Adynamie der Tiere ist bereits Ausdruck der Harnvergiftung (Azotämie/Urämie), im fortgeschrittenen Stadium kommt es zu Erbrechen, Foetor ex ore (urämischer Foetor), peripheren Ödemen, Lungenödem, Hyperkaliämie mit Herzrhythmusstörungen und Bewusstseinsstörungen. Das Blutbild kann normal sein, Serum-Harnstoff, -Kreatinin, -Phosphat und -Kalium sind in dieser Phase erhöht.

Bei Überstehen des anurischen Stadiums setzt die polyurische Phase ein, die Nieren erholen sich; die urämischen Symptome können noch einige Zeit bestehen. Die Erholungsphase kann Tage bis Wochen dauern, in dieser Phase entscheidet sich, ob sich die Nieren vollständig regenerieren (Restitutio ad integrum) oder ob es zu einer Defektheilung (Reparatio) mit eingeschränkter Nierenfunktion kommt.

Leitsymptome. Oligurie, Anurie, urämischer Foetor, Erbrechen

Chronische Nephropathien. Eine chronische Niereninsuffizienz wird, da die Erkrankung schleichend verläuft, in vielen Fällen erst sehr spät erkannt. Häufig verlaufen Nierenerkrankungen lange Zeit ohne Beschwerden. Ist die Nierenfunktion nur leicht eingeschränkt, ist der Allgemeinzustand meist kaum reduziert. Im weiteren Verlauf der Erkrankung kommt es zur Polyurie und Polydipsie, später zur Oligurie/Anurie. Apathie, Inappetenz und Erbrechen sowie Juckreiz (Pruritus) sind häufige Symptome. Die Tiere zittern, suchen kühle Stellen auf, sie riechen über die Atemluft nach Urin. Im Endstadium sind die Tiere somnolent und anorektisch, die Schleimhäute sind blass und wächsern. Es kommt zur allgemeinen Abwehrschwäche mit Blutdruckanstieg, Herz- und Lungenbeschwerden, Hyperreflexie, evtl. Magen-Darm-Blutungen.

Das Blutbild zeigt eine Anämie; Harnstoff, Kreatinin, Phosphat, Calcium und Kalium sind gering bis mittelgradig erhöht.

Komplikationen. Azotämie, Magen-Darm-Ulzera, Hyperkalzämie, Hyperphosphatämie, Hypertonie, Infektionen, urämisches Koma

Leitsymptome. Polyurie, Polydipsie, Durchfall, Erbrechen, Knochenerweichung (besonders bei Welpen), Lungenödem, Herzrhythmusstörungen, Hyperreflexie, Anämie

Therapie

Akute Nephropathien. Die Behandlung des akuten Nierenversagens ist in erster Linie symptomatisch und hängt von den Ursachen ab. Ein Grundpfeiler der Therapie ist die intravenöse Flüssigkeitstherapie, zusätzlich werden Medikamente verabreicht, die die Diurese anregen. Bei bestehender Oligurie muss die Gefahr der Überwässerung des Körpers beachtet werden, dieses Stadium ist kaum beeinflussbar und lässt sich am ehesten durch eine Peritonealdialyse überbrücken. Eine metabolische Azidose ist mit Natriumbikarbonat zu korrigieren. Weitere Maßnamen:

- **bei Erbrechen:** Antiemetika, z. B. Metoclopramid
- **bei Hyperkaliämie:** Calciumglukonat
- **bei Bluthochdruck:** antihypertensive Therapie z. B. mit ACE-Hemmern und Calcium-Kanal-Blockern
- **bei Anorexie:** Ernährung mittels Sonde, parenterale Ernährung
- **bei Gastritis:** Protonenpumpeninhibitoren (Omeprazol) und lokaler Magenschutz (Sucralfat)

> ✚ Das akute Nierenversagen ist ein lebensbedrohliches Krankheitsbild, es kann sich innerhalb von Stunden entwickeln und führt unbehandelt innerhalb von wenigen Tagen zum Tod.

Chronische Nephropathien. Die Therapie der chronischen Niereninsuffizienz richtet sich nach Ursache und Stadium der Erkrankung. Neben dem Nierenversagen werden auch die Folgeerkrankungen wie Bluthochdruck, renale Anämie und Knochenerkrankung (Vitamin-D-Mangel, sekundärer Hyperparathyreoidismus) behandelt.

6

Niere und ableitende Harnwege

6

- **allgemeine Maßnahmen:** Vermeidung von Stress und Dürsten, das Tier körperlich schonen (in Ruhe verbessert sich die Nierendurchblutung), auf eine warme und trockene Unterbringung achten (die Tiere sollten keinesfalls unterkühlen), regelmäßige Kontrollen der Serum-Elektrolyte und des Gewichts, Appetitanregung.
- **Diät:** Das Futter sollte vorwiegend eiweiß- und phosphatarm sein.
- **Problem Dehydratation:** Aufgrund der fehlenden Konzentrierungsfähigkeit der Nieren verlieren die Tiere in der polyurischen Phase viel Körperwasser, den Tieren muss ausreichend Flüssigkeit angeboten werden, Wasser und Elektrolyte können u. U. über eine intravenöse Flüssigkeitstherapie verabreicht werden.
- **Problem Hyperhydratation:** im oligurischen Stadium muss eine Überwässerung vermieden werden, Flüssigkeitsaufnahme und Gewicht bilanzieren, Lunge abhören, Diurese mit Diuretika (z. B. Furosemid) anregen.
- **Problem Bluthochdruck:** antihypertensive Therapie, z. B. mit ACE-Hemmern.
- **metabolische Azidose:** Natriumbikarbonat
- **renale Anämie:** Eisen, Bluttransfusion, Erythropoetin
- **Erbrechen:** zentral angreifende Antiemetika wie Metoclopramid
- **sekundärer Hyperparathyreoidismus und renale Osteodystrophie:** konsequente Nierendiät, Phosphat bindende Medikamente, aktive Form des Vitamin D$_3$.
- **weitere Maßnahmen:** Bromelain, Omega-3-Fettsäuren, Substitution wasserlöslicher Vitamine (vor allem Vitamin C und B-Vitamine).

Einzelhomöopathika

Apis, Berberis, Cantharis, Solidago, Arsenicum album, Lycopodium, Aal Serum, Kalium chloratum, Mercurius corrosivus, Mercurius solubilis, Natrium muriaticum, Phosphorus, Plumbum metallicum, Urtica dioica

Komplexmittel

Heel. Berberis Homaccord, Solidago comp., Apis Homaccord, Traumeel, Lymphomyosot, Galium Heel, Reneel

Horvi. Horvi C 33

Iso. Capsella cp. Fluid, Ad 2 (Hamamelis cp.), St 6 (Solidago cp.), G 6 (Vincetoxicum cp.), Fb 2 (Cinchona cp.)

Sanum. Vetokehl Sub D4, Vetokehl Muc D5, Vetokehl Nig D5, Sanuvis, Citrokehl, Vetokehl Not D5, Quentakehl D5, Pefrakehl D5

Soluna. Renalin

Weleda. Carbo betulae, Equisetum arvense, Equisetum cum sulfure tostum, Solutio Silicea comp., Hepatodoron

Wala. Equisetum/Viscum

Schuck. Antihypertonikum

Phytotherapie

Zimtrinde, Beinwellblätter, Selleriesamen, Brennnessel, Zinnkraut, Chin. Rhabarber, Tragant, Goldrute, Löwenzahn, Schachtelhalm, Eibisch

Aromatherapie

Bergamotte, Lavendel, Cajeput, Muskat, Sellerie- und Petersiliensamen, Tea tree, Dill

Edelsteintherapie

Perle und Jade

Akupunktur

chronische Nephritis: Bl 28, Bl 15, Ni 3, Ni 20, Ni 22, He 7.
Nierenentzündung und andere Störungen des Harntraktes: LG 4, Bl 23, Gb 26, Gb 27, Gb 28, LG 3 – 1, LG 4, KG 4.

■ Akupressur

Nierenversagen: MP 3, Ni 3, Lu 8, Ni 7, KG 12.

■ 6.3.2.2 Glomerulopathie

> Als Glomerulopathien bezeichnet man entzündliche oder degenerative Erkrankungen der Nierenkörperchen. Je nach Krankheitsprozess unterscheidet man primäre und sekundäre Formen.

Ursachen

Die Mehrzahl der Glomerulopathien sind entzündlich und immunpathogenetisch vermittelt, es handelt sich um Antigen-Antikörper-Reaktionen gegen die Basalmembran der Glomerula, oder um Ablagerungen zirkulierender Antikörperkomplexe bei Lupus erythematodes, FIP, FeLV, bakteriellen Infektionen, Dirofilarien und anderen Infektionskrankheiten.

Auch nicht immunologisch bedingte systemische Erkrankungen wie Diabetes mellitus und arterielle Hypertonie, Amyloidose und das hämolytisch urämische Syndrom (HUS) können die Glomerula schädigen. Schließlich kann eine Schädigung der Glomerula auch durch Toxine, iatrogen, vererbt bei familiärer Veranlagung und im Zusammenhang mit Tumoren auftreten.

Klinik

Glomerulopathien gehen in unterschiedlichem Ausmaß mit Proteinurie, Hämaturie, Abnahme der glomerulären Filtration als Ausdruck einer Nierenfunktionsstörung oder einer Blutdruckerhöhung einher. Die Symptome im Einzelnen sind abhängig von der Ursache der Glomerulopathie und vom klinischen Stadium. Bei fortschreitender Erkrankung kommt es zu Veränderungen der nachgeschalteten Tubuli und des Interstitiums, so dass letztlich die gesamte Niere betroffen ist. Bei progressivem Verlauf kommt es zur zunehmenden Funktionseinschränkung mit Urämiesymptomen (s. Kap. 6.3.2.1), es kann sich ein nephrotisches Syndrom (s. Kap. 6.3.2.4) entwickeln.

Komplikationen. Nephrotisches Syndrom, Aszites, Lungenembolie, Thrombembolien anderer Organe

Leitsymptome. Proteinurie, Polyurie, Polydipsie, Erbrechen, urämischer Foetor, Ödeme, Aszites, Dyspnoe

Therapie

Die Therapie gestaltet sich weitgehend symptomatisch (s. Kap. 6.3.2.1). ACE-Hemmer sollen das Fortschreiten der Glomerulaschäden verlangsamen. Mit Glukokortikoiden, Ciclosporin oder Zytostatika versucht man die Immunkomplexbildung zu hemmen.

■ Einzelhomöopathika

Apis, Terebinthina, Streptococcus haemolyticus, Pyrogenium, Silicea, Argentum nitricum, Solidago, Arsenicum album, Berberis, Aal Serum, Kalium chloratum, Mercurius corrosivus, Mercurius solubilis, Natrium muriaticum, Phosphorus, Plumbum metallicum, Urtica dioica

■ Komplexmittel

Heel. Apis Homaccord, Lymphomyosot, Reneel, Traumeel, Populus Homaccord, Galium Heel, Coenzyme comp., Ubichinon comp.

Weleda. Carbo betulae, Equisetum arvense, Equisetum cum sulfure tostum, Silicea comp., Hepatodoron

Wala. Renes/Argentum nitricum

6

Niere und ableitende Harnwege

▬ Phytotherapie

Cayenne, Brennnessel, Goldrute, Hauhechel, Löwenzahn

▬ Aromatherapie

Bergamotte, Lavendel, Cajeput, Muskat, Ambra

▬ Edelsteintherapie

Jade und Perle

▬ Akupunktur

Autoimmunprozesse: Ma 36, MP 6, Ni 6, Ni 14, Ni 24, KG 3, Ni 27.

▬ 6.3.2.3 Nierenamyloidose, Amyloidnephrose

> 📖 **Störung des Proteinstoffwechsels mit extrazellulärer Ablagerung von Amyloid, einem Protein-Polysaccharid-Komplex, im Mesangium der Glomerula.**

Ursachen

Die Amyloidose kann verschiedene Organe gleichzeitig betreffen oder sich auf ein einzelnes Organ beschränken. Es handelt sich um eine Störung des Proteinstoffwechsels mit extrazellulärer Ablagerung von Amyloid, was schließlich zur Insuffizienz der betroffenen Organe führen kann. Verschiedene Erkrankungen können durch Überproduktion, verminderten Abbau oder gestörte Ausscheidung bestimmter Proteine die Erkrankung auslösen, sie kann sich infolge chronisch-entzündlicher Erkrankungen (Dirofilariose, Tuberkulose, Aspergillose, Lupus erythematodes, Pyometra, Abszessbildungen), als paraneoplastisches Syndrom bei bösartigen Tumoren (Lymphome, Myelome) sowie bei Stoffwechselerkrankungen wie Diabetes mellitus entwickeln. Amyloidablagerungen treten auch im Rahmen des Alterungsprozesses auf.

Bei Tieren, die zur kommerziellen Serumproduktion eingesetzt werden, ist die Amyloidose die häufigste Todesursache.

Klinik

Bei der Nierenamyloidose durchsetzen Amyloidfibrillen die Basalmembran der Glomerula und führen zu einer vermehrten Proteinausscheidung und somit zum renalen Eiweißverlust mit Hypoproteinämie, Wassereinlagerung im Gewebe und niedrigem Blutdruck. Ist die Erkrankung progredient, entwickelt sich ein nephrotisches Syndrom mit chronischem Nierenversagen (s. Kap. 6.3.2.4 und 6.3.2.1).

Weitere Symptome sind: Albuminurie, Hypalbuminämie, Ödeme, Hypercholesterinämie, Schleimhautulzera, stumpfes Fell, im fortgeschrittenen Stadium Symptome der Urämie und Nierenversagen.

Leitsymptome. Proteinurie (schäumender Urin), Hypoproteinämie, Ödeme, Hyperlipidämie

Therapie

Nach Möglichkeit sollte die Grundkrankheit behandelt werden. Im fortgeschrittenen Stadium steht die Therapie des nephrotischen Syndroms und der chronischen Niereninsuffizienz im Vordergrund, siehe Kap. 6.3.2.4 und 6.3.2.1.

▬ 6.3.2.4 Nephrotisches Syndrom

> 📖 **Symptomenkomplex renaler Erkrankungen mit erhöhter Durchlässigkeit der glomerulären Basalmembran für Proteine. Aufgrund der massiven Proteinurie kommt es u. a. zu Hypoproteinämie, Ödemen und Körperhöhlenergüssen.**

Ursachen

Ein nephrotisches Syndrom kann sowohl durch eine Entzündung der Glomerula, als auch nicht-entzündlich entstehen. Prinzipiell können alle Glomerulopathien mit einer Permeabilitätssteigerung für Eiweiße einhergehen, Glomerulonephritis und Nierenamyloidose sind jedoch mit Abstand die beiden häufigsten ursächlichen Erkrankungen.

Klinik

Neben den Symptomen der Grunderkrankung (s. Kap. 6.3.2.2 und 6.3.2.3) kommt es im Rahmen des massiven Proteinverlustes über die Niere zu einem Absinken des onkotischen Druckes, Flüssigkeit tritt ins Gewebe aus, periphere Ödeme und Körperhöhlenergüsse (Aszites, Pleuraerguss) sind die Folge.

Die häufig bestehende Hyperlipidämie beruht auf dem Versuch des Körpers den zu geringen onkotischen Druck auch durch die vermehrte Produktion von Lipid-Transportproteinen (Apo-Lipoproteine) in Leber und Dünndarm auszugleichen.

Kommt es im Verlauf der Erkrankung zu einem renalen Verlust von hemmenden Faktoren des Gerinnungssystems, wie z. B. Antithrombin III, bedeutet das eine erhöhte Blutgerinnungstendenz, die Folge können Thrombembolien sein (Lungenembolie).

Leitsymptome. Proteinurie, Hypoproteinämie, periphere Ödeme, Aszites, Hypercholesterinämie

Therapie

Die Therapie ist symptomatisch und entspricht weitgehend der Therapie der Grunderkrankung (s. Kap. 6.3.2.2 und 6.3.2.3). Ödemneigung und die Bildung von Aszites können durch eine forcierte Diurese mit Diuretika (Spironolacton, Furosemid) gemildert werden (cave: Kaliumausschwemmung).

Eine Infusionstherapie hat wegen der Ödemneigung vorsichtig zu erfolgen. Diätetisch wichtig und hilfreich ist die Zufuhr von hochwertigem Eiweiß.

■ Einzelhomöopathika

Apis, Berberis, Cantharis, Solidago, Arsenicum album, Lycopodium, Aal Serum, Kalium chloratum, Mercurius corrosivus, Mercurius solubilis, Natrium muriaticum, Phosphorus, Plumbum metallicum, Urtica dioica

■ Komplexmittel

Heel. Solidago comp., Lymphomyosot, Galium Heel, Reneel

Iso. Capsella cp. Fluid, St 6 (Solidago cp.), G 6 (Vincetoxicum cp.), Fb 2 (Cinchona cp.)

Sanum. Vetokehl Sub D4, Vetokehl Muc D5, Vetokehl Nig D5, Sanuvis, Citrokehl

Soluna. Renalin

Weleda. Equisetum arvense, Equisetum cum sulfure tostum, Solutio Silicea comp., Hepatodoron

Wala. Equisetum/Viscum

Schuck. Antihypertonikum, Neral, Nieral

■ Phytotherapie

Zimtrinde, Beinwellblätter, Selleriesamen, Brennnessel, Zinnkraut

■ Aromatherapie

Bergamotte, Lavendel, Cajeput, Muskat, Sellerie- und Petersiliensamen, Tea tree, Dill

■ Edelsteintherapie

Perle und Jade

6

Niere und ableitende Harnwege

6.3.2.5 Nierenzysten und -tumoren

> **Nierenzysten sind angeborene oder erworbene, flüssigkeitsgefüllte Hohlraumbildungen im Nierengewebe.**

Ursachen

Nierenzysten. Einzelne Zysten in der Niere können einen völlig harmlosen Zufallsbefund darstellen. Sind jedoch beide Nieren von zahlreichen Zysten durchsetzt, spricht man von Zystennieren oder polyzystischer Nierendegeneration. Hierbei handelt es sich um eine ernste, vererbte Erkrankung, die auf einer zystischen Degeneration der Nierentubuli beruht und durch Verdrängung und Atrophie des Nierengewebes zu einer Funktionseinschränkung bis hin zum völligen Verlust der Nierenfunktion führt.

Bei Hunden sind Zystennieren eher selten, bei Katzen kommen sie häufiger vor, prädisponiert sind insbesondere auch Perserkatzen.

Tumoren. Tumoren in der Niere sind meist sekundär, d. h. es sind Metastasen von Tumoren anderer Gewebe oder Organe. Primäre Nierentumoren sind selten, sie betragen nur bis zu 5 % aller Tumoren.

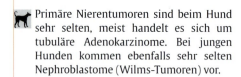 Primäre Nierentumoren sind beim Hund sehr selten, meist handelt es sich um tubuläre Adenokarzinome. Bei jungen Hunden kommen ebenfalls sehr selten Nephroblastome (Wilms-Tumoren) vor.

Primäre Nierentumoren sind meist Lymphosarkome.

Klinik

Zysten. Bereits bei der Geburt bestehende Zysten in beiden Nieren führen i. d. R. zum baldigen Exitus. Einseitige Zysten werden meist erst bei älteren Katzen entdeckt. Die betroffenen Nieren sind unregelmäßig vergrößert und palpatorisch von höckeriger Oberfläche, dabei nicht dolent. Sind beide Nieren betroffen kommt es zu den Symptomen einer chronischen Niereninsuffizienz (Kap. 6.3.2.1).

Leitsymptome. Niere palpatorisch indolent, unregelmäßige Oberfläche, keine subjektiven Symptome, bei beidseitigen Zysten Urämie

Tumoren. Tumoren verursachen im Anfangsstadium selten Symptome und werden aus diesem Grund meist erst im fortgeschrittenen oftmals bereits metastasierten Stadium diagnostiziert. Da sehr selten beide Nieren betroffen sind, fehlen zunächst die typischen Symptome einer Nierenerkrankung. Subfebrile Temperaturen, Apathie, Appetitverlust und Gewichtsabnahme sind häufig die ersten Hinweise auf eine Tumorerkrankung. Ein häufiges und noch relativ frühes Symptom ist die schmerzlose Hämaturie; nicht selten ist auch im asymptomatischen Stadium der Tumor bereits zu tasten. Bei Lungenmetastasen kommt es zu Husten, evtl. mit Dyspnoe und Zyanose. Bei einer Obstruktion der Vena cava caudalis durch den Tumor lahmen die Tiere auf den Hinterläufen.

Leitsymptome. schmerzlose Hämaturie, palpabler Tumor, Flankenschmerz, Kachexie, Bauchumfangsvermehrung

Therapie

Zysten. Asymptomatische Zysten bedürfen keiner Therapie. Bei stärkeren Beschwerden können Zysten punktiert, evtl. auch operativ abgetragen werden. Treten Anzeichen einer Niereninsuffizienz auf, wird diese symptomatisch behandelt (s. Kap. 6.3.2.1).

Tumoren. Die Therapie besteht in einer möglichst frühzeitigen Nierenentfernung, bei Lymphosarkomen ist auch eine Chemotherapie denkbar. Bei Metastasierung ist in der Regel eine Behandlung nicht mehr sinnvoll.

In Anhang 1 sind Behandlungsgrundlagen in der Tumortherapie zusammengefasst.

▪ Komplexmittel

Heel. Galium Heel, Psorinoheel, Lymphomyosot, Coenzyme comp., Ubichinon comp.

Sanum. Herdsanierung/Testung mit Spenglersan Kolloid D und DX

Schuck. Flenin

Cefak. Cefalektin

Horvi. C 33, C 300, Horvityl, Horvi Psy 4 comp 1

▪ 6.4 Wissensüberprüfung

1 Zum Nephron gehören folgende der genannten Abschnitte:
A Glomerulus
B Bowmansche Kapsel
C Tubulusapparat
D Henlesche Schleife
E Sammelrohr

2 Welche der genannten Aussagen zu den Harnorganen des Pferdes treffen zu?
A Die Nieren des Pferdes gehören zum mehrwarzig gefurchten Typ.
B Das Pferd besitzt eine physiologische Wanderniere.
C Die rechte Niere ist bohnenförmig, die linke Niere herzförmig.
D Das trübe Aussehen des Harnes wird durch die vermehrte Durchlässigkeit der Glomerula für Eiweiß verursacht.
E Keine der Aussagen trifft zu.

3 Welche Konkremente können bei Pferden auch ohne größeren Krankheitswert auftreten?
A Struvitsteine
B Calciumkarbonatsteine
C Calciumoxalatsteine
D Zystinsteine
E Leucinsteine

4 Bei wiederholten Infektionen des Harntraktes sind welche diagnostischen Schritte einzuleiten?
A Röntgen
B Blutbild
C Ultraschall
D Medikamentenanamnese
E Alle Aussagen treffen zu.

5 Der Nachweis von Eiweißzylindern im Harnsediment spricht für das Vorliegen einer Erkrankung von:
A Urethra
B Harnblase
C Nierenparenchym
D Nierenbecken
E Prostata

6 Die Erythrozyturie kann beruhen auf:
A Zystennieren
B Urolithiasis
C Papillennekrosen
D Urotuberkulose
E Karzinomen im Harntrakt

7 Welche der genannten Aussagen trifft nicht zu? Typische Komplikationen der chronischen Niereninsuffizienz sind:
A Lungenödem
B Anämien
C Magen-Darm-Blutungen
D Metabolische Alkalose
E Herzbeschwerden

6

Niere und ableitende Harnwege

149

6

Niere und ableitende Harnwege

8 Einem nephrotischen Syndrom können ursächlich zugrunde liegen:
A entzündliche Nierenerkrankungen
B Lupus erythematodes
C Amyloidose
D Zystennieren
E Immunkomplex-Glomerulonephritis

9 Folgende Veränderungen im Urin sind typisch für das nephrotische Syndrom:
A massive Proteinurie
B Makrohämaturie
C Malteser-Kreuze
D Leukozyturie
E hyaline Zylinder

10 Welche der genannten Aussagen trifft nicht zu? Prädisponierende Faktoren der chronischen rezidivierenden Pyelonephritis sind:
A Harnwegsobstruktionen
B neurogene Blasenentleerungsstörungen
C Proteinurie
D vesikorenaler Reflux
E Diabetes mellitus

11 Welche Aussage/n zur Amyloidnephrose ist/sind richtig?
A Bei Tieren, die zur kommerziellen Serumproduktion eingesetzt werden, tritt die Amyloidose selten auf.
B Es kommt auch zu Ablagerungen in anderen Organen (rote Milzpulpa = Schinkenmilz, weiße Pulpa = Sagomilz).
C Es tritt im Rahmen des Krankheitsgeschehens ein nephrotisches Syndrom auf.
D Es handelt sich um die Ablagerung eines Lipoid-Polysaccharid-Komplexes in Geweben
E Keine der Aussagen trifft zu.

12 Der akuten Nephropathie liegen prä-, intra- und postrenale Ursachen zugrunde. Welche der aufgeführten Zuordnungen sind falsch:
A Die postrenale Nephropathie entsteht durch immunpathologische Prozesse.
B Die prärenale Nephropathie wird u. a. durch Hämolyse ausgelöst.
C Die renale Nephropathie ist die Folge einer Harnwegsobstruktion.
D Die prärenale Nephropathie kann ihre Ursache in Herzrhythmusstörungen haben.
E Die renale Nephropathie wird durch Schwermetalle, Arzneimittel und andere Noxen verursacht.

7 Geschlechtsorgane und Fortpflanzung

Männliche Geschlechtsorgane

Hoden (Testis, Orchis)

In den paarig angelegten Hoden werden Spermatozoen und Geschlechtshormone gebildet. Am Ende der Fetalperiode treten sie aus der Bauchhöhle durch den Leistenkanal in den Hodensack (**Descensus testis**). Von der **Tunica albuginea,** der derben Organkapsel der Hoden ziehen bindegewebige Septen durch das Hodengewebe und unterteilen es unvollständig in 200–300 Läppchen (**Lobuli testis**). Ein Lobulus wiederum besteht aus mehreren geschlängelten **Hodenkanälchen** (Tubuli seminiferi contorti), dem Ort der Spermiogenese, die im Mediastinum gestreckt in das Hodennetz (**Rete testis**) münden. Aus dem Rete testis führen bis zu 20 Ductuli efferentes in den **Nebenhoden** (Epididymis) und von dort in einen stark gewundenen Gang (Ductus epididymidis). Im Ductus epididymidis werden die Spermatozoen aufbewahrt, er setzt sich schließlich in den **Samenleiter** (Ductus deferens) fort.

Die Wand der Hodenkanälchen ist aus zwei Zellarten aufgebaut:

- **Zellen der Spermatogenese:** Spermatozoen entstehen in einem mehrstufigen Reifungsvorgang in der Wand der Hodenkanälchen, auch **Keimepithel** genannt. Neben den Stammzellen der Spermatogenese findet man die Vorstufen, die primären und sekundären Spermatozyten, die Spermatiden und die ausdifferenzierten Spermatozoen.
- **Sertolizellen:** Diese so genannten **Ammenzellen** sind das stützende Gewebe des Keimepithels, sie bilden in der Wand der Hodenkanälchen ein Gitterwerk, durch dessen Maschen die sich vermehrenden und reifenden Vorstufen der Samenzellen dem zentral offenen Lumen der Hodenkanälchen entgegenstreben.

Spermatogenese. Die Samenzellbildung läuft in drei Schritten ab:
- **Vermehrungsperiode:** Man unterscheidet zwei Typen von Stammzellen, Typ A-Stammzellen teilen sich mitotisch und bilden weitere Stammzellen.

151

- **Reifungsperiode:** Typ B-Stammzellen teilen sich ebenfalls mitotisch, treten aber in die weitere Spermatogenese ein. Aus einer Typ B-Stammzelle entstehen durch **mitotische Zellteilung** zwei primäre Spermatozyten, diese treten in die **1. Reifeteilung** (Meiose) ein, aus der am Ende vier sekundäre Spermatozyten hervorgehen. Am Ende der **2. Reifeteilung** sind schließlich aus vier sekundären Spermatozyten acht Spermatiden mit jeweils einfachem (haploidem) Chromosomensatz entstanden.
- **Differenzierungsperiode:** In dieser auch **Spermiogenese** genannten Periode lösen sich die Spermatiden vom Keimepithel ab, ihr Zellkern kondensiert, sie bilden einen Schwanz aus, die Kopfkappe, das Akrosom, mit deren Hilfe die Eizelle durchdrungen werden kann, entwickelt sich. Am Ende der Spermiogenese hat sich ein zur Befruchtung fähiges Spermatozoon entwickelt, das in das Lumen des Hodenkanälchens freigesetzt wird und über das Rete testis in den Nebenhoden gelangt.

Hormonbildung. In den **Leydig-Zellen**, die mesenchymalen Ursprungs sind und im lockeren Bindegewebe zwischen den Hodenkanälchen liegen, werden die männlichen Geschlechtshormone (Androgene), vor allem das **Testosteron**, gebildet. Unter dem Einfluss der Androgene entwickeln sich die Genitalien und die sekundären Geschlechtsmerkmale, sie besitzen eine anabole Wirkung, fördern Libido und Potenz und stimulieren die Samenzellbildung.

Nebenhoden (Epididymis)

Der Nebenhoden besteht im Wesentlichen aus dem Ductus epididymidis und dem ihn umgebenden Bindegewebe. Er liegt dem Hoden auf und ist mit diesem entlang der Hodenlängskontur eng verbunden. Anatomisch wird er in die drei Abschnitte Kopf (Caput), Körper (Corpus) und Schwanz (Cauda) unterteilt. Im Nebenhoden werden die Spermien gespeichert.

Hodensack (Skrotum)

Der Hodensack wird durch eine mittlere Furche in ein rechtes und linkes Kompartiment unterteilt. Die Skrotalhaut ist mit Schweiß- und Talgdrüsen versorgt. Eine Funktion des Skrotums ist es, die Temperatur der Hoden bis zu fünf Grad Celsius unter Körpertemperatur zu halten. Diese Temperatur ist optimal für die Produktion der Spermien.

Samenleiter (Ductus deferens)

Die beiden Samenleiter übernehmen den Transport der Spermien aus dem Nebenhoden bis zur Vorsteherdrüse (Prostata), dort münden sie in die Harnröhre, die zur gemeinsamen Harnsamenröhre wird. Die Samenleiter und sie begleitende Blutgefäße und Nervenfasern werden durch Bindegewebe zum **Samenstrang** (Funiculus spermaticus) gebündelt.

Prostata und akzessorische Geschlechtsdrüsen

Die Prostata und die akzessorischen Geschlechtsdrüsen produzieren etwa 95 % der Samenflüssigkeit. Ihr Sekret ist insgesamt schwach alkalisch und ermöglicht so die Beweglichkeit der Spermien, die ansonsten im sauren Vaginalmilieu bewegungslos bleiben würden.

- **Vorsteherdrüse (Prostata):** Die unpaare kastanienförmige Vorsteherdrüse umschließt die Harnröhre und mündet mit mehreren Ausführungsgängen in sie ein. Bei der Ejakulation gibt sie ein dünnflüssiges, milchiges Sekret ab, das u. a. saure Phosphatasen und Zink enthält.
- **Samenbläschen (Glandula vesicularis, Vesicula seminalis):** Die Samenbläschen sind paarige Drüsen, sie münden in die Samenleiter kurz vor dessen Eintritt in die Prostata. Die Samenbläschen produzieren mehr als die Hälfte der Samenflüssigkeit. Ihr alkalisches Sekret ist reich an Fructose und dient den Spermatozoen als eine leicht zugängliche Energiequelle.

- **Bulbourethraldrüsen (Cowpersche Drüsen):** Die paarig angelegten Cowperschen Drüsen liegen im Diaphragma urogenitale und bilden ein fadenziehendes, schwach alkalisches Sekret, das meist als Vorsekret abgegeben wird und vermutlich die Aufgabe hat, die Harnröhre zu spülen und für ein optimales Milieu für die eigentliche Samenflüssigkeit zu sorgen.

Glied (Penis)

Der Penis wird unterteilt in **Peniswurzel** (Radix penis), **Penisschaft** (Corpus penis) und **Eichel** (Glans penis). Die Eichel wird von der **Vorhaut** umschlossen (Praeputium penis). Der Penis ist aus zwei Schwellkörpern aufgebaut. Der **Penisschwellkörper** (Corpus cavernosum) liegt an der Oberseite des Penis und wird durch ein bindegewebiges Septum unvollständig in zwei Hälften unterteilt. Im **Harnröhrenschwellkörper** (Corpus spongiosum), der sich unterhalb des Penisschwellkörpers befindet, verläuft die Harnsamenröhre. Die Penisschwellkörper stellen Hohlräume dar, die sich bei sexueller Erregung mit arteriellem Blut füllen, der Penis wird größer und hart, es kommt zur **Erektion**, gleichzeitig wird der venöse Blutabfluss gedrosselt. Für die Versteifung ist in erster Linie der Penisschwellkörper verantwortlich.

Sperma

Das Sperma besteht aus den in den Hodenkanälchen gebildeten Samenzellen und den Sekreten von Nebenhoden und akzessorischen Geschlechtsdrüsen (Samenplasma). Das Ejakulat wird beim Deckakt tierartlich in unterschiedlicher Weise platziert, man unterscheidet **Uterusbesamer** (Hunde) oder **Scheidenbesamer** (Wiederkäuer). Spermien bleiben in den weiblichen Geschlechtsorganen noch eine gewisse Zeit befruchtungsfähig, was die Chance der Befruchtung erhöht.

Weibliche Geschlechtsorgane

Eierstöcke (Ovarien)

In den beidseits der Wirbelsäule im Lendenbereich und innerhalb der Bauchhöhle gelegenen Ovarien reifen unter dem Einfluss der beiden Hypophysenhormone **FSH** (Follikelstimulierendes Hormon) und **LH** (Luteinisierendes Hormon) die Eizellen in den Follikeln zu befruchtungsfähigen Eizellen heran.

Innerhalb des **Brunstzyklus** tritt in der Phase der **Ovulation** der Eisprung (Follikelsprung) ein, aus dem im Ovar verbleibendem Restfollikel entsteht der so genannte **Gelbkörper** (Corpus luteum). Er produziert in der zweiten Hälfte des Zyklus das **Gelbkörperhormon Progesteron** sowie kleine Mengen **Östrogen**. Progesteron bereitet im Zusammenspiel mit Östrogen die Schleimhaut der Gebärmutter auf eine mögliche Trächtigkeit und die Einnistung der Eizelle vor.

Kommt es nicht zur Befruchtung der Eizelle bildet sich der Gelbkörper nach einigen Tagen zurück, die Progesteronproduktion versiegt. Wird dagegen die Eizelle befruchtet und nistet sich ein, wird die Rückbildung des Gelbkörpers durch das von der sich einnistenden Blastozyste (Trophoblast und Embryoblast) sezernierte **gonadotrope Hormon** (Choriongonadotropin) verhindert und die Gelbkörperzellen produzieren bis weit in die Trächtigkeit das fruchterhaltende Progesteron. Erst in einer späteren Phase der Schwangerschaft übernimmt die **Plazenta** (Mutterkuchen) diese hormonbildende Funktion.

Eileiter (Tuba uterina, Ovidukt, Salpinx)

Die paarigen, röhrenförmigen Eileiter liegen trichterförmig den Eierstöcken an, ihre Aufgabe ist die Aufnahme der Eizelle sowie deren Ernährung und Weitertransport zum Uterus. Im Eileiter findet die Befruchtung statt, die Wanderung der Eizelle durch den Eileiter dauert mehrere Tage.

Die trichterförmigen Enden der Eileiter sind mit Fimbrien besetzt. Während des Eisprungs legt sich der Eileiter über den Eierstock, fängt die aus dem Follikel entlassene Eizelle mit wischenden Bewegungen der Fimbrien ein und befördert sie anschließend mittels eines Flimmerepithels, unterstützt von der eigenen Peristaltik, in Richtung Uterus.

Gebärmutter (Uterus)

Die Gebärmutter ist ein Hohlmuskel, in dem während einer Schwangerschaft die geschützte Entwicklung des Embryos und sein Stoffaustausch mit dem mütterlichen Blut stattfindet. Die Gebärmutterschleimhaut bereitet sich unter dem Einfluss von Hormonen zyklisch auf eine mögliche Einnistung einer befruchteten Eizelle vor.

Der Uterus wird unterteilt in **Corpus uteri** (Körper) und **Cervix uteri** (Gebärmutterhals), ein Teil der Zervix ragt in das Lumen der Vagina. In der Uterushöhle (Cavum uteri) gliedert sich die Gebärmutter in Körper und Uterushörner (Cornua uteri).

Die Uteruswand besteht aus **Endometrium** (Schleimhaut), **Myometrium** (Muskulatur) und **Perimetrium** (peritonealer Überzug). Das Endometrium kleidet den Uterus aus, hier erfolgt nach der Befruchtung der Eizelle die **Nidation** (Einnistung).

Scheide (Vagina)

Die Vagina ist ein häutig-muskulärer dünnwandiger Schlauch, in den die Portio vaginalis (Gebärmuttermund) des Uterus hineinragt und der bei der Begattung den Penis und das Sperma aufnimmt. Die Scheide ist ursprünglich durch das **Hymen** (Schleimhautfalte) zum Teil verschlossen, welches aber meist bei der ersten Begattung einreißt.

Der **Scheidenvorhof** (Vestibulum vaginae) erstreckt sich vom Hymen bis zur Scham. In der Submukosa befinden sich Drüsen zur Befeuchtung der Vagina, das Sekret wirkt sexuell stimulierend auf den Geschlechtspartner.

Scham (Vulva)

Das sich an den Scheidenvorhof anschließende äußere Genitale heißt Vulva. Die Öffnung wird von paarigen **Schamlippen** (Labiae vulvae) begrenzt, zwischen denen die **Schamspalte** (Rima vulvae) liegt. Im Schamwinkel befindet sich die **Clitoris** (Kitzler), die strukturelle Übereinstimmungen mit dem Penis männlicher Tiere aufweist. Das Gebiet zwischen After und Vulva wird als **Damm** (Perineum) bezeichnet.

Östrogene und Gestagene

Beide Hormone werden in den Ovarien unter Einfluss der Hypophysenvorderlappenhormone FSH und LH (s. o.) gebildet. Sie stimulieren das Wachstum von Uterus und Ovarien und steuern den Sexualzyklus:

- **Proliferationsphase (Aufbauphase):** FSH stimuliert die Follikelreifung, das LH die Produktion von Östrogenen. Unter dem Östrogeneinfluss wächst die Uterusschleimhaut heran.
- **Sekretionsphase (Gelbkörperphase):** Bei anhaltender Östrogenproduktion kommt es nach der Ovulation zur Progesteronproduktion durch den Gelbkörper. Die Reifung und Ovulation weiterer Follikel wird so verhindert.

Weibliche Säugetiere sind nur zum Zeitpunkt der Ovulation begattungsbereit (Hitze, Brunst, Östrus). Der Östrus tritt je nach Tierart ein- (monöstrisch), zwei- (diöstrisch) oder mehrmals (polyöstrisch) auf.

Befruchtung, Trächtigkeit und Geburt

Die befruchtete Eizelle beginnt sich während der Wanderung durch den Eileiter zum Uterus zu teilen, sie nistet sich als Keimbläschen (Blastozyste), bestehend aus **Trophoblast**, aus dem sich später die Plazenta entwickelt, und **Embryoblast**, in der vorbereiteten Gebärmutterschleimhaut ein. Die Embryonen bzw. Feten sind zum Schutz von Embryonalhüllen (Eihäute, Fruchtsack, Fruchtblase) und Flüssigkeit umgeben. Die **Plazenta** (Mutterkuchen) bringt die Eihäute des Fetus und damit sein Blutgefäßsystem in engen Kontakt zum mütterlichen Gefäßsystem, um den Stoff- und Gasaustausch zu gewährleisten.

Der Geburtsvorgang unterteilt sich in ein **Eröffnungsstadium** und ein **Austreibungsstadium**. In beiden Stadien treten durch das Hypophysenhinterlappenhormon **Oxytocin** ausgelöst **Wehen**, also Kontraktionen der Uterusmuskulatur, auf. Tritt der Kopf des Fetus durch den Geburtskanal, wird er durch kräftige Presswehen schnell geboren. Danach gehen die Nachgeburt/en ab und es tritt Ausfluss aus, der noch einige Tage anhalten kann (**Lochialfluss**). Je nach Tierart wird die Nachgeburt verspeist, u. a. um dem Körper für die Milchproduktion wichtige Nährstoffe zuzuführen. In der ersten Woche nach der Geburt wird **Kolostralmilch** gebildet, die Immunglobuline enthält und leicht abführende Wirkung hat. Die Milchbildung wird während der Trächtigkeit eingeleitet, aufrechterhalten wird sie durch den Saugreiz und die dadurch bedingte erhöhte **Prolaktinsekretion**. Die Milchdrüsen entwickeln sich aus der **Milchleiste**, aus der sich beidseits je ein oder mehrere Milchhügel bilden. Die einzelnen Milchdrüsen bilden Milchdrüsenkomplexe, die aus Drüsenkörper und Zitze bestehen.

7.1 Tierartliche Besonderheiten

 Männliche Geschlechtsorgane. Die Hoden des Hundes sind relativ klein, nach Eintritt der Geschlechtreife bleibt die Größe konstant. Der Hodensack hängt relativ frei am Ende des Zwischenschenkelspaltes, ist schwach behaart, oft pigmentiert und von kaudal gut sichtbar.

Aus dem Nebenhoden geht als direkte Fortsetzung des Nebenhodenkanals der Samenleiter (Ductus deferens) hervor. Da Fleischfresser keine Samenblasendrüse besitzen, münden die Samenleiter ohne weiteren Zufluss von dorsal in das Beckenstück der männlichen Harnröhre ein. Die Lage der Prostata ist von ihrer Größe abhängig. Große Organe ragen in die Bauchhöhle vor, kleine Organe liegen meist im Becken. Bei Rüden im Wachstumsalter überwiegt die Bindegewebskomponente, bei Rüden mittleren Alters das Drüsengewebe. Im Alter setzt eine Organschrumpfung ein. Cowpersche Drüsen sind nicht ausgebildet.

Der Penis ist ein annähernd zylindrisches Organ mit paarigem Penisschwellkörper und Penisknochen (Os penis). Der Penisteil der Harnröhre wird vom Harnröhrenschwellkörper begleitet. Der Eichelschwellkörper sitzt dem langen Penisknochen auf.

Weibliche Geschlechtsorgane. Die Eierstöcke liegen in der Lendengegend, bedeckt von der Eierstocktasche. Bei einer mittelgroßen Hündin ist der Eileiter ca. 60 bis 100 mm lang.

Der Uterus ist zweihörnig (Uterus bicornis), die Uterushörner sind gleich weit, gelegentlich ungleich lang, die Uterushornspitzen liegen dicht hinter den Eierstöcken und gehen in den unpaaren Uteruskörper auf. Die Aufhängung der Gebärmutter erfolgt über das Mutterband (Mesometrium). Im graviden Uterus bilden sich ab dem 18.–20. Tag der Trächtigkeit ampulläre Fruchtkammern, ihre Anzahl entspricht der Anzahl der Früchte.

Die Scheide ist ca. 120 mm lang. In der Haut der Schamlippen kommen Talgdrüsen vor. Die Clitoris liegt unter dem Boden des Scheidenvorhofs und stellt einen Schwellköper dar, der größtenteils aus Fettgewebe besteht.

Das Gesäuge besteht beidseits meist aus fünf Mammarkomplexen (2 thorakale, 2 abdominale, 1 inguinale). Abweichungen in Zahl und Seitengleichheit können auftreten. Zur Zeit der Geschlechtsreife verlängern und verzweigen sich die Milchgänge, die sekretorische Tätigkeit setzt gegen Ende der Trächtigkeit ein. Während der Laktationsphase ist das Drüsengewebe so stark vermehrt, dass die Mammarkomplexe mit den vergrößerten Zitzen deutlich sichtbar werden.

Männliche Geschlechtsorgane. Der Hodensack liegt beim Kater mehr analwärts als beim Rüden und ist dicht behaart. Im Nebenhode fehlt eine Samenleiterampulle.

Die Prostata externa ist getreidekorngroß, beide Lappen stoßen ventral nicht aneinander.

Als akzessorische Geschlechtsdrüsen fungiert die Harnröhrenzwiebeldrüse (Glandula bulbourethralis), die dem Bulbusteil der Harnröhre aufliegt.

Der Penis ist relativ kurz, der Penisschwellkörper hat die Gestalt einer Harpunenspitze, es existiert ein Penisknochen. Der Eichelschwellkörper ist haubenartig. Das die Eichel überziehende Penisblatt ist mit verhornten Penisstacheln besetzt.

Weibliche Geschlechtsorgane. Die Eierstöcke liegen in der Lendengegend und befinden sich in einer Eierstocktasche, sie werden gehalten von Bändern, die bis zum Zwerchfell reichen.

Die Eileiter sind ca. 40–50 mm lang.

Die Gebärmutter ist zweihörnig und ihr Körper relativ kurz. Fruchtkammern bilden sich bei der Katze ab dem 15–18. Trächtigkeitstag.

Die Scheide ist ohne seitliche Schleim-

hautfalten, wie sie bei der Hündin vorkommen und als Hymen gedeutet werden. Schamlippen und Clitoris kommen immer vor, die Clitoris der Kätzin besteht nur aus dem erektilen Schwellkörper.

Die Milchdrüsen bilden zu beiden Seiten vier behaarte Mammarkomplexe.

Die Kätzin ist saisonal polyöstrisch, die Ovulation wird durch den Deckakt ausgelöst. Die Trächtigkeit dauert 63–66 Tage.

Männliche Geschlechtsorgane. Die Hoden liegen unterhalb des Anus im Skrotum.

Der Rand des Nebenhodens ist der Kaudalfläche des Oberschenkels zugewendet. Die Samenleiter verdicken sich nicht zur Samenleiterampulle, sie münden, nachdem sie durch die Prostata gezogen sind, in die Harnröhre.

Die Ausführungsgänge der Samenblasendrüsen münden neben den Samenleitern in die Urethra. Die Bulbourethraldrüsen liegen dem Beckenstück der Harnröhre auf, in die sie ihre Sekrete abgeben.

Der Penis ist relativ dünn, das Präputium ist lang und steht dorsal mit dem Diverticulum praeputiale, einem Beutel mit überriechender Flüssigkeit aus abgestorbenen Epithelzellen und Urin, in Verbindung. Der Präputialbeutel wird vor dem Deckakt entleert, das Sekret hat den typischen Ebergeruch und enthält ein Pheromon, dass brünstige Sauen dazu veranlasst, eine paarungsbereite Stellung einzunehmen.

Weibliche Geschlechtsorgane. Die Eierstöcke sind ca. 50 mm lang und von unregelmäßiger Gestalt. Sie schieben sich zwischen die Darmschlingen und sind bei Trächtigkeit nicht mehr zu tasten.

Die Eileiter sind ca. 20 cm lang.

Die Gebärmutter besteht aus einem relativ kurzen Körper. Die Uterushörner sind über einige Zentimeter miteinander verwachsen und ausgestattet mit einem Schließmuskel, der bei der Geburt das

Eintreten der Feten in den Geburtskanal regelt und verhindert, dass die Feten bei der Geburt miteinander kollidieren.

Der Scheidenvorhof ist verhältnismäßig lang.

Die Brustdrüsen bestehen aus sieben Drüsenpaaren, die Zitzen sind lang und besitzen an der Spitze zwei Öffnungen.

Männliche Geschlechtsorgane. Die Hoden sind eiförmig und liegen hoch in der Leiste. Kryptorchismus (Bauchhoden) ist beim Pferd häufig. Der Leistenkanal ist weit, Leistenbrüche häufig.

Die Prostata umfasst den im Becken gelegenen Teil der Harnröhre. Die Sekrete von Prostata, Samenblasendrüse und Harnröhrenzwiebeldrüse bilden zusammen mit den Samenzellen ca. 70–150 ml Ejakulat.

Die Glans penis hat ein pilzähnliches Aussehen. Die Vorhaut besitzt eine zusätzliche Falte (Plica praeputialis), die als Reservefalte bei der Erektion die Verlängerung des Penis ermöglicht. Bei ermüdeten oder kranken Pferden kann der Penis schlaff aus der Vorhaut herausfallen.

Weibliche Geschlechtsorgane. Die Eierstöcke sind relativ groß, sie besitzen für den Eisprung eine Ovulationsgrube. Da die Follikel nur hier freigesetzt werden, bilden sie keine Oberflächenerhebungen und sind bei Rektaluntersuchungen nicht so leicht zu erkennen wie bei der Kuh.

Die Eileiter münden als enge Kanäle mit Schließmuskeln in die Spitzen der Gebärmutterhörner.

Die Gebärmutter besteht aus einem großen Körper und zwei divergierenden Hörnern.

Die Clitoris wird vom Präputium bedeckt, bei rossigen Stuten tritt die Clitoris zwischen den Labien hervor.

Die Milchdrüsen liegen als kleiner Euter unter dem kaudalen Teil der Bauchhöhle und sind verdeckt durch die Oberschenkel. Es sind zwei Zitzen vorhanden und zwei, manchmal drei separate Gangsysteme. Die Milchdrüse beginnt vor der Geburt mit der Sekretion von Talg, abgestoßenen Epithelien und Kolostralmilch, dies gibt der Zitzenspitze ein wachsartiges Aussehen und gilt als Zeichen für die bevorstehende Geburt.

Männliche Geschlechtsorgane. Die Hoden sind große, ellipsoide Gebilde, die senkrecht im Skrotum hängen. Der Hodensack zwischen den vorderen Schenkelabschnitten kann bis zur Höhe der Sprunggelenke reichen. An der Kranialseite sind rudimentäre Zitzen. Der Nebenhoden ist mit seinen beiden Enden fest mit dem Hoden verbunden.

Die Prostata besitzt einen zweiten kompakten Teil aus paarigen Lappen, die eine Spange bilden und über den Anfangsteil der Urethra führen.

Beim ausgewachsenen Bullen ist der Penis ca. einen Meter lang.

Weibliche Geschlechtsorgane. Die Eierstöcke sind bei der Kuh eher klein, Follikel und Gelbkörper können hervorragen. Die Eileiter dagegen sind verhältnismäßig lang, haben dabei einen gewundenen Verlauf, so dass Anfang und Ende dicht beieinander liegen.

Der Uteruskörper ist kurz und wird größtenteils durch die teilweise Verschmelzung der Uterushörner gebildet.

Das Lumen der Scheide ist durch die anliegenden Dorsal- und Ventralwände meist weitgehend verschlossen.

Vier Mammarkomplexe sind bei der Kuh zum einheitlichen Gebilde, dem Euter zusammengefasst, jedes Viertel besitzt eine Hauptzitze.

Männliche Geschlechtsorgane. Das freie Ende des Penis ist bei den kleinen Wiederkäuern auffällig, der Processus urethralis setzt sich mehrere Zentimeter über die Eichel hinaus fort und kann erigieren.

Weibliche Geschlechtsorgane. Das Euter der kleinen Wiederkäuer befindet sich in

7

Geschlechtsorgane und Fortpflanzung

der Regio inguinalis und besteht aus zwei Drüsenkomplexen. Diese können, bei Ziegen mehr, bei Schafen weniger deutlich abgesetzt sein. Bei Milchziegen ist das Euter umfangreich, breit und konisch.

Männliche Geschlechtsorgane. Die Hoden bleiben bei den Vögeln am Ort ihrer Entstehung in der Leibeshöhle, Samenstrang, Tunica vaginalis und Hodensack fehlen. Die Hoden liegen zwischen dem Lungenende und dem vorderen Teil der linken Niere, sie sind durch das Mesorchium mit dem kranialen Ende der Nieren verbunden. Die Tubuli seminiferi münden in das Rete testis.

Die Nebenhoden erscheinen als Vorstülpung am Hoden und bestehen aus den Ductuli efferentes, die sich zum Ductus epididymidis zusammenschließen, durch den die Spermatozoen in den Ductus deferens gelangen. Dieser begleitet den Ureter zur Kloake und mündet auf einer Papille ins Urodeum. Der Samenleiter hat eine Erweiterung, das Receptaculum.

Prostata und akzessorische Geschlechtsdrüsen sind bei Vögeln nicht ausgebildet.

Das Kopulationsorgan besteht aus einem Höcker, flankiert von paarigen Phalluskörpern entstanden aus der Ventrallippe des Afters. Während der Besamung wird der After umgestülpt und der Phallus gegen die weibliche Kloakenschleimhaut gepresst. Ganter und Erpel haben einen längeren Phallus, der in die weibliche Kloake eingeführt werden kann.

Weibliche Geschlechtsorgane. Die Eierstöcke ähneln einer Weintraube und beinhalten mehrere tausend Follikel. Jeder Follikel besteht aus einer Dotterkugel, die umgeben ist von einer vaskularisierten Follikelwand. Der leere Follikel (Calix) bildet sich nach der Ovulation zurück, ein Gelbkörper wird nicht ausgebildet.

Der Eileiter (Oviductus) leitet die befruchtete Eizelle zur Kloake, fügt ihr Nährstoffe zu und stattet das Ei mit Membranen und Eischale aus. Das Oviduct lei-

tet die Samenzellen weiter und speichert Samen für eine spätere Befruchtung. Der Eileiter wird unterteilt in:

- **Infundibulum:** Der Eileitertrichter bildet das kraniale Ende, die Dotterkugel passiert ihn in ca. 15 min. Hier bildet sich eine Membran um die Dotterhaut, aus dem später die Hagelschnüre hervorgehen (Chalazae). Die Chalazae halten den Dotter in der Schwebe.
- **Magnum:** Das Magnum ist der längste Abschnitt des Eileiters, die Eipassage dauert drei Stunden, dem Ei wird Eiklar zugefügt.
- **Isthmus:** Im Isthmus bildet sich die Schalenhaut. Die Verweildauer des Eis im Isthmus beträgt ca. eine Stunde.

Im hinteren Teil des Eileiters befindet sich der Uterus oder Eihälter, hier verbleibt das Ei für weitere ca. 20 Stunden, dem Ei wird Eiklar hinzugefügt, die pigmentierte Kalkschale und die Außenhaut (Cuticula) werden aufgebaut.

Die Vagina ist eine muskuläre Röhre und wird vom fertigen Ei in wenigen Stunden passiert. Sie endet im Urodeum. Während der Eiablage schiebt sich die Vaginalöffnung durch den After, um Kontakt mit den Fäzes zu verhindern.

7.2 Untersuchung der Genitalorgane

Anamnese

In der Anamnese wird nach aktuellen Beschwerden und dem Allgemeinbefinden gefragt. Entscheidende Hinweise können urogenitale oder sonstige Vorerkrankungen (Hypophyse, Schilddrüse, Diabetes mellitus) geben. Eine Medikamentenanamnese, z. B. die Frage nach früheren oder aktuellen Hormontherapien, gehört genauso in den Vorbereich, wie Fragen nach der Sexualfunktion.

Bei weiblichen Tieren erfragt man Zeitpunkt und Verlauf der letzten Läufigkeit sowie Anzahl und Verlauf früherer Trächtigkeiten und Geburten.

Inspektion und körperliche Untersuchung

Hoden. Der Hoden wird beurteilt nach Größe, Lage und Konsistenz. Getastet wird nach Verhärtungen und Tumoren.

Penis und Präputium. Zunächst Begutachtung, um Verletzungen festzustellen (besonders bei Blutsekretion). Die Schleimhaut ist normalerweise glatt und rosa, bei manchen Rüden aber auch entzündlich rot, ohne dass auffallende pathologische Befunde vorliegen. Das Ausschachten des Penis beim Hund erfolgt in Seitenlage und darf keinen nennenswerten Widerstand auslösen. Hierbei ist auf Phimosen und Paraphimosen zu achten.

Prostata. Meist nicht zu fühlen, bei Vergrößerung durch Zystenbildung kann es zur einer Verwechslung mit der Blase kommen. Mit zunehmendem Alter vergrößert sich die Drüse, dies kann zu einer mehr abdominalen Lage der Prostata führen, so dass sie überhaupt nicht mehr zu tasten ist. Am ehesten ist die Prostata der rektalen Untersuchung zugänglich.

Vagina und Vulva. Gibt es Hinweise auf Verletzungen; bestehen Schwellungen, Entzündungszeichen oder Vaginalausfluss; ist die Vulva außerhalb der Brunst vergrößert.
Eine Vulvaverlagerung kann ein Hinweis auf Intersexualität sein, hier wäre dann auch eine vergrößerte Klitoris zu finden. Ist das Haarkleid in der Umgebung der Vulva sehr harnfeucht, wäre das ein Hinweis auf Inkontinenz. Scheidenausfluss deutet auf Entzündungen (Vaginitis, Endometritis, Pyometra), persistierende Follikel, hormonell aktive Zysten oder Tumoren (z. B. Ovarialtumoren) hin. Vaginalausfluss ist physiologisch bei Läufigkeit und im Puerperium.

Gesäuge. Man untersucht auf umschriebene Veränderungen und beurteilt Größe und evtl. Laktation.

Bildgebende Diagnostik

Gut- und bösartige Tumoren oder Anomalien lassen sich häufig nur durch Sonographie und/oder Röntgenuntersuchung beim Tierarzt diagnostizieren.

7.3 Erkrankungen der Genitalorgane

7.3.1 Erkrankungen der männlichen Genitalorgane

7.3.1.1 Orchitis/Epididymitis

Akute oder chronische Entzündung von Hoden und/oder Nebenhoden; meist im Rahmen einer bakteriellen Infektion, selten durch direktes Trauma. Da die Gangsysteme beider Organe in offener Verbindung stehen, sind bei einer Infektion oft beide Organe betroffen.

Ursachen

Eine akute oder chronische Orchitis tritt häufig in Kombination mit Epididymitis, Hodenekzem oder auch einer Beteiligung akzessorischer Geschlechtsdrüsen auf. Meist handelt es sich um eine aufsteigende Infektion durch infiziertes Prostatasekret oder bakterienhaltigen Urin. Häufig ist die Entzündung auf eine Seite beschränkt. Die Erreger sind entsprechend meist unspezifische Keime wie Staphylo- und Streptokokken, coliforme Bakterien, und Proteusarten. Selten sind spezifische Erreger wie z. B. *Brucella canis* Ursache für eine Orchitis. Eine chronische Orchitis entwickelt sich aus der akuten oder entsteht selbstständig im Komplex mit anderen belastenden Faktoren. Auch Quetschungen,

Prellungen (auch beim Deckakt), Hornstöße, Bisse, perforierende Verletzungen und intensive Sonneneinstrahlung können eine Orchitis verursachen.

Seltene Erreger einer Orchitis beim Hund sind *Brucella canis*, *Mycoplasma spp.* und Staupeviren.

Das Erregerspektrum beim Schwein umfasst *Brucella suis*, Tuberkelbakterien, *Actinomyces pyogenes* sowie unspezifische Keime.

Neben den unspezifischen Keimen kommen Herpesviren (Rhinopneumonitis) und *Salmonella abortus equi* als Verursacher in Frage.

Das Keimspektrum umfasst u. a. *Brucella abortus*, *Mycobacterium tuberculosis*, Aktinomyceten, Chlamydien, Mykoplasmen, Pilze, Hefen, IBR/IPV-Viren, Strepto- und Staphylokokken, *Proteus vulgaris*, *Escherichia coli* und Bluetongue-Virus.

Klinik

Akute Orchitis. Akute Verlaufsformen einer Hoden- und/oder Nebenhodenentzündung sind hoch schmerzhaft. Die Tiere fallen auf durch einen steifen, breitbeinigen Gang, beeinträchtigtes Allgemeinbefinden, Libidomangel und Fieber. Ständiges Belecken der Hoden führt zu Sekundärinfektionen im äußeren Bereich (Leckdermatitis des Skrotums). Meist ist das Skrotum stark angeschwollen und die Hoden sind vermindert verschieblich innerhalb der Hodenhüllen.

Chronische Orchitis. Hier besteht meist gutes Allgemeinbefinden und normale Libido. Häufiger Vorstellungsgrund ist eine beobachtete Unfruchtbarkeit. Chronische Hodenentzündungen können mit Hypoplasien oder Neoplasmen verwechselt werden und führen zur Hodenfibrose. Die Hoden sind eher klein, derb oder von unterschiedlicher Konsistenz.

Die Folgen sind eine Beeinträchtigung der Spermiogenese, die zur Unfruchtbarkeit führt, die selten temporär bleibt.

Grundsätzlich können die Symptome auch auf Hodentumoren hinweisen, die z. T. hormonell aktiv sind und zu einer Feminisierung des Tieres führen, solche Tiere werden dann z. B. auch für andere männliche Tiere attraktiv, schreitet die Feminisierung fort, kommt es zu Alopezien, Gynäkomastie und Prostatahyperplasie.

Leitsymptome. Entzündungszeichen, verminderte Verschieblichkeit der Hoden, steifer Gang, ständiges Belecken

Therapie

Die akute Orchitis behandelt man mit einem Breitspektrumantibiotikum, Infusionstherapie und antientzündlichen, fiebersenkenden Medikamenten. Ist das Fieber gesenkt, wird man ggf. eine Kastration vornehmen, bei einseitiger Infektion besteht die Möglichkeit auch nur einen Hoden zu entfernen. Geht eine chronische Orchitis mit einer Prostatitis oder Zystitis einher, wird auch hier antibiotisch behandelt.

Lindernd wirken lokal kühlende Umschläge und Auflagen mit Obstessig, falls technisch durchführbar auch ein Aderlass an der Vena femoralis der betroffenen Seite oder der Einsatz von Blutegeln.

Einzelhomöopathika

Arnica, Belladonna, Rhododendron, Aconitum, Hypericum, Pulsatilla, Conium, Phytolacca, Graphites, Clematis, Thuja occidentalis *bei Hodenekzem:* Rhus tox., Croton tiglinum

Komplexmittel

Heel. Traumeel, Belladonna Homaccord, Rhododendroneel, Arnica Heel, Psorinoheel, Sulfur Heel, Graphites Homaccord

Iso. Lf 2 (Abrotanum cp.), Fb 1 D10 (Aconitum cp.) und G 3 (Mezerum cp.), Viscum album

Sanum. Spenglersan Kolloid G, Dx, D und E

Cesra. Lymphozyl

Kytta. Kytta-Plasma

Phytotherapie

Aloe vera-Gel, Hamamelis, Arnica, Beinwell

Aromatherapie

Lavendel

Akupunktur

Ekzem: Bl 54, Di 11, Di 4, G 41, Gb 30, Lu 7.
Ekzem mit Juckreiz: B 54, Le 6, Bl 18, Gb 41, Bl 13, Di 11, Bl 47/52, Lu 1.

7.3.1.2 Phimose und Paraphimose

> **Phimose** ist eine Verengung der Vorhaut, durch die der erigierte Penis nicht vorgeschoben werden kann. Eine **Paraphimose** ist eine strangulierende Einschnürung des Penis durch das zu enge, hinter die Glans Penis zurückgezogene **Präputium**.

Ursachen

Eine Phimose ist meist angeboren, selten handelt es sich um Narbenkontraktionen nach Trauma oder Entzündungen.

Die Paraphimose ist ein Notfall, ursächlich ist eine ödematöse Schwellung der Vorhaut, die sich nach innen umstülpt.

Klinik

Phimose

Ist der Harnabfluss behindert, füllt sich das Präputium mit Harn und es kann durch Harn- und Sekretrückstände, z.T. mit Konkrementbildung, zu rezidivierenden sezernierenden Entzündungen kommen. Oft ist ein erfolgreicher Deckakt unmöglich.

Leitsymptome. Zu enge Präputialöffnung, rezidivierende Entzündungen, Kristallisationen an der Penisspitze, faulig riechende Harnrückstände im Präputium

Paraphimose

Durch die Abschnürung der Penisspitze kommt es zu einem Blutstau mit einer bläulich-roten Verfärbung der Glans penis. Besteht die Paraphimose längere Zeit, besteht aufgrund der Ischämie die Gefahr einer Penisnekrose.

Leitsymptome. Ödematöse Schwellung, vergrößerte Glans penis, ausgefahrener Penis, livide Penisspitze, Nekrosen

Therapie

Ist der Harnabfluss bei einer Phimose behindert, wird die Präputialöffnung chirurgisch erweitert.

Bei der Paraphimose ist schnelles Handeln entscheidend, vordringliches Ziel ist es, den Penis möglichst schnell mit kühlenden Auflagen zum Abschwellen zu bringen und ins Präputium zurückzuverlagern, z.B. auch mit Hilfe von Gleitgel. Gelingt dies nicht, bleibt nur die chirurgische Erweiterung der Präputialöffnung durch eine Inzision.

7

Geschlechtsorgane und Fortpflanzung

✚ Die Paraphimose ist ein Notfall, besteht sie länger als 24 Stunden, kommt es zu Penisnekrosen, eine Penisamputation ist dann meistens unumgänglich.

Einzelhomöopathika

Acidum picrinicum, Yohimbe, Jacaranda, Selenium

Komplexmittel

Heel. Traumeel, Silicea injeel, Zeel

Hevert. Hewetraumen

Phytotherapie

Calendula-Salbe, Johanniskrautöl (Fa. Kloster-Laboratorium Lorch)

7.3.1.3 Penis- und Vorhautentzündung

📖 Eine Balanitis ist eine Entzündung der Eichel, wobei die Vorhaut oft mitbetroffen ist (Balanoposthitis).

Ursachen

Mögliche Ursachen sind eine Phimose, Fremdkörper im Präputium, die Anwendung unzweckmäßiger Salben, Puder oder Spülmittel. Weitere Ursachen sind:
- **infektiös:** meist bakteriell, selten auch eine Urogenitaltuberkulose.
- **traumatisch:** Gewaltsames Trennen der Tiere beim Hängen der Rüden nach dem Deckakt kann zu Penisverletzungen führen.
- **nach Penisfraktur:** Zu Penisfrakturen kann es durch ruckartiges Abknicken des erigierten Penis während des Deckaktes oder durch eine unsachgemäße Handhabung der künstlichen Vagina (fast nur beim Bullen, gelegentlich bei kleinen Wie-

derkäuern, selten beim Hengst und Rüden) kommen.

Klinik

Es kommt zum Dauerausfluss. Penis und Praeputium sind stark gerötet, geschwollen, berührungsempfindlich und es kommt zu Problemen beim Harnabsatz. Ringförmige Verdickungen, Ulzerationen und Verwachsungen der Penis- und Vorhautschleimhaut, Phimose, Paraphimose, Prolaps sind mögliche Folgen. Häufig ist auch ein Übergang in ein chronisches Stadium mit weniger ausgeprägten Symptomen. Es besteht die Gefahr der Übertragung von Deckinfektionen.

Leitsymptome. Ausfluss, Schleimhautverwachsungen, Entzündungszeichen, Harnabsatzschwierigkeiten, Prolaps

Therapie

Kühlen und die entzündete Region regelmäßig vorsichtig säubern. Bei rechtzeitiger Behandlung ist mit Ausnahme der Tuberkulose die Prognose günstig. Zur Vorbeugung von Deckinfektionen kann auch prophylaktisch therapiert werden, verdächtige weibliche Tiere werden evtl. mitbehandelt.

Einzelhomöopathika

Hepar sulfuris, Silicea, Pulsatilla, Mercurius solubilis, Calendula, Acidum nitricum, Hydrastis, Mercurius solubilis, Mercurius corrosivus, Belladonna

Komplexmittel

Heel. Traumeel, Mercurius Heel

Phytotherapie

Aloe vera Gel, Calendula-Lösung und -Salbe

7.3.1.4 Vorfall und Lähmung des Penis

📖 **Penisprolaps mit sekundären ulzerösen und nekrotischen Veränderungen der Schleimhaut.**

Ursachen

Ursachen sind Quetschungen, Hämatombildungen und Entzündungen. Bei Penislähmung kommen ursächlich Nervenschädigungen durch Traumen, Intoxikationen, Infektionen, Abmagerungs- und Erschöpfungszustände in Betracht. Tritt vor allem beim Pferd, seltener beim Hund auf. Bei den prädisponierten Zwerghunderassen liegt meist eine Unterbrechung der nervalen Versorgung (N. pudendus) vor.

Klinik

Bei einem Penisvorfall biegt sich die Penisspitze sichelförmig nach kaudal, es kommt zum Ödem mit Ringwulstbildung am inneren Präputialblatt. Bei der Lähmung fällt das primär unveränderte Glied vor.

Besteht ein Penisprolaps über längere Zeit, kommt es zu ulzerösen und/oder nekrotischen Schleimhautläsionen an dem den Penis überziehenden viszeralen Blatt.

Komplikationen. Erfrierungen, Elephantiasis mit Paraphimose, schlimmstenfalls Gangrän

Leitsymptome. Schlaff herabhängender Penis, evtl. Kachexie, evtl. Apathie

Therapie

Therapeutischer Versuch mit Vitamin-E-Gaben, bei Lähmung ist oft eine Amputation erforderlich (Rüde und Hengst). Dabei wird ein Teil des Penis entfernt bei gleichzeitiger Anlegung einer Harnröhrenfistel. Die Operation führt zur Einbuße des Zuchtwertes.

Einzelhomöopathika

Arnika, Hypericum, Nux vomica, Arsenicum album, Lachesis

Komplexmittel

Heel. Traumeel, Lymphomyosot, Tonico Injeel, ATP-Injeel

Klein. Hyperforat

Hevert. Hewepsychon mono

Soluna. Cerebretik

Akupunktur

Penisprolaps: Bl 31, Bl 32, Bl 33, Bl 34, KG 1, KG 4, LG 1.

7.3.1.5 Präputiale Fremdkörper und Konkremente

📖 **Fremdkörper wie Sand, Haare, Gewebefasern oder Körner führen in der Präputialhöhle zu entzündlichen Veränderungen (Präputialkatarrh).**

Ursachen

Sand, Gewebefasern, Stroh, Sägespäne, Haare, Körner oder Ähren in der Präputialhöhle sind bei Pferden oft Verursacher entzündlicher Veränderungen der Schleimhäute. Auch bei Rüden entwickelt sich durch Schmutz und Bakterien häufig ein Präputialkatarrh.

Als Konkremente bilden sich Eichel- und Präputialsteine durch Kalk-, Phosphor- und Harnsalzausfällungen. Die Konkrementbildung durch Eintrocknung von Vorhauttalg bei Ochsen und Schweinen kann z. T. überdimensionale Ausmaße annehmen.

7

Geschlechtsorgane und Fortpflanzung

Klinik

Es kommt zu lokalen Entzündungen durch mechanische Reizung und sekundäre bakterielle Infektionen. Eine Erweiterung des Präputialsackes und die damit einhergehende entzündliche Veränderung durch Ansammlung von Harn und Talg nennt man Raumschlauchbildung, initial bestehen oft auch phimotische Zustände.

Leitsymptome. Entzündungszeichen, Unruhe, Belecken, phimoseartige Symptome

Therapie

Im Vordergrund steht die Entfernung der Fremdkörper oder Konkremente, ggf. unter lokaler Anästhesie. Sekundäre bakterielle Infektionen behandelt man antibiotisch. Lokal lindernd wirken Kühlung und Spülungen mit Kochsalzlösung. Eine Rezidivprophylaxe ist durch regelmäßige Kontrollen und Säuberungen möglich.

■ Einzelhomöopathika

Silicea, Hepar sulfuris

■ Komplexmittel

Heel. Traumeel, Lymphomyosot

Pflüger. Schüßler Silicea Salbe

■ Phytotherapie

Spülungen mit Ringelblume oder Kamille, Umschläge mit Zinnkraut

▬ 7.3.1.6 Benigne Prostatahyperplasie

> Altersabhängige, gutartige Vergrößerung der Prostata, die mit einer Vermehrung und Vergrößerung der glandulären Epithelzellen einhergeht.

■ Ursachen

Unter Prostatahyperplasie, auch Prostatahypertrophie genannt, versteht man eine gutartige Wucherung von zentralem, die Harnröhre umgebenden Prostatagewebe.

Die Erkrankung entsteht idiopathisch. Kater erkranken eher selten, Hunde dagegen relativ häufig, vor allem ältere, intakte Rüden sind betroffen. Tiere, die früh kastriert werden, entwickeln keine Prostatahyperplasie. Die hormonellen Verschiebungen im Alter und hier im Besonderen ein Missverhältnis von Androgenen zu Östrogenen werden als Ursache angesehen. Häufige Begleiterscheinung sind Entzündungen durch aufsteigende Infektionen.

Klinik

Krankheitszeichen zeigen sich meist erst im fortgeschrittenen Stadium. Auffällig werden die Tiere durch Harn- und Kotabsatzschwierigkeiten. Bisweilen beobachtet man band- oder bleistiftartige Stühle. Es kann zu sporadischen Hämaturien kommen und zu einem intermittierenden Abträufeln eines gelblichen Sekrets aus der Harnröhre. Selten sind Lymphabflussstörungen mit Ödemen im Bereich der hinteren Extremitäten (Nachhandschwäche), häufigere Begleiterscheinungen sind Entzündungen durch bakterielle Infektionen. Die Prostatahyperplasie ist in der Regel nicht schmerzhaft, eine akute Prostatitis fällt durch Schmerzen vor allem beim Laufen auf.

Differenzialdiagnose. Eine vergrößerte Prostata kann auch durch einen malignen Tumor verursacht sein, zur Abgrenzung einer benignen Hyperplasie von einem Prostatakarzinom dient die digitale Rektumuntersuchung durch den Tierarzt: Eine gutartig vergrößerte Prostata fühlt sich glatt, elastisch und nur leicht höckerig an, maligne Wachstumsformen zeigen eine derbe Konsistenz mit höckeriger, knolliger Oberfläche.

Komplikationen. Perianalhernien, Mastdarmdivertikel, Prostatainfarkte durch Druck des gewucherten Prostatagewebes auf Gefäße.

Leitsymptome. symmetrisch vergrößerte Prostata (nicht schmerzhaft), Kotabsatzbeschwerden, sporadische Hämaturien, Ausfluss aus der Urethra

Therapie

Bei starker Vergrößerung mit entsprechender Symptomatik kommt die Kastration in Frage, sie führt innerhalb weniger Monate zu einer deutlichen Rückbildung der vergrößerten Drüse. Alternativ kann versucht werden, eine Volumenverkleinerung der Prostata durch eine Hormontherapie mit dem Gestagen Megestrolacetat zu erreichen. Unterstützend und lindernd wirken Packungen mit Peloiden oder Heublumen, allerdings sind diese nicht bei fortgeschrittener Hyperplasie anzuwenden.

Bei Verdacht auf maligne Entartung s. a. auch Kapitel Tumortherapie (Anhang 1).

Einzelhomöopathika

Staphisagria, Clematis, Agnus castus, Sabal serrulatum, Thuja, Nux vomica, Cantharis, Ipecacuanha, Conium, Belladonna, Pulsatilla, Lachesis, Pareira brava, Bryonia, Acidum nitricum, Ferrum picrinicum

Komplexmittel

Heel. Belladonna Homaccord, Sabal Homaccord, Hormeel, Populus comp., Solidago comp., Nux vomica Homaccord, Berberis Homaccord, Vertigoheel, Rhododendroneel

Horvi. Horvitrigon, Nukelozym comp. 17, Russeli Reintoxin

Sanum. Vetokehl Not D5, Pefrakehl D6

Cefak. Cefasabal

Fides. Fidesabal

Vogel und Weber. Saburgen

Madaus. Urgenin

Phytotherapie

Sägepalme, Brennnessel, kleinblütiges Weidenröschen, Zinnkraut, Hanfsamen, Strauchhortensie, Schachtelhalm, Klettenlabkraut, Bärentraube, Efeu, Bruchkraut, Goldrute, Holunder, Hauhechel, Kürbiskerne (Granufink)

Aromatherapie

Rosengeranie

7.3.1.7 Bakterielle Prostatitis

Akute oder chronische, in der Regel bakterielle Entzündung der Prostata. Eine akute Prostatitis kann symptomlos in die chronische Verlaufsform übergehen.

Ursachen

Die Infektion erfolgt meist urinogen und aufsteigend. Die Keime stammen i. d. R. aus der distalen Harnröhre. Über infizierten Harn oder Sperma gelangen sie zur Prostata. Obstruktionen, Harnsteine und Prostatahyperplasie begünstigen die aszendierende Infektion. Die häufigsten Erreger sind E. coli, Proteusarten, Staphylo- und Streptokokken. Eine chronische Prostatainfektion kann rezidivierende Harnwegsinfektionen hervorrufen oder die Ursache einer Infertilität sein.

Klinik

Akute Prostatitis und Prostataabszess

Die vorherrschenden Symptome sind die einer systemischen Erkrankung mit Inappetenz, Fieber, Apathie. Eine akute Prostatitis ist schmerzhaft, die Tiere präsentieren sich

7

Geschlechtsorgane und Fortpflanzung

mit einem auffällig steifen Gang, das Abdomen ist im Urogenitalbereich druckdolent. Begleitende lokale Symptome äußern sich bisweilen in einer Hämaturie, in blutig oder eitrigem Ausfluss aus dem Penis, häufig besteht Dysurie, Pollakisurie und/oder Strangurie.

Sind Abszesse vorhanden, können diese fluktuieren. In den Abszessen können so genannte falsche Prostatasteine (Prostatolithen) vorkommen, echte Prostatasteine kommen hingegen in den Drüsengängen vor.

Leitsymptome. Fieber, Schmerzen, Dysurie, Apathie, Ausfluss aus der Urethra (blutig oder purulent), schmerzhafter Gang, druckdolentes Abdomen

Chronische Prostatitis

Bei der chronischen Prostatitis sind die lokalen Symptome eher milde, intermittierender Ausfluss aus der Harnröhre, leichte Dysurie und/oder Hämaturie sind oft die einzigen Hinweise auf eine Erkrankung, die auch vollkommen asymptomatisch verlaufen kann. Die Prostata ist bei der rektalen Palpation nicht schmerzhaft und durch Narbenbildung eher verkleinert. Häufig lässt sich der Erreger im Prostatasekret nachweisen. Typische Urinbefunde sind Bakteriurie und Pyurie. Eine chronische Prostatitis kann zur Infertilität führen.

Leitsymptome. Urethraausfluss, Dysurie, Hämaturie, Infertilität, häufig asymptomatisch

Therapie

Die Behandlung einer akuten Prostatitis sollte schnell und konsequent erfolgen, die initiale Behandlung besteht in der intravenösen Verabreichung eines Breitspektrumantibiotikums. Bei großen flüssigkeitsgefüllten Abszessen oder Zysten steht die chirurgische Versorgung oder eine Punktion im Vordergrund.

Sind bei einer chronischen Prostatitis bakterielle Erreger nachweisbar, wird ebenfalls antibiotisch behandelt, nicht immer mit Aussicht auf Erfolg, da die Wirkstoffe aufgrund der Blut-Drüsen-Schranke häufig nur unzureichend ins Entzündungsgebiet gelangen. Sollte eine naturheilkundliche Behandlung nicht zu einem befriedigenden Ergebnis führen und das Beschwerdebild weiterbestehen, ist eine Kastration das Mittel der Wahl. Auch zur Rezidivprophylaxe kann eine Kastration erwogen werden.

Einzelhomöopathika

Nux vomica, Cantharis, Conium, Belladonna, Pulsatilla, Lachesis, Pareira brava, Sabal serrulatum, Bryonia

Komplexmittel

Madaus. Uva ursi, Spasmo-urgenin

Nestmann. Solidago

Klein. Prostamed

Sanum. Vetokehl Nig D5, Chrysocor

Phytotherapie

Sägepalme, Echinacea, Goldrute, Hanfsamen

7.3.1.8 Prostatatumoren

> **Maligne Neoplasien des Prostatagewebes sind meistens Adenokarzinome, sie entwickeln sich aus den Drüsenzellen der Prostata.**

Ursachen

Die genaue Ursache ist unbekannt, betroffen sind hauptsächlich ältere Tiere. Der überwiegende Gewebetyp ist das maligne Adenokarzinom.

Klinik

In frühen Stadien sind die Tiere beschwerdefrei, treten Symptome auf, ist die Krankheit meist bereits fortgeschritten und die Prognose infaust. Gewichtsverlust, Hinterhandschwäche und Tenesmen sind häufig die ersten Krankheitszeichen. Palpatorisch ist die Prostata unregelmäßig vergrößert und evtl. mit dem umgebenden Gewebe verbacken. Schmerzen treten erst spät auf, typisch ist eine Vergrößerung der sublumbalen Lymphknoten. Die Metastasierung erfolgt früh und vorzugsweise in die Lendenwirbelsäule, den Blasenhals, das periproktale Bindegewebe und die Lunge.

Leitsymptome. Gewichtsverlust, Hinterhandschwäche und -lähmung, Tenesmen, Schmerzen im Lendenbereich, Harndrang, Hämaturie

Therapie

Bei der Diagnosestellung ist eine Metastasierung meist schon erfolgt, die Behandlung demnach palliativ. Bei chronischen Schmerzen wird tierärztlicherseits eine Euthanasie vorgeschlagen (s. a. Anhang 1).

7.3.2 Erkrankungen der weiblichen Genitalorgane

7.3.2.1 Störungen der Reproduktionsvorgänge

Die Reproduktion (Fortpflanzung) von Lebewesen stellt sicher, dass Individuen einer neuen Generation entstehen. Zu den Störungen der Reproduktionsvorgänge gehören Fruchtbarkeitsstörungen, Störungen bei Trächtigkeit und Geburt sowie Störungen im Puerperium.

Azyklie

Ursachen. Störung des Sexualzyklusses mit Sistieren jeglicher Ovarialfunktion; Brunsterscheinungen und Ovulation fehlen. Azyklie ist physiologisch während der Trächtigkeit (biologische Azyklie), nach der Geburt (postpartale Azyklie) und während der Laktation (Laktationsazyklie), auch kommt es jahreszeitlich bedingt zu azyklischen Phasen bei saisonal polyöstrischen Tieren (saisonale Azyklie). Pathologische Ursachen sind u. a. Ovardystrophie und Ovarialzysten, Corpus luteum pseudograviditatis, Ovarialabszesse oder -hämatome, Tumoren.

Eine hohe Milchleistung bei Kühen, unzureichende Fütterung oder andere Aufzucht-, Ernährungs- oder Haltungsfehler, hormonelle Insuffizienz, systemische Erkrankungen und Stress können ebenfalls eine Azyklie auslösen.

Diagnose. Die Diagnose wird gestellt durch wiederholte klinische und hormonelle Zyklusdiagnostik, bei den großen Haustieren auch durch eine Befundung der morphologischen zyklischen Veränderungen am Eierstock durch rektale Untersuchung und einer aus den Befunden abgeleiteten Bestimmung des Zyklusstandes und des Eintritts der nächsten Brunst. Ergänzt wird die Diagnostik durch eine Progesteronbestimmung in Blut oder Milch.

Deckunlust

Die Ursachen einer herabgesetzten sexuellen Erregbarkeit und mangelnden Triebäußerung sind vielfältig, neben genetisch bedingten Dysfunktionen des Nerven- und Hormonsystems, schmerzhaften organischen Erkrankungen des Genitales und chronischen Entzündungen spielen auch Ernährungsfehler, ungenügende Deckerfahrung, sexuelle Übererregung mit Störung der Reflexkette eine Rolle. Ungünstige Haltungsfaktoren wie Einzelaufzucht, Anbindehaltung, dunkle Stallun-

7

Geschlechtsorgane und Fortpflanzung

gen, einseitige Fütterung, die junge Tiere in ihrer freien physischen und psychischen Entfaltung hemmen, können zu Libidomangel führen.

Nymphomanie

Unter Nymphomanie (Brüllkrankheit, Rosskoller) versteht man eine neurohormonale Dysregulation beim weiblichen Tier mit sexueller Übererregbarkeit und Verhaltensänderungen. Häufige Begleiterscheinungen sind verlängerte oder andauernde Brunsterscheinungen, hormonelle Endometritis mit genitalem Ausfluss und großzystischer Degeneration der Eierstöcke. Vor allem bei Kühen und Stuten.

Veränderungen der Zyklusdauer und Brunstintensität

Funktionsstörungen der Ovarien führen zu Verschiebungen im Sexualzyklus, häufig ist es schwierig, eine exakte Ursache abzugrenzen. Mögliche Faktoren, die zu Zyklusveränderungen führen, sind:

- **verkürzter Sexualzyklus:** u. a. Follikelzysten und -atresie, Uterusbehandlungen mit lokal reizenden Präparaten, akute Endometritis
- **verlängerter Sexualzyklus und Stille Brunst:** hormonelle Asynchronität, nicht termingerechte Prostaglandinausschüttung der Uterusschleimhaut, Unterernährung, gestörte Hormonproduktion, genetische Veranlagung, Haltungs- und Fütterungsfehler, chronische Erkrankungen und Entzündungen, zu wenig Bewegung, Stress
- **Dauerbrunst:** Abnorme Hormonproduktion bei Ovarialzysten, Verabreichung von Pflanzenöstrogenen oder östrogenhaltiger Futtermittel, Tumoren

Pseudogravidität

Scheinträchtigkeit mit Verhaltensveränderungen in Verbindung mit pathologischen Gebärmutter- und Milchdrüsenbefunden ist besonders häufig bei der Hündin. Der Scheinträchtigkeitszustand wird durch die Funktion eines Corpus luteum pseudograviditatis und eine anhaltende luteotrope Aktivität der Hypophyse erhalten.

Pathologische Trächtigkeitsdauer

Die Dauer einer Trächtigkeit kann verlängert sein (Spätgeburt) oder verkürzt (Frühgeburt). Bei der Spätgeburt kommt es in den meisten Fällen einige Tage nach dem errechneten Geburtstermin zur spontanen Geburt. Ist ein Fetus allerdings „überreif" sind seine Überlebenschancen reduziert.

Im Gegensatz zum Abort hat der Fetus bei einer Frühgeburt meist eine Überlebenschance, die Überlebenswahrscheinlichkeit ist umso höher, je näher der errechnete Geburtstermin herangerückt ist.

Die Ursachen für eine Frühgeburt sind im Einzelfall nicht immer aufzuklären. Ursächlich können Veränderungen der Gebärmutter oder der Plazenta sein, Erkrankungen des trächtigen Tieres oder des Fetus sowie ungünstige äußere Einflüsse können eine Frühgeburt herbeiführen.

Abort

Als Abort (Fehlgeburt) bezeichnet man einen Verlust der Frucht (Embryo) in einer frühen Phase der Trächtigkeit. Man unterscheidet fetale und maternale Ursachen:

- **fetale Ursachen:** Schädigungen im Erbgut, Fehlbildungen des Embryos
- **Infektionen:** u. a. Brucellen, Pilze, Mykoplasmen, Rickettsien
- **Noxen:** u. a. Medikamente, Pflanzenschutzmittel
- **hormonelle Ursachen:** beeinträchtigte Progesteronproduktion
- **Schädigung der Eihäute:** Traumata und iatrogen durch unsachgemäße rektale oder vaginale Untersuchungen
- **plazentare Ursachen:** Fehlbildungen der

Gebärmutter, Beeinträchtigung der Gebärmutterfunktion durch Pharmaka
- **weitere Ursachen:** narbige Retraktionen des Uterus nach Kaiserschnitt, Stress, Stoffwechselkrankheiten

Störungen der Wehentätigkeit

Von einer **Wehenschwäche** spricht man, wenn die Wehen zu selten kommen, zu kurz oder zu schwach sind. Häufige Ursachen sind u. a. eine protrahierte Geburt, Medikamente (Sedativa, Narkotika), Allgemeinerkrankungen, Schwächezustände oder Stoffwechselstörungen.

Zu **Sturmwehen** kommt es durch Lage- oder Haltungsanomalien des Fetus in der Scheide.

Nachgeburtsverhalten

Kommt es post partum zu einer Verzögerung des Abganges der Eihäute (Nachgeburt) über die für die einzelnen Säugetierarten typische Zeitspanne hinaus, spricht man von einem Nachgeburtsverhalten (Retentio secundinarum), eine häufige Störung insbesondere bei Kühen.

Mögliche Ursachen sind Überdehnung der Gebärmutter bei Mehrlingsträchtigkeit, falsche Geburtshilfe, Nachwirkung von Narkose und Anästhesie, mangelhafte Motorik durch Oxytocinunterbilanz, Übermüdung und mangelhafte Ansprechbarkeit des Retraktionsmechanismus, Erschöpfungszustände nach Krankheit, Haltungs- und Fütterungsschäden (spezielle Defizite an Mineralstoffen, Spurenelementen und Viaminen) sowie bereits während der Geburt vorhandene oder bei Geburt eingeschleppte Infektionen (Brucellose).

Naturheilkundliche Therapie

Einzelhomöopathika

Gelsemium, Phosphorus, Tarantula hispanica, Chamomilla, Hydrophobinum, Testosteronum, Agnus castus, Thyreoidinum, Luteinum, Pulex irritans, Cicuta virosa, Graphites, Caulophyllum, Viburnum, Bellis perennis, Crotalus, Arnica, Sabina, Belladonna, Pyrogenium, Arsenicum album, Kalium carbonicum, Fraxinus americanus, Medusa, Urtica urens, Calendula, Conium, Platinum, Bufo rana, Abrotanum, Palladium, Moschus, Aristolochia, Kalium jodatum, Lycopodium, Ferrum metallicum, Silicea, Calcium carbonicum, Calcium phosphoricum, Magnesium phosphoricum, Magnesium carbonicum, Calcium fluoratum.
Unfruchtbarkeit: Iodum, Lachesis, Lilium tigrinum, Murex, Sepia, Pulsatilla
Scheinschwangerschaft: Sepia, Pulsatilla, Bryonia, Cyclamen

Komplexmittel

Heel. Hormeel, Tonico Injeel

Weleda. Aufbaukalk 1 und 2

Phytotherapie

Unfruchtbarkeit: Himbeerblätter, Mutterkraut
Scheinschwangerschaft: Himbeerblätter

Aromatherapie

Unfruchtbarkeit: Selleriesamen, Rosengeranie

Edelsteintherapie

Mondstein und Unakit

7

Geschlechtsorgane und Fortpflanzung

Akupunktur

Nymphomanie: 3E 22, LG 16, Bl 24, Bl 25, Bl 26.

Zyklusstörungen: Bl 23 – Bl 26, Bl 27 – Bl 34, MP 6, Ma 36, Bl 11.

Bl 22, Bl 23, Gb 22, Gb 26, Bl 45, Bl 2, Bl 18, Bl 19, Bl 20, LG 25, Le 14.

7.3.2.2 Extrauteringravidität

> Gravidität außerhalb der Gebärmutter bzw. ihrer Höhle, meist als Eileiterträchtigkeit, seltener als Bauchhöhlenträchtigkeit.

Ursachen

Bei einer Extrauteringravidität, auch ektope Gravidität genannt, nistet sich die Zygote nicht in der Gebärmutter, sondern im Eileiter (Tubargravidität), in der Bauchhöhle (Abdominalgravidität), im Eierstock (Ovarialgravidität) oder im Gebärmutterhals (Zervikalgravidität) ein. Ursächlich sind i. d. R. gestörte Eitransportmechanismen. Sind die Flimmerhärchen im Eileiter durch vorangegangene Infektionen geschädigt oder ist die Integrität der Tuben durch Tumoren, stattgehabte chirurgische Maßnahmen oder Traumata beeinträchtigt, kann die normale Wanderung der befruchten Eizelle zur Gebärmutter derart behindert sein, dass es vor dem Erreichen des Uterus zu dem Versuch einer Einnistung kommt, denn wenn die befruchtete Eizelle ein bestimmtes Reifestadium erreicht hat, implantiert sie sich ohne Rücksicht auf die Lokalisation.

Auch Störungen auf Seiten der befruchteten Eizelle werden als mögliche Auslöser einer Extrauteringravidität diskutiert.

In seltenen Fällen wird eine sekundäre Extrauteringravidität ausgetragen, hierbei emigriert die Frucht in die Bauchhöhle, bleibt aber durch den Nabelstrang mit dem Uterus in Verbindung.

Klinik

Da sich außerhalb des Uterus kein adäquater Nährboden für die Haftstelle der Plazenta findet, kommt es sehr bald zu Störungen, die i. d. R. zu einem Absterben der Frucht führen. Die Symptomatik ist abhängig von der Lokalisation und vom weiteren Verlauf der extrauterinen Gravidität. Stirbt die Frucht aufgrund von mangelnder Ernährung in einer frühen Phase ab, kommt es oftmals zu keinerlei Störungen des Allgemeinbefindens des Muttertieres, schreitet die Gravidität jedoch unter Wachstum der Frucht voran, kann es im Falle einer Tubargravidität zu der lebensbedrohlichen Komplikation einer Eileiterruptur mit Blutung in die freie Bauchhöhle kommen.

Typische Symptome einer ektopen Trächtigkeit sind Schmierblutung, krampfartige Schmerzen, Touchierschmerz des Uterus und „Adnextumor".

Leitsymptome Eileiterruptur. Brettharte Bauchdecke, Abwehrspannung, Stuhl- und Windverhalten, Aszites, Fieber, Schock

Therapie

> Insbesondere bei einer Tubargravidität muss rechtzeitig eingegriffen werden, um eine lebensbedrohliche Eileiterruptur zu verhindern. Bei peritonealen Zeichen (akutes Abdomen) und dem Verdacht einer ektopen Gravidität ist umgehend der Tierarzt zu verständigen.

Ziel einer operativen Therapie ist die Entfernung der fehlimplantierten Frucht, bei Tubargravidität kann der Eileiter operativ entfernt werden. Andere therapeutische Maßnahmen richten sich nach dem Verlauf: Infusionen, Schockprophylaxe, Drainage, Lavage.

Eine naturheilkundliche Behandlung kommt nur als Begleittherapie in Frage!

Einzelhomöopathika

Belladonna

Komplexmittel

Heel. Veratrum Homaccord, Nux vomica Homaccord, Hepeel, Chelidonium Homaccord, Traumeel

Horvi. Horvitrigon, Ruselli Reintoxin, Elaps Reintoxin

7.3.2.3 Fruchttod und Abortus

Beendigung einer Trächtigkeit vor Eintritt der extrauterinen Lebensfähigkeit der Frucht; Absterben der Frucht aus den verschiedensten Gründen.

Ursachen

Man unterscheidet infektiöse und nicht-infektiöse Ursachen:
- **infektiös:** *Brucella abortus, ovis, mellitensis, canis* und *suis; Campylobacter fetus; Listeria monocytogenes; Leptospira pomona; Yersinia pseudotuberculosis;* Salmonellen; Mykoplasmen, *Chlamydia psittaci; Coxiella burnetii;* bovines, canines und equines Herpesvirus; *Trichomonas fetus;* hämolysierende Streptokokken, *Toxoplasma gondii*
- **nichtinfektiös:** pathologisch-anatomische Veränderungen an Uterus oder Plazenta, schwere Allgemeinerkrankungen des Muttertieres, Intoxikationen (z. B. Rattengift), Traumata, Stress, genetische Ursachen

Zur genauen Klärung sollten abortierte Feten und Plazenta an die zuständige Untersuchungsstelle eingesandt werden.

Klinik

Der Fruchttod kann bereits kurz nach der Befruchtung erfolgen oder während des Embryonal- und Fetalstadiums bis unmittelbar vor dem Geburtstermin eintreten.

Ein abnormer Scheidenausfluss ist ein erstes Anzeichen für einen drohenden Abort (Abortus imminens) bzw. für einen beginnenden Abort (Abortus incipiens). Ist der Ausfluss eitrig und das Allgemeinbefinden des Muttertieres beeinträchtigt, ist von einer infektiösen Ursache auszugehen. Der Fruchttod tritt bei multiparen Tieren nicht unbedingt bei allen Feten auf, unter günstigen Umständen können sowohl lebende Junge als auch mumifizierte Feten ausgetragen und geboren werden.

Ist ein Embryo oder ein Fetus abgestorben, folgt nicht zwangsläufig die unmittelbare Austreibung der toten Frucht. Zur Embryolyse, verbunden mit Resorption, kommt es vornehmlich im Zygotenstadium (beim Großtier etwa bis zum 10. Tag), bzw. im Frühembryonalstadium (bis ungefähr zum 35. Tag). Im Spätembryonalstadium kommt es – in Abwesenheit von Bakterien – häufig zu einer Austrocknung der Frucht (Mumifikation). Durch Ablagerung von Kalksalzen entsteht aus der mumifizierten Frucht die Steinfrucht (Lithopädion). Die Mazeration ist ein Fruchtzerfall durch Autolyse und bakterielle Einflüsse, ohne Beteiligung von Fäulnisbakterien, sie wird meist in der zweiten Hälfte der Tragezeit beobachtet. Das erst unmittelbar vor der Geburt einsetzende Emphysem setzt die Beteiligung von Fäulniskeimen voraus.

Leitsymptome. Austreibung von toten, unreifen oder lebensuntüchtigen Feten; Auftreten von Brunstsymptomen trotz festgestellter Trächtigkeit oder nach einem unphysiologischen Zeitintervall

Therapie

Therapiert wird nach mikrobiologischem Befund. Eine naturheilkundliche Unterstützung ist nur nach Absprache mit dem Tierarzt sinnvoll. Vitamin-E-Gaben können sich günstig bei bereits bekannter Abortneigung auswirken. Gibt es Hinweise auf einen drohenden Abort, kann eine Gestagentherapie indiziert sein.

➕ Cave: Ursächlich für einen Abort können Deckseuchen und weitere anzeige- bzw. meldepflichtige Tierseuchen sein, die teilweise auch auf den Menschen übertragen werden können!

Einzelhomöopathika

Caulophyllum, Viburnum opulus, Cobaltum nitricum, Kalium carbonicum, Sabina, Secale

Komplexmittel

Heel. Hormeel, Hepar comp., Hepeel

Weleda. Hepatodoron

Soluna. Dyscrasin, Hepatik, Lymphatik

7.3.2.4 Pyometra

📖 Endometritis-Pyometra-Komplex der Gebärmutterschleimhaut (Gebärmutterentzündung und -vereiterung) mit Ansammlung von Eiter im Uterus bei Atonie und in der Regel verschlossener Zervix.

Ursachen

Eine Pyometra tritt am häufigsten im Metöstrus auf, vorwiegend bei Hunden und Katzen. Der Pyometra liegt primär ein infektiöses Geschehen zugrunde, i. d. R. handelt es sich um aszendierende bakterielle Infektio-

nen, folgende Erreger kommen als Verursacher einer Pyometra in Frage: Staphylo- und Streptokokken, *E. coli*, Klebsiellen, *Pseudomonas spp.*, *Proteus spp.* und *Pasteurella spp.*

🐐 Bei Hunden entwickelt sich eine Pyometra typischerweise 4–10 Wochen nach Ende der letzten Läufigkeit. Am Ende des Östrus ist der Muttermund für Keime noch passierbar, aszendieren in diesem Zeitraum Keime in den Uterus, kann sich eine lokale Infektion entwickeln. Östrogen, das in dieser Phase der Brunst dominiert, begünstigt die Infektion. Schließt sich mit dem Ende der Brunst die Zervix, können infektionsbedingte Sekrete und Eiter nicht mehr abfließen, es kommt zur so genannten geschlossenen Pyometra.

🐄 Beim Rind kann eine Pyometra im Zusammenhang mit einem Fruchttod, z. B. infolge einer Infektion mit *Trichomonas fetus* oder *Actinomyces pyogenes*, entstehen, aber auch nach einer Paarungsinfektion oder einer Metritis puerperalis.

🐇 Beim Goldhamster verursachen vorwiegend Staphylokokken, Streptokokken und seltener Corynebakterien eine Pyometra.

Klinik

Die Zervix kann sich im Laufe der Zeit öffnen (offene Pyometra), es kommt zu eitrigem, evtl. blutigem, penetrant riechendem Vaginalausfluss oder gar zu einer Spontanentleerung des Uterus.

Häufige Begleitsymptome sind Polyurie, Polydipsie, Exsikkose, Anorexie, Mattigkeit und Depression. Das Betasten des Bauches kann schmerzhaft sein.

Bleibt die Zervix geschlossen und kann sich die Pyometra nicht entleeren, führt dies zur Toxämie, in deren Rahmen es zu Leber-, Herz- und Knochenmarksschäden oder einer

Niereninsuffizienz (abakterielle Glomerulonephritis) kommen kann.

Eine akut lebensbedrohliche Komplikation ist die Uterusruptur mit Peritonitis.

Leitsymptome. Eitriger, evtl. blutiger, penetrant riechender Vaginalausfluss, Polyurie, Polydipsie, evtl. Spontanentleerung

Therapie

Therapie der Wahl ist die Ovariohysterektomie, alternativ kann auch versucht werden, den Uterus konservativ-medikamentös mit Prostaglandinen ($PGF_{2\alpha}$) zu entleeren. Prostaglandin $F_{2\alpha}$ bewirkt eine Luteolyse, es öffnet die Zervix und löst Uteruskontraktionen aus. Zur Nachbehandlung setzt man evtl. reinigende und desinfizierende Spülungen ein, ggf. auch eine Antibiose.

Durch eine frühe, sachgemäße Behandlung bei den ersten Anzeichen des Vaginalausflusses lässt sich in vielen Fällen die Vollausbildung des Krankheitsbildes vermeiden.

+ Keine längeren Behandlungsversuche, die Erkrankung kann schnell lebensbedrohlich werden. Eine Vorstellung beim Tierarzt zwecks Kontrolle und Blutuntersuchung ist unbedingt erforderlich.

Einzelhomöopathika

Sabina, Hepar sulfuris, Pulsatilla, Caulophyllum, Hydrastis canadiensis, Sabina, Sepia, Secale cornutum, Belladonna, Helonias dioica, Kreosotum, Lachesis

Komplexmittel

Heel. Traumeel, Arnica Heel, Lamioflur, Galium Heel. Hormeel, Apis Homaccord

Horvi. Mokassin Reintoxin

Iso. Ad 1 D10 (Avena cp.), G5 (Conium cp.), Lf 1 (Echiancea cp.), K3 (Phytolacca cp.), Populus cp Fluid

Sanum. Vetokehl Sub D4, Vetokehl Muc D5, Vetokehl Nig D5, Sanuvis

Meta. Metabiarex

Phytotherapie

Schafgarbe, Brennnessel, Frauenmantel, Malve, Kamille, Himbeere, wilder Indigo, Knoblauch, Sonnenhutwurzel, Hirtentäschel, Labkraut, Mistel, Zinnkraut

Aromatherapie

Tea tree, Zitroneneukalyptus, Jasmin, Lavendel

Edelsteintherapie

Hämatit, Mondstein, Unakit

Akupunktur

Bl 26, LG 3, LG 1 – 3. Ma 30, Bl 22, KG 4, MP 6, MP 9.
Bl 27, Bl 28, Bl 31, Bl 32, LG 3, LG 3 – 1, Ma 30, KG 4.
Fernpunkte: M6, MP 9, Le 6.

Bl 27, Bl 28.
Bl 28 – 01, Bl 47, Gb 27.
Ovarpunkte: Bl 22, Bl 23.

7

Geschlechtsorgane und Fortpflanzung

173

7.3.2.5 Ovarialzysten und -tumoren

Zystische Veränderungen im Ovar sind meist funktionelle Zysten, d. h. Zysten die aufgrund von zyklischen, hormonbedingten Veränderungen im Ovar entstehen. Ovarialtumoren gehen von dem Oberflächenepithel, von den Keimzellen oder vom Stroma aus und können gut- oder bösartig sein.

Ursachen

Follikelzysten. Bei einer Follikelzyste handelt es sich um einen nicht gesprungenen Graaf-schen Follikel (s. o.). Ursächlich kann eine ungenügende oder nicht zeitgerechte Ausschüttung von luteotropem Hormon (LTH) durch die Adenohypophyse sein. Nicht gesprungene Follikel sind in der Lage weiter Flüssigkeit zu produzieren und an Umfang zunehmen, sie können längere Zeit bestehen bleiben und auch hormonell aktiv sein. In der Regel bilden sie sich jedoch spontan zurück oder sie zerplatzen.

Corpus-luteum-Zysten. Sie entstehen i. d. R. durch Einblutung in den zentralen Hohlraum des Gelbkörpers und bilden sich meist spontan zurück.

Germinal-Einschlusszysten. Sie entstehen aus Teilen der Eierstockserosa, die bei der Ovulation oder infolge eines Traumas in das Eierstockgewebe versprengt werden.

Epitheliale Tumoren. Das Ovarialkarzinom ist ein bösartiger, vom Oberflächenepithel abgeleiteter Tumor des Eierstockes.

Keimzelltumoren. Einige Ovarialtumoren gehen von den Keimzellen aus. Dysgerminome sind meist bösartig, sie zeigen eher selten eine hormonelle Aktivität. Teratome sind so genannte Mischgeschwulste, sie weisen wenig und hoch differenziertes Gewebe auf und sind i. d. R. gutartig, können aber maligne entarten.

Gonadostromale Tumoren. Gutartige Granulosazelltumoren zeigen keine, bösartige zeigen endokrine Aktivität. Thekazelltumoren sind seltene hormonproduzierende Tumoren, die sich von den Thekazellen ableiten.

Klinik

Ovarialzysten. Als Folge der veränderten ovariellen Hormonproduktion kann es zu Periodizitätsstörungen des Zyklus oder Intensitätsstörungen des Zyklus mit Entwicklung zur Nymphomanie oder Anöstrie kommen.

Leitsymptome. Zyklusstörungen, Nymphomanie oder Anöstrie

Ovarialtumoren. Anämie, Kachexie, metastatische Bauchfellinfiltrate, Bauchumfangsvermehrung

Leitsymptome. Gewichtsabnahme bei gleichzeitiger Bauchumfangsvermehrung

Therapie

Ovarialzysten. Hormonelle Regulation, ggf. operative Entfernung.

Ovarialtumoren. Siehe Kapitel Tumortherapie in Anhang 1.

Einzelhomöopathika

Platinum, Calcium phosphoricum, Folliculinum, Pulsatilla, Sepia, Thuja, Apis mellifica, Lachesis, Aurum

Komplexmittel

Heel. Galium Heel, Ubichinon, Coenzyme comp., Katalysatoren des Zitronensäurezyklus

Horvi. C 33, C 300

Weleda. Apis mellifica, Lachesis, Quarz, Erysidoron 1 und 2, Ovarium

Schuck. Flenin, Konstosin

Phytotherapie

Mönchspfeffer, Wanzenkraut, Yohimbe, Wacholderbeeren, Holunder, Schafgarbe

Aromatherapie

Rosengeranie

Akupunktur

Bl 25, LG 3 – 1,LG 3.

Bl 24, Bl 25, Bl 26.

7.3.2.6 Vaginitis und Vaginaltumoren

Entzündung der Vagina, auch Kolpitis genannt. Vaginaltumoren sind primäre oder sekundäre Neoplasmen der Vagina. Man unterscheidet gutartige (z. B. Fibrome, Myome) von bösartigen (Vaginalkarzinom, Sarkom, Melanom).

Ursachen

Vaginitis. Eine Entzündung der Scheide kann primär oder sekundär, z. B. als fortgeleitete Infektion entstehen:
- Verletzungen und Verunreinigungen: Reizung durch eingebrachte Medikamente oder Fremdkörper, Urovagina, Pneumovagina, Zufalls-, Deck- oder Geburtstrauma
- symptomatisch: Futterumstellung, Verfütterung übersäuerter Silage
- Infektionen: Deckakt, Belecken, Schwanzschlagen, unhygienische Manipulationen. Bestandsweise gehäuft nach Resistenzminderung mit sekundärer bakterieller Komplikation oder als Symptom spezifischer Genitalinfektionen.

Cave: meldepflichtige Tierseuchen!

Primäre Vaginitiden entstehen häufig ohne erkennbare Ursache vor der Geschlechtsreife (Belecken und Besaugen der Vulva mit Einbringen unspezifischer Keime). Sekundär können Vaginitiden im Zusammenhang mit Zystitis oder Östrogenmangel auftreten, auch als Folge schwerer Allgemeinerkrankungen oder Mangelerscheinungen, ungünstiger Haltungsbedingungen oder sonstiger Stressoreinwirkungen.
Fibrome und Leiomyome kommen vor allem in der Vagina älterer Hunde vor. Außerdem findet man Talgdrüsenadenome und tumorähnliche Hyperplasien der Vaginalschleimhaut, auch ein übertragbarer venerischer Tumor (Sticker-Sarkom) kommt bei der Hündin vor.

Tumoren und Entzündungen im Bereich der Vagina sind bei der Katze eher selten.

Vulvovaginitis (Fusariumtoxikose) nach Phytoöstrogenaufnahme.

Bläschenausschlag, koitales Exanthem (equines Herpesvirus).
Tumoren in diesem Bereich sind meist Plattenepithelkarzinome.

Infektiöse pustulöse Vulvovaginitis (bovines Herpesvirus), Tuberkulose, Brucellose, Trichomonadenseuche, Salmonellen, Mykosen, Rauschbrand.
Fibropapillome findet man oft in der Vulva jüngerer Rinder, auch Plattenepithelkarzinome kommen vor.

Klinik

Vaginitis. Bei der Vulvovaginitis ist die Vulva gerötet, ödematisiert, klaffend und verklebt. Häufige Symptome sind Scheidenausfluss von unterschiedlicher Farbe und Konsistenz. Die Schleimhaut ist streifig oder fleckig gerötet, z. T. mit Bläschen oder Pusteln bedeckt. Es besteht erhöhte Schmerzanfälligkeit, ggf. Schlittenfahren beim Hund. Da es sich häufig um aszendierende Infektionen handelt, können auch andere Geschlechtsorgane beteiligt sein (z. B. Endometritis).

Bei chronischen Formen mit Hyperplasie der submukösen Lymphfollikel wird die Schleimhautoberfläche reibeisenartig.

Leitsymptome. Vulva geschwollen, gerötet und verklebt; Schleimhaut teils mit Bläschen oder Pusteln bedeckt; Juckreiz und/oder Schmerzen

Fibrome, Leiomyome. Diese Tumoren können Faustgröße erreichen, einzeln oder in Gruppen stehen, sie sind von heller Farbe, derber Konsistenz und bilden keine Metastasen. Fibropapillome haben ein warzenartiges Aussehen.

Therapie

Vaginitis. Ursachen eliminieren, ggf. Antibiotika, nach antibiotischer Therapie Spülungen mit Buttermilch.

Tumoren. Siehe Kapitel Tumortherapie in Anhang 1.

Einzelhomöopathika

Sepia, Pulsatilla, Mercurius solubilis, Kreosotum, Acidum nitricum, Hydrastis, Kalium bichromicum, Aristolochia

Komplexmittel

Heel. Traumeel, Kreosotum Injeel, Lamium album Injeel, Sepia Injeel, China Homaccord, Argentum nitricum Injeel, Mezerum Homaccord, Hormeel

Iso. K 3 (Phytolacca cp.), W 2 (Tanacetum cp.) und Populus cp. Fluid, Lf 1 (Echinacea cp), W 1 (Allium cp) und Iso Bicomplex Nr 23

Phytotherapie

Schafgarbe, Taubnessel, Frauenmantel, Malve, Gänsefingerkraut, Kamille, Eichenrinde, Salbei, Melisse

Akupunktur

Bl 32 - Bl 34. Evtl. Bl 22, Bl 23, Bl 27, Bl 28. *bei Vulvaödem*: LG 2, LG 3, LG 4 – 2, LG 8, Bl 26, Bl 27, Bl 30, Bl 31, Bl 32, MP 5, KG 2.

7.3.2.7 Mastitis und Gesäugetumoren

> Die Mastitis ist eine Entzündung der Milchdrüse, als einfache Stauungs- oder Trächtigkeitsmastitis, meist aber als Mastitis puerperalis. Bei den Tumoren des Gesäuges unterscheidet man gutartige (benigne Adenome) und bösartige Formen (Adenokarzinome).

Ursachen

Mastitis. Es handelt sich i. d. R. um aszendierende bakterielle Infektionen.

Etwa die Hälfte aller Neoplasien bei der Hündin gehen von der Milchdrüse aus. Ab dem 6. Lebensjahr steigt das Erkrankungsrisiko, das Häufigkeitsmaximum liegt zwischen dem 9. und 11. Lebensjahr. Zirka 50 % der Mammatumoren beim Hund sind bösartig.

Hinsichtlich der Häufigkeit von Tumoren stehen die Mammatumoren bei der Kätzin an dritter Stelle, es betrifft vor allem ältere Kätzinnen, das Häufigkeitsmaximum liegt bei ca. 11 Jahren. Die Tumoren sind meistens maligne.

Eine Mastitis ist oft mit einer Gebärmutterentzündung gekoppelt, Milchmangel ist typisch für das Syndrom (MMA = Mastitis-Metritis-Agalaktie-Komplex), es tritt ca. 2 – 3 Tage nach der Geburt auf und hat verheerende Auswirkungen auf die Versorgung der Ferkel.

Häufige Erreger einer Mastitis sind Kolibakterien, *Streptokokkus pyogenes* und Hefepilze. Bei Weidehaltung und trockenstehenden Kühen oder hochträchtigen Kalbinnen tritt die so genannte Pyogenes-Mastitis oder Holsteinische Euterseuche auf.

Klinik

Mastitis. Entzündliche Umfangsvermehrung des Gesäuges, vermehrte Wärme, Schmerzhaftigkeit, das Sekret kann wässrig bis flockig-eitrig sein, evtl. mit Blut vermischt. Es kommt zu Störungen des Allgemeinbefindens mit Fieber, Apathie und Inappetenz.

Leitsymptome. Wässriges, eitriges oder blutiges Sekret; heiße, geschwollene, schmerzhafte Mammarkomplexe; Fieber; beeinträchtigtes Allgemeinbefinden

Differenzialdiagnose. Blutmelken (Hämatogalaktie) kann bei Kühen physiologischerweise bei milchreichen Tieren um die Geburtszeit herum, durch unsachgemäßes Melken (Blindmelken: Maschinenmelken am bereits leergemolkenen Euterviertel), traumatische Einwirkungen, Wunden, Kapillarschäden, Pflanzengifte und Vitamin-C-Mangel hervorgerufen werden.

Tumoren. Tumoren und zystische Entartungen des Gesäugekomplexes sind besonders häufig bei älteren Tieren. Ovariektomierte Tiere zeigen weniger Neigung zu Tumorbildung als nicht kastrierte, wiederholte Gaben von Gestagenen erhöhen das Erkrankungsrisiko. Ein Großteil der Tumoren ist bösartig und metastasiert vor allem in Lunge und Leber. Mammakarzinome wachsen relativ schnell und sind anfangs oft symptomlos.

Es können auch die angelegten Mammarkomplexe männlicher Tiere erkranken.

Leitsymptome. Glatte oder unregelmäßig höckrige, tastbare Knoten im Gesäuge

Therapie

Mastitis. Bakteriologische Untersuchung des Milchsekrets und systemische Antibiotikatherapie; bei eitriger Einschmelzung des Gewebes mit Abszedierung: Spaltung und Drainage des Abszesses.

Unterstützende Maßnahmen: Kühlen, z. B. mit Quarkauflagen, Heilerde oder Essigwasser.

Tumoren. Gegebenenfalls chirurgische Entfernung der gesamten Milchleiste inkl. der regionären Lymphknoten. Siehe auch Kapitel Tumortherapie in Anhang 1.

■ Einzelhomöopathika

Aconitum, Apis, Bryonia, Phytolacca, Phosphorus, Lachesis, Asa foetida, Mercurius solubilis, Phellandrium, Pyrogenium, Kreosotum, Hepar sulfuris, Streptokokken- bzw. Staphylokokkennosode, Lac caninum, Pulsatilla, Tuberkulinum bovinum, Hydrastis, Conium, Viscum album

■ Komplexmittel

Dr. Schaette. Pyrogenium comp., Benacet aethericum Acetatmischung, Euterbalsam

Heel. Traumeel, Arnica Heel, Galium Heel

Iso. G7 (Millefolium cp.), Fb 1D10 (Aconitum cp.), St 1 (Cochlearia cp.)., Lf 1 (Echinacea cp.), Viscum album Fluid

Sanum. Vetokehl Not D5, Vetokehl Sub D4, Citrokehl, Sanukehl Coli D7, Vetokehl Sub D4, Sanukehl Staph D6, Pefrakehl D6, Vetokehl Muc D5, Sanukehl Strep., Staph. D6, Citrokehl, Sanukehl Cand., Chrysocor

Horvi. C 33 und C 300

7

Geschlechtsorgane und Fortpflanzung

Schuck. Flenin

DHU. Caulophyllum Pentarkan

Kytta. Kytta-Plasma

Wala. Viscum comp.

■ Phytotherapie

Aloe vera Gel; Malz und gehackte Zwiebeln als Umschlag zur Kühlung und zum Abschwellen, Achtung: nicht auf verletzte oder offene Haut auflegen!

■ Aromatherapie

Sellerie- und Dillsamen, Lavendel

■ 7.4 Wissensüberprüfung

1 Welche der genannten Drüse/n fehlt/fehlen bei den Fleischfressern?
- A Vorsteherdrüse
- B Harnröhrenzwiebeldrüse
- C Samenblasendrüsen
- D Harnleiterdrüsen
- E Keine der Drüsen fehlt bei den Fleischfressern.

2 Perineum ist eine Bezeichnung für:
- A die äußeren weiblichen Genitalien.
- B die Gebärmutterschleimhaut.
- C das Bauchfell.
- D den Gebärmuttermund.
- E die Region zwischen After und Vulva.

3 Am Penis des Katers sind folgende Besonderheiten zu erkennen:
- A Das Präputium steht mit dem Diverticulum praeputiale in Verbindung.
- B Die Penisspitze hat ein pilzähnliches Aussehen.
- C Die Vorhaut besitzt eine Reservefalte.
- D Der Harnröhrenfortsatz überragt die Penisspitze.
- E Keine der Aussagen trifft zu.

4 Ordnen Sie den Eileiterabschnitten aus Liste 1 die jeweiligen Funktionen aus Liste 2 zu!
- ■ Liste 1
  1. Infundibulum
  2. Magnum
  3. Isthmus
  4. Uterus
  5. Vagina
- ■ Liste 2
  - A Bildung der Kalkschale mit Pigmenten und Kutikula
  - B Bildung der Chalazenschicht über dem Dotter
  - C Eiweißsezernierung
  - D Transport des Eies ins Urodeum
  - E Zufügung von Eiklar

5 Welche der folgenden Aussagen trifft nicht zu? Eine Orchitis traumatica:
- A entwickelt sich aus einer akuten infektiösen Orchitis.
- B entsteht durch Sonnenbrand.
- C wird durch Verletzungen beim Deckakt ausgelöst.
- D entsteht im Rahmen perforierender Verletzungen.
- E ist Folge eines Bisses.

6 Deutliche Zeichen für eine Prostatahypertrophie wären:
- A Bleistiftstühle
- B rezidivierende Prostatitis
- C Lymphödeme
- D palpatorisch knochige, unregelmäßig vergrößerte Drüse, mit umliegendem Gewebe verbacken
- E Schmerzen beim Laufen

7 Welche der genannten Symptome weist/weisen auf eine Extrauteringravidität hin?
- A fehlender Kotabsatz
- B gespannte brettharte Bauchdecke
- C Blutdruckabfall
- D blasse Schleimhäute
- E blutig-eitriger Ausfluss

8 Ordnen Sie den Begriffen zum Fruchttod aus Liste 1 die jeweils passende Erklärung aus Liste 2 zu!

- Liste 1
  1. Resorption
  2. Mumifikation
  3. Mazeration
  4. Emphysem
  5. Abort

- Liste 2
  A Fruchtzerfall durch Autolyse und bakterielle Einflüsse ohne Beteiligung von Fäulnisbakterien
  B vorzeitiger Abgang toter Feten oder Geburt lebender und toter Feten
  C Embryolyse im Zygotenstadium oder Frühembryonalstadium
  D Austrocknung der Frucht vom Spätembryonalstadium ab
  E Beteiligung von Fäulniskeimen

9 Welche der folgenden Aussagen über den Endometritis-Pyometra-Komplex trifft/treffen nicht zu?

A Die Erkrankung tritt bei Hund und Katze durch hormonelle Fehlsteuerungen auf.
B Die Erkrankung wird in der Mehrzahl der Fälle durch hämatogene Aussaat von Krankheitserregern hervorgerufen.
C Bei Kleinnagern tritt eine Metritis puerperalis auf.
D Eine Uterusruptur mit Peritonitis kann als Komplikation auftreten.
E Eine Hysterektomie sollte wegen möglicher Dissemination von Keimen unterbleiben.

10 Welche der genannten Aussagen zur Vaginitis und zu Vaginaltumoren trifft/treffen zu?

A Fibrome und Leiomyome kommen oft in der Vagina älterer Katzen vor.
B Bei Pferden tritt eine Fusariumtoxikose nach Phytoöstrogenaufnahme auf.
C Schweine neigen zu tuberkulösen oder durch Herpesviren ausgelösten Vulvovaginitiden.
D Bei Katzen treten oft koitale Exantheme durch Herpesviren auf.
E Keine der Aussagen trifft zu.

11 Welche Aussage/n ist/sind richtig? Das Blutmelken (Hämatogalaktie) bei Kühen:

A tritt als Leitsymptom bei Mastitis auf.
B kann durch Aufnahme von Pflanzengiften verursacht werden.
C ist bei Vitamin-C-Mangel zu finden.
D wird gelegentlich durch Blindmelken verursacht.
E kann physiologischerweise um die Geburtszeit herum auftreten.

7

Geschlechtsorgane und Fortpflanzung

8 Blut- und Lymphsystem

Blut

Bestandteile und Aufgaben des Blutes

Blut besteht aus den **Blutkörperchen** (Erythrozyten, Leukozyten, Thrombozyten), dem **Blutplasma** und den darin **gelösten Substanzen** (Elektrolyte, Nähr- und Abfallstoffe, Vitamine, Hormone, Proteine, Gerinnungsstoffe u. a.).

Die Blutmenge macht bei Säugetieren ca. 1/12 bis 1/14 des Körpergewichtes aus; die Blutmenge und -zusammensetzung ist abhängig von: Art, Rasse, Alter, Belastungen, Leistung, Trainingszustand, Fütterungsverhältnisse, Ernährungszustand, genetische Defekte und dem allgemeinen Gesundheitszustand.

Das Verhältnis von korpuskulären Bestandteilen zur Gesamtmenge des Blutvolumens nennt man **Hämatokrit**. Ein konstanter Hämatokritwert (je nach Tierart zwischen 32 % – 45 %) garantiert eine gute Fließeigenschaft des Blutes (**Viskosität**).

Blutspeicherorgane sind v. a. Leber und Milz, sie können das zirkulierende Blutvolumen stabilisieren.

Aufgaben des Blutes

Die Hauptaufgabe des Blutes ist der Transport von Sauerstoff und Nährstoffen zu den Zellen und der Abtransport von Stoffwechselendprodukten wie Kohlendioxid oder Harnstoff. Weitere wichtige Funktionen sind:

- Regulation des Wasserhaushaltes und Blutdruckes
- Regulation des pH-Wertes (Bikarbonat-Reserve, Phosphatpuffer)
- Regulation des osmotischen und des onkotischen Drucks (Elektrolyt- und Proteinkonzentration)
- Abwehr: spezifisch durch Antikörper, unspezifisch durch Phagozytose
- Transport von Hormonen, Vitaminen, Plasmaproteinen u. ä.
- Wärmeverteilung (Konvektion)

■ Im Blut gelöste Bestandteile und ihre Funktionen

Plasmaproteine. Trennt man die Plasmaproteine elektrophoretisch auf, so erhält man **Albumine** (60 %) und **Globuline** (40 %). Globuline werden nach ihrer Beweglichkeit in der Elektrophorese in vier Unterklassen unterteilt: **Alpha-1-, Alpha-2-, Beta-** und **Gammaglobuline**.

Albumine dienen der Aufrechterhaltung des kolloidosmotischen Drucks, sie haben Pufferfunktion und dienen dem Transport von Hormonen, wasserunlöslichen Stoffen, Enzymen, Medikamenten und langkettigen Fettsäuren. Sie sind Reserveproteine zur Synthese organspezifischer Proteine.

Auch die Globuline dienen im Blutplasma u. a. dem Stofftransport, der Regulation des pH-Wertes und der Homöostase, sie haben jedoch noch weitere wesentliche Aufgaben:
- **Alpha 1-Globuline:** Akute-Phase-Proteine, Steroid-Transporter (Transcortin), Vitamin B_{12}-Transporter (Transcobalamin), Thyroxin-bindendes Protein, Bilirubintransporter
- **Alpha 2-Globuline:** Akute-Phase-Proteine (Haptoglobin), Kupferspeicher- und Transportprotein (Coeruloplasmin)
- **Betaglobuline:** Eisenversorgung (Transferrin), Transport von Fetten (LDL), Komplementfaktoren (Abwehr), Fibrinogen (Blutgerinnung)
- **Gammaglobuline:** Immunglobuline (Antikörper), Fibrinogen (Blutgerinnung)

Plasmaenzyme. Enzyme, die im Plasma nachweisbar sind, werden von Zellen abgegeben oder sie werden beim Abbau oder der Zerstörung der Zellen frei. Die Analyse der Enzymaktivität liefert einen Hinweis über den Funktionszustand von Organen und Geweben: Skelett- und Herzmuskel (u. a. GOT, CPK), Leber (u. a. GPT, GOT, GLDH), Pankreas (Amylase, Lipase), Knochen und Blutzellen (LDH, AP).

Rest-N (Reststickstoff). Alle stickstoffhaltigen Verbindungen, die nach Entfernung des Eiweißes im Blut verbleiben und bei Schädigung der Nierenfunktion erhöht sind: Harnstoff, Aminosäuren, Harnsäure, Allantoin, Kreatin, Kreatinin, Bilirubin und Ammoniak.

Elektrolyte und Mineralstoffe. Wichtige Anionen des Blutplasmas sind Chlorid, Phosphat, Sulfat, Bikarbonat; wichtige Kationen sind Natrium, Kalium, Kalzium, Magnesium.

Glukose. Der Blutzuckerspiegel ist abhängig von Entwicklungsstadium, Alter und Rasse; geregelt wird er über die Hormone Insulin, Cortison, Glucagon, Adrenalin und Somatotropin.

Fette (Lipide). Zu den Blutfetten gehören Neutralfette, Cholesterin, Phosphatide und Lipoproteine. Der Gehalt an Lipiden ist unter anderem abhängig von dem Fettstoffgehalt des Futters, der Versorgung mit Nährstoffen, der individuellen Leistung, dem Alter sowie dem Vorhandensein freier Fettsäuren, Ketonkörpern, Acetat, Butyrat und Laktat.

Farbstoffe. Blutfarbstoffe sind u. a. Hämoglobin, Karotine aus Grünfutter, Gallenfarbstoffe.

Vitamine, Hormone. Fettlösliche Vitamine werden im Plasma an Chylomikronen gebunden und von Proteinen transportiert, wasserlösliche Vitamine liegen in freier Form vor. Auch Hormone werden über das Blut transportiert.

■ Blutzellen

Gebildet werden die Blutzellen im roten Knochenmark der platten Knochen von Zellen, die aus einer gemeinsamen **pluripotenten Stammzelle** hervorgehen. Im Embryonalstadium findet die Blutbildung auch in Leber, Milz und den Epiphysenfugen der Röhrenknochen statt.

8

Blut- und Lymphsystem

Rote Blutkörperchen (Erythrozyten)

Unter dem Mikroskop erscheinen Erythrozyten als ungefähr gleich große, blasse, runde bikonkave Scheiben mit einem Durchmesser von ca. 7,5 µm.

Jugendliche Erythrozyten, **Retikulozyten** genannt, zeigen noch Kernfragmente, die innerhalb weniger Tage verschwinden. Säugetiererythrozyten sind kernlos, die des Geflügels und niederer Wirbeltiere enthalten Kerne. Die Lebensdauer eines Erythrozyten beträgt bei Säugetieren etwa 20–160 Tage, beim Geflügel 30–40 Tage. Die roten Blutkörperchen enthalten den roten Blutfarbstoff, das **Hämoglobin**. Hämoglobin besteht vorwiegend aus Eiweiß (Globin). Jedes Hämoglobin-Molekül besitzt vier Eisen(II)-haltige **Hämgruppen** (Sauerstoffbindungsstelle).

Aufgaben der Erythrozyten. Die Erythrozyten transportieren den Sauerstoff von den Lungenkapillaren zu den Zellen, auf ihrem Rückweg transportieren sie einen Teil des Kohlendioxids zur Lunge, wo dieser abgeatmet wird. Erythrozyten sind beteiligt an der Regulation des Blut-pH-Wertes.

Erythropoese. Die Bildung der Erythrozyten erfolgt im roten Knochenmark aus Erythroblasten. Dazu nötig sind u. a. Eisen, Folsäure und Vitamin B_{12}. Erythropoetin ist ein Hormon aus der Niere, das die Bildung und Reifung der Erythrozyten im Knochenmark anregt. Die Erythrozytenmenge wird mitbeeinflusst durch die Bildungs- und Abbaurate, Alter, Geschlecht, Rasse, Fütterungsverhältnisse, Arbeitsleistung und Sauerstoffgehalt der Luft (Höhenlage).

Erythrozytenabbau. Den steten Vorgang von Abbau und Neubildung der Erythrozyten nennt man **Blutmauserung**. Der Abbau der überalterten Erythrozyten findet im **retikuloendothelialen System** (RES) in Leber und Milz statt. Das anfallende Hämoglobin wird in **Eisen** und **Bilirubin** gespalten, Eisen bin-

det an Apoferritin, es entsteht Ferritin, welches als Eisendepot zur Verfügung steht. In der Leber wird das an Albumin gebundene, nicht wasserlösliche, indirekte Bilirubin glucuronidiert und kann nun mit der Galle über den Darm ausgeschieden werden. Ein Teil des als Gallenfarbstoff in den Darm gelangenden Bilirubins wird erneut resorbiert (**enterohepatischer Kreislauf**).

Blutgruppen. Blutgruppen beruhen auf spezifischen Oberflächeneigenschaften von Erythrozyten. Sie sind erblich bedingt und überwiegend konstant. Die Faktoren, die eine Blutgruppenzugehörigkeit definieren, sind bei den einzelnen Tiergattungen sehr variabel. So gibt es beim Rind ca. 80–100 Blutgruppenfaktoren, die zu 12 Blutgruppensystemen zusammengefasst werden. Beim Schaf hat man 7 Blutgruppensysteme definiert, beim Schwein 15 und beim Huhn 9.

Blutplättchen (Thrombozyten)

Thrombozyten entstehen im Knochenmark durch Abschnürung aus Megakaryozyten. Der Abbau der Thrombozyten erfolgt im RES von Leber und Milz. Hauptbestandteil der Blutplättchen sind Plasma und eingelagerte Granula, die bei Zerfall der Thrombozyten die Blutgerinnung einleiten.

Blutstillung und Blutgerinnung. Nach einer Gefäßwandverletzung kommt es durch lokale Vasokonstriktion und Thrombozytenadhäsion und -aggregation zur Bildung eines Thrombozytenpropfes (weißer Thrombus) und damit zur **primären Blutstillung**. In einer zweiten Phase, der **sekundären Gerinnung**, wird der noch labile Thrombozytenpfropf durch Fibrinfäden stabilisiert (roter Thrombus). Freigesetzte Thrombokinase überführt mittels Kalzium **Prothrombin** zu **Thrombin**. Thrombin wiederum aktiviert **Fibrinogen**, das sich in der Form von **Fibrinfäden** wie ein Netz über die Wunde legt. Fibrinnetz und feste Blutbestandteile führen zum Wundverschluss. Retraktionsenzyme ziehen die Wundränder zusammen und bewirken eine Serumauspressung, die Wunde verkrustet. Man unterscheidet zwei Systeme der Gerinnung:

- **Intrinsisches System:** Langsam ablaufende Gerinnungskaskade als innerer Reparationsmechanismus, es bildet überwiegend die Reaktionen an der Oberfläche aktivierter Thrombozyten ab.
- **Extrinsisches System:** Schnell ablaufende Gerinnungskaskade, die bei Gewebsverletzungen (Gewebsthromboplastin) in Gang gesetzt wird.

Gerinnungsfaktoren. Die Gerinnung läuft in einer komplexen **Gerinnungskaskade** ab, insgesamt sind hierbei 13 Gerinnungsfaktoren beteiligt. Die Synthese der Gerinnungsfaktoren erfolgt hauptsächlich in der Leber. Für die Bildung einiger Gerinnungsfaktoren (z. B. Prothrombin) ist Vitamin K notwendig:

- **Faktor I:** Fibrinogen, Bildung von Fibrinpolymeren.
- **Faktor II:** Prothrombin, Überführung des Fibrinogens in Monomere.
- **Faktor III:** Gewebsthromboplastin, Aktivierung von Faktor VIII bei extravasaler Gerinnung.
- **Faktor IV:** Kalzium-Ionen, Aktivierung der Faktoren IX, X und II.
- **Faktor V:** Akzelerator-Globulin, Umwandlung von Prothrombin in Thrombin.
- **Faktor VI und VII:** Konvertin und Prokonvertin, überführen Faktor X in Xa bei extravasaler Gerinnung.
- **Faktor VIII:** Antihämophiles Globulin, wie VI und VII.
- **Faktor IX:** Christmas-Faktor, wie VIII.
- **Faktor X:** Stuart-Prower-Faktor, fördert die Umwandlung von Prothrombin in Thrombin.
- **Faktor XI:** Antihämophiler Faktor C, fördert die Umwandlung von Faktor IX in IXa.
- **Faktor XII:** Hagemann-Faktor, wie XI.
- **Faktor XIII:** fibrinstabilisierender Faktor, verbindet Fibrinmonomere zu Polymeren.

■ Weiße Blutkörperchen (Leukozyten)

Leukozyten sind kernhaltige, zur amöboiden Eigenbewegung fähige Blutzellen mit unterschiedlichen Formen, ihre hauptsächliche Aufgabe ist die Abwehr von Krankheitserregern. Aufgrund ihrer Abstammung können sie unterschieden werden. Alle Zellen der lymphatischen Reihe (B- und T-Lymphozyten) gehen auf lymphatische Vorläuferzellen zurück, die der myeloiden Reihe (Granulozyten und Monozyten) entwickeln sich aus myeloiden Vorläuferzellen.

Monozyten. Monozyten sind in erster Linie zur **Phagozytose** befähigt, es sind die größten „Fresszellen" des Immunsystems, sie beseitigen abgestorbenes Gewebe und zerstörte Fremdsubstanzen. In der Regel bleiben sie nur zwei bis drei Tage im Blutkreislauf, anschließend wandern sie in das umgebende Gewebe ein, wo sie an Größe zunehmen und dann als **Gewebsmakrophagen** oder **Histiozyten** bezeichnet werden. Sie sind vor allem in Lymphknoten, Lunge (Alveolarmakrophagen), Leber (Kupffer-Zellen), Milz und Knochenmark zu finden. Eine weitere wichtige Funktion der Monozyten ist die **Antigenpräsentation**, nach Phagozytose und Zerlegung von Antigenen präsentieren sie Teile dieser Antigene auf ihren Zellmembranen, so dass sie für andere Abwehrzellen schneller und leichter erkennbar werden.

Granulozyten. Granulozyten werden im Knochenmark gebildet, ihren Namen tragen sie aufgrund ihrer typischen Granula (Körnchen) im Zytoplasma. Nach ihrem Anfärbeverhalten werden sie in basophile (bläulich), eosinophile (rötlich) und neutrophile (mit beiden Farben anfärbbare) Granulozyten unterschieden. Im peripheren Blut überwiegen die neutrophilen Granulozyten mit über 90 %, eosinophile Granulozyten stellen 2 – 4 % und basophile Granulozyten bis zu 1 %.

- **Neutrophile Granulozyten:** Man unterscheidet die neutrophilen Granulozyten nach ihrer Kernform: Jugendliche Granulozyten haben einen glatten Kern (**stab-kernig**), bei ausgereiften Granulozyten ist der Kern bereits eingeschnürt (**segment-kernig**), überalterte Granulozyten zeigen eine ausgeprägte Segmentierung des Kerns (**hypersegmentiert**). Zu den Hauptauf-gaben der neutrophilen Granulozyten ge-hört die Abwehr bakterieller Infektions-erreger. Zur Abwehr der eingedrungenen Keime vermehren sich die neutrophilen Granulozyten, es kommt zu einem ver-mehrten Auftreten unreifer stabkerniger Vorstufen im peripheren Blut. Diesen Vor-gang nennt man **reaktive Linksverschie-bung**.

■ **Eosinophile Granulozyten:** Eosinophile Granulozyten sind im peripheren Blut ver-mehrt nachweisbar bei Infektionen mit Würmern und anderen Parasiten, sie ver-schwinden bei bestimmten Erkrankungen ganz und werden erst bei Genesung wieder sichtbar (eosinophil-lymphozytäre Heilphase, auch „Morgenröte der Heilung" genannt). Sie sind an der Typ-I-Allergie, einer IgE-vermittelten Überempfindlich-keitsreaktion vom Soforttyp, beteiligt. Bei dieser Form der allergischen Reaktion kommt es nach Allergenkontakt IgE-ver-mittelt zur Freisetzung von Histamin, Serotonin und anderer Entzündungs-mediatoren aus so genannten Mastzellen (basophilen Granulozyten).

■ **Basophile Granulozyten:** Sie sind beteiligt bei allergischen Reaktionen, in ihrem Zy-toplasma befinden sich Granula, die u. a. Heparin, Serotonin und Histamin enthal-ten. Eng verwandt mit den basophilen Granulozyten sind die Mastzellen, diese spielen eine wichtige Rolle bei der Allergie vom Typ 1 (s. o.). Mastzellen kommen fast überall im Körper, vor allem in den Schleimhäuten, vor. Degranuliert eine Mastzelle nach Allergenkontakt und setzt ihre Mediatoren frei, kommt es innerhalb von Sekunden bis Minuten zu heftigen al-lergischen Sofortreaktionen.

Lymphozyten. Befinden sich vorwiegend im Knochenmark und den lymphatischen Orga-nen, bei Bedarf können sie in den Blutkreis-lauf abgegeben werden. Lymphozyten gelten als die spezifischen Abwehrzellen des Kör-pers. Man unterscheidet **B-Lymphozyten** und **T-Lymphozyten**. Aktivierte B-Lympho-zyten, so genannte **Plasmazellen**, bilden **Antikörper**, die wiederum der spezifischen Abwehr von Fremdstoffen dienen. Bei den T-Lymphozyten unterscheidet man nach ihrer Funktion Killerzellen, Helferzellen, Sup-pressorzellen und Gedächtniszellen. T-Zellen erkennen Antigene, sie wirken entweder direkt zytotoxisch (Killerzellen) oder aktivie-ren andere Immunzellen (Memoryzellen). Sie spielen eine maßgebliche Rolle bei der Abwehr viraler Infektionserreger.

■ Lymphsystem

Das Lymphatische System besteht aus den lymphatischen Organen Leber, Milz, Kno-chenmark, Thymus, Lymphknoten, Lymph-follikeln und den Lymphgefäßen. Das **Retikuloendotheliale System** (RES), auch Retikulohistiozytäres System (RHS) oder Mo-nozyten-Makrophagen-System (MMS) ge-nannt, ist eine Leistungsgemeinschaft von Zellen in lymphatischen Organen, deren Auf-gabe die Phagozytose und Neutralisation von Krankheitserregern, Schadstoffen und Stoff-wechselschlacken ist, Komplementfaktoren und Antikörper haben dabei eine Hilfsfunk-tion.

Lymphe und Lymphgefäße. Lymphgefäße verlaufen parallel zum Gefäßsystem und spielen eine wichtige Rolle für den Flüssig-keitsabtransport aus den Geweben. Ist der Lymphabfluss gestört, kommt es zu lokalen Stauungserscheinungen (**Lymphödem**). Über die Lymphgefäße werden auch einige groß-molekulare Substanzen ins venöse Blut transportiert.

Lymphe besteht aus abfiltriertem Blutplasma und Oxidationswasser des Zellstoffwechsels. Periphere Lymphe ist klar, Lymphe aus dem Verdauungstrakt ist durch ihren Gehalt an Chylomikronen milchig-trüb.

Lymphkapillaren beginnen blind im Gewebe und vereinigen sich zu Lymphgefäßen, die wie die Venen Klappen besitzen. In Lymphgefäßen sind Lymphknoten als Filterstationen eingeschaltet, der Lymphtransport erfolgt durch die Muskelpumpe und die Pulsation parallel laufender Arterien.

Die Lymphe der hinteren Gliedmaßen, des Bauch- und Brustraumes sowie des größten Teils des Brustkorbes mündet in den **Ductus thoracicus** (Milchbrustgang), der wiederum in die Vena cava cranialis mündet. Die paarig angelegten **Trunci tracheales** sammeln die Lymphe aus der Kopf- und Halsregion, den vorderen Brustabschnitten und den vorderen Extremitäten. Der Truncus trachealis dexter führt die Lymphe direkt der Vena cava cranialis zu. Der Truncus trachealis sinister hat eine Verbindung mit dem Ductus thoracicus.

Lymphknoten (Nodi lymphatici). Lymphknoten sind die Kontrollorgane des lymphatischen Systems, sie funktionieren als Filterstationen und Abwehrzentren, ungereinigte Primärlymphe wird im retikulären Gewebe gefiltert, abgefangene Bestandteile werden von Sinuswandzellen und Retikulumzellen phagozytiert. Auch die Differenzierung der Lymphozyten findet in den Lymphknoten statt. Lymphknoten besitzen eine Bindegewebskapsel, von der bindegewebige Septen (Trabekel) ins Zentrum ziehen und die Lymphknoten unterkammern. In der peripheren Rindenzone sind die Lymphozyten in Rindenfollikeln (Rindenknötchen, Sekundärfollikel) organisiert. In der zentralen Markzone befindet sich das lymphoretikuläre Gewebe in Form von Marksträngen. Zuführende Gefäße sind die Vasa afferentia und eine Arteriole, abführende das Vas efferens und eine Venole. Lymphbahnen in den Lymphknoten (Sinus) sind gegenüber dem lymphatischen Gewebe durch Sinuswandzellen (Uferzellen) abgegrenzt. Wichtige Lymphknotengruppen sind:

- **Lc. axillare:** Lymphzentrum der Schultergliedmaße
- **Lc. cervicale profundum:** tiefes Lymphzentrum des Halses
- **Lc. cervicale superficiale:** Buglymphknoten
- **Lc. popliteum, Lc. iliofemorale:** Lymphzentrum der Beckengliedmaße
- **Lc. iliosacrale, Lc. inguinofemorale, Lc. ischiadicum, Lc. lumbale:** Lymphzentren der Bauch- und Beckenwand
- **Lc. coeliacum, Lc. mesentericum caudale und craniale:** Lymphzentren der Bauchhöhle
- **Lc. mandibulare, Lc. parotideum, Lc. retropharyngeum:** Lymphzentren des Kopfes
- **Lc. mediastinale. Lc. bronchiale, Lc. thoracicum dorsale und ventrale:** Lymphzentren der Brusthöhle

Mandeln (Tonsillen). Die Tonsillen sind lymphknotenähnliche Organe in der Rachenwand, sie haben eine Abwehrfunktion. In ihrer Gesamtheit werden die Mandeln als **Waldeyerscher Rachenring** bezeichnet

Lymphfollikel. Lymphfollikel sind nicht umkapselte Ansammlungen lymphatischer Zellen, in denen Lymphozyten differenziert und Fremdkörper und Mikroorganismen aus der durchfließenden Lymphe entfernt werden. Lymphfollikel befinden sich in allen Organen, vor allem in der Umgebung kleinerer Bronchien und als darmassoziiertes Immunsystem im Magen-Darm-Kanal, hier insbesondere auch im Dünndarm. Dort werden sie **Peyersche Plaques** genannt.

Milz (Lien, Splen)

Die Milz liegt der linken Bauchwand an, sie ist umgeben von einer Kapsel, die elastische Fasern und glatte Muskelzellen enthält. Von der Kapsel ausgehende Trabekel bilden Hohlräume, die mit Pulpa (Mark, Milzgewebe) ausgefüllt sind. Man unterscheidet weiße Pulpa mit lymphatischen Funktionen und rote Pulpa zur Blutspeicherung. Die Gefäßversorgung erfolgt arteriell über die Arteria lienalis und venös über die Pfortader (Vena portae).

In der Milz findet der Abbau überalterter Blutzellen und Bakterien statt, sie dient als Blut-, Eisen- und Kupferspeicher sowie als Thrombozytenreservoir. Rennpferde und Hunde können 10 – 20 % der Erythrozyten in der Milz speichern, die sie bei Bedarf an den Blutkreislauf abgibt.

■ Thymus (Bries)

Der Thymus ist die Schule der T-Lymphozyten (Prägung), in ihm erfolgt die Entwicklung der immunkompetenten T-Lymphozyten aus unreifen Vorläuferzellen. Der Thymus liegt im Mediastinum vor dem Herzen. In der Jugend zeigt das Organ seine größte Aktivität, im späteren Leben erfolgt die Involution (Rückentwicklung) zum Thymusfettkörper. Der Thymus hat eine Organkapsel und eine innere Läppchengliederung. Das Parenchym wird in Rinde und Mark unterteilt. T-Vorläufer-Zellen wandern aus dem Knochenmark über die Blutbahn in die Läppchenrinde ein und durchlaufen anschließend das Läppchen von außen nach innen, dabei reifen sie zu immunkompetenten Zellen heran.

■ Immunologie

Zur Abwehr von Krankheitserregern, körperfremden Stoffen und Zellen stehen dem Organismus differenzierte Abwehrsysteme zur Verfügung. Man unterscheidet das **humorale Immunsystem** von dem **zellulären Immunsystem**. Die zelluläre Abwehr besteht aus Abwehrzellen, die direkt an der Beseitigung von Erregern und Antigenen beteiligt sind. Das humorale System begründet sich auf Sub-

stanzen, die in Blut und Lymphe gelöst sind, es handelt sich um Eiweißfaktoren (Zytokine, Akute-Phase-Proteine, Komplementsystem), Enzyme (Lysozym) und Antikörper (s.u).

Unspezifische Abwehr. Die unspezifische Abwehr reagiert schnell, undifferenziert und ist angeboren. Ein wichtiger Vorgang im Rahmen einer unspezifischen Abwehrreaktion ist die Entzündung mit den Kardinalsymptomen **Rubor**, **Calor**, **Dolor**, **Tumor**, **Functio laesa**. Zur unspezifischen Abwehr gehören: neutrophile Granulozyten, Monozyten und Makrophagen, natürliche Killerzellen, Zytokine, Lysozyme sowie das Komplementsystem.

Spezifische Abwehr. Die spezifische Abwehr reagiert zunächst langsamer, dafür selektiv über Erkennung molekularer Merkmale von Antigenen und sie besitzt ein Antigengedächtnis. Zu den Zellen der spezifischen Abwehr zählen: B-Lymphozyten und die von ihnen produzierten Antikörper sowie die T-Lymphozyten mit den Subpopulationen zytotoxische T-Zellen, T-Helfer-Zellen, T-Suppressor-Zellen und T-Gedächtniszellen.

T-Lymphozyten. Die Vorläufer der T-Lymphozyten stammen aus dem Knochenmark, ihre weitere Differenzierung und die Prägung erfolgen jedoch im Thymus. Die 4 wichtigsten Subpopulationen sind:
- **T-Helferzellen:** Sie erkennen Antigene, die ihnen von antigenpräsentierenden Zellen (Monozyten, Gewebsmakrophagen) dargeboten werden und aktivieren die zelluläre Immunantwort.
- **T-Suppressor-Zellen:** Sie relativieren quantitativ Informationen der T-Helfer-Zellen und sie sind zuständig für die Beendigung der Immunantwort, so genannte Down-Regulation.
- **Zytotoxische Zellen:** Diese auch natürliche Killerzellen genannten T-Lymphozyten können virusinfizierte Zellen oder Tumorzellen direkt vernichten.

■ **T-Gedächtnis-Zellen:** Sie sind das immunologische Gedächtnis der T-Lymphozyten und lösen bei Zweitkontakt mit dem Antigen eine zellvermittelte Immunreaktion vom verzögerten Typ aus.

B-Lymphozyten. Aus den B-Lymphozyten entwickeln sich nach Antigenkontakt entweder die antikörperbildenden Plasmazellen oder Gedächtniszellen, T-Helferzellen fördern die Differenzierung der B-Lymphozyten. Bei erneutem Kontakt mit dem gleichen Antigen werden die Gedächtniszellen aktiv, sie geben die gespeicherte Information weiter und es kommt rasch zur Differenzierung spezifischer Plasmazellen.

Antikörper. Antikörper sind von Plasmazellen produzierte Immunglobuline, sie binden in einer **Antigen-Antikörper-Reaktion** und lösen die humorale Immunantwort aus. Nach dem Schlüssel-Schloss-Prinzip induziert ein bestimmtes Antigen i. d. R. auch nur die Bildung eines bestimmten, dazu passenden Antikörpers, der spezifisch nur an diesen Fremdstoff gebunden wird. Als pathologische Autoantikörper richten sie sich allerdings auch zuweilen gegen den eigenen Organismus. Es gibt verschiedene Klassen von Antikörpern:

■ **IgM:** wird unmittelbar nach einer Infektion von der Plasmazelle gebildet und der Nachweis von IgM im Blut ist ein Hinweis auf eine akute Infektion.

■ **IgG:** wird in der späten Phase der Erstinfektion und nach erneuter Infektion mit dem gleichen Erreger gebildet. IgG aktiviert u. a. das Komplementsystem, ein Bestandteil der humoralen Abwehr. IgG ist plazentagängig und verantwortlich für den so genannten „Nestschutz", ein Vorrat an spezifischen Abwehrstoffen, die ein neugeborenes Tier bei seiner Geburt mitbekommt.

■ **IgA:** wird u. a. auf den Schleimhäuten des Magen-Darm-Trakts, des Auges und der Atemwege zur Unterstützung der lokalen Abwehr sezerniert.

■ **IgE:** ist beteiligt an der Typ-I-Allergie vom Soforttyp und vermittelt einen Schutz gegen Parasiten (z. B. Würmer).

■ **IgD:** findet sich auf der Membran von B-Lymphozyten und dient der zellständigen Antigenerkennung.

Major-Histocompatibility-Complex (MHC). Der MHC ist eine Gengruppe, die der Unterscheidung fremder und körpereigener Strukturen dient. Die Genprodukte sind die MHC-Moleküle, sie kennzeichnen die körpereigenen Zellen als zum Körper gehörig und regulieren immunologische Vorgänge, man unterscheidet zwischen MHC-Klasse-I-Molekülen, sie kommen auf allen kernhaltigen Zellen vor, und MHC-Klasse-II-Molekülen, sie sind auf Lymphozyten und antigenpräsentierende Zellen beschränkt.

■ 8.1 Tierartliche Besonderheiten

Die Milz liegt stets der linken Bauchwand an, ihre Lage ist vom Füllungszustand des Magens und von Funktionszustand des Organs abhängig, sie kann bis zu 16 % der gesamten Blutmenge speichern. Der segmentierte Bau ermöglicht bei Verletzungen partielle Ektomien, die eine Schwächung des Abwehrsystems verhindern, wie sie nach einer Totalexstirpation auftritt.

■ **Normwerte:** Erys: 5,5–8,5 Mio./mm^3, Leukozyten: 6000–12 000/mm^3, basophile Granulozyten: 0–1 %, eosinophile Granulozyten: 0–5 %, stabkernige neutrophile Granulozyten: 0–4 %, segmentkernige neutrophile Granulozyten: 55–75 %, Lymphozyten: 12–32 %, Monozyten: 0–5 %, BKS: 20/40, Thrombozyten: 200 000–500 000/mm^3, Prothrombinzeit (Quick-Wert): 8–12 sec.

■ **Tastbare Lymphknoten:** Lnn. mandibulares (kaudolateral des Processus angularis), Ln. parotideus (am Unterkieferrand, der hintere Abschnitt ist von der

Parotis verdeckt), Lnn. cervicales superficiales (zwei, oval, platt, bis 7,5 cm, cranial des M. supraspinatus), Ln. axillaris proprius: bei vorgeführter Gliedmaße, über 1. oder 2. ICR), Lnn. inguinales superficiales/Lnn. scrotales (1 – 2 cm, dorsolateral des Gesäuges), Ln. popliteus superficialis (5 cm, in Kniekehle).

Das Blutvolumen beträgt nur ca. 4 % des Körpergewichtes, deswegen ist die Katze für Anämien anfällig. Das Hämoglobin hat die geringste Sauerstoffaffinität im Vergleich mit anderen Säugetieren, für die Sauerstoffaufnahme sind weniger Erythrozyten nötig als bei anderen Spezies.

Die Milz gleicht sich in der äußeren Form bei Hund und Katze. Während beim Hund die rote Milzpulpa durch die Ausbildung von Milzsinus charakterisiert ist, sind diese bei der Katze nur spärlich vorhanden oder fehlen ganz.

- **Normwerte:** Erys: 5 – 10 Mio./mm³, Leukozyten 6000 – 12 000/mm³, basophile Granulozyten: 0 – 1 %, eosinophile Granulozyten: 0 – 6 %, stabkernige neutrophile Granulozyten: 0 – 4 %, segmentkernige neutrophile Granulozyten: 50 – 70 %, Lymphozyten: 17 – 41 %, Monozyten: 0 – 4 %, BKS: 20/40, Thrombozyten: 180 000 – 400 000/mm³, Prothrombinzeit (Quick-Wert): 8 – 12 sec.
- **Tastbare Lymphknoten:** Lnn. mandibulares und mandibulares accessorii (medial und lateral der V. facialis), Ln. parotideus (0,1 – 0,8 cm am Unterkieferrand, vorderer Rand der Ohrspeicheldrüse), Lnn. retropharyngei laterales (3 – 4, keulenförmig, hinter Ohrspeicheldrüse), Ln. cervicalis superficialis dorsalis (1 – 3, bis 3 cm, unter M. trapezius und omotransversarius), Ln. axillaris proprius (bei vorgeführter Gliedmaße, platt, ellipsenförmig, bis 2 cm), Ln popliteus superficialis (bis 1,2 cm, in Kniekehle).

Die Milz befindet sich im craniodorsalen Teil der Bauchhöhle und ist durch die kaudalen Rippen bedeckt und geschützt. Das Organ ist annähernd sichelförmig, die Lage variiert mit der Atmung.

- **Normwerte:** Erys: 6 – 10 Mio./mm³, Leukozyten: 5000 – 10 000/mm³, basophile Granulozyten: 0 – 2 %, eosinophile Granulozyten: 0 – 4 %, stabkernige neutrophile Granulozyten: 0 – 6 %, segmentkernige neutrophile Granulozyten: 40 – 78 %, Lymphozyten: 16 – 50 %, Monozyten: 0 – 5 %, BKS: im Durchschnitt 50/120 (Vollblut: 4 – 40/20 – 80, Warmblut: 30 – 110/70 – 150, Kaltblut: 100 – 160/120 – 160, Pony: 20 – 150/80 – 150), Thrombozyten: 100 000 – 300 000/mm³, Prothrombinzeit (Quick-Wert): 11 – 13 sec.
- **Tastbare Lymphknoten:** Lnn. mandibulares (Kehlgangslymphknoten, erbsengroße Knötchen medial am Unterkiefer). Nur bei Vergrößerung tastbar. Lnn. parotidei (Ohrspeicheldrüsenlymphknoten), Lnn. retropharyngei laterales (Luftsacklymphknoten), Lnn. cervicales superficiales (Buglymphknoten), Lnn. subiliaci (Kniefaltenlymphknoten, in spindelförmigem Paket angeordnet, liegen am Kranialrand des Oberschenkels), Lnn. inguinales superficiales (oberflächliche Leistenlymphknoten, Skrotallymphknoten).

Beim Rind sind ca. 80 – 100 Blutgruppenfaktoren bekannt, zusammengefasst in 12 Blutgruppensystemen. Durch die vielen Möglichkeiten der Kombination können die Blutgruppen zum Abstammungsnachweis herangezogen werden (Blutgruppensysteme: A, B, C, F, J, L, M, S, Z, N', R', T').

Die Milz liegt dem Pansen auf und der linken Seite des Zwerchfells an, sie ist ein plattes, längliches Organ von weicher Konsistenz.

Der Thymus ist groß und gelappt, er reicht bei Jungtieren vom Kehlkopf bis zum Perikard. Der Halsteil ist mit dem Brustteil durch einen Isthmus verbunden und teilt sich in zwei Fortsätze, die seitlich auf der Luftröhre liegen. Im Rahmen der Involution verschwinden Isthmus und Halsteil fast vollständig.

- **Normwerte:** Erys: 5 – 10 Mio./mm³, Leukozyten: 4000 – 12 000/mm³, neutrophile Granulozyten: 25 – 45 %, basophile Granulozyten: 0 – 2 %, eosinophile Granulozyten: 2 – 10 %, Monozyten: 2 – 7 %, Lymphozyten: 45 – 65 %, BKS 2/4, Thrombozyten: 200 000 – 800 000 / mm³, Prothrombinzeit (Quick-Wert): 10 – 18 sec.
- **Tastbare Lymphknoten:** Lnn. mandibulares (direkt am unteren Kieferrand), Ln. parotideus (dicht ventral vom Kiefergelenk gelegen, z. T. von Parotis verdeckt), Ln. retropharyngeus lateralis (unter Atlasflügel), Ln. cervicalis superficialis (am cranialen Rand des M. supraspinatus), Ln. subiliacus (am cranialen Rand des M. tensor fasciae latae), Lnn. inguinales superficiales (an hinterer Hälfte der Euterbasis), Lnn. ilici mediales und Lnn. lumbales aortici (rektal tastbar).

Der Thymus liegt seitlich der Trachea nahe der Karotisscheide, ist gut entwickelt und erreicht seinen größten Umfang mit ca. 6 Monaten. Der kraniale Pol ist verdickt, hier liegt an der Oberfläche das äußere Epithelkörperchen.

Die Milz ist länglich und hat eine marmorierte Oberfläche, sie ist durch das Ligamentum gastrolienale lose verbunden mit der Curvatura major des Magens und fast senkrecht gestellt. Sie grenzt an die linke Niere und den linken Pankreaslappen.

- **Normwerte:** Erys: 5,8 – 8,1 Mio./mm³, Leukozyten: 11 000 – 21 000/mm³, basophile Granulozyten: bis 2 %, eosinophile Granulozyten: bis 6 %, stabkernige neutrophile Granulozyten 0 – 7 %, segmentkernige neutrophile Granulozyten: 10 – 40 %, Lymphozyten: 50 – 85 %, Monozyten: bis 5 %, Thrombozyten: 175 000 – 580 000, Prothrombinzeit (Quick-Wert): 11,1 – 14,7
- **Tastbare Lymphknoten:** Ln. mandibularis (liegt unterhalb der Glandula mandibularis, wird routinemäßig bei der Fleischbeschau angeschnitten), Ln. parotideus, Ln. retropharyngeus, Ln. cervicalis superficialis.
- **Mandeln:** Tonsillae veli palatini (zwei beetartige Platten an der Grenze zum weichen Gaumen, Gaumenmandeln fehlen), Tonsilla paraepiglottica (an der Basis der Epiglottis), Tonsilla pharyngea (im Dach des Nasenrachens), Tonsilla tubaria (am Ostium pharyngeum tubae auditivae).

Die Blutmenge macht beim Geflügel etwa 7 % des Körpergewichtes aus. Die Erythrozyten der Vögel enthalten Zellkerne. Der Gesamtproteingehalt des Blutes liegt niedriger als bei Säugetieren, der Blutfettspiegel steigt unter dem Einfluß von Östrogenen kurz vor Beginn der Legetätigkeit an. Die Milz ist meist ein kugelförmiges Organ von ca. 2 cm Durchmesser (Ente und Gans haben eine dreieckige Milz, die der Taube ist oval, die des Wellensittichs länglich), der Unterschied zwischen der roten und weißen Pulpa ist nicht sehr ausgeprägt.

Der Thymus besteht aus mehreren neben der Luftröhre und entlang der Vv. jugulares gelegenen Lappen, die sich in Läppchen untergliedern und aus einer dunklen Rinden- und einer hellen Markschicht bestehen.

In Leber, Pankreas, Lunge und Niere kommt lymphoides Gewebe (Lymphonoduli solitarii) vor. In Mundrachen und Darm befinden sich Lymphplatten (Lymphonoduli aggregatii).

Die Bursa fabricii oder cloacalis ist eine Anhäufung lymphatischen Gewebes im Proctodeum, ihre Funktion ist ähnlich der des Thymus, auch sie bildet sich ab dem

8

Blut- und Lymphsystem

dritten Lebensmonat zurück, beim erwachsenen Tier bleibt lediglich ein Knötchen übrig.

- **Lymphgefäße:** Vögel besitzen weniger Lymphgefäße als Säuger, diese begleiten die Blutgefäße, besitzen Klappen, die Wände sind mit Lymphfollikeln ausgestattet. Die Lymphe fließt in die Vv. cavae craniales über einen doppelten Ductus thoracicus.
- **Lymphknoten:** Nur Gänse und Enten besitzen Lymphknoten (je ein Paar Lnn. cervithoracici und Lnn. lumbales).

8.2 Untersuchung des Blutes

Die Untersuchungsmöglichkeiten des Blut- und Lymphsystems erstrecken sich auf Laboruntersuchung des Blutes, Palpation der Lymphknoten (Lokalisation siehe Tierarten), bioptische Untersuchungen von Knochenmark und Lymphknoten oder bildgebende Verfahren zur Darstellung von Milz und Thymus.

Interpretationen von Laborwerten

Albumin

Erhöht: Dehydratation, chronische Infektionskrankheiten, Hypergammaglobulinämie, chronische Entzündungsprozesse (Peritonitis, Fremdkörper, Pleuritis, Pneumonien, Metritis, Polyarthritis, Perikarditis, Pyelonephritis)
Erniedrigt: Hyperhydratation, Leber- und Nierenerkrankungen, Blut- und Lymphverlust, Magen- und Darmerkrankungen, Unter- oder Fehlernährung, exsudative Dermatitiden, Blutverlust, maligne Tumoren.

Alkalische Phosphatase (AP)

Erhöht: Cholestase, Steroidhepatose, Hyperkortisolismus, Arzneimittel, Hepatopathien, Vergiftungen mit Hepatotoxinen, Hyper-

thyreose, Diabetes mellitus, Rachitis, Osteodystrophie, Hyperparathyreoidismus, Knochentumoren, Periostitis, Gravidität (besonders Katze), längere Hungerperioden, physiologisch bei Hundewelpen

ALAT (GPT)

Erhöht: Hepatitis, Leberfibrose, Leberzirrhose, Stauungsleber, Leberabszesse und -tumoren, Cholangitis, Leberlipidose, Leberamyloidose, Lebertrauma, akute Pankreatitis, Fieber. Beim Pferd bisweilen bei Myopathien und Myokarditis, intramuskulären Injektionen und Abszessbildungen in der Muskulatur.

Amylase

Erhöht: Pankreatitis, Pankreasnekrose, Niereninsuffizienz
Erniedrigt: Pankreasinsuffizienz

ASAT (GOT)

Erhöht: Hepatopathien bei Hund, Katze, Rind und Schwein. Myokardiopathien bei Hund, Katze und Pferd. Skelettmuskelerkrankungen bei Hund, Katze, Pferd, Rind, Schaf, Ziege und Schwein. Bei Hämolyse.

Bilirubin

Erhöht: Hämolyse (indirektes Bilirubin), Lebererkrankungen (direktes und indirektes Bilirubin), Cholestase (direktes Bilirubin). Bei Pferd und Wiederkäuer erheblicher Anstieg bei Hungerzuständen.

Blutsenkung

Erhöht: Infektionskrankheiten, Urämie, Resorptionsfieber, Anämie, Leukose, Malignome
Erniedrigt: Polyglobulie, Dehydratation, Kachexie, Hypoxämie

CK

Erhöht: Muskeltraumen, ungewohnte körperliche Belastung, Tetanus, Myalgien, paralytische Myopathie, Mangelmyopathie, Myositis, Kreislaufschock

Gamma-GT

Erhöht: Cholestase, Intoxikationen, Lebertumoren, Pankreatitis, Koliken des Pferdes, Enteritiden, Rechtsherzinsuffizienz, Leukose, Diabetes mellitus

Cholesterin

Erhöht: Hyperkortisolismus, Diabetes mellitus, Hypothyreose, nephrotisches Syndrom
Erniedrigt: Leberinsuffizienz, Verlust von Lymphe

GLDH

Erhöht: Hepatopathien mit Zellnekrose, Hepatitis, Cholangitis, Gallenstauung, Leberlipidose, Leberamyloidose, Lebertrauma, akute Pankreatitis, Fieber, Rechtsherzinsuffizienz, Vergiftungen mit hepatotoxischen Substanzen, Hypoxämie

Glucose

Erhöht: Stress, Hyperkortisolismus, Diabetes mellitus, Glukagonom, Hyperthyreose, Gehirnerkrankungen, Krampfzustände, postprandial, agonal, iatrogen durch Glukoseinfusion, Glukokortikoide, ACTH, Gestagene, Morphine, Adrenalin
Erniedrigt: Insulinom, Lebererkrankungen, Überdosierung von Insulin, renale Glukosurie (Hund), Eichelvergiftung (Rind), Hepatopathien, Malassimilationssyndrom, Nahrungskarenz, Hypoglykämiesyndrom der Welpen von Zwerghunderassen, Hypoglykämie-Hypothermie-Komplex bei neugeborenen Kälbern und Lämmern, Hypoglykämie der Saugferkel, Hypothyreose, Morbus Addison, Ketose der Wiederkäuer

Harnstoff

Erhöht: nutritiv (vorübergehend nach proteinreicher Nahrung), Fieber, Darmblutung, Gewebszerfall, Kortikosteroid- und Thyroxinapplikation, Dehydratation, Elektrolytimbalance, Schock, Überlastung, Fieber, Gewebsnekrosen, Gewebs- oder Körperhöhlenblutungen, Hyperthyreose, NNR-Insuffizienz, Nephritis, Glomerulonephritis, chronische Nephropathien, Nierentumoren, Leukose, Nierenamyloidose und -kalzinose, Nierentoxine, Verlegung der Harnwege
Erniedrigt: Lebererkrankungen, Flüssigkeitsimbalancen (Diabetes insipidus), nutritiv bedingt bei proteinarmer Ernährung und Hungerzuständen, Hepatopathie, Anabolika

Kalium

Erhöht: Azidose, NNR-Insuffizienz, Niereninsuffizienz
Erniedrigt: Alkalose, Hyperaldosteronismus, Malabsorption, Polyurie, Erbrechen, Durchfall

Kalzium

Erhöht: Hyperparathyreoidismus, D-Hypervitaminose, Niereninsuffizienz
Erniedrigt: Eklampsie, Hypoparathyreoidismus, nutritiv bedingt, Malabsorption, Trächtigkeit, Laktation, Pankreatitis

Kreatinin

Erhöht: Hypovolämie, Niereninsuffizienz
Erniedrigt: muskuläre Insuffizienz

LDH

Erhöht: entzündliche und degenerative Prozesse

Lipase

Erhöht: Pankreatitis, Pankreasnekrose

8

Blut- und Lymphsystem

Lipide/Lipoide

Erhöht: postprandial, Ponyhyperlipämie (Fettmobilisation durch Hungerzustände), Lipomobilisationssyndrom bei Kühen, Diabetes mellitus, Hypothyreose, Morbus Cushing, Steroidtherapie, Cholestase, akute Pankreatitis, Pankreasnekrose, exsudative Enteropathie, nephrotisches Syndrom, Urämie, idiopathische Hyperlipoproteinämie der Zwergschnauzer
Erniedrigt: speziell Cholesterin beim Rind durch Leberverfettung, Fettmobilisationssyndrom inkl. seiner verschiedenen klinischen Erscheinungen, Inappetenz

Natrium

Erhöht: Diabetes insipidus, Diabetes mellitus, Niereninsuffizienz, Exsikkose, Hyperaldosteronismus, nutritiv, iatrogen
Erniedrigt: Erbrechen, Durchfall, Herzversagen

Phosphat

Erhöht: Nierenerkrankungen (v. a. mit sekundärem Hyperparathyreoidismus), Phosphat- oder Vitamin-D-Überschuss im Futter
Erniedrigt: Mangelernährung, Neoplasien

Urobilinogen

Erhöht: Hämolyse, Pfortaderstau

■ Korpuskuläre Bestandteile des Blutes

Leukozyten gesamt

Erhöht: physiologisch bei Aufregung, Furcht, Belastung und Geburt. Pathologisch bei Infektionskrankheiten und Entzündungen, Gewebszerfall, Leukämien, Cortison, endo- und exogenen Intoxikationen, ZNS-Erkrankungen, Überempfindlichkeitsreaktionen
Erniedrigt: virale Infektionen, KM-Schäden, Leberzirrhose, Salmonellose beim Pferd, Östrogenvergiftung beim Hund, Zellgifte (Zytostatika)

Neutrophile Granulozyten

Erhöht: Stress, septische und aseptische Entzündungen, Infektionen, Intoxikationen, Tumoren, Trächtigkeit, ZNS-Krankheiten, Überempfindlichkeitsreaktionen, hämolytische Anämien, Leukämien
Erniedrigt: Infektionen, Toxine, Medikamente, Knochenmarkserkrankungen, Viruserkrankungen, Sepsis, Schock, Blutdrucksenkung, Knochenmarksschäden, zyklische Neutropenie beim silbergrauen Collie
Völliges Fehlen: feline Panleukopenie, Östrogenvergiftung

Eosinophile Granulozyten

Erhöht: Parasiten, Allergien, Leukämien, Neoplasien, Infektionskrankheiten in der Genesungsphase, Läufigkeit der Hündin, eosinophiles Granulom
Erniedrigt: Hyperkortisolismus, Knochenmarkserkrankungen, Stress, Infektionskrankheiten im Anfangsstadium, Coma diabeticum und uraemicum, Hämolyse

Basophile Granulozyten

Erhöht: Leukämie, Parasitosen, Mastzelltumoren, Dirofilariose, Allergien, Pyämien, Hyperlipidämie

Monozyten

Erhöht: Stress, in der Heilphase von Infektionen, Infarzierungen, Neoplasien, Immunopathien, hämolytische Anämie, Hyperkortisolismus, exsudative Peritonitis und Pleuritis
Erniedrigt: virale Infektionen, Rickettsiosen, Knochenmarkserkrankungen

Lymphozyten

Erhöht: physiologisch bei Jungtieren (Hund, Katze). Pathologisch in der Heilphase von Infektionskrankheiten, Nebenniereninsuffizienz, Leukämie, besonders bei Katzen unter chronischem Stress

Erniedrigt: Stress, akute Infektionskrankheiten, Immunsuppression, Niereninsuffizienz, Urämie, Cushing-Syndrom

Thrombozyten

Erhöht: Splenektomie, Polyzythämie, Leukämie
Erniedrigt: Knochenmarksschäden, disseminierte intravasale Gerinnung (DIC), Verlust, Verteilungsstörungen durch Splenomegalie

Erythrozyten

Erhöht: Exsikkose, Polyzythämia vera, Polyglobulie (als Folge von Sauerstoffmangel), Hyperthyreose, Nierentumoren, Neoplasien, Erregung, Anstrengung, Angst, längerer Aufenthalt in großen Höhen, Herzinsuffizienz, Lungeninsuffizienz, Zystenniere, Pyelonephritis, Anabolika
Erniedrigt: nicht-regenerative Anämien durch chronische Erkrankungen, Knochenmarkssuppression, Hypothyreose, Nierenerkrankungen, Mangelerscheinungen. Regenerative Anämien durch Blutverlust mit Hydrämie oder Hämolyse (auch autoimmunhämolytisch)

■ 8.3 Erkrankungen des Blut- und Lymphsystems

■ 8.3.1 Erkrankungen des roten Blutbildes

■ 8.3.1.1 Anämie

> ⊔ **Unter Anämie (Blutarmut) versteht man die Verminderung des roten Blutfarbstoffs (Hämoglobin) und/oder der Erythrozytenzahl im Vollblut unter den Normalwert.**

Ursachen

Bei den Anämien unterscheidet man die durch einen gesteigerten Erythrozytenverbrauch entstehenden regenerativen Anämien von den durch Bildungsstörungen im Knochenmark verursachten nichtregenerativen Anämien.

- ■ **Regenerative Anämien:** akute und chronische Blutungen, Hämolyse, angeborene Erythrozytendefekte, Toxineinwirkungen, Infektionen, Parasitosen, autoimmunhämolytische Anämien, Vaskulitis
- ■ **Nichtregenerative Anämien:** Hämoglobinsynthesestörungen (Eisenmangelanämie, Hämoglobinopathien), Stammzelldefekte (aplastische Anämie, Myelodysplastisches Syndrom), Knochenmarksverdrängung (Tumoren, maligne Lymphome, Leukämie), renale Anämie (Erythropoetinmangel), Vitamin-B_{12}- oder Folsäuremangel (perniziöse Anämie)

Klinik

Die Symptome bei den verschiedenen Anämieformen gleichen sich weitgehend. Es kommt zu einem Leistungsabfall, zu Müdigkeit und allgemeiner Schwäche, die Schleimhäute sind blass, es besteht Tachykardie und eine nicht adäquate Kurzatmigkeit bei geringen Anstrengungen. Weitere Symptome sind: funktionelle Herzgeräusche, vermehrte Infektanfälligkeit, Abmagerung trotz guter Futteraufnahme, Eiweißmangel.

Anhand von Größe, Form und Farbstoffgehalt der einzelnen Erythrozyten im Blutausstrich lässt sich auf die Anämieform schließen:

- ■ **makrozytäre (megaloblastäre) Anämie:** vergrößerte Erythrozyten bei Vitamin B_{12}- und Folsäuremangel
- ■ **mikrozytäre Anämie:** kleine Erythrozyten bei Eisenmangelanämie und chronischen Blutungen
- ■ **hypochrome Anämie:** blasse Erythrozyten bei Eisenmangelanämie

8

Blut- und Lymphsystem

- **hyperchrome Anämie:** intensiv gefärbte Erythrozyten bei Vitamin-B_{12}-Mangel und Folsäuremangel
- **normochrome Anämie:** Anämie bei normal gefärbten Erythrozyten bei akuten Blutungsanämien in den ersten 1–2 Tagen
- **Sphärozytose:** Kugelform bei autoimmunhämolytischen Anämien
- **Anulozytose:** ringförmig am Rand angeordneter Blutfarbstoff bei Eisenmangelanämie
- **Retikulozytose:** Erythrozyten mit Kernresten im peripheren Blut sind ein Zeichen für eine gesteigerte Erythrozytenbildung im Knochenmark

Leitsymptome. Blasse Schleimhäute, Kurzatmigkeit, Tachykardie, funktionelle Herzgeräusche, Apathie

Therapie

Bei leichten und mittelgradigen Anämien steht die Behandlung der Grundkrankheit im Vordergrund, z. B. bei einer Eisenmangelanämie die Therapie mit Eisenpräparaten. Ein Ausgleich der Anämie durch Transfusion ist meist nur nach schweren, akuten Blutungen erforderlich. Weitere Maßnahmen:
- Wiederherstellung einer physiologischen Darmflora
- leichte und proteinreiche Kost mit viel Mineralstoffen
- Leber, Eigelb, Muskelfleisch, evtl. gemischt mit Hirseflocken und Weizenkeimöl
- bei starken, nicht stillbaren Blutungen evtl. Vitamin K
- bei leichteren Anämieformen ggf. kleinen Aderlass zur Stimulation

Einzelhomöopathika

Ferrum metallicum, Ferrum phosphoricum, Ferrum arsenicosum, Arsenicum album, Calcium phosphoricum, Cina, Chininum arsenicosum, Manganum aceticum, Phosphorus, Chininum sulfuricum, Acidum aceticum, Chi-

na, Ferrum metallicum, Silicea, Phosphorus, Cuprum metallicum, Plumbum metallicum, Lycopodium, Crotalus horridus, Lachesis

Komplexmittel

Heel. Coenzyme comp., Ubichinon comp., Hepeel, Tonico Injeel, Galium Heel, Traumeel, Ferrum Injeel, Ferrum Homaccord, Graphites Homaccord, China Homaccord

Horvi. Horvitrigon, Horvi Nukleozym comp. 7

Phönix. Ferrum Phönix

DHU. Vitavetsan

Dreluso. Gelum oral

Ardeypharm. Mutaflor, Paidoflor

Nattermann. Ferlixier Saft

8.3.1.2 Blutungsanämien

📖 **Zunächst normochrome, bei nachfolgendem Eisenmangel hypochrome Anämie als Folge eines akuten oder chronischen Blutverlustes.**

Ursachen

akut: Ursachen für akute Blutungsanämien sind u. a. Verletzung von blutreichen Organen (Leber, Milz) oder großen Gefäßen, Frakturblutungen/Hämatome, Cumarinvergiftungen, Gerinnungsstörungen, Thrombozytenmangel

chronisch: Ursachen für akute Blutungsanämien sind u. a. hämorrhagische Enteritis, Endo- oder Ektoparasitenbefall, Ulzera, Tumoren, Tumorblutungen (Milz, Darm), Nieren- oder Harnwegserkrankungen

8

Blut- und Lymphsystem

Klinik

Akuter Blutverlust. Die Verluste an Hämoglobin und Erythrozyten werden erst nach ein bis zwei Tagen sicher erkennbar. Deutliche Anämiesymptome treten bei einem Blutverlust von ca. 20 % des zirkulierenden Blutvolumens auf. Bei massiven Blutungen drohen Schocksymptome: kaum fühlbarer und schneller Puls, Unruhe, Zittern, Schwäche, kühle Peripherie, Tachypnoe. Als Folge des Schocks können u. a. ein akutes Nierenversagen, eine disseminierte intravasale Gerinnung (DIC), Leberzellnekrosen und/oder Darmschleimhautnekrosen auftreten.

Leitsymptome. Hypovolämie, Abfall des Hämatokrits, normochromes und normozytäres Blutbild, reaktive Leukozytose, nach 2 – 4 Tagen Retikulozytose,

Chronische Blutungsanämie. Zu den Symptomen der Anämie (s. Kap. 8.3.1.1) kommen die Symptome der Grunderkrankung.

Leitsymptome. Blasse Schleimhäute, Leistungsknick, Tachykardie, funktionelle Herzgeräusche, Tachypnoe, Serumeisen vermindert, mikrozytäre und hypochrome Erythrozyten im Blutbild

Therapie

Akuter Blutverlust. Bei einer schweren Blutung kommt der Blutstillung und dem Volumenersatz (Elektrolytlösungen, Plasmaersatzstoffe) Priorität zu. Bluttransfusionen sind nur dann indiziert, wenn der Blutverlust sehr groß oder der Hämatokrit < 20 % ist.

Chronische Blutungsanämie. Suche nach und Beseitigung der Blutungsquelle, Behandlung der Grunderkrankung, Eisensubstitution (z. B. Ferro Sanol®)

■ Einzelhomöopathika

China, Aconitum, Ipecacuanha, Millefolium, Elaps corallinus, Crotalus, Sabina, Secale cornutum, Arnica, Carbo vegetabilis, Chininum arsenicosum

■ Phytotherapie

Hirtentäschel

8.3.1.3 Aplastische Anämie

Schwere Anämie aufgrund einer Störung des gesamten hämatopoetischen Systems im Knochenmark (Panzytopenie).

Ursachen

Bei der aplastischen Anämie kommt es durch Vergiftung (Infektionen, Chemikalien, Toxine, Medikamente) oder durch Verdrängung (Leukämie, Osteomyelofibrose) der blutbildenden Zellen im Knochenmark zu einer Panzytopenie, d. h. einer Verminderung der Erythro-, Granulo- und Thrombozyten im peripheren Blut. Mögliche Auslöser sind: Infektionen (Feline Leukose, Ehrlichiose), Medikamente (Zytostatika, Metamizol, selten Antibiotika), Chemikalien (Benzol), Urämie (chronische Niereninsuffizienz), Neoplasien (Leukämien), Knochenmarksfibrosen.

Klinik

Es handelt sich um eine makrozytäre normochrome Anämie ohne Regenerationszeichen. Neben den Symptomen der Anämie (s. Kap. 8.3.1.1) bestimmen Blutungskomplikationen (Thrombozytopenie) und Infektionen (Leukopenie) das klinische Bild. Das Serumeisen ist meist erhöht, die Eisenbindungskapazität vermindert.

8

Blut- und Lymphsystem

Leitsymptome. Müdigkeit, Schwäche, blasse Schleimhäute, Tachykardie, Kurzatmigkeit, funktionelle Herzgeräusche, erhöhte Infektanfälligkeit, Blutungskomplikationen

Therapie

Die Therapie besteht in einer Beseitigung der Ursachen bzw. einer Behandlung der Grunderkrankung, symptomatisch kann eine vorübergehende Besserung durch Bluttransfusionen erreicht werden. Versuchsweise Therapie mit Erythropoetin und Anabolika.

■ Einzelhomöopathika

Ferrum metallicum, China, Selenium, Acidum aceticum, Ammonium carbonicum, Zincum metallicum, Kalium carbonicum, Kalium phosphoricum, Acidum phosphoricum

■ Komplexmittel

Heel. Hepar suis

Wala. Glandula thymi

Soluna. Sanguisol, Hepatik, Cardiak

8.3.1.4 Hämolytische Anämie

> Erythrozytenmangel infolge vorzeitigen Abbaues bzw. Zerstörung und verkürzter Lebensdauer der Erythrozyten.

Ursachen

Viele verschiedene Gifte und Substanzen können die Erythrozytenmembran schädigen und zu einer Hämolyse führen. Häufige Verursacher einer hämolytischen Anämie sind:
- **Infektionen:** Infektiöse Anämie der Einhufer, Babesiose des Rindes, Hämobartonellose, Leptospirose, Erkrankungen durch hämolysierende Bakterien wie Streptokokken, Viruserkrankungen.
- **Medikamente:** Sulfonamide, Aspirin, Procain, hohe Dosen Vitamin K

Eine Hämolyse kann ausgelöst werden:
- **toxisch:** Schwermetalle, Schlangengift
- **immunologisch:** Autoimmunisierung, Isoimmunisation
- **osmotisch:** Wasserintoxikation durch rektale Applikation oder orale Aufnahme großer Mengen von Leitungswasser
- **thermisch:** Wärme-, Kältehämolyse
- **paraneoplastisch:** Begleithämolyse bei Tumorerkrankungen.

Klinik

Symptome der Anämie (s. Kap. 8.3.1.1), Hämoglobinurie, hämolytischer Ikterus mit indirekter Bilirubinämie, Hepatosplenomegalie, Retikulozytose. Bei akutem Verlauf: Fieber, Apathie und Kollaps.

Leitsymptome. Fleischwasserfarbener Harn, evtl. gelbe Skleren und Maulhöhlenschleimhäute, tastbar vergrößerte Leber und Milz, Symptome der Anämie

Therapie

Die Therapie besteht in der Behandlung der zugrunde liegenden Erkrankung, je nach Ursache evtl. Kortikosteroide und/oder Immunsuppressiva.

■ Einzelhomöopathika

Cardiospermum, Nux vomica, Glucuronsäure, Natrium muriaticum, Ferrum phosphoricum, Ferrum metallicum

■ Komplexmittel

Soluna. Sanguisol, Splenetik, Lymphatik

8.3.1.5 Polyglobulie

> **Vermehrung der Erythrozytenzahl, des Hämoglobins und des Hämatokrits.**

Ursachen

Man unterscheidet die relative Polyglobulie bei Verminderung des Plasmavolumens (Polyurie, Durchfall, Erbrechen, Verbrennungen, große nässende Wundareale, medikamentös) von der absoluten Polyglobulie durch vermehrte Erythropoese: z. B. symptomatisch infolge gesteigerter Erythropoetinbildung bei Gewebshypoxie (vermindertes Sauerstoffangebot in großen Höhen, erhöhter Sauerstoffbedarf durch intensives Training), bei kardiopulmonalen Erkrankungen, renal durch Vermehrung des Erythropoetins bei Nierentumoren (selten).

Klinik

Bei symptomatischer Polyglobulie stehen die Symptome der Grundkrankheit im Vordergrund, verbunden mit livider Farbe der Schleimhäute und Hypoxie. Bei der relativen Polyglobulie (Pseudoglobulie) kommt es zur Hämokonzentration, Exsikkose, Kreislaufinsuffizienz, Atembeschwerden, zentralnervösen Störungen, Sludge-Bildung der Erythrozyten, Schock.

Leitsymptome. Livide Schleimhäute, Bluteindickung, Atemnot, Kreislaufstörungen

Therapie

Die Therapie besteht in einer Rehydrierung (bei relativer Polyglobulie), Pufferung, Regulierung des Kaliumgehaltes sowie der Behandlung der Grundkrankheit.

Einzelhomöopathika

Nux vomica, Lycopodium, Lachesis, Galium aparine, Arnica

Komplexmittel

Heel. Traumeel, Hepeel

Soluna. Splenetik, Hepatik

Sanum. Mucokehl

Syxyl. Milzimmunosyx

8.3.1.6 Polycythaemia rubra vera

> **Primäre Polyzythämie, meist auch mit Vermehrung der Leuko- und Thrombozyten, die Erythropoetin-Konzentration ist nicht erhöht.**

Ursachen

Die Polycythaemia vera ist eine myeloproliferative Erkrankung, die unabhängig von der Erythropoetin-Produktion durch klonales Wachstum der Stammzellen im Knochenmark eintritt.

Sie ist bei Tieren selten. Bei Hunden und Rindern ist sie beobachtet worden, bei Katzen vermutet man einen Zusammenhang mit der FeLV-Infektion.

Klinik

Die Schleimhäute sind gerötet, es kommt zu Dyspnoe, Hepatosplenomegalie; durch die Hämokonzentration und Hyperkoagulabilität besteht die Gefahr einer Kreislaufüberlastung bis zum Schock. Vereinzelt kommt es zu Blutungen, Polydipsie, Polyurie sowie zu neurologischen oder neuromuskulären Störungen (epileptiforme Krämpfe, Parästhesien, Tremor).

Leitsymptome. Gerötete Schleimhaut, Hämokonzentration, Petechien, Ekchymosen, neuromuskuläre Störungen

8

Blut- und Lymphsystem

Therapie

Die Langzeitbehandlung der Polyzythaemia vera besteht in wiederholten Aderlässen, evtl. zytostatischer Therapie, Splenektomie.

■ 8.3.2 Erkrankungen/Veränderungen des weißen Blutbildes

8.3.2.1 Leukozytopenie

▫ Verminderung der Leukozytenzahl im peripheren Blut.

Ursachen

Je nachdem, welche Gruppe der weißen Blutkörperchen vermindert ist, unterscheidet man eine Neutropenie (neutrophile Granulozyten) und eine Lymphozytopenie (Lymphozyten):

- **Neutropenie:** virale Infektionen (Parvovirose, Hepatitis contagiosa canis, FeLV), sonstige Infektionen (*Toxoplasma spp.*, *Ehrlichia spp.*), Septikämie, Anaphylaxie, Lupus erythematodes, Toxine (Urämie, Endotoxinämie), Medikamente, Östrogen (Hodentumoren), Bestrahlung, Knochenmarksinsuffizienz, heredität (zyklische Neutropenie: Gray Collie Syndrome, s. u.)
- **Lymphozytopenie:** Glukokortikoide (iatrogen, Cushing-Syndrom), Stress, akute Infektionserkrankungen (Parvovirose, Staupe, FeLV), Protozoenerkrankungen, Chemotherapie, angeborene oder erworbene Immundefizienz, chronische Niereninsuffizienz, Lymphstau

Klinik

Symptome der Grundkrankheit, vermehrtes Auftreten viraler und bakterieller Infekte (Haut, Schleimhäute, Harnwege) und Mykosen, ggf. Fieber, schwere Störungen des Allgemeinbefindens, bei ausgeprägter Leukopenie hohe Letalität.

Leitsymptome. erhöhte Infektanfälligkeit, Fieber, allgemeine Schwäche und Hinfälligkeit

Therapie

Behandelt wird die Grunderkrankung, wichtig ist eine virale und bakteriologische Abklärung, je nach Grunderkrankung evtl. Kortikosteroide, Antibiotika, Immunseren.

■ Einzelhomöopathika

Echinacea, Calcium carbonicum

■ Komplexmittel

Heel. Lymphomyosot, Coenzyme comp.

Pascoe. Lymphdiaral

ISO. Alymphon, Lymphmittel 1

Soluna. Lymphatik, Splenetik

Cesra. Lymphozyl

Syxyl. Milzimmunosyx

8.3.2.2 Zyklische Neutropenie

▫ Gray-Collie-Syndrome, angeborene Störung mit zyklisch auftretender Neutropenie.

Ursachen

Das Gray-Collie-Syndrome ist eine autosomal-rezessiv vererbliche Erkrankung.

Klinik

Im 12-Tage-Rhythmus auftretende Neutropenie, jeweils 3 Tage anhaltend, danach Neutrophilie. In dieser Zeit besteht eine erhöhte Anfälligkeit für Infektionen, bakterielle Infektionen treten gehäuft schon im Welpenalter auf. Betroffen sind hauptsächlich Lunge,

Haut, Magen-Darm-Trakt, Harnwege. Die meisten Tiere sterben im ersten Lebensjahr, bei überlebenden Tieren kommt es zu Arthritis, Anämie, Amyloidose, Glomerulonephritis, Hyperimmunglobulinämie und einer frühen Thymusinvolution.

Leitsymptome. Rezidivierende Infektionen bei silbergrauen Collies im Welpenalter

Therapie

Die Behandlung besteht in der symptomatischen Therapie der rezidivierenden Infektionen, evtl. Lithiumcarbonat. Die Tiere nicht zur Zucht verwenden.

▥ Naturheilkundliche Behandlung

Siehe unter Anämie, Amyloidose, Glomerulonephritis, Arthritis, Dermatitis, Pneumonie und Gastroenterokolitis.

▥ 8.3.2.3 Leukozytose

⌑ **Vermehrung der Leukozytenzahl im peripheren Blut.**

Ursachen

Je nachdem, welche Gruppe der weißen Blutkörperchen vermehrt ist, unterscheidet man eine Granulozytose, eine Monozytose und eine Lymphozytose, die Granulozytose wird weiter unterteilt in Neutrophilie, Eosinophilie und Basophilie:

- **Neutrophilie:** Infektionserkrankungen (mit Linksverschiebung), regenerative Anämien (hämolytische Anämie, Blutungsanämie), myeloische Leukämie, physiologisch (Stress, Gravidität), Glukokortikoide (iatrogen, Cushing-Syndrom), andere Medikamente (Anabolika, Östrogen), nicht infektiöse Entzündungen (Verbrennungen, akute Pankreatitis, Nekrose, Tumoren, Urämie, diabetische Ketoazidose), Lupus erythematodes, Hyperthyreose (Katze)

- **Eosinophilie:** Allergie (Kontaktallergie, Inhalationsallergie), Parasitosen, eosinophiler Granulomkomplex, eosinophile Pneumonie (felines Asthma), eosinophile Gastroenteritis, eosinophile Myositis (Hund), Addison-Krankheit, Medikamente (Methimazol, Carbimazol), Rassedisposition (Deutscher Schäferhund)
- **Basophilie:** Dirofilariose, basophile Leukämie, Allergie, Hyperlipidämie, Abszesse, Rassedisposition (Basenji-Welpen)
- **Monozytose:** physiologisch (alte Hunde), Glukokortikoide (iatrogen, Cushing-Syndrom), Stress, chronische Infektionen, Nekrosen (Trauma, Tumoren, Hämolyse, Hämorrhagien), Monozytenleukämie, autoimmunhämolytische Anämie, exsudative Peritonitis, Pleuritis
- **Lymphozytose:** physiologisch (Welpen, Erregung), Infektionen, lymphatische Leukämie/Leukose, chronische Entzündungen (Infektionen, Allergien, Autoimmunerkrankungen), Impfreaktionen, Addison-Krankheit, Medikamente (Methimazol, Carbimazol)

Klinik

Symptome der Grundkrankheit.

Therapie

Eine gezielte Behandlung der Leukozytose ist i. d. R. nicht erforderlich, behandelt wird die Grundkrankheit (Ausnahmen: Eosinophilensyndrom und maligne Erkrankungen).

▥ Einzelhomöopathika

Arnica, Mercurius solubilis, Calcium arsenicosum

▥ Komplexmittel

Heel. Galium Heel

Soluna. Epidemik, Splenetik, Hepatik, Lymphatik

8

Blut- und Lymphsystem

8.3.2.4 Leukämie (Leukose)

> 📖 **Sammelbegriff für Erkrankungen mit maligner Transformation hämatopoetischer oder lymphatischer Zellen; es kommt zu Vermehrung und Anhäufung neoplastischer Zellen im Knochenmark, den lymphatischen Organen und meist auch im peripheren Blut.**

Ursachen

Die Ursachen für die Entstehung einer Leukämie sind nicht eindeutig geklärt; mögliche Faktoren, die das Risiko an Leukämie zu erkranken erhöhen, sind ionisierende Strahlen, bestimmte Chemikalien (Benzol, Zytostatika), Viren (onkogene Viren) sowie genetische Faktoren.

🐕 idiopathisch (lymphatische Leukose), evtl. erbliche Disposition (Boxer), maligne Histiozytose (Berner Sennenhund).

🐈 Felines Leukosevirus (FeLV), Felines Sarkomvirus (FeSV).

🐖 Sporadische bovine Leukose, enzootische Rinderleukose (bovines Leukosevirus).

🐇 Bei Meerschweinchen Oncorna-Viren, bei Kaninchen relativ selten, gelegentlich aber gehäuftes Auftreten in einem Bestand, was für eine virale Genese spricht.

🐦 Leukose der Hühner, aviäre Erythroblastose, Lymphosarkomatose des Geflügels, aviäre Myelozytomatose.

Je nachdem, welche Blutzellen-Subpopulation betroffen ist, und nach dem Verlauf unterscheidet man verschiedene Formen der Leukämie:

- **akute lymphatische Leukämie (ALL):** Es sind vorwiegend jüngere adulte Hunde und Katzen betroffen, Vermehrung der T- oder B-Zellen.
- **chronische lymphatische Leukämie (CLL):** Schleichende Erkrankung, meist Zufallsbefund, Vermehrung kleiner Lymphozyten.
- **akute myeloische Leukämie (AML):** Vermehrung der Myeloblasten/Myelozyten.
- **chronisch myeloische Leukämie:** Selten bei der Katze, noch seltener beim Hund.
- **Eosinophilenleukämie:** Selten; Organinfiltrationen (Lunge).
- **Mastzellleukämie:** Oft kombiniert mit Mastzelltumoren in Haut und Milz.
- **Monozytenleukämie:** Akute und chronische Verläufe, oft auch Neutrophile vermehrt.
- **Stammzellleukämie:** Starke Vermehrung undifferenzierter Stammzellen in Blut und Knochenmark.
- **Erythroleukämie:** Gleichzeitige maligne Vermehrung von Erythrozyten und Neutrophilen (Katze).
- **Megakaryozytenleukämie:** Megakaryozyten im peripheren Blut (Hund und Katze).

Klinik

Mit Ausnahme der akuten Leukämien ist der Krankheitsverlauf meist schleichend und die Symptomatik unspezifisch. Die Symptome resultieren aus der Verdrängung normaler Blutzellen, das Immunsystem ist beeinträchtigt und neoplastische Zellen infiltrieren die Organe. Die Folgen sind: Anämie, Blutungen (v. a. infolge Thrombozytopenie), Infektionen, Vergrößerung und Funktionsminderung befallener Organe.

Folgende Symptome können auftreten: Inappetenz, Gewichtsverlust, schnelle Ermüdbarkeit, erhöhte Temperatur, Lymphknotenvergrößerung, Leber- und Milzschwellung, Thrombozytopenie, Infiltrationen des Verdauungstraktes mit Vomitus und Diarrhö, Anorexie, Kachexie, Blässe von Haut und Schleimhäuten, Urämie. Das Blutbild kann unauffällig sein. Bei Infiltration des ZNS: Lähmungen und/oder Ausfälle unterschiedlicher Hirnfunktionen.

Leitsymptome. Fieber, Lymphknotenschwellung, Anämie, Kachexie, hämorrhagische Diathese

Therapie

Siehe Kapitel Tumortherapie in Anhang 1.

Weitere Maßnahmen: Bei der FeLV aktive Immunisierung, Prophylaxe zur Abwehrsteigerung (Apfelessig, Vitamin B und C), kranke Tiere aus den Beständen entfernen, Ställe desinfizieren und erst nach einiger Zeit neu belegen, Nachkommen erkrankter Tiere nicht zur Zucht verwenden.

Einzelhomöopathika

Radix uncariae tormentosae, Viscum album, Pelargonium reniforme, Glandula thymi, Interferon, Jodum, Carcinomimum, Lachesis, Naja tripudians, Echinacea, Okoubaka, Katzenleukämie-Nosode, Phytolacca, Chamomilla, Calcium fluoratum, Conium, Belladonna, Bryonia, Bufo, Calcium carbonicum, Barium carbonicum

Komplexmittel

Heel. Galium Heel, Traumeel, Echinacea comp., Hepeel, Arnica Heel, Lymphomyosot, Psorinoheel, Mercurius Heel

Horvi. Horvi C 33, C 300, Horvitrigon, Horvi Nukleozym, Bufomarin, Horvityl, Nukleozym comp. 14, X 44

Dr. Schaette. Eucanel

Wörwag. Zink-Orotat

Ardeypharm. Mutaflor, Paidoflor

Germania GmbH. Terra-Kraft, Germanium/ Silpan

Syxyl/Artesan. Basosyx

Phytotherapie

Brennnessel, Goldrute, Mariendistel, Pfennigkraut, Rote Bete, Knoblauch, Ginseng, Süßholz

Aromatherapie

Koriander, Selleriesamen, Tea tree, Bergamotte, Eukalyptus, Thymian, Lavendel, Ylang-Ylang, Geranium

Bach-Blüten

Centaury, Gentian, Sweet Chestnut, Wild Rose, Willow

Edelsteintherapie

Saphir, Rubin, Opal

8.3.2.5 Chediak-Higashi-Syndrom

Pigmentmangelsyndrom in Kombination mit einer Granulationsanomalie der Leukozyten und Melanozyten. Die Erkrankung wird autosomal-rezessiv vererbt.

Ursachen

Die Erkrankung ist selten, ursächlich sind Mutationen im Gen für das LYST-Protein, dessen Funktion allerdings noch nicht bekannt ist. Das Chediak-Higashi-Syndrom kommt vor bei Rindern, blauen Perserkatzen mit gelbgrünen Augen, Nerzen, Füchsen, Hereford-Rindern und anderen Tierarten (z. B. Killerwal, weißer Tiger).

Klinik

Partieller Albinismus, Verdünnung der Fellfarbe, rezidivierende Infektionen, hämorrhagische Diathese.

Leitsymptome. erhöhte Infektionsanfällig-keit, partieller Albinismus, Blutungsneigung

Therapie

Die Behandlung ist symptomatisch, bei stärkeren Blutungen Bluttransfusion, Behandlung der rezidivierenden Infektionen, Stabilisierung der Abwehrlage.

■ naturheilkundliche Therapie

Siehe unter Gerinnungsstörungen.

■ 8.3.3 Gerinnungsstörungen

▨ 8.3.3.1 Thrombozytopenie

> ⌑ **Verminderung der Thrombozytenzahl im peripheren Blut infolge verkürzter Thrombozytenüberlebenszeit, gesteigertem Abbau oder als Bildungsstörung.**

Ursachen

Man unterscheidet primäre angeborene (selten) und sekundäre Thrombozytopenien. Mögliche Ursachen eine Thrombozytopenie sind: Starke Blutungen, Toxine, Insektizide, Östrogene, Zytostatika und andere Medikamente, Panleukopenie der Katze, FeLV, FIP, septische Erkrankungen, Tumorinfiltration des Knochenmarks, Splenomegalie, Staupe, Hepatitis contagiosa canis, Infektiöse Anämie der Einhufer, Milzbrand, Schweine- und Hühnerpest, hereditär (King-Charles-Spaniel), Verbrennung, Transfusion großer Blutmengen, ionisierende Strahlen, Lupus erythematodes, Verbrauchskoagulopathie, Thrombosen, hämolytische Anämien, Herzinsuffizienz.

Klinik

Erst bei deutlich erniedrigten Thrombozytenzahlen ist mit Spontanblutungen zu rechnen. Es kommt zu punkt- (petechialen) und kleinflächigen- (ekchymotischen) Haut- und Schleimhautblutungen (Innenseiten des Ohres, Unterbauch, Venenpunktionsstellen, Zahnfächer, Harnblase, Darm, Nasen- und Maulhöhle). Gut zu erkennen sind die Hautblutungen nach dem Auszupfen von Haaren.

Leitsymptome. Petechien und Ekchymosen, Blutungen aus Mund und Nase, Hämaturie

Therapie

Eine Therapie ist nicht bekannt, vorübergehende Besserung durch Blutverdünnung mit Infusionen, bei Thrombosegefahr Heparin, Marcumar, ASS.

■ Einzelhomöopathika

Hamamelis, Arnica, Aesculus, Apis, Echinacea, Vipera berus, Pulsatilla, Pyrogenium, Anthracinum, Strophantus

■ Komplexmittel

Heel. Coenzyme comp., Ubichinon, Galium Heel, Lymphomyosot

Soluna. Splenetik, Sanguisol, Hepatik, Dyscrasin, Renalin, Lymphatik

▨ 8.3.3.2 Verbrauchskoagulopathie

> ⌑ **Lebensbedrohliche akute Aktivierung des Gerinnungssystems, die über den Verbrauch von Blutplättchen und Gerinnungsfaktoren zur Blutungsneigung und Mikrothrombenbildung führt.**

Ursachen

Die Verbrauchskoagulopathie, auch disseminierte intravasale Gerinnung (DIC) genannt, tritt i. d. R. als Komplikation einer bereits bestehenden schweren Erkrankung auf. Erkrankungen mit einem erhöhten Risiko einer Verbrauchskoagulopathie sind u. a.: schwere Verletzungen (Polytrauma), Sepsis, Schock,

Pankreatitis, fortgeschrittene Tumorerkrankungen, Vergiftungen, Urämie, Hämolyse und massive Blutungen.

Klinik

Zu den Symptomen der bestehenden Grunderkrankung kommen schwere unstillbare Blutungen und durch Mikrothromben hervorgerufene Organfunktionsstörungen, die bis zum vollkommenen Ausfall des betroffenen Organs führen können.

Leitsymptome. Unstillbare Blutungen, Mikroorganinfarkte, Petechien, Ekchymosen

Therapie

Im Vordergrund steht die Schockbehandlung, mit Heparin versucht man bei gefährdeten Patienten eine überschießende Gerinnung zu verhindern. Bei Cumarinvergiftungen ist die Gabe von Vitamin K unerlässlich

Einzelhomöopathika

Arnica, Ferrum phosphoricum, Sanguinaria canadiensis, Nux vomica, Glucuronsäure, Vipera russelli, Bellis perennis, Thlapsi bursa pastoris, Melilotus, Millefolium, Hamamelis

Komplexmittel

Heel. Cinnamomum Homaccord, Phosphor Homaccord, Belladonna Injeel

Horvi. Crotalus, Russelli und Bitis Reintoxin, Horvitrigon, Horvi Nukleozym comp 9

Wörwag. Magnesiumorotat

8.3.3.3 Thrombozytose/Thrombozythämie

> Reaktive, vorübergehende (Thrombozytose) oder essenzielle, dauerhafte (Thrombozythämie) Vermehrung der Thrombozyten im Blut.

Ursachen

Die Thrombozytose ist eine reaktive Vermehrung der Thrombozyten nach Blutungen, chronischem Eisenmangel, Infektionen (z. B. FeLV), chronisch-entzündlichen Erkrankungen, Operationen (Splenektomie).

Die essenzielle Thrombozythämie ist eine myeloproliferative Erkrankung des Knochenmarks.

Klinik

Symptome der Grunderkrankung, ggf. Splenomegalie und Thrombosen. Milde reaktive Thrombozytosen bleiben häufig symptomlos.

Leitsymptome. Milzschwellung, Thrombosen

Therapie

Vorübergehende Besserung durch Blutverdünnung mit Infusionen, bei Thrombosegefahr Antikoagulanzien (Heparin, Marcumar, ASS).

Einzelhomöopathika

Hamamelis, Arnica, Aesculus, Apis, Echinacea, Vipera berus, Pulsatilla, Pyrogenium, Anthracinum, Strophantus

8

Blut- und Lymphsystem

203

Komplexmittel

Heel. Coenzyme comp., Ubichinon, Galium Heel, Lymphomyosot

Soluna. Splenetik, Sanguisol, Hepatik, Dyscrasin, Renalin, Lymphatik

8.3.4 Entzündliche Reaktionen des Blut- und Lymphsystems

8.3.4.1 Lymphangitis

Entzündung der Lymphgefäße.

Ursachen

Entzündungen der Lymphgefäße werden meist durch Bakterien verursacht, so können z. B. Hautläsionen die Eintrittspforte für Strepto- oder Staphylokokken sein. Prädisponierend wirken wiederholte Infektionen. Weitere Ursachen: Bursitis, Genick- oder Samenstrangfisteln.

Klinik

Es kommt zu einer diffusen entzündlichen Anschwellung des betroffenen Areals, die Ausbreitung erfolgt von distal nach proximal. Häufige Begleiterscheinungen sind: Entzündung der Subkutis, der Lymphbahnen und Lymphknoten, Lymphstau, Exsudation. In schweren Fällen ist das Allgemeinbefinden gestört, es kommt zu Fieber mit Tachykardie.

Komplikationen. Rezidive mit Stauungsödemen, Elephantiasis

Leitsymptome. Lokale Entzündungszeichen (wandernd von distal nach proximal), Fieber, Tachykardie

Therapie

Antientzündliche, abschwellende lokale Behandlung, ggf. antibiotische Therapie.

Weitere Maßnahmen: Förderung der Diurese und Entgiftung, evtl. Gegensensibilisierung mit Eigenblut, Blutegelbehandlungen, Aderlass. Eiweißhaltiges Futter (z. B. Hafer) absetzen

Einzelhomöopathika

Belladonna, Apis, Phytolacca, Echinacea, Lachesis, Arsenicum album, Arum triphyllum, Barium jodatum, Jodum, Lapis albus, Cistus canadiensis, Conium maculatum

Komplexmittel

Heel. Belladonna Homaccord, Lymphomyosot, Apis Homaccord, Traumeel, Echinacea comp., Mercurius Heel

Horvi. Ammodytes und Triturus Reintoxin

Sanum. Vetokehl Not D5, Vetokehl Muc D5, Sanuvis

Kytta. Kytta-Plasma

Pascoe. Lymphdiaral

Pflüger. Lympholact

Phönix. Lymphophön, Phönohepan, Solidago Phönix, Ferrum Phönix

Phytotherapie

Campher-Spiritus, Kytta-Plasma; Umschläge mit Arnica, Symphytum-Brei oder Obstessig.

8.3.4.2 Septikämie

> 📖 **Von einer Lokalinfektion (Sepsisherd) ausgehende schwere Allgemeinerkrankung durch andauernde oder periodische Aussaat von Krankheitserregern in die Blutbahn bei gleichzeitigem Versagen der allgemeinen Körperabwehr.**

Ursachen

Durch eine Überschwemmung des Organismus mit Krankheitserregern oder deren Endo- oder Ektotoxinen kommt es zu einer ungehemmten Freisetzung von Mediatoren des Entzündungs-, Gerinnungs- und Komplementsystems. Sepsisherde können bei Jungtieren im Säuglingsalter im Bereich von Nabel, Lunge, Verdauungstrakt oder Gelenken sein, bei adulten Tieren sind Infektionen von Uterus, Euter, Urogenitaltrakt, Wunden und Injektionsstellen wahrscheinlicher.

Sepsiserreger sind u. a.: Staphylokokken, Streptokokken, Colibakterien, Proteus, Pseudomonas, Salmonellen.

Klinik

Mögliche Symptome sind: Störung des Allgemeinbefindens, Fieber, Leukozytose mit Linksverschiebung, Tachykardie, Tachypnoe, Gerinnungsstörungen (Petechien, DIC), metastatische Sehnenscheiden- und Gelenkentzündung, Endokarditis, Abszessbildung (Lunge, Niere). Unbehandelt führt eine Septikämie i. d. R. zum Exitus.

Therapie

Sanierung des Sepsisherdes (chirurgisch), systemische antibiotische Therapie, ggf. Infusionstherapie zur Schockprophylaxe.

■ Einzelhomöopathika

Lachesis, Echinacea, Pyrogenium, Arsenicum album, Anthracinum, Arum triphyllum, Barium jodatum, Jodum, Lapis albus, Cistus canadiensis, Conium maculatum

■ Komplexmittel

Heel. Galium Heel, Echinacea comp., Sulfur Injeel, Psorinoheel, Chinium arsenicosum, Coenzyme comp., Ubichinon, Hepar comp. Arnica Heel, Hepeel, Mercurius Heel, Traumeel

Horvi. Horvitrigon und Elaps Reintoxin in Verbindung mit Vitamin B1

Sanum. Vetokehl Not D5, Pefrakehl D6, Sanuvis, Vetokehl Nig D5, Citrokehl

■ Phytotherapie

Wermut, Knoblauch, Lavendel, Melisse, Minze, Bohnenkraut, Salbei, Thymian, Weißdorn, Sonnenhut und Auflagen aus Kohlblättern oder Spitzwegerich

■ Edelsteintherapie

Jade

■ 8.4 Wissensüberprüfung

1 **Welche Aussage/n ist/sind richtig? Für eine ausgeprägte Eisenmangelanämie ist typisch:**
- A Anulozytose
- B Sphärozytose
- C Megalozytose
- D Mikrozytose
- E Alle Aussagen treffen zu.

8

Blut- und Lymphsystem

2 Die Lymphangitis:

A ist eine von einer Lokalinfektion ausgehende Überschwemmung des Blutes
mit Krankheitserregern und Toxinen.

B kann zu metastatischen Sehnenschei-
den- und Gelenkentzündungen führen.

C löst im Rahmen von Rezidiven eine Elephantiasis aus.

D ist eine von einer Wundinfektion nach
distal sich ausbreitende Entzündung
von Lymphbahnen.

E kann von Genick- oder Samenstrangfisteln ausgehen.

3 Nicht zu den Auslösern einer
Eisenmangelanämie gehört:

A Eisenverlust durch chronische Blutungen.

B verminderte intestinale Eisenresorp-
tion bei bestimmten Dünndarmerkrankungen.

C Hemmung der intestinalen Eisenre-
sorption durch vermehrte Aufnahme
cysteinreicher Futterproteine.

D vermehrter Eisenbedarf während
Trächtigkeit und Laktationsphase.

E Keine der Aussagen trifft zu.

4 Welche Aussage/n ist/sind richtig?
Die disseminierte intravasale Gerinnung:

A ist eine angeborene Gerinnungsstörung.

B führt zum erhöhten Verbrauch von
Blutplättchen.

C führt zu unstillbaren Blutungen.

D führt zu Thrombosen.

E tritt bei Hämolyse auf.

5 Welche Aussagen zum Erythropoetin
treffen zu?

A Es ist ein wichtiger Wachstumsfaktor
für erythroid determinierte Vorläuferzellen im Knochemark.

B Es wird in der Niere gebildet.

C Es wird im Knochenmark gebildet.

D Erythropoetinmangel führt zur
Anämie.

E Alle Aussagen treffen zu.

6 Das Chediak-Higashi-Syndrom:

A ist eine autosomal-dominant vererb-
bare Erkrankung.

B wird auch als zyklische Neutropenie
bezeichnet.

C geht mit partiellem Albinismus einher.

D ist gekennzeichnet durch einen Wechsel von Neutropenie und Neutrophilie.

E Alle Aussagen treffen zu.

7 Welche der genannten Aussagen trifft
nicht zu? Eosinophile Granulozyten:

A enthalten in ihren Granula Proteine mit
hohem (im basischen liegenden) iso-
elektrischen Punkt.

B schütten bei der Aktivierung große
Mengen an Histamin und Heparin aus.

C enthalten Proteine, die für Parasiten
toxisch sind.

D sind bei Asthma bronchiale häufig vermehrt.

E besitzen Peroxidase.

8 Ordnen Sie den Leukoseformen
aus Liste 1 die jeweiligen betroffenen
Tiergattungen aus Liste 2 zu:

▪ Liste 1

1. FeLV, FeSV
2. Aviäre Erythroblastose
3. Maligne Histiozytose
4. Idiopathische lymphatische Leukose
5. Myelozytomatose

▪ Liste 2

A Hund
B Katze
C Vögel

9 Welche der folgenden Zustände kommen
als Ursache einer Eosinophilie im Blut in
Betracht?

A Erholungsphase nach bakteriellen
Infektionen

B allergische Erkrankungen

C Infektionen mit Parasiten

D Gabe bestimmter Medikamente
(Methimazol, Carbimazol)

E Alle Aussagen treffen zu.

10 Welche Aussage/n ist/sind falsch? Zu den Ursachen einer Polyglobulie zählen:

A großflächige Wunden
B Zyanose
C Hämokonzentration
D Sludgebildung
E Herz- und Lungenerkrankungen

11 Eine erhöhte Leukozytenkonzentration im Blut kann nicht verursacht sein durch:

A Pankreatitis
B Organinfarkte
C Splenomegalie
D chronische myeloische Leukämie
E Verbrennungen

12 Bei einer aplastischen Anämie handelt es sich um eine gestörte Proliferationskapazität der Stammzellen, bei einer hämolytischen Anämie um einen Erythrozytenmangel durch vorzeitigen Abbau oder Zerstörung. Die Auslöser für beide Erkrankungen sind teilweise identisch. Welche der folgenden Ursachen findet man nur als Auslöser der hämolytischen Anämie?

A Infektionen
B Wasserintoxikationen
C Medikamente
D Tumoren
E thermische Faktoren

13 Welche Aussage/n ist/sind richtig? Eine Thrombozythämie ist häufig zu beobachten:

A bei Polyzythämia vera.
B im akuten Stadium der Verbrauchskoagulopathie.
C passager nach Milzexstirpation.
D bei Malignomen.
E Alle Aussagen treffen zu.

14 Wie verändert sich das Blutbild unmittelbar nach einer akuten Blutung?

A Mikrozytäre hypochrome Anämie
B Normozytäre hypochrome Anämie
C Mikrozytäre hyperchrome Anämie
D Normozytäre normochrome Anämie
E Normozytäre hyperchrome Anämie

15 Welche Aussage/n ist/sind richtig? Eine Polyglobulie kann entstehen bei:

A Anämie
B Lungenemphysem
C Erythropoetin-bildenden Nierenkarzinomen
D Leukose
E Alle Aussagen treffen zu.

16 Ordnen Sie den Anämieformen aus Liste 1 die Ursachen aus Liste 2 zu:

- Liste 1
  1. regenerative Anämien
  2. nichtregenerative Anämien
- Liste 2
  A Hämolyse
  B Erythropoetinmangel
  C Entzündungen
  D Vaskulitis
  E Blutungen

17 Welche Aussage trifft zu?

A Die Polyzythämia vera unterscheidet sich von der Polyglobulie durch die Leukopenie.
B Bei Polyglobulie wird vermehrt Erythropoetin gebildet.
C Milzexstirpation führt zu einer Verkürzung der Erythrozytenüberlebenszeit.
D Eine Pseudoglobulie tritt im Rahmen von Leukosen auf.
E Keine der Aussagen trifft zu.

8

Blut- und Lymphsystem

18 Kennzeichnend für Blut- und Lymphsystem der Vögel sind folgende Faktoren:

A Das Blutvolumen beträgt ca. 4 % des Körpergewichtes.

B Die Erythrozyten enthalten Zellkerne.

C Der Gesamtproteingehalt des Blutes liegt höher als bei Säugern.

D Die Bursa fabricii ersetzt die Milz bei Vögeln.

E Vögel haben weniger Lymphgefäße als Säuger.

19 Eine Eosinophilie ist am wenigsten wahrscheinlich bei:

A Wurmbefall

B Urtikaria

C Milbenbefall

D Morbus Cushing

E Chronisch myeloischer Leukämie

20 Zu den Aufgaben der Plasmaproteine zählen:

A Transport der Atemgase

B Regulation des pH-Wertes

C Wärmeverteilung

D Bindung von Häm

E Bindung von Kortikosteroiden

21 Welche der folgenden Gerinnungsfaktoren sind an der Umwandlung von Prothrombin in Thrombin beteiligt?

A Prokonvertin

B Hagemann-Faktor

C Akzelerator-Globulin

D Stuart-Prower-Faktor

E Christmas-Faktor

22 Welche der folgenden Aussagen zu Lymphgefäßen treffen nicht zu?

A Der Lymphtransport in den Lymphbahnen erfolgt über Muskelpumpe und arterielle Pulsationen.

B Lymphkapillaren haben zur Verhinderung eines Rückflusses Klappen.

C Lymphfollikel befinden sich in allen Organen und sind von einer bindegewebigen Kapsel umgeben.

D Die Lymphe der vorderen und hinteren Gliedmaßen mündet komplett in den Ductus thoracicus.

E Die Lymphopoese erfolgt in den Uferzellen (Sinusendothelien).

23 Ordnen Sie die Immunglobuline aus Liste 1 ihren jeweiligen Funktionen aus Liste 2 zu:

■ Liste 1

1. IgA
2. IgD
3. IgE
4. IgG
5. IgM

■ Liste 2

A zellständige Antigenerkennung

B Allergien und Parasitenbefall

C lokale Abwehr auf Schleimhäuten

D Tritt bei Erstinfektion auf.

E Tritt bei erneuter Infektion auf, ist plazentagängig.

24 Welcher der folgenden Lymphknoten beim Schwein wird routinemäßig bei der Fleischbeschau angeschnitten?

A Ln. retropharyngeus

B Ln. mandibularis

C Ln. parotideus

D Ln. cervicalis superficialis

E Keiner der Lymphknoten kommt in Frage.

8

Blut- und Lymphsystem

9 Hormonsystem (Endokrines System)

Hormone sind chemische Wirkstoffe, die von endokrinen Drüsen gebildet und direkt ins Blut abgegeben werden. Sie regulieren in geringsten Mengen Stoffwechsel und Organtätigkeiten. Die Steuerung der meisten peripheren Hormondrüsen erfolgt über den hypophysär-hypothalamischen Regelkreis.

Steuerung des endokrinen Systems

Hypothalamus

Als Teil des Zwischenhirns koordiniert der Hypothalamus die Tätigkeit peripherer Drüsen anhand von Meldungen, die er über den Blutweg und das periphere Nervensystem erhält.

Hypophyse

Die Hypophyse ist mit dem Hypothalamus über den Hypophysenstiel (Infundibulum) verbunden. Man unterscheidet die **Adeno-hypophyse** (Hypophysenvorderlappen) und die **Neurohypophyse** (Hypophysenhinterlappen).

- **Hypophysenvorderlappen:** In der Adenohypophyse werden **effektorische Hormone** (Somatotropin, Prolaktin) produziert, die einen direkten Einfluß auf ihre Zielzellen haben, und **glandotrope Hormone**, die periphere endokrine Drüsen stimulieren. Man unterscheidet nicht auf die Keimdrüsen wirkende, so genannte **nichtgonatotrope Hormone**, wie z.B. Corticotropin und Thyreoidea-stimulierendes Hormon (TSH) und auf die Keimdrüsen wirkende, **gonadotrope Hormone**, wie z.B. das follikelstimulierende Hormon (FSH) und das luteinisierende Hormon (LH).
- **Hypophysenhinterlappen:** In der Neurohypohyse werden die vom Hypothalamus produzierten Hormone Antidiuretisches Hormon (ADH) und Oxytocin gespeichert und bei Bedarf direkt an das Blut abgegeben. Der Hypophysenmittellappen produziert u.a. Endorphinvorstufen und Melanotropin.

Wirkung der Hypophysenvorderlappenhormone

Somatotropin (STH): Fördert das Längenwachstum der Knochen, wirkt lipolytisch, erhöht den Blutzuckerspiegel.

Prolaktin (laktotropes Hormon, LTH): Fördert die Mammo- und Laktogenese und ist bei einigen Spezies (Nagetiere, Hund) an der Erhaltung und der Progesteronsekretion des Gelbkörpers beteiligt.

Thyreoidea-stimulierendes Hormon (Thyreotropin, TSH): Stimuliert die Bildung und Ausschüttung der Schilddrüsenhormone Trijodthyronin (T3) und Thyroxin (T4).

Corticotropin (Adrenocorticotropes Hormon, ACTH): Stimuliert die Nebennierenrinde zur vermehrten Glukokortikoidausschüttung.

Follikel-stimulierendes Hormon (Follitropin, FSH): Stimuliert die Reifung der Follikel und deren Östrogensekretion.

Luteinisierendes Hormon (Luteotropin, LH): Stimuliert die Progesteronsekretion des Gelbkörpers.

Interstitial Cell Stimulating Hormone (ICSH): Regt die Leydigschen Zwischenzellen des Hodens zur Testosteronbildung an.

Hypophysär-hypothalamischer Regelkreis

Der Hypothalamus reguliert die Produktion und Freisetzung der Hypophysenvorderlappenhormone mittels stimulierender Hormone (Liberine) und hemmender Hormone (Statine). Für die effektorischen Hormone (STH, LTH) produziert der Hypothalamus jeweils Liberine und Statine, für glandotrope Hormone nur Liberine.

Periphere Hormone, die nicht dem hypophysär-hypothalamischen Regelkreis unterliegen, sind die Pankreashormone Insulin und Glukagon, sie werden über den Blutzuckerspiegel reguliert. Auch das Parathormon (Nebenschilddrüse), Calcitonin (Schilddrüse) und die Katecholamine (Nebennierenmark) unterliegen nicht der hypophysär-hypothalamischen Regulation.

Endokrine Organe und Hormone

Übergeordnete endokrine Organe sind Teile des Zwischenhirns, die Hypophyse und der Hypothalamus.

Zirbeldrüse (Epiphyse, Corpus pineale)

Die Epiphyse ist eine Ausstülpung des Zwischenhirns und in ihrem hinteren Teil gelegen, sie reguliert saisonale und tageszeitliche Veränderungen in der Gonadenaktivität (biologische Uhr).

Schilddrüse (Glandula thyreoidea)

Die Schilddrüse liegt bei den Säugetieren beidseits der Luftröhre, beide Teile sind durch einen Steg (Isthmus) verbunden. Die Schilddrüse produziert und speichert die jodhaltigen Hormone **Thyroxin** (Tetrajodthyronin, T4), **Trijodthyronin** (T3) und **Calcitonin**. Calcitonin ist ein Gegenspieler (Antagonist) des Parathormons, es reguliert den Kalziumeinbau in die Knochen und senkt den Blutkalziumspiegel.

Nebenschilddrüsen (Glandulae parathyreoideae, Epithelkörperchen)

Die **Epithelkörperchen** sind linsengroße Epithelzellbezirke, von denen meist zwei in jedem Schilddrüsenlappen liegen. Gelegentlich treten akzessorische Epithelkörperchen im

Halsbereich auf. Die Epithelkörperchen bilden das **Parathormon** (PTH). PTH erhöht den Blutkalziumspiegel, indem es die Kalziumresorption im Dünndarm, die Kalziummobilisation aus dem Knochen und die Kalziumrückresorption in der Niere beeinflusst.

Nieren (Renes)

Die Nieren produzieren **Erythropoetin** zur Steigerung der Erythropoese, **Renin** für den Renin-Angiotensin-Aldosteron-Mechanismus (RAA-Mechanismus) und **Calcitriol**, ein vitaminartiges Hormon, das zusammen mit Schilddrüsen- und Nebenschilddrüsenhormonen den Kalziumhaushalt reguliert.

Herz (Cor)

Auch das Herz hat endokrine Anteile, bestimmte Zellen im Atrium bilden **Atriales Natriuretisches Peptid** (ANP). Die Sekretion wird durch Dehnung der Vorhöfe ausgelöst, die Volumenrezeptoren enthalten. ANP steigert die Natriumausscheidung und die Diurese, hemmt die Renin-, Aldosteron- und Vasopressinsekretion und führt zur Relaxation der Gefäßmuskulatur.

Nebennieren (Glandulae suprarenales, Adrenes)

Die Nebennieren liegen bei den meisten Säugetierarten beidseits den kranialen Nierenpolen auf, ihre Form ist tierartlich bedingt variabel. Die Nebennieren setzen sich zusammen aus der Nebennierenrinde (NNR) und dem Nebennierenmark (NNM).

Nebennierenrinde. Bei Säugern gliedert sich die Nebennierenrinde in drei Schichten, die Zona glomerulosa (Bogenzone), die Zona fasciculata (Säulenzone) und die Zona reticularis (Netzzone). Nebennierenrindenhormone sind Abkömmlinge des Cholesterins, man unterscheidet drei Gruppen: **Glukokortikoide** (Cortisol, Corticosteron), **Mineralokortikoide** (Aldosteron und Desoxycortico-steron) und **Androgene** (Testosteron und Androstendion).

- **Glukokortikoide:** Sie werden in der Zona fasciculata gebildet und spielen eine wichtige Rolle beim Kohlenhydratstoffwechsel. Glukokortikoide stimulieren die Glukoneogenese und fördern die Bildung von Glykogen in der Leber, unter der Wirkung von Glukokortikoiden kommt es zu einem Anstieg des Blutglukosespiegels, sie wirken entzündungshemmend und immunsuppressiv, sie hemmen die Osteogenese.
- **Mineralokortikoide:** Sie werden in der Zona glomerulosa gebildet und steuern u. a. den Natrium- und Kaliumhaushalt und damit den Wasserhaushalt des Organismus. Mineralokortikoide fördern die Natrium-Rückresorption aus Nieren und Magen-Darm-Trakt und die Kalium-Ausscheidung über die Nieren.
- **Androgene:** Sie werden in der Zona reticularis gebildet. Ihre Bildung erfolgt nur in geringem Umfang, sie haben testosteronähnliche Wirkung.

Nebennierenmark. Im Nebennierenmark werden die Katecholamine **Adrenalin** (Epinephrin) und **Noradrenalin** (Arterenol) gebildet. Wirkungen sind u. a.: eine Erhöhung des Herzminutenvolumens (Adrenalin), Gefäßverengung und Blutdruckanstieg (Noradrenalin), Mobilisation von Glykogen, Lipolyse im Fettgewebe und Anstieg von Glyzerin und freien Fettsäuren im Blut.

Bauchspeicheldrüse (Pankreas)

Lage, Aufbau und exokrine Funktion s. Kap. 4. Umgeben von exokrinem Drüsengewebe sind in der Bauchspeicheldrüse runde oder ovale Gewebsinseln verteilt – die **Langerhans-Inseln**. Sie bilden den endokrinen Anteil der Bauchspeicheldrüse und bestehen im Wesentlichen aus drei verschiedenen Arten von Zellen:

- **A-Zellen:** produzieren das Hormon **Glukagon**. Glukagon hebt den Blutzuckerspiegel, fördert die Glykogenolyse, die Lipolyse und die Gluconeogenese und ist damit der Gegenspieler des Insulins. Etwa 20 % der Inselzellen sind A-Zellen.

- **B-Zellen:** bilden das Hormon **Insulin.** Insulin senkt den Blutzuckerspiegel, indem es die Glukoseaufnahme in Leber- und Muskelzellen, die Glukoseumwandlung in Glykogen und die Proteinsynthese in den Muskelzellen fördert und die Lipolyse im Fettgewebe hemmt. Mit 70 % Anteil sind die B-Zellen die häufigsten Inselzellen.
- **D-Zellen:** bilden **Somatostatin**, ein Hormon, das die Sekretion von Magensaft und die Ausschüttung von Glukagon und Insulin aus den benachbarten A- und B-Zellen hemmt.

■ Keimdrüsen (Gonaden)

Weibliche Keimdrüsen. In den Ovarien werden **Östrogene** und **Gestagene** gebildet, sie sind entscheidend für die Entwicklung sekundärer weiblicher Geschlechtsorgane. Innerhalb des Brunstzyklus tritt in der Phase der Ovulation der Eisprung (Follikelsprung) ein, aus dem im Ovar verbleibendem Restfollikel entsteht der Gelbkörper. Er produziert in der zweiten Hälfte des Zyklus das Gelbkörperhormon Progesteron sowie kleine Mengen Östrogen. Progesteron bereitet im Zusammenspiel mit Östrogen die Schleimhaut der Gebärmutter auf eine mögliche Trächtigkeit und die Einnistung des Eis vor. Siehe auch Kap. 7.

Männliche Keimdrüsen. In den Hoden werden die Androgene **Testosteron** und **Androstendion** gebildet. Die Synthese erfolgt unter dem Einfluß von ICSH in den Leydigschen Zwischenzellen. Androgene bewirken die Ausbildung primärer und sekundärer männlicher Geschlechtsmerkmale, sie haben eine anabole Wirkung durch Förderung der Proteinsynthese. Siehe auch Kap. 7.

■ Gewebshormone

Gewebshormone entstammen nicht aus Drüsen, sondern sie werden in spezialisierten Einzelzellen von Geweben produziert, für die eine Hormonproduktion nicht Hauptaufgabe ist; einige Beispiele:

- **Gastrin:** wird in der Antrumschleimhaut des Magens gebildet und stimuliert u. a. die HCL-Sekretion der Belegzellen.
- **Sekretin:** aus der Duodenalschleimhaut, stimuliert die Bikarbonatfreisetzung im Pankreas, regt die Gallebildung an und hemmt die Gastrinausschüttung.
- **Cholezystokinin:** aus der Duodenalschleimhaut, stimuliert die Sekretion der Pankreasenzyme und bewirkt die Kontraktion der Gallenblase.
- **Histamin:** entstammt den Mastzellen, es erhöht u. a. die Kapillarpermeabilität und stimuliert die Magensaftsekretion.

■ 9.1 Tierartliche Besonderheiten

Die Zirbeldrüse ist individuell unterschiedlich groß, mit fortschreitendem Alter der Tiere entwickeln sich Verkalkungsherde (Gehirnsand).

Die Hirnanhangdrüse ist bei weiblichen Tieren, insbesondere auch bei trächtigen Tieren, etwas größer und schwerer als bei den männlichen Tieren.

Die Schilddrüsenlappen sind nicht palpierbar, der Isthmus ist nicht bei allen Hunden vorhanden. Bei einigen Tieren findet sich akzessorisches Drüsengewebe in einer Region entlang der Halstrachea.

Die äußeren Epithelkörperchen liegen der Schilddrüse an, die inneren Epithelkörperchen liegen im Parenchym der Schilddrüse.

Beim neugeborenen Welpen ist der Thymus funktionell bereits voll ausgebildet. Bei 2 Jahre alten Hunden ist fast das gesamte Organ durch Fettgewebe ersetzt. Der zurückgebildete Thymus ist im präkardialen Mediastinum zu finden.

Die Nebennieren sind unterschiedlich groß, sie sind größer bei wildlebenden, juvenilen, trächtigen säugenden und fortpflanzungsinaktiven weiblichen Tieren.

Nebenhypophysen kommen rachenwärts der Hypophyse in der Dura mater vor.
Die Form der Schilddrüse schwankt stark, ein Isthmus kommt nicht immer vor. Akzessorische Schilddrüsen können auftreten, liegen aber meist in Schilddrüsennähe, vereinzelt auch in der Zungenschleimhaut.
Ein äußeres Epithelkörperchen liegt entweder frei im perithyreoidalen Bindegewebe oder in einer muldenförmigen Vertiefung der Schilddrüse. Ein inneres Epithelkörperchen ist ins Parenchym eingelagert, kann aber auch fehlen. Akzessorische Epithelkörperchen treten im Halsbereich und Mittelfellspalt auf.
Die Involution des Thymus beginnt im vierten Lebensmonat.
Akzessorische Nebennieren können an verschiedenen Stellen im Bauchraum vorkommen. Nebennieren älterer Katzen sind gelegentlich verkalkt.

Die Schilddrüse besteht aus zwei pflaumengroßen Drüsenkörpern, die hinter dem Kehlkopf der Luftröhre zu beiden Seiten dicht anliegen.
Die beiden inneren Epithelkörperchen liegen an oder in der Schilddrüse, die beiden äußeren am Übergang des Halses zum Brusthöhleneingang.
Ein Teil des Thymus kann neben der Trachea bis zur Schilddrüse in die Halsregion reichen.
Die Nebennieren sind länglich und unregelmäßig geformt, bei jungen Tieren sind sie relativ groß.

Die Schilddrüse ist fast vollständig in zwei Lappen aufgeteilt, die dem Ringknorpel lateral aufliegen und durch einen dünnen Isthmus verbunden sind. Die Drüse ist feinkörnig und backsteinrot.

Die Lage der Epithelkörperchen ist inkonstant und sie sind meist schwer auffindbar. Sie können in andere Gebilde eingebettet sein (Schilddrüse, Thymus, Glandula mandibularis) und können mit Lymphknoten verwechselt werden.
Der Thymus ist groß und gelappt, er reicht bei Jungtieren vom Kehlkopf bis zum Perikard.
Die Nebennieren liegen dicht bei den Nieren, die rechte Drüse ist pyramidenförmig, die linke unregelmäßiger und in ihrer Lage inkonstanter. Meist findet sie sich im perirenalen Fettgewebe einige Zentimeter kranial der linken Niere. Die Nebennierenrinde ist bei Föten und Jungtieren relativ stark entwickelt.

Schweine haben bei den endokrinen Organen kaum auffallende anatomische oder funktionelle Abweichungen.

Die Hirnanhangdrüse befindet sich unterhalb des Zwischenhirns in der Fossa hypophysalis der Schädelbasis, damit ist sie verhältnismäßig weiter vom Gehirn entfernt als bei den Säugern.
Prolaktin bewirkt bei Tauben eine Kropfmilchbildung, generell löst es bei Vögeln den Brutpflegeinstinkt aus.
Die Schilddrüse ist am Eingang der Brusthöhle paarig angelegt.
Die Epithelkörperchen bestehen aus zwei oder drei Läppchen auf jeder Seite und liegen kaudal der Wirbelsäule, ein Läppchen kann mit der Schilddrüse verbunden sein. Die kleine Glandula ultimobranchialis (Ultimobranchialkörper) bildet Calcitonin und liegt neben den Nebenschilddrüsen.
Die Nebennieren sind oval oder dreieckig, sie liegen am kranialen Pol der entsprechenden Niere und stehen ventral mit Ovar bzw. Nebenhoden in Verbindung.
Die androgenproduzierenden Leydigschen Zellen liegen einzeln oder in Gruppen zwischen den Hodenkanälchen.

9

Hormonsystem (Endokrines System)

213

Im Ovar produzieren Zellen der Theca folliculi interna (Thekadrüsen) Östrogene und Progesteron.

9.2 Untersuchung der endokrinen Organe

Anamnese und allgemeine Untersuchung

Erfragt werden frühere Erkrankungen, Medikamente, das allgemeine Verhalten, Belastbarkeit und Bewegung, Eß- und Trinkverhalten und Geschlechtsfunktionen. Zur Anamnese gehört auch eine Familienanamnese.

Die körperliche Untersuchung ist ein Ganzkörperstatus mit einem besonderen Schwerpunkt auf das Herz-Kreislauf-System (Puls und Herzschlag), Rektaltemperatur, Atembewegungen, Begutachtung von Fell und Haut, Visus, orientierender Neurostatus, allgemeine Konstitution (Abmagerung, Adipositas). Untersucht werden auch Skelett, Muskulatur, Abdomen und die Genitalorgane.

Labordiagnostik

Zur Basisdiagnostik gehören: Blutbild, Blutzucker, Leberwerte, Blutfette (Cholesterin, Triglyceride, HDL, LDL), Säure-Basen-Status, Elektrolyte, Nierenwerte und Urinstatus.

Speziellen Fragestellungen vorbehalten sind: Antikörperbestimmungen, Hormondiagnostik, Stimulationstests und Suppressionstests sowie Tumormarker.

Histologie

Biopsie bzw. Feinnadelbiopsie unter Zuhilfenahme der Sonographie.

Bildgebende Verfahren

Sonographie. Bei Verdacht auf chronische Pankreatitis, Leberschwellung, Niereninsuffizienz, Stauungsnieren, Schilddrüsenerkrankungen (Struma, Adenome, Schiddrüsenkarzinom).

Röntgen. Erfasst werden u. a. Organvergrößerungen oder Verdrängungen.

Szintigraphie. Das Einbringen radioaktiver Isotope zur Schilddsenuntersuchung bleibt spezialisierten Kliniken vorbehalten. Indikationen sind Hyper- und Hypothyreose, funktionelle Autonomie und autonomes Adenom, Struma nodosa, dystopes Gewebe, Zysten, Malignome. Abgegrenzte Gebiete mit vermehrter Speicherung nennt man heiße Knoten, Areale mit geringerer Speicherung kalte Knoten.

9.3 Erkrankungen endokriner Organe

9.3.1 Allgemeines zu Funktionsstörungen endokriner Drüsen

Funktionsstörungen der endokrinen Drüsen können als Unterfunktion, Überfunktion und Dysfunktion auftreten.

Unterfunktion

Eine primäre Unterfunktion einer endokrinen Drüse führt zu fehlender oder ungenügender Hormonsekretion und damit zu den entsprechenden pathologischen Erscheinungen im Organismus. Es kommt zu verstärkter Sekretion des übergeordneten Hormons. Bei einer sekundären Unterfunktion ist die Funktion des übergeordneten Organs herabgesetzt und die Blutspiegel des übergeordneten Hormons sind niedrig, die Funktionsfähigkeit kann meist durch exogene Zufuhr des über-

9

Hormonsystem (Endokrines System)

geordneten Hormons wiederhergestellt werden. Eine relative oder latente Unterfunktion macht sich erst bemerkbar, wenn es zu besonderen Anforderungen an das entsprechende Organ kommt. Ursachen von Unterfunktionszuständen sind:

- **kongenital:** fehlende Anlage bzw. vollständige oder teilweise Entwicklungshemmnung während der Embryonal- oder Fetalzeit, angeborene Störungen in der Enzymausrüstung endokriner Drüsen.
- **postnatal:** Entzündungen, Autoimmunreaktionen, exogene Noxen, Zerstörungen durch raumfordernde Prozesse oder Einblutungen.

Überfunktion

Primäre Überfunktionen endokriner Drüsen kommen durch Störungen im Regler oder im Effektor zustande. Mit Ausnahme der durch Tumoren verursachten Überfunktionen ist die Pathogenese deutlich seltener geklärt als bei den endokrinen Insuffizienzen. Mögliche Ursachen für Überfunktionen sind u. a. Drüsenhyperplasien durch Hypophysenadenome, Stress und Autoimmunreaktionen.

Dysfunktion

Eine Dysfunktion liegt vor, wenn die sekretorische Aktivität einer Drüse nicht nur, wie bei Über- und Unterfunktion, quantitativ verändert ist, sondern zusätzlich eine qualitative Verschiebung des Hormonspektrums besteht. Ursachen einer Dysfunktion sind Defekte in der enzymatisch regulierten Hormonsynthese, so werden Vorstufen der Hormone mit einer qualitativ vom eigentlichen Hormon abweichenden Wirksamkeit ans Blut abgegeben, es kommt zu unphysiologischen Wirkungen auf den Organismus und Störungen im Regelkreis (z. B. Adrenogenitales Syndrom beim Hund, Ovarialzysten).

9.3.2 Hypophysärer Zwergwuchs

Angeborener oder durch Zerstörung der Hypophyse ausgelöster STH-Mangel.

Ursachen

Entzündungen, Traumen, Tumoren oder eine lokale Ischämie können beim Hund, selten auch bei der Katze, zum Ausfall der STH-Produktion führen. Bei der angeborenen Form liegt eine zystische Entartung vor, die zu einer Druckatrophie der Hypophyse führen kann.

Klinik

Angeborene Form. Häufig betroffen ist der Deutsche Schäferhund. Die Symptome treten bereits im Alter von zwei bis drei Monaten auf: Zwergwuchs, Fellverlust, Apathie, Intelligenzdefekte, evtl. verzögerter Zahnwechsel, zu kurzer Unterkiefer, offene Epiphysenfugen und Fontanellen. Bei zusätzlicher Hypothyreose kommt es zu einer Deformierung der Gliedmaßen, einem tonnenförmigen Rumpf, einem Kugelkopf. Die Tiere wirken abgestumpft, das Haarkleid ist wollig, glanzlos und dünn, die Haut atrophisch. Weitere Krankheitszeichen sind Hyperpigmentierung, Pyodermien, Follikelatrophie.

Leitsymptome. Proportionierter Zwergwuchs, Alopezie und Apathie

Erworbene Form. Häufig betroffen sind Spitz, Chow Chow und Zwergpudel. Symptome sind symmetrische Alopezie, Schuppung, Hyperpigmentation, Hautatrophie; bei Mitbeteiligung anderer Hormone Diabetes insipidus, Hypothyreose.

Leitsymptome. Symmetrische Alopezie, Schuppenbildung, Hyperpigmentierung

9

Hormonsystem (Endokrines System)

Therapie

Die Therapie besteht in einer Substitution von Somatotropin. Betroffene Tiere erreichen aufgrund der erhöhten Anfälligkeit gegenüber anderen Erkrankungen meist kein hohes Alter. Die Tierbesitzer sind dahingehend zu informieren!

■ Komplexmittel

Soluna. Cerebretik (versuchsweise)

■ 9.3.3 Akromegalie

> Wachstum von Weichteilen und Knochen nach Abschluss des Wachstumsalters infolge vermehrter Produktion des Wachstumshormons STH.

Ursachen

 Gesteigerte Progesteron-Sekretion im Diöstrus mit adenomatöser Hypertrophie und Hyperplasie der STH-sezernierenden Hypophysenzellen aus ungeklärter Ursache. Auch iatrogen zugeführtes Progesteron kann zum STH-Exzess führen.

 Hypophysenadenom

Klinik

Verbreiterung des Gesichtsschädels, Verplumpung des Körpers und der Gliedmaßen, ödematöser Palpationsbefund der Haut, Splanchno- und Viszeromegalie, Hypertrichose, Polydipsie, Polyurie, Polyphagie, inspiratorischer Stridor durch Weichteilhypertrophie im Oropharynx (evtl. chronisch respiratorische Insuffizienz, Lungenemphysem und Cor pulmonale), evtl. Diabetes mellitus.

Leitsymptome. Verplumpung und grobschlächtiger Körperbau, Polydipsie, Polyphagie, Hypertrichose, inspiratorischer Stridor

Therapie

Absetzen einer Progesterontherapie bzw. Ovariohysterektomie, bei Hypophysenadenomen operative Hypophysenausschaltung.

■ Komplexmittel

Soluna. Cerebretik

■ 9.3.4 Diabetes insipidus

> Störung in der Regulation des Flüssigkeitshaushaltes mit vermehrter Wasserausscheidung bei mangelnder Konzentrationsfähigkeit der Nieren, bedingt durch eine Störung der Synthese oder Sekretion von ADH (Antidiuretisches Hormon).

Ursachen

Man unterscheidet einen zentralen und einen renalen Diabetes insipidus:
- **zentral:** Schädigung des Hypothalamus oder des Hypophysenhinterlappens durch Traumen, Kraniopharyngeome, chromophobe Adenome, Adenokarzinome, Metastasen, Fehlbildungen der Hypophyse, Zysten, entzündlich, idiopathisch.
- **renal:** ADH-Resistenz der Nieren, primär durch einen angeborenen Defekt der tubulären ADH-Rezeptoren oder sekundär im Zusammenhang mit anderen Erkrankungen (Hypokaliämie, Hyperkalzämie, Pyelonephritis, Lebererkrankungen u. a.).

Klinik

Der zentrale Diabetes insipidus kann in jedem Alter auftreten. Das Allgemeinbefinden ist lange Zeit ungestört, sofern dem Tier eine ausreichende Flüssigkeitsaufname gestattet wird. Im Vordergrund stehen die Polyurie und die Polydipsie, die tägliche Wasseraufnahme kann auf das 10–20fache ansteigen, bei Wasserentzug hält die Polyurie an, es

Hormonsystem (Endokrines System)

9

kommt zu hypertoner Dehydratation mit Gewichtsverlust, Somnolenz, zentralnervösen Ausfällen, Kollapsgefahr, Elektrolytverlust und Exitus.

Leitsymptome. Polyurie, Polydipsie, bei ungenügendem Wasserangebot rasche Dehydratation

Therapie

Applikation von synthetischem ADH (DDAVP oder Desmopressin), z. B. als Nasentropfen. Bei traumatisch bedingtem Diabetes insipidus ist eine Rückbildung der Symptome und Normalisierung der ADH-Sekretion möglich. Bei ADH-Resistenz der Nieren: Thiaziddiuretika (paradoxe antidiuretische Wirkung der Thiazide bei Diabetes insipidus), Kontrolle der Serumelektrolyte, kochsalzarme Diät, Kaliumsubstitution.

Einzelhomöopathika

Uranium nitricum, Iris versicolor, Syzygium, Arsenicum album

Komplexmittel

Heel. Arsenicum album Injeel, Bryonia Injeel, Galium Heel, Acidum phosphoricum Injeel

Soluna. Cerebretik, Renalin

Wala. Diencephalon, Renes, Hypophysis, Hypothalamus

Edelsteintherapie

Topas, Chrysokoll, Peridot, Sodalith, Tigerauge

9.3.5 Hyperadrenokortizismus

> Überproduktion von Glukokortikoiden in der Nebennierenrinde (NNR), auch Morbus Cushing oder Cushing-Syndrom genannt.

Ursachen

Tritt vor allem bei Pferden, Ponys und Hunden auf. Bei den Hunden erkranken vorzugsweise mittelalte bis ältere Hunde kleiner Rassen und Bastarde; prädisponiert sind Pudel, Dackel und Yorkshire Terrier.

- **hypophysär:** vermehrte Sekretion von ACTH durch adrenokortikale Hyperplasie, Adenom oder seltene Adenokarzinome der Hypophyse mit nachfolgender Hyperplasie beider NNR.
- **adrenal:** autonom Glukokortikoid-produzierendes, meist einseitiges NNR-Adenom oder -Adenokarzinom.
- **iatrogen:** Langzeittherapie mit hochdosierten Glukokortikoiden.

Klinik

Erste unspezifische Symptome sind Polyurie, Polydipsie und Polyphagie. Nach einigen Monaten tritt eine Alopezie an den Seiten des Rumpfes auf, es kommt zu Lebervergrößerung, Hängebauch und Stammfettsucht. Das an Kopf und distalen Gliedmaßenanteilen noch erhaltene Haarkleid wird lang, seidigdünn, wirkt heller und trocken, geht leicht aus bzw. ist auszupfbar. Die Haut wirkt atrophisch dünn, unelastisch und neigt zur Faltenbildung. Häufige Begleiterscheinungen sind Infektionen der Haut (Pyodermien), Mitesser (Komedomen), Otitiden und Analbeutelvereiterungen. Die Wundheilung ist allgemein schlecht, die Gefäße sind brüchig (Purpura).

Bei weiblichen Tieren kommt es zur Anöstrie, bei männlichen zur Hodenatrophie. Betroffene Tiere entwickeln einen Knochenschwund (Osteoporose, Neigung zu Spontan-

9

Hormonsystem (Endokrines System)

frakturen), Muskelschwund und Muskelschwäche können auftreten. Weitere Begleiterscheinungen: arterielle Hypertonie, Depression oder Euphorisierung.

Leitsymptome. Polyurie, Polydipsie und Polyphagie, Alopezie, Stammfettsucht, Hautatrophie, Osteoporose, arterielle Hypertonie

Therapie

Beim iatrogen bedingten Morbus Cushing Glukokortikoide absetzen. Bei einseitigen NNR-Tumoren chirurgische Therapie. Ist eine Tumorresektion nicht möglich, medikamentöse Therapie mit o,p'-DDD (Mitotane), das eine relativ selektive zytostatische Wirkung auf die Zellen der Nebennierenrinde besitzt. Siehe auch Anhang 1 (Tumortherapie).

■ Einzelhomöopathika

Cortison, Corticotropin/ACTH, Glandula suprarenalis

■ Komplexmittel

Heel. Hormeel, Graphites Homaccord, Galium Heel, Lymphomyosot, Aesculus comp., Coenzyme comp., Ubichinon comp., Katalysatoren des Zitronensäurezyklus

■ Phytotherapie

Wasserkresse, Petersilie, Knoblauch

■ Bach-Blüten

Olive, Hornbeam

■ 9.3.6 Hypoadrenokortizismus

📖 **Teilweise oder komplette Nebennierenrindeninsuffizienz mit verminderter Produktion von Mineralo- und/oder Glukokortikoiden.**

Ursachen

Primär infolge eines akuten oder allmählichen Ausfalls der Nebennierenrinde (NNR), oder sekundär infolge einer Hypophysenvorderlappeninsuffizienz mit Ausfall der ACTH-Produktion.

- **primär:** autoimmun (häufig beim Hund), Durchblutungsstörungen, Traumen, Tumoren, Infektionen.
- **sekundär:** Neoplasien, entzündliche Prozesse oder Traumen im Hypothalamus und/oder Hypophysenbereich.
- **iatrogen:** Nebennierenrindenatrophie infolge einer lange andauernden Glukokortikoidtherapie.

Klinik

Schleichender Beginn mit verminderter Lebhaftigkeit, Anorexie, Erbrechen, Durchfall, Gewichtsverlust, Apathie.

Addison-Krise. Beim akuten Verlauf Kreislaufinsuffizienz mit Schocksymptomen, Pulsus mollis, Bradykardie, Dehydratation, Hypoglykämie, Hyponatriämie, Hyperkaliämie und metabolischer Azidose. Häufig ausgelöst durch Infekt oder Trauma.

Leitsymptome. Muskelschwäche, Hypotonie und Hypovolämie, Herzrhythmusstörungen, Apathie, Erbrechen, Durchfall

Therapie

Substitution von Gluko- und Mineralokortikoiden, Futter leicht salzen. Bei einer Addison-Krise: NaCl- und Glukoseinfusion, Ausgleich der Dehydratation, Natriumbikarbonat zur Pufferung.

■ Einzelhomöopathika

Natrium muriaticum, Strychninum phosphoricum, Phosphorus

■ Komplexmittel

Heel. China Homaccord, Galium Heel, Berberis Homaccord, Traumeel, Reneel, Tonico Injeel, Coenzyme comp., Ubichinon

■ Phytotherapie

Petersilie, Wasserkresse, Brennnessel, Löwenzahn

■ Aromatherapie

Rosmarin, Ingwer, Zitronengras

■ 9.3.7 Phäochromozytom

⌞⌟ **Katecholamin-produzierende Adenome, auch Adenokarzinome, im adrenosympathischen System, v. a. als tumoröse Entartung der chromaffinen Zellen des Nebennierenmarks (NNM).**

Ursachen

Die Ätiologie ist unbekannt, das Phäochromozytom tritt isoliert oder im Rahmen einer multiplen endokrinen Neoplasie auf. Etwa 10–15 % der Phäochromozytome sind maligne.

Klinik

Der Tumor kann Adrenalin, Noradrenalin und evtl. auch Dopamin sezernieren. Die vorherrschenden Symptome sind: episodische Unruhe, Hecheln bis zur Dyspnoe, Epistaxis, Tachykardie, Hypertonie, Arrhythmie, Schwäche, Zittern, Mydriasis. Weitere Symptome sind: Erbrechen, Diarrhö, Anorexie, Retinopathie.

Leitsymptome. Tachyarrhythmie, Hypertonie, Tachypnoe, Schwäche, Zittern, Mydriasis

Therapie

Eine Tumorresektion ist die Therapie der Wahl, symptomatische Therapie mit Phenoxybenzamin und/oder Propranolol. Siehe auch Anhang 1 (Tumortherapie).

■ 9.3.8 Diabetes mellitus

⌞⌟ **Chronische Hyperglykämie durch relativen oder absoluten Insulinmangel mit daraus folgender Störung anderer Stoffwechselprozesse und Endorganschäden.**

Ursachen

Nach der Ätiologie unterscheidet man verschiedene Diabetesformen, denen entweder ein absoluter oder ein relativer Insulinmangel zugrunde liegt. In Anlehnung an die Klassifikation in der Humanmedizin gibt es verschiedene Formen des Diabetes mellitus (DM):

- **insulinabhängiger Diabetes mellitus (Typ-I-DM):** stark verminderte oder fehlende Insulinproduktion aufgrund genetischer, autoimmuner oder infektiöser Prozesse im Inselzellapparat des Pankreas.
- **insulinunabhängiger Diabetes mellitus (Typ-II-DM):** gestörte Insulinsekretion und Insulinresistenz der Zielorgane mit multifaktorieller Ätiologie (genetische Disposition, Adipositas, Amyloidose).
- **sekundärer Diabetes mellitus:** entsteht im Zusammenhang mit anderen Erkrankungen wie Pankreatitis, Pankreastumor, Cushing-Syndrom, Hypothyreose oder ist iatrogen (Glukokortikoide, Progesteron) verursacht.

Rassedisposition für kleine und mittlere Rassen, häufig bei Dackel und Pudel, insbesondere erkranken ältere Hündinnen in der zweiten Hälfte der Läufigkeit oder kurz danach, häufig auch in Verbindung mit einem Hyperadrenokortizismus.

9

Hormonsystem (Endokrines System)

Betroffen sind vor allem ältere Kater (etwa 60 % aller Kater ab dem 10. Lebensjahr). Auslöser der Erkrankung sind: feline Parvovirose, Vakuolisierung und Degeneration unbekannter Ursache, Amyloidose der ß-Zellen, Adipositas und Insulinresistenz der Zielzellen.

Klinik

Erste Anzeichen eines Diabetes mellitus sind Polydipsie, Polyurie und Gewichtsverlust trotz Polyphagie. Die Tiere sind meist adipös und magern erst bei Fortschreiten der Erkrankung ab. Weitere Krankheitszeichen sind: Fettleber, Ikterus, diabetischer Katarakt, Resistenzminderung (häufige Infekte), Alopezie, ulzerative Dermatosen, Hornhautulzera, Stomatitis, Nephropathie mit Proteinurie, Mikroangiopathie, Dehydratation, Apathie, Erbrechen, Durchfall, acetonämischer Foetor, Azidoseatmung (Kussmaul-Atmung).

Stress oder Läufigkeit können die Symptome verschlechtern.

 Katarakt durch osmotische und nutritive Störungen der Linse mit Ansammlung von Sorbitol und Fruktose.

 Neuropathie, bevorzugt an den Hintergliedmaßen, die durch Schwäche, Muskelatrophie und plantigraden Gang gekennzeichnet ist. Es kann zu Harnabsatzschwierigkeiten kommen.
Transiente Stresshyperglykämien, wie sie bei Katzen vorkommen, sind nicht als Vorstadium eines Diabetes mellitus zu werten!

 Papageien: Polydipsie und Abmagerung.

Komplikationen. Diabetische Ketoazidose, kann unbehandelt zum Tode führen (Anstieg von Ketonkörpern durch Mobilisierung freier Fettsäuren, Ausscheidung im Urin, metabolische Azidose).

Leitsymptome. Polyurie, Polydipsie, Polyphagie, Katarakt, Alopezie, eitrige Dermatosen

Therapie

Insulinsubstitution bei insulinabhängigem DM. Zucker, Zuckerlösung oder Honig bereithalten (Unterzuckerungsgefahr).

Bei übergewichtigen Tieren Gewichtsreduktion und strenge Diät: Lösliche Fasern und komplexe Kohlenhydrate verlangsamen die Glukoseaufnahme ins Blut. Halbfeuchte Futtermittel vermeiden, sie enthalten Disaccharide und Propylenglykol. Fütterung mehrerer kleiner Mahlzeiten über den Tag verteilt. Bei Pankreatitis Fette fast vollständig vermeiden. Nierenstoffwechsel kontrollieren. Bei Gabe neuer Medikamente (z. B. Glukokortikoide) Tierarzt über die Diabetes-mellitus-Erkrankung des Tieres informieren.

 Bei der Katze sind im Gegensatz zu den Hunden, die auf Insulin angewiesen sind, in vielen Fällen orale Antidiabetika gut wirksam, proteinreiches Futter kann zu reduziertem Insulinbedarf führen.

Einzelhomöopathika

Arsenicum album, Syzygium jambolanum, Hepar sulfuris, Kreosotum, Secale cornutum, Rhus tox., Zincum, Flor de piedra, Uranium nitricum, Iris versicolor

Komplexmittel

Heel. Berberis Homaccord, Arsuraneel, Momordica comp., Natrium Choleinicum Injeel, Syzygium comp., Asculus comp., Galium Heel, Traumeel

Horvi. Bufomarin

Sanum. Vetokehl Muc D5, Vetokehl Sub D4, Vetokehl Nig D5, Citrokehl, Zinkokehl

Curarina. Sucontral

Phytotherapie

Alant, Helianthus tuberosus (knollige Sonnenblume), Topinambur, Zimt, Zwiebel, Kalmus, Knoblauch, Bohnenschalen, Heidelbeerblätter, Salbei, Ginkgo, Holunderblüten, Brunnenkresse, Brennnessel, Mistel, Distel- oder Paranussöl

Aromatherapie

Majoran, Thymian, Lavendel, Jojoba, Chrysantheme, Nelken

Edelsteintherapie

Bernstein, Citrin, Sonnenstein

Akupressur

Pankreas 2 für enzymatischen Bereich, Pankreas 1 für endokrinen Bereich.

9.3.9 Hyperinsulinismus

📖 **Vermehrte Sekretion von Insulin oder Insulinüberdosierung.**

Ursachen

Beta-Zelltumor des Pankreas (Insulinom), iatrogen durch Insulinüberdosierung.

Klinik

Zentralnervöse Ausfallserscheinungen insbesondere bei oder nach körperlicher Belastung oder Erregung. Die Tiere brechen plötzlich zusammen, die Muskulatur ist schlaff, Krampfanfälle können auftreten. Leichtere Fälle imponieren durch körperliche Schwäche (Hintergliedmaßen), Apathie, Muskelzittern, Zuckungen, fahrige Bewegungen und Heißhunger.

Leitsymptome. Schlaffe Muskulatur, Krampfanfälle, Heißhunger, plötzliches Zusammenbrechen

Therapie

Chirurgische Entfernung des Tumors, bei hypoglykämischer Krise Infusion von Glukoselösung. Unterstützende Maßnahmen: körperliche Belastung vermeiden, mehrfach täglich kleine Mengen füttern, kein Zucker, keine Glukokortikoide. Siehe auch Anhang 1 (Tumortherapie).

Komplexmittel

Heel. Galium Heel, Hepeel

Sanum. Zinkokehl

Stauffen Pharma. Saccharum

Presselin. Nervennahrung

9.3.10 Hypoglykämien anderer Genese

📖 **Absinken des Blutzuckers unter Normalwerte.**

Ursachen

Primär am häufigsten bei Welpen von Zwergrassen, sekundär als Folge anderer Grundkrankheiten: Hypoadrenokortizismus, Hepatopathien, Tumoren, Malabsorption, langzeitiges Hungern, renale Glukosurie, Sepsis, Glykogenspeicherkrankheiten beim Hund als Typ-I-Defekt (keine Umwandlung von Glukose-6-Phosphat zu Glukose) und Typ-III-Defekt (kein Abbau von Leber- und Muskelglykogen in Glukose), Belastungshypoglykämie bei Gebrauchshunden.

9

Hormonsystem (Endokrines System)

Klinik

Siehe auch Hyperinsulinismus: Heißhunger, Schwäche, Apathie, Ataxie, Bewegungsunlust, spastische Krämpfe, in schwerer Hypoglykämie Schocksymptome.

Leitsymptome. Schwäche, Apathie, Ataxie, Krämpfe, hypoglykämischer Schock

Therapie

Behandlung der Grunderkrankung bzw. Eliminierung der auslösenden Faktoren, Glukoseinfusion, Volumensubstitution, Pufferung bei metabolischer Azidose.

■ Einzelhomöopathika

Saccharum, Ginseng, Natrium carbonicum

■ Komplexmittel

Heel. Hepeel, Vertigo-Heel, Injeel Chol, Coenzyme comp.

Hervert. Hevertigon

Soluna. Hepatik, Pankreatik, Dyscrasin, Cerebretik

■ 9.3.11 Hyperthyreose

📖 **Überfunktion der Schilddrüse (Thyreotoxikose).**

Ursachen

Neoplasien (Adenome, Karzinome), funktionelle Autonomien, hypophysäre TSH-Aktivitäten (paraneoplastisch), Entzündungen und Autoimmunerkrankungen können zu einem Überangebot an Schilddrüsenhormonen (T3, T4) führen.

 Ca. 90 % der Schilddrüsentumoren sind Karzinome.

 Häufigste endokrine Erkrankung der geriatrischen Katze, meist als autonome Adenome der Schilddrüse; bei ausgewachsenen Tieren möglicherweise Aufnahme von jodhaltigem Kasein, das zur vermehrten Stimulierung der Schilddrüse führt.

Klinik

Unruhe, Nervosität, Ängstlichkeit, rasche Gewichtsverluste innerhalb kurzer Zeit trotz gesteigerter Futteraufnahme. Symptome, die an Diabetes mellitus denken lassen, erschweren die Diagnose: Polyurie, Polydipsie, Polyphagie. Als Folge des beschleunigten Stoffwechsels kommt es zu Durchfall, Erbrechen, Tachykardie, Arrhythmie, Dyspnoe, rasche Ermüdung, Muskelzittern, Fieber, Leukozytose, Hyperphosphatämie. Die Haare sind dünn, seidig, evtl. vermehrter Haarausfall. Ein gesteigerter Leberstoffwechsel in Verbindung mit einer Herzinsuffizienz führen zu Hypoxie, Fettinfiltration, Nekrose und Zirrhose. Eher selten ist ein Exophthalmus.

 Eine vermehrte Bereitstellung von Erythropoetin in der Niere führt zur Polyglobulie.

Leitsymptome. Unruhe, Gewichtsverlust, Polyphagie, Tachykardie, Dyspnoe, Muskelzittern, fettig glänzender Durchfall, Erbrechen, seidig-dünnes Haarkleid

Therapie

Chirurgische Resektion, bei malignem Charakter des Tumors anschließende externe Bestrahlung und/oder Chemotherapie, Radiojodtherapie (Spezialkliniken). Ist eine chirurgische Resektion nicht möglich, symptomatische Therapie mit Thyreostatika (Methimazol).

Weitere Maßnahmen: Hormonelle Dysfunktionen werden durch Stress und emotionale Traumen verstärkt oder auch mit verursacht.

Es muß sichergestellt werden, daß das Umfeld so stressfrei wie möglich ist, ggf. entspannende Medikamente mit einsetzen. Auf Fertigfutter mit Seefischanteilen verzichten.

Einzelhomöopathika

Jodum, Thyreoidinum, Lycopus virginicus, Aconitum, Adonis vernalis, Badiaga, Belladonna, Cactus, Ferrum sulfuricum, Natrium muriaticum

Komplexmittel

Heel. Jodum Injeel, Belladonna Injeel, Gelsemium Homaccord, China Homaccord, Veratrum Homaccord

Horvi. Naja Reintoxin, Horvi Nukeozym comp. 11

Hervert. Hewethyreon

Loges. Thyreologes

Klein. Mutellon

Nestmann. Lycopus S

Wala. Glandula thyreoidea, Thyreoidea comp.

Phytotherapie

Teezubereitungen aus Leonurus cardiaca (Herzgespann) und Crataegus oxyacantha (Weißdorn)

Aromatherapie

Muskatellersalbei

Edelsteintherapie

Chrysokoll, Peridot, Sodalith

9.3.12 Hypothyreose

> Unterfunktion oder Funktionsausfall der Schilddrüse mit Verminderung des Thyroxingehaltes des Blutes, mit Folge schwerer Entwicklungsstörungen (Kretinismus) beim juvenilen oder Ausfallerscheinungen vieler Organsysteme beim adulten Tier.

Ursachen

Man unterscheidet eine primär-thyreogene, eine sekundär-hypophysäre und eine tertiär-hypothalamische Hypothyreose:

- **thyreogen:** Thyreoiditis Hashimoto, idiopathische Follikelatrophie, Follikelzellhyperplasie, tumoröse Schilddrüsenzerstörung, Schilddrüsenentfernung, Thyreostatika, Bestrahlung, Radiojodtherapie.
- **hypophysär:** angeborene Hypophysenentwicklungsstörungen, tumoröse Hypophysenzerstörung, Beeinträchtigung der TSH-Sekretion durch andere Krankheiten oder Medikamente.
- **hypothalamisch:** verminderte Sekretion von TSH und TRH.

Auch bei schwerem Jodmangel kann es zu einer Hypothyreose kommen.

Eine Hypothyreose kommt nicht selten vor und ist oft Folge einer lymphozytären Thyreoiditis. Prädisponiert sind u. a. Bulldogge, Boxer, Dackel, Neufundländer, Golden Retriever und Chow Chow.

Bei der Katze ist eine Hypothyreose selten.

Bei Papageien kommt es durch jodarmes Futter zu Hypothyreosen.

Klinik

Typische Symptome sind phlegmatisches Verhalten, Bewegungsunlust, Adipositas, verringerte Libido, Neigung zu Obstipation.

9

Hormonsystem (Endokrines System)

Häufige Begleitscheinungen sind eine symmetrische Alopezie am Rumpf, Hautfaltenbildung, Myxödem, Otitis externa, Bradykardie, Tendenz zur Hypothermie, selten auch eine Struma.

Bei fetal aufgetretenem Schilddrüsenhormon-Mangel kommt es infolge intrauteriner Fehlentwicklungen zu Totgeburten oder lebensschwachen Föten mit Strumen, die Symptome sind irreversibel. Bei massivem Schilddrüsenhormon-Mangel in postnatalen Entwicklungsstadien beobachtet man einen unproportionierten Zwergwuchs (tonnenförmig, gedrungene Gliedmaßen, kugeliger Kopf), mentale Retardation, evtl. Struma, evtl. Taubheit und Hypoplasie der Gonaden. Bei Gabe von Medikamenten und Jod sind die klinischen Symptome reversibel.

Eine Hypothyreose ist die häufigste Ursache einer endokrinen Dermatose mit symmetrischer Alopezie, Hyperpigmentierung, Pyodermie, Pruritus, Seborrhö und Schuppenbildung.

Bei Wellensittichen Stimmveränderungen in Form eines hochfrequenten Lärms, klingt wie ein quietschendes Tor, das geölt werden muss.

Leitsymptome. Phlegmatisches, mürrisches Verhalten, Adipositas, Myxödem, Alopezie, Hautfaltenbildung, Hypothermie, Bradykardie, Obstipation, verringerte Libido, Hyperkeratose, Seborrhö, Krämpfe, Horner-Syndrom, korneale Ulzera, Glaukom, Retinopathie

Therapie

Die Therapie besteht in der Gabe von synthetischem T4 (L-Thyroxin).

Weitere Maßnahmen: Algentabletten erhöhen die Jodzufuhr, nur Meerwasseralgen (Kelp) verwenden, Süßwasseralgen (Chlorella, Spirulina) enthalten wenig oder gar kein Jod.

Einzelhomöopathika

Calcium carbonicum, Calcium fluoratum, Barium jodatum, Calcium jodatum, Fucus vesiculosus, Spongia, Aurum jodatum, Barium jodatum, Conium, Jodum, Silicea, Thyreoidinum, Phosphorus, Iris versicolor

Komplexmittel

Heel. Coenzyme comp., Ubichinon comp.

Wala. Glandula thyreoideae, Thyreoidea ferrum

Phytotherapie

Teezubereitungen aus Blasentang, Brennnesseln, Damiana, Hafer und Wermut. Knoblauch hilft durch seinen Jodgehalt bei der Schilddrüsenregulation.

Aromatherapie

Duftgeranie stimuliert das Hormonsystem.

Edelsteintherapie

Topas, Tigerauge

9.3.13 Blande Struma

Benigne euthyreote Vergrößerung der Schilddrüse ohne Zeichen endokriner Fehlfunktionen.

Ursachen

Jodmangel, strumigene Substanzen in der Nahrung, Zystenbildung.

Klinik

Die Schilddrüse ist tastbar und bei Strecken des Halses auch sichtbar. Eventuell auftretende Kompressionen von Blutgefäßen, Nerven, Trachea und Ösophagus führen zu Beeinträchtigungen.

Hormonsystem (Endokrines System)

Komplikationen. Kompression der Hals- oder Mediastinalorgane.

Leitsymptome. Vergrößerte Schilddrüse

Therapie

Jodsubstitution, Suppression der Hypophyse mit L-Thyroxin.

■ Komplexmittel

Heel. Galium Heel, Hepeel, Katalysatoren des Zitronensäurezyklus, Ubichinon, Coenzyme comp.

Sanum. Citrokehl

Pflüger. Derivatio H

Iso. Stoffwechselmittel 1, Darmmittel 1, Lymphmittel 1

Wala. Colchicum comp., Glandula thyreoidea, Spongia comp.

■ 9.3.14 Euthyreote Schilddrüsentumore

📖 **Benigne oder maligne Neoplasien der Schilddrüse ohne Zeichen endokriner Fehlfunktion.**

Ursachen

Die Ätiologie ist weitgehend unbekannt, vermutet wird, dass chronischer Jodmangel ein Risikofaktor für die Entstehung von Neoplasien ist.

Klinik

Umfangsvermehrung der Schilddrüse, je nach Größe und Lage mechanische Beeinträchtigung von Luftröhre, Speiseröhre, Nerven und Gefäßen. Bei Lungenmetastasen Husten und Atemnot, bei Kompressions-

erscheinungen Kopfödeme, Kehlkopflähmung und Heiserkeit. Im Endstadium Dysphagie und Abmagerung.

Leitsymptome. Umfangsvermehrung der Schilddrüse, evtl. Husten und Heiserkeit, Dysphagie

Therapie

Wenn möglich Totalresektion, bei jodspeichernden Tumoren Radiojodtherapie, Chemotherapie. Siehe auch Anhang 1 (Tumortherapie).

■ 9.3.15 Hypoparathyreoidismus

📖 **Unterfunktion der Nebenschilddrüsen mit verminderter Sekretion von Parathormon, mit Hypocalcämie und Hyperphosphatämie und verminderter renaler Vitamin-D-Synthese.**

Ursachen

Idiopathisch, möglicherweise autoimmunbedingter Hypoparathyreoidismus, postoperativ nach Schilddrüsenentfernung und nach Entzündungen.

Klinik

Die Klinik ist abhängig vom Serum-Calciumspiegel: Krampfneigung bis zur generalisierten Tetanie. Leichtere Formen imponieren mit fibrillären Zuckungen, Muskelschwäche, Tremor, steifem Gang, Polydipsie und Polyurie.

Leitsymptome. Tetanische Anfälle oder fibrilläre Zuckungen, Polyurie, Polydipsie

Therapie

Zur Langzeitbehandlung Vitamin-D- und Calcium-Substitution. Bei akuter Tetanie: Calciumglukonat-Infusion.

9

Hormonsystem (Endokrines System)

225

9 Hormonsystem (Endokrines System)

▬ Komplexmittel

Heel. Calcium carbonicum Injeel, Coenzyme comp., Ubichinon, Gelsemium Homaccord, Ferrum Homaccord, Atropinum comp., Spascupreel, Galium Heel

Pflüger. Parathormon

Wala. Parathyreoidea comp., Parathyreoidea/ Aurum

▬ 9.3.16 Hyperparathyreoidismus

> 💡 **Überfunktion der Nebenschilddrüsen mit Hypercalcämie.**

Ursachen

Primär meist Adenome, seltener Adenokarzinome und Hyperplasien der Nebenschilddrüsen. Sekundär bei Niereninsuffizienz, Calcium- und Vitamin-D- Mangel.

Klinik

Anfangs meist unauffällig, bei Progredienz Muskelschwäche, Anorexie, Erbrechen, Obstipation, Polyurie, Polydipsie, Nephrokalzinose, Nierensteine, Osteoporose, Kalkeinlagerungen in der Lunge (Bimssteinlunge).

Leitsymptome. Muskelschwäche, Polyurie, Polydipsie, Osteoporose, Nierensteine

Therapie

Bei Adenomen chirurgische Resektion, bei sekundärem Hyperparathyreoidismus Behandlung der Grunderkrankung. Siehe auch Anhang 1 (Tumortherapie).

▬ 9.4 Wissensüberprüfung

1 Welche Aussage/n ist/sind richtig? Das Cushing-Syndrom ist gekennzeichnet durch:
A   Hyperglykämie
B   Osteoporose
C   Stammfettsucht
D   Hypoglykämie
E   Alle Aussagen treffen zu.

2 Wodurch wird eine Nebennierenrindenhyperplasie hervorgerufen?
A   Cortisonmedikation
B   Hypophysenausfall
C   NNR-Adenom
D   Vermehrte ACTH-Sekretion
E   Keine der Aussagen trifft zu.

3 Unter einer blanden (euthyreoten) Struma versteht man ein/e:
A   durch Jodmangel oder strumigene Substanzen ausgelöste Schilddrüsenvergrößerung.
B   Schilddrüsenkarzinom mit Organvergrößerung.
C   Schilddrüsenmetastasen eines anderen Organtumors.
D   Thyreoiditis.
E   Schilddrüsenadenom.

4 Welche Aussage/n ist/sind richtig? Die Nebennierenrindenatrophie kann auftreten als Folge:
A   einer Hypophysenzerstörung.
B   einer gesteigerten ACTH-Produktion.
C   eines Ausfalles der keimdrüsenstimulierenden Hormone.
D   eines iatrogenen Glukokortikoidüberschusses.
E   Keine der Aussagen trifft zu.

5 Welche der genannten Aussagen trifft nicht zu? Die Manifestation eines Diabetes mellitus bei relativem Insulinmangel wird begünstigt durch:

A Adipositas
B Mangelernährung
C Infektionskrankheiten
D Stressfaktoren
E Proteinmangel

6 Worauf ist die diabetische Retinopathie zurückzuführen?

A Stäbchendegeneration
B Zapfendegeneration
C Pigmentepitheldegeneration
D Kataraktbildung
E Mikroangiopathie mit Netzhautaneurysmen

7 Releasing-Hormone bewirken die Freisetzung von:

A Wachstumshormonen
B Schilddrüsenhormonen
C Adiuretin
D Oxytocin
E Cortisol

8 Vom Hypophysenstiel gelangen die Releasing-Hormone in den Hypophysenvorderlappen hauptsächlich über:

A neuronale Sekretion
B Liquorzirkulation
C Dendriten der Adenophypophysenzellen
D ein Pfortadersystem
E Keine der Aussagen trifft zu.

9 Welche Aussage/n ist/sind richtig? Über glandotrope Hormone der Adenohypophyse werden folgende endokrine Drüsen direkt gesteuert:

A Nebennierenmark
B Nebenschilddrüsen
C Epiphyse
D Langerhanssche Inseln
E Keine der Aussagen ist richtig.

10 Welche der genannten Aussagen trifft zu? Die Milchejektion bei der laktierenden Mamma erfolgt durch die Freisetzung von:

A Follikelstimulierendem Hormon
B Gelbkörperhormon
C Prolaktin
D Oxytocin
E Keine der Aussagen trifft zu.

11 Welche der folgenden Hormone werden in ihrer Produktion oder Freisetzung durch Außenreize beeinflusst?

A Glukagon
B Oxytocin
C Glukokortikoide
D Schilddrüsenhormone
E Keines der Hormone wird durch Außenreize beeinflusst.

12 Welche der genannten Aussagen trifft nicht zu? Trijodthyronin:

A setzt die Erregbarkeit des ZNS herab.
B hat im Welpenalter wachstumsstimulierende Wirkung.
C ist im Kolloid der Schilddrüse an Thyreoglobulin gebunden.
D hemmt im Hypothalamus die Freisetzung des Thyreotropin-Releasing-Hormons.
E führt schneller zur Steigerung der Stoffwechselfunktion als das Thyroxin.

13 Welches Symptom tritt bei Hyperthyreose nicht auf?

A Kropfbildung
B Unruhe
C gesteigerte Körpertemperatur
D Tachykardie
E Miosis

9

Hormonsystem (Endokrines System)

9

14 Welche Aussagen zum Calcium- und Phosphatstoffwechsel treffen zu?

A Parathormon hemmt die Rückresorption von Phosphat im Nierentubulus.
B Calcitonin steigert die Resorptionsrate von Phosphat im Nierentubulus.
C Parathormon verringert die Ausscheidung von Calcium in der Niere.
D Calcitonin steigert die renale Ausscheidung für Calcium.
E Alle Aussagen treffen zu.

15 Welche Aussage/n ist/sind richtig? Die Konzentration des Blutzuckerspiegels wird u. a. beeinflusst durch:

A Cortisol
B ADH
C Glukagon
D Somatotropin
E Oxytocin

16 Welche der genannten Aussagen trifft zu? Bei der Umstellung des Stoffwechsels während einer akuten Stressreaktion spielt folgendes Hormon die wichtigste Rolle:

A Aldosteron
B Cortisol
C Thyroxin
D Adrenalin
E ADH

17 Welche Aussage/n ist/sind richtig? Der akute Ausfall der Nebennierenfunktion bewirkt folgende Umstellungen im Organismus:

A Verringerung der ACTH-Ausschüttung
B Absinken des Natriumbestandes im Organismus
C Reduzierung des Wasserbestandes in den Geweben
D verringerte Filtrationsrate der Glomerula
E Alle Aussagen treffen zu.

18 Welche Aussage zu Hormonen trifft zu? Eine überwiegend katabole Wirkung im Gesamtstoffwechsel hat/haben:

A Androgene
B Insulin
C Östrogene
D Parathormon
E Keine der Aussagen trifft zu.

19 Bei welchen der genannten Erkrankungen tritt eine Polyurie und Polydipsie als Leitsymptom auf?

A Diabetes mellitus
B Euthyreote Strumen
C Diabetes insipidus
D Akromegalie
E Blande Struma

20 Bei welcher der genannten Tiergattungen treten mit forschreitendem Alter Verkalkungsherde in der Epiphyse auf?

A Katzen
B Hunde
C Pferde
D Vögel
E Wiederkäuer

21 Welche Aussage/n ist/sind richtig? Ultimobranchialkörper:

A produzieren Parathormon.
B kommen bei Vögeln vor.
C produzieren Calcitonin.
D sind charakteristisch für Wiederkäuer.
E werden auch als Thekadrüsen bezeichnet.

22 Was ist kein Symptom des Diabetes mellitus?

A Metabolische Azidose
B verminderte Mobilisation freier Fettsäuren
C Nephrotisches Syndrom
D Exsikkose
E Hungerstoffwechsel

23 Ordnen Sie den Schilddrüsenfunktions-
störungen aus Liste 1 die entsprechen-
den Symptome aus Liste 2 zu!
- Liste 1
  1. Hyperthyreose
  2. Hypothyreose
- Liste 2
  A Muskelzittern
  B Alopezie
  C weiches Fell
  D Spasmen
  E Retinopathie
  F Polyphagie

24 Welche Aussage/n ist/sind richtig?
Endokrine Wirkungen der Bauchspeichel-
drüsenhormone sind:
A Erhöhung des Blutzuckerspiegels
B Pufferung des sauren Magenchymus im
  Duodenum
C Hemmung der Proteinsynthese in den
  Muskelzellen
D Hemmung der Lipolyse im Fettgewebe
E Hemmung der Glykogenolyse

9

Hormonsystem (Endokrines System)

III

Aus der Praxis für die Praxis

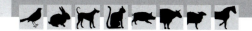

1 Behandlungsgrundlagen in der Tumortherapie

▬ Tumorverdacht und Erstdiagnostik

Allgemeine Warnsignale. Gewichtsabnahme, Inappetenz, Abneigung gegen bestimmte Futtermittel, Schwäche, Müdigkeit, Teilnahmslosigkeit, Fieber, Juckreiz, Schmerzäußerungen bzw. auffällige Schonhaltungen, Blutbildveränderungen (v. a. Anämie ersichtlich an blassem Zahnfleisch und Schleimhäuten bzw. Augenbindehäuten).

▬ Therapiemöglichkeiten

▬ Grundsätzliche Behandlung zur Stoffwechselregulation

Vor allem nach erfolgreichem Abschluss der Karzinomtherapie zur Vorbeugung von Rezidiven bzw. zur Prophylaxe allgemein. Alle Präparate in Ampullenform von der Firma Heel.

- Katalysatoren des Zitronensäurezyklus, Sammelpackung mit 10 Ampullen.
- Ubichinon comp. 5 Amp.
- Coenzyme comp. 5 Amp.

Behandlungsschema:

1. Tag: 3 Ampullen Zitronensäurezyklus
2. Tag: 1 Ampulle Coenzyme
3. Tag: 1 Ampulle Ubichinon
4. Tag: 2 Ampullen Zitronensäurezyklus
5. Tag: 1 Ampulle Ubichinon
6. Tag: 1 Ampulle Coenzyme
7. Tag: 2 Ampullen Zitronensäurezyklus
8. Tag: 1 Ampulle Ubichinon
9. Tag: 1 Ampulle Coenzyme
10. Tag: 3 Ampullen Zitronensäurezyklus
11. Tag: 1 Ampulle Ubichinon
12. Tag: 1 Ampulle Coenzym

Alle Ampullenpräparate der Firma Heel können sowohl injiziert als auch oral verabreicht werden (mit einer Spritze direkt ins Maul oder evtl. auf ein kleines Stück Brot getropft). Bei Injektion dieser Kur können die einzelnen Mittel auch jeweils mit einem Tropfen Eigenurin oder Eigenblut gemischt werden.

■ Die Therapie mit tierischen Reintoxinen nach Horvi

Sowohl das frisch erkannte als auch das bereits operierte und/oder bestrahlte Karzinom sollte nur, bzw. nur noch, im Sinne der Ganzheitstherapie mit reinsten Naturstoffen, also den tierischen Reintoxinen, behandelt werden, da sie Träger vieler Enzyme und Eiweißbausteine sind. Sehr wichtig ist die Einhaltung strikter Ernährungsvorschriften. Die tierischen Reintoxine greifen zum einen direkt am Tumorgeschehen an, zum anderen wirken sie auch im Sinne einer Immunmodulation.

Behandlungsablauf: Dauer der Behandlung ca. 10–12 Wochen, evtl. 2–4 Wochen Pause und dann wiederholen. Erstverschlimmerungen sind möglich. Injektionen i. m., i.c., s. c.; auch möglich in Akupunkturpunkte. Trinken der Ampullen und Einreiben ebenfalls möglich. Oral 2–3 x täglich 5–6 Tropfen.

■ Grundsätzliche Karzinombehandlung als Begleittherapie oder Nachsorge

Horvi C 33 und Horvi C 300. Zu Anfang und Ende der Woche je 1 ml C 300, in der Mitte der Woche 1 ml C 33 injizieren.

Horvityl. Abends vor dem Schlafengehen 15 Tropfen auf 1 Teelöffel Wasser.

Horvi-Nukleozym. 3 mal täglich 5–6 Tropfen eine halbe Stunde vor den Mahlzeiten. Alkala, Basenmischung Kern oder Bullrichs Vital-Salz: Zur Alkalisierung.

■ Unterstützende Medikamente der Firma Weleda

- **Aurum/Equisetum arvense Amp:** beginnende Niereninsuffizienz, Herzmuskelschwäche
- **Calendula-Essenz:** Spülung von Wundhöhlen und entzündeten Schleimhäuten
- **Carduus marianus Cps., Hepatodoron Tbl.:** Unterstützung der Leberentgiftung
- **Cerussit Amp.:** Knochenmetastasen, Osteoporose, Osteomalazie
- **Cetraria praeparata Amp.:** Zusatzbehandlung zur Iscador-Therapie bei malignen Erkrankungen
- **Combudoron Flüssigkeit/Gelee:** akute Strahlenschäden der Haut 1. und 2. Grades
- **Naja comp. Amp.:** septische Entzündungen, Schmerzzustände
- **Vivianit Amp.:** Pneumonie, Erschöpfungszustände

■ Unterstützungsmöglichkeiten mit Bachblüten

- **Mund und Speiseröhre:** Centaury – Willow – Impatiens
- **Zähne:** Willow – Mimulus – Elm – Cherry Plum – Rock Water
- **Magen:** Elm – Oak – Larch – Mimulus – Willow – Heather – Clematis – Holly
- **Leber:** Impatiens – Vine – Chickory – Agrimony – Vervain – Gentian – Holly – Mustard
- **Pankreas:** Rock Water – Star of Bethlehem – Heather – Honeysuckle – Hornbeam
- **Dünndarm:** Elm – Scleranthus – Larch – Rock Water – Willow – Cherry Plum – Holly – Hornbeam
- **Dickdarm:** Centaury – Crab Apple – Larch – Willow – Hornbeam
- **Nieren:** Scleranthus – Aspen – Mimulus – Rock Water – Water Violet – Star of Bethlehem – Red Chestnut – Wild Rose
- **Blase:** Honeysuckle – Impatiens – Walnut – Wild Oat
- **Herz:** Impatiens – Cherry Plum – Hornbeam – Aspen – Mimulus – Rock Rose – Water Violet – Chickory – Gorse – Holly – Olive – Pine– Red Chestnut – Sweet Chestnut
- **Blut:** Larch – Centaury – Elm – Clematis
- **Atmung:** Elm – Olive – Oak
- **Bewegungsapparat:** Agrimony – Aspen – Mimulus – Larch – Chickory
- **Weibliche Geschlechtsorgane:** Pine –

233

Rock Water – Walnut – Wild Oat – Crab Apple – Star of Bethlehem
- **Männliche Geschlechtsorgane:** Larch – Cerato – Mimulus – White Chestnut – Olive
- **Haut:** Agrimony – Water Violet – Centaury – Crab Apple – Olive – Impatiens – Willow – Heather – Larch

- **Nervensystem:** Agrimony – White Chestnut – Holly – Hornbeam – Vervain – Beech – Wild Oat – Olive
- **Hormonsystem/Immunsystem:** Scleranthus – Aspen – Mustard – Impatiens – Rock Water – Oak – Vine – Agrimony – Clematis – Gorse – Vervain – Walnut

2 Kurze Ernährungslehre

Allesfresser, aber eindeutige Bevorzugung von Fleisch. Bei bestimmten Erkrankungen (Allergien) kann man einen Hund auf vorwiegend vegetarische Ernährung umstellen (auf Dauer keine Lösung). Die Ernährung in dem Fall nie plötzlich umstellen, sondern einschleichend.

Das Futter soll zu 40 % aus Fleisch bestehen, die Stücke sollen so groß sein, dass das Tier kauen muß. Nicht ausschließlich rotes Fleisch füttern, Geflügel und Fisch zufüttern, ab und zu Herz, Leber und Nieren Markknochen als Calciumlieferant helfen, Zähne gesund zu erhalten und zu reinigen.

60 % des Futters soll aus Gemüse (gekocht, nicht blähende Sorten), Obst und Getreide bestehen (gekochter Reis, Dinkel, Gerste). Obst nach Geschmack, keine Zitrusfrüchte. Ein bis zwei Eier pro Woche, täglich ein bis zwei Teelöffel Naturjoghurt. Zwei bis drei Teelöffel Maiskeimöl, Sonnenblumenöl, Distelöl, Sesamöl oder Leinöl wöchentlich für glänzendes und kräftiges Fell. Schokolade, Süßigkeiten und stark gewürzte Nahrungsmittel vom Tisch des Menschen (Käse, Wurst, Soßen, Chips) sind verboten.

Es gibt zwei Nährstoffe, die die Katze benötigt, um gesund zu bleiben: Arachidonsäure für gesunde Haut, Nieren und Reproduktionsorgane und Taurin für die normale Augenfunktion, Taurinmangel kann zu Erblindung führen.

Katzenernährung soll zu 60 % aus magerem Fleisch bestehen, das möglichst biologisch erzeugt wurde. Rotes Fleisch überfordert die Verdauungsorgane domestizierter Katzen, Fisch und Geflügel sind leichter verdaulich. Kochen zerstört zwar Nährstoffen, aber das Fleisch von Hasen und Kaninchen sollte nicht roh verabreicht werden (Parasiten). Schweinefleisch soll man gar nicht geben.

Fleisch in so großen Stücken anbieten, das die Katze kauen muß (gut für Zähne und Kiefer). Gelegentlich können auch Herz und Niere angeboten werden. Kleine Portionen Leber in größeren Abständen helfen, einen Vitamin-A-Mangel zu vermeiden. Größere Portionen können zu

235

Überdosierung, Fettleber und Sehstörungen führen.

Fertigfutter, je nach Vogelart Frischgemüse (Sprossen, Karotten), Obst (Äpfel, Pflaumen, Orangen, evtl. Trockenobst), Grünfutter (Wasserkresse, Vogelmiere, Gänseblümchen), Getreide, Samen. Körnerfressende Vogelarten benötigen kleine Steinchen und Sand (Grit). Gefiltertes oder stilles Mineralwasser.

■ Andere Heimtiere

Kaninchen. Pellets, Wasser aus Trinkröhrchen, Gras, Kohl, Rüben, Möhren, Kartoffeln, Salat, Reisig, Heu, Stroh, Hafer, Mineralsalze. Im Frühjahr Vorsicht mit Grünfütterung (bei zu schneller Futterumstellung Gärungsprozesse und Gefahr der Magenruptur).

Meerschweinchen. Gras, Löwenzahn, Lattich, Petersilie, Salat, Möhren, Rüben, Kartoffeln, Kohlrabi, Kohl, Spinat, Tomaten, Sellerie, Apfel, Birne, Heu, Getreide, gekochter Reis, trockenes Brot. Täglich ca. 5 mg Vitamin C über das Trinkwasser. Meerschweinchen müssen, um gesund zu bleiben, ihren eigenen Kot fressen.

Hamster. Hafer, Weizen, Sonnenblumenkerne, Erbsen, Kohl, Salat, Möhren, Apfel, Birne, Zweige, altes Brot, Milch. Rohes Fleisch nur 1–2 mal wöchentlich und wenig. Wasser im Trinkröhrchen. Vitamine und Mineralstoffe zusätzlich. Schlafhäuschen kontrollieren, da Hamster Körner und verderbliche Nahrung „bunkern".

Hörnchen. Nüsse, Eicheln, Bucheckern, Haferflocken, Sonnenblumenkerne, Getreide, Obst, Beeren, Löwenzahn, Ei, rohes Fleisch, Insekten, Mehlwürmer. Keine Mandeln wegen Blausäure. Obst und Grünfutter waschen

(Pestizide!). Verstecke kontrollieren wegen Schimmelbildung des gebunkerten Futters.

Ratten und Mäuse. Pellets, Hühnerfutter (ohne Fischmehl wegen Salmonellenverseuchung), Salat, Gras, Obst, Gemüse, Brot, Fleisch, Wasser.

Landschildkröten. Wiesenkräuter (Löwenzahn mit Blüten, Klee, Wegerich, Luzerne, Hirtentäschel, Mauerpfeffer, Vogelwicke), Endivien, Feldsalat, Kohlrabi- und Blumenkohlblätter, Tomaten, Gurken, Äpfel, Pflaumen, anderes reifes Obst, Beeren, Wiesenheu, Haferstrohhäcksel, trockenes Gras, eingeweichte Heucobs, Sepiaschulpe (Calciumspender).
Landschildkröten aus warmen Feuchtklimaten: einmal pro Woche tierische Kost oder fettreduziertes Hunde- oder Katzenfutter. Ausreichendes Wasserangebot.

Wasserschildkröten. Garnelen, Bachflohkrebse, Rinderherz, Fisch, Insekten, Regenwürmer, Schnecken, nestjunge Mäuse, Löwenzahn, Spinat, Wasserpflanzen, gelegentlich reifes Obst, wenig Salat. Calcium, Spurenelemente und Multivitamine zusätzlich. Reste entfernen.

Echsen. Regelmäßige Zugabe von Vitaminen und Mineralstoffen.
- **Pflanzenfresser:** Obst, Gemüse, Wildkräuter
- **Fleischfresser:** Mäuse, Ratten, Heuschrecken, Maden, Fische, Schnecken, Regenwürmer

Schlangen. Lebendfutter oder frisch tote Beutetiere von passender Art und Größe (Mäuse, Ratten, Fisch, kleinere Schlangen), Fütterung ca. einmal pro Woche, während der Häutung keine Fütterung.

3 Rassen und Abzeichen

Einteilung Hunde

- **Herdenschutzhunde**: Alle großen, meist weißen, Hütehunde – Achtung, starker Beschützerinstinkt – lässt nicht gern Fremde in die Nähe seines Besitzers kommen!
- **Schäferhunde**: Leicht zu identifizieren, auch Collies gehören in diese Gruppe. Bei den deutschen, belgischen, französischen und holländischen Schäferhunden (sog. Verteidigungsrassen) kann ein Maulkorb nötig sein.
- **Schnauzer und Pinscher**: Mit Vorsicht zu genießen, besonders die kleineren Vertreter. Große Vertreter sind Dobermann und Riesenschnauzer.
- **Molosser**: Große, kräftige Hunde mit breitem Fang. Charakteristisch ist die reichlich vorhandene, oftmals stark gefaltete und lose Haut vornehmlich im Bereich von Kopf und Hals (Achtung – Parasiten). Es gehören Arten wie der Rottweiler, die Dogge und der Leonberger dazu, aber auch sog. Kampfhunde wie Mastino und Dogo Argentino. Vorsicht: ausgeprägter Beschützerinstinkt!

- **Terrier**: Große Gruppe von Rassehunden, auch viele Mischlinge haben Terrierblut. Meist kurzes raues Haarkleid, im Allgemeinen sehr lebhaft und verspielt, zuweilen aber auch nervös und hyperaktiv.
- **Lauf- und Schweißhunde**: Angehörige dieser Rassegruppe haben lange Schlappohren, wie z. B. Basset, Bloodhound, Beagle und Teckel, wobei letztere wegen ihres ausgeprägten Selbstbewusstseins mitunter mit Vorsicht zu genießen sind.
- **Vorstehhunde**: Auch diese Hunde haben Schlappohren (English Pointer, Münsterländer, Setter, Weimaraner, Dalmatiner), besitzen einen ausgeprägten Jagdtrieb und sind in der Regel sehr führige und freundliche Hunde.
- **Spaniel**: gehören zu den Jagdhunderassen. (**Stöberhunde**). Als Familienhunde bekannt und beliebt sind u. a. Cocker- und Springerspaniel sowie King Charles Spaniel. Spaniel neigen bisweilen zur Nervosität.
- **Retriever**: Der Golden Retriever ist als „Modehund" der bekannteste Rassehund unter den Retrievern, weniger bekannt ist der Flat Coated Retriever. Auch der Labra-

dor gehört zu den Retrievern. Es handelt sich gemeinhin um sehr ausgeglichene Hunde. Retriever sind „Wasserhunde", sie lieben es zu schwimmen und dabei zu apportieren. (Achtung: Infekte und Erkrankungen durch Unterkühlung).

- **Schlittenhunde und Spitze**: Kennzeichnend für diese Rassen sind die gerollte Rute und das dichte Fell. Bekannte Vertreter sind die Spitze (Wolfsspitz, Zwergspitz), Husky, Akita Inu, Malamut, Chow Chow, Shar Pei. Schlittenhunde sind meist sehr selbstbewusst aber durchaus freundlich, Spitze hingegen lassen sich meist nur ungern anfassen und zeigen oftmals problematische Verhaltensmuster.
- **Windhunde**: Sehr schlanke, hochläufige, liebe, aber oftmals nervöse Tiere. Ursprünglich als Jagdhunde gezüchtet, gehören sie zur Gruppe der Hetzhunde (mit den Augen jagend). Zu den Windhundrassen gehören u. a. der Irische Wolfshund, der Afghane und der Greyhound.

Einteilung Katzen

Die Rassen der Katzen werden unterschieden nach ihrer Haarlänge. Fellfarbe und Zeichnung werden ebenfalls zur Charakterisierung genutzt.
- **Langhaar**: Perser
- **Halblanghaar**: Birma, Ragdoll, Maine Coon, Norwegische und Sibirische Waldkatze, Angora
- **Rex**: Kurzes Fell mit Wellenstruktur. Cornish Rex, Devon Rex, German Rex
- **Kurzhaar**: Siamesen, Orientalisch Kurzhaar, Abessinier, Bengalkatze, Hauskatze
- **Tabby**: „getigerte" Rassen
  - gestreift/getigert: mackerel tabby
  - gestromt: classic tabby
  - gefleckt: spotted tabby

Fellfarben:

- *Grundfarbe*: schwarz, rot, weiß in unterschiedlichen Mischungen. Verdünnte Fellfarben nennt man Blau und Creme.

- *Rot-schwarz*: schildpatt oder tortoise, tortoise tabby (mit Zeichnung)
- *Silberweißes Unterfell*: silber (mit Zeichnung), smoke (ohne Zeichnung)
- *Körper weiß oder beige, Farbe an Kopf, Schwanz und Beinen*: **Colourpoint** (Ragdoll, Siam, Birma).

Einteilung Pferde

Farbe

- **Schimmel**: Deckhaar weiß oder überwiegend weiß mit Haaren anderer Farbe gemischt (Mischschimmel, Eisen-, Braun-, Rot-, Honigschimmel). Forellen-, Fliegen-, gemischter Schimmel (fleckenförmige Anordnung verschiedener Fellfarben).
- **Rappe**: Deck- und Langhaar schwarz (Kohl-, Glanz-, Sommerrappe).
- **Fuchs**: Deckhaar, Mähne und Schweif licht- oder dunkelrot gefärbt (Licht-, Lehm, Gold-, Kupfer-, Rot-, Dunkelfuchs). Schweißfuchs (das Langhaar hebt sich farblich deutlich heller vom Deckhaar ab, erweckt den Anschein eines schwitzenden Pferdes).
- **Brauner**: Deckhaare braun, Mähne und Schweif schwarz (Hell-, Reh-, Dunkelbrauner), Kastanienbrauner (auch Extremitäten schwarz).
- **Isabell**: Gelbe Farbe des Deckhaares auf lichter Haut, Langhaar weiß oder gelblich weiß.
- **Falbe**: Gelbe Farbe des Deckhaares, schwarzes Langhaar. Semmelfalb (Deck- und Langhaar mausgrau auf dunkler Haut), Mausfalb (mit Aalstrich).
- **Tiger**: Grundfarbe weiß, darauf kleine dunkle rundliche Flecke, je nach Farbe der dunklen Flecke (Rot-, Braun-, Schwarztiger). Achattiger (wenn Flecke mit hellem Hof umgeben sind), Schabrackentiger (nur auf Kruppe getigert).
- **Schecken**: Große unregelmäßige dunkle Flecke (Rot-, Braun-, Schwarzschecken).
- **Sichelhaariger**: Rappe, Brauner, Fuchs (weißes Haar in Grundfarbe eingestreut, aber nicht überwiegend).

Abzeichen

- **Angeboren:**
  - *im Bereich des Kopfes*: Stirnhaare, Flocke, Blümel, Stern, Strich, Blesse, Laterne, Brille, Schnäuzel oder Schnippe, Milchmaul, Krötenmaul
  - *im Bereich des Körpers und der Extremitäten*: pigmentlose Flecke, Aalstrich, Ballen, Saumband, Krone, Tigerung der Krone, Fessel, Fuß, Beine weiß
- **Erworben:** Brände, Druckflecke, Narben, Haarschnitte

Einteilung Rinder

Rassen

Fleckvieh, Braunvieh, Pinzgauer, Gelbvieh, Grauvieh, Schwarzbunte, Holstein-Friesian, Rotbunte, Tuxer, Charolais, Limousin, Aberdeen Angus, Schottisches Hochlandrind und Kreuzungen.

Abzeichen

- **Angeboren:**
  - *Kopf*: vollständige oder unvollständige Brille beim Höhenfleckvieh, Schnippe, Flocke, Stern, Blesse, Milchmaul bei Niederungsrindern, Hornform
  - *Körper*: Farbzeichnungen
  - *Euter und Zitzenform*: anteponierte Zitzen; Bei-, Neben-, Zwischen- und Afterzitzen
- **Erworben:** Ohrmarken, Tätowierungen, Nasenringe, Hornfrakturen, Enthornung, Hornbrände, Markierungen mit Fettkreide, Haarschnitte in Zifferform

Einteilung Schafe

- **Wollschaf:** Merino
- **Fleischschaf:** Deutsches Merino, Deutsches Schwarz- und Weißköpfiges Schaf, Englische Lang- und Kurzwollschafe, Dünenrassen, Hochlandrassen, Texelschaf, Ile de France
- **Pelzschaf:** Karakul, Orientalische Fettschwanzschafe, Bagdad Lammfell
- **Landschafe mit gemischter Nutzung:** Heidschnucken, Leineschaf, Rhönschaf, Ostfriesisches Milchschaf, Kärntner Bergschaf, Brillenschaf, Tiroler Bergschaf, Bergamasker Schaf, Weißes Gerbirgs- und Alpenschaf, Steinschaf

Abzeichen: Ohrmarken und Tätowierungen

Nutzungsart: Milch-, Fleisch- und Wollschaf, Hobbyhaltung

Einteilung Ziegen

- *behornt*: Bündener Strahlenziege
- *unbehornt*: Saanenziege, Toggenburger Ziege, weiße Edelziege, bunte Edelziege, Alpenziege, Granada-Milchziege
- *behornt oder unbehornt*: Gutbrandsdal-Ziege, Landziegen, Karpatenziege, Banater Ziege, griechische Landziegen, Wollziegen, Zwergziegen

Abzeichen: Ohrmarken und Tätowierungen

Nutzungsart: Milch- und Fleischziegen

Einteilung Schweine

- **große weiße Fleischrassen:** Steh- und Hängeohrtyp, Large White (England), Yorkshire (Holland, Schweden), weißes Edelschwein (Deutschland, Österreich, Schweiz)
- **hochspezialisierte Rassen:**
  - *Fettschwein*: ungarisches Mangalitza-Schwein (Wollschwein)
  - *Fleischschwein, mittelgroß*: Piétrain-Schwein, belgisches Landrasse-Schwein
  - *alte Rassen (widerstandsfähiger gegen Stress, hochwertiges Fleisch)*: Duroc-, Hampshire-, Welshschwein

4 Medikamentenliste

■ Einzelhomöopathika

■ Abrotanum
(Artemisia abrotanum – Eberraute)

Magen-Darm-Trakt, seröse Häute, Schleimhäute, Lymphsystem. Abmagerung trotz guten Appetits, große Schwäche, mangelhaftes Gedeihen von Jungtieren, verzögerte Rekonvaleszenz, chronische Peritonitis, exsudative Pleuritis, Gastroenteritis, aufgetriebenes Abdomen, Diarrhö wechselnd mit Obstipation.

■ Acidum aceticum (Essigsäure)

Magen-Darm-Trakt. Abmagerung, Schwäche, Anämie, Kollapszustände, starker Durst, Gastroenteritis, Diabetes, Ödeme.

■ Acidum nitricum (Salpetersäure)

Magen-Darm-Trakt, Harnwege. Entzündliche Veränderungen der Schleimhäute an den Übergangsstellen zur Haut, mit Neigung zu Ulzerationen und Fissuren; allgemeine Schwäche, starke Geräuschempfindlichkeit, Analfissuren, kalter übelriechender Urin, Nephritis, Warzen.

■ Acidum phosphoricum
(verdünnte Phosphorsäure)

Zentrales Nervensystem. Schwäche und Erschöpfung, Teilnahmslosigkeit, Apathie, Schlummersucht, Gleichgültigkeit gegenüber äußeren Ereignissen, Rekonvaleszenz, Gastroenteritis, Meteorismus, schmerzlose Diarrhö ohne nachfolgende Schwäche, Alopezie.

■ Acidum picrinicum (Picrinsäure)

Zentrales Nervensystem. Erschöpfungszustände mit Schwanken, Priapismus, Prostatahypertrophie, lähmungsartige Schwächezustände, Ohrfurunkel.

■ Aconitum
(Aconitum napellus – Blauer Eisenhut)

Zentrales Nervensystem, hochakute Entzündungen fast jeden Organsystems. Plötzlicher heftiger Krankheitsbeginn als Folge von kaltem Wind, Hitze oder Schock; initiale Fieberzustände mit Schüttelfrost, Hitze und Schweiß; Durst auf kaltes Wasser, Überempfindlichkeit gegen Berührung, Ruhelosigkeit, Panikzustände, Tachykardie.

Adonis vernalis (Frühlings-Adonisröschen)

Herz-Kreislauf-System. Herzbeschwerden bei Hyperthyreose, Myokardschwäche, beginnende Herzdekompensation, Tachykardie und Arrhythmie, Atemnot, Ödeme.

Aethiops antimonialis (Quecksilbermohr)

Augen, Haut. Skrofulöse Augenentzündungen, Ekzeme am Kopf, Colitis mucosa.

Aethusa (Aethusa cynapium – Hundspetersilie)

Magen-Darm-Trakt, Zentrales Nervensystem. Brechdurchfall mit starker Entkräftung (typisch: nach dem Erbrechen sofort wieder hungrig), Pylorusspasmus.

Agnus castus (Vitex agnus castus – Mönchspfeffer)

Männliche und weibliche Geschlechtsorgane. Angst, Nervosität, Kälte der Genitalien, mangelnde oder gesteigerte Libido, Hypogalaktie, Agalaktie.

Allium cepa (Küchenzwiebel)

Atemwege. Erkältungskrankheiten als Folge von feuchtem nasskaltem Wetter; Rhinitis mit scharfem, wundmachendem Nasensekret, reichlich mildem Tränenfluss und Photophobie; Sinusitis, Laryngitis, bellender Husten mit Heiserkeit, Blähungskolik, Diarrhö, reichlicher Harnabgang und übelriechende Flatulenz.

Aloe (Aloe ferox)

Colon, venöses Gefäßsystem. Akute Colitis mit wässrigem, galleartigem, blutig-schleimigem Stuhl, heftigem Tenesmus (Entleerung im Strahl) und übelriechender, heißer Flatulenz; chronische Kolitis mit starkem Meteorismus und übelriechender Diarrhö, Stuhlinkontinenz.

Alumen (Kaliumaluminumsulfat, Alaun)

Zentrales Nervensystem, Haut und Schleimhäute. Große Schwäche und Erschöpfung sowie Reizbarkeit, Trockenheit der Haut und Schleimhäute, Fluor albus.

Ammi visnaga (Zahnstocher-Ammei)

Herz-Kreislauf-System, Atemwege. Kreislaufstörungen, Koronardurchblutungsstörungen, spastische Bronchitis.

Ammonium carbonicum (Hirschhornsalz)

Herz-Kreislauf-System, Atemwege. Herz- und Kreislaufschwäche, Atemnot und Herzklopfen bei jeder Anstrengung, Kollapszustände, Infektionskrankheiten mit Kreislaufschwäche, chronische und trockene Rhinitis, nächtliche Nasenverstopfung, nächtlicher trockener Reizhusten, Schleimrasseln, Emphysembronchitis.

Antimonium sulfuratum auranticum (Stibium sulf. aurant. – Goldschwefel)

Atemwege. Chronische Bronchitis mit reichlich dickem, zähem Schleim; Emphysembronchitis, Asthma bronchiale.

Anthracinum (Milzbrand)

Haut, Schleimhäute. Geschwürsbildung auf der Haut, bläulich-violette bis schwärzliche Bläschen, die eitrige, stinkende, reizende Flüssigkeit absondern, evtl. Neigung zu gangränösen Phlegmonen, Septikämie, Lymphdrüsenschwellungen. Parotitis septica, besonders rechts; Gastroenteritis, stinkende Diarrhöen, Furunkel, Karbunkel.

Apis mellifica (Honigbiene)

Schleimhäute, weibliche Geschlechtsorgane, Stütz- und Bewegungsapparat, Haut. Beschwerden, die denen eines Bienenstiches ähneln: rote, ödematöse Schwellung der Haut und Bindehäute; ausgeprägte Besserung durch kühle Anwendungen; Unerträglichkeit von Berührung oder Druck; typisch: Durstlosigkeit. Exsudative Prozesse der serösen Häute (Meningen, Pleura, Perikard, Peritoneum, Synovia der Gelenke etc.). Ödematöse Schwellung der Augenlider, Konjunktivitis; Hordeolum. Otitis media, Rhinitis, Pharyngitis, Nephritis, Zystitis, Ovarialzysten, Urtikaria, Quincke-Ödem, Insektenstiche, Insektenstichallergien.

Apocynum cannabium (Indianerhanf)

Herz-Kreislauf-System. Retention von Körperflüssigkeiten, kardiale und renale Ödeme, Anasarka, Aszites, Herzinsuffizienz, Myokardschaden, Gastroenteritis, wässrige Diarrhö, starker Durst (Flüssigkeit wird aber sofort wieder erbrochen).

Apomorphinum hydrochloricum (Apomorphinhydrochlorid)

Zentrales Nervensystem. Übelkeit, heftiger Brechreiz, zerebrales Erbrechen, Reisekrankheit, Husten mit Erbrechen.

Argentum nitricum (Silbernitrat, Höllenstein)

Zentrales Nervensystem, Herz-Kreislauf-System, Schleimhäute. Angstvolles Wesen, nervöse Überreizung, Zittern der Glieder, chronische Heiserkeit, Laryngitis, nervöse Herzbeschwerden, nervöse Gastroenteritis, Meteorismus, reichlich Aufstoßen, grüner Stuhl, Diarrhö.

Aristolochia clematitis (Osterluzei)

Weibliche Geschlechtsorgane, Harnwege. Sterilität, Wehenschwäche, Fluor, Mastodynie, Enteritis, Diarrhö mit starkem Tenesmus, Zystitis, Prostatitis, Epididymitis, Ekzeme.

Arnica montana (Bergwohlverleih)

Herz-Kreislaufsystem, Stütz- und Bewegungsapparat, Haut. Wichtiges Wundheilmittel: bei Verletzungen, Verrenkungen, Verstauchungen, Quetschungen, Hämatomen, Blutungen aller Art, nach Operationen zur Beschleunigung der Heilung, bei Zahnextraktionen, während der Geburt, Steifheit der Gelenke, rheumatoide Beschwerden als Folge von Nässe oder Überanstrengung, Venenentzündungen.

Arsenicum album (Acidum arsenicosum – Weißer Arsenik)

Zentrales Nervensystem, Atemwege, Magen-Darm-Trakt, Haut. Kann bei Erkrankungen fast jeden Organsystems eingesetzt werden. Typisch sind Unruhe, große Erschöpfung, nächtliche Verschlimmerung, fauliger Geruch aller Absonderungen, Periodizität der Beschwerden. Fortschreitende Entkräftung, Abmagerung, Schwäche, Kollaps. Ruhelosigkeit und Fieber, nächtliche Hustenanfälle, Rhinitis, Bronchitis, Asthma bronchiale, Appetitlosigkeit, unstillbarer Durst (trinkt aber in kleinen Schlucken), heftiges Erbrechen, Diarrhö, Gastritis, Gastroenteritis, Hepatitis, Ekzeme.

Arsenicum jodatum (Arsen-Jodid)

Zentrales Nervensystem, Atemwege. Extreme Ruhelosigkeit, chronische Rhinitis mit scharfem wässrigem Sekret, Sinusitis, chronische Bronchitis, Pleuritis. Früheres Hauptmittel bei Tuberkulose.

Arum triphyllum (Zehrwurzel)

Atemwege. Rhinitis mit scharfem, wundmachendem Sekret; Pharyngo-Laryngitis mit brennenden, stechenden Schmerzen; Heiserkeit durch Überanstrengung der Stimmbänder, Risse in den Mundwinkeln.

Asa foetida (Stinkasant)

Magen-Darm-Trakt, Stütz- und Bewegungsapparat. Stark aufgetriebenes Abdomen, häufiges lautes Aufstoßen, Meteorismus, stinkende Diarrhö, eitrige Ostitis und Periostitis mit großer Schmerzempfindlichkeit, Osteoporose.

Atropinum sulfuricum (Atropinsulfat)

Zentrales Nervensystem, Augen, Atemwege. Mydriasis, große Trockenheit der Maulschleimhäute, Tonsillitis, Pankreatitis, Muskelkrämpfe, epileptiforme Konvulsionen, Neuralgien.

Aurum jodatum (Gold-Jodid)

Herz-Kreislauf-System, weibliche Geschlechtsorgane, Schilddrüse. Anwendungsbereich entspricht dem von Aurum metallicum, insbesondere: Ozaena, stürmisches Herzklopfen, Ovarialzysten, Myome, Struma, Lymphadenopathie.

Aurum metallicum (Gold)

Zentrales Nervensystem, Atemwege, Herz-Kreislauf-System, männliche und weibliche Geschlechtsorgane, Stütz- und Bewegungsapparat. Konjunktivitis, Sinusitis, Ozaena, Uterusmyome, Ovarialzysten, Schwellung und Verhärtung der Hoden, Hodenatrophie, Hodenhochstand, Arthritis, Arthrose.

Badiaga (Spongilla lacustris/Spongia fluviatilis – Flussschwamm)

Schilddrüse, Lymphsystem. Rhinitis, Bronchitis (typisch: beim Husten fliegt Schleim aus dem Maul), Hyperthyreose, verhärtete Lymphdrüsen, Arthritis.

Bariata (Barium) carbonicum (Bariumkarbonat)

Herz-Kreislauf-System, Magen, Haut. Erkältungsneigung, Entwicklungsstörungen, Erkrankungen bei alten Tieren mit Schwäche. Tonsillitis, adenoide Vegetationen; Rhinitis mit dickem, gelbem Sekret; Ösophagusspasmen beim Schlucken, Magenschwäche bei alten Tieren, trockenes Ekzem mit Juckreiz, Lipome, Schwellung und Verhärtung der Lymphdrüsen.

Barium jodatum (Getrocknetes Bariumjodid)

Lymphsystem. Verhärtete Drüsen der Mammae, Schilddrüsenerkrankungen, Erkrankungen der oberen Atemwege, Angina, Tonsillitis, adenoide Vegetationen.

(Atropa) Belladonna (Tollkirsche)

Fieberhafte Entzündungen, zentrales und peripheres Nervensystem, arterielles Gefäßsystem. Erkrankungen, die akut, plötzlich und äußerst heftig auftreten: plötzliches hohes Fieber, akute Entzündungen, Koliken. Typisch: Überempfindlichkeit gegen Licht, Geräusche, Berührung und Erschütterung, große Unruhe, erweiterte Pupillen, starrer Blick, hochrote Konjunktiven, Schwellung der Halslymphknoten, akute Tonsillitis, Otitis media. Empfindlichkeit gegen kalte Luft.

Bellis perennis (Gänseblümchen)

Haut, Stütz- und Bewegungsapparat. Wichtiges Wundheilmittel: Verletzungen, Traumen oder Überanstrengung der Muskeln. Allgemeine Blutungsneigung, Hämatome, Hämangiome, Beschwerden infolge Überbeanspruchung des Bewegungsapparates. Eitrige Hautprozesse: Furunkel, Karbunkel, nässende Ekzeme, Urtikaria.

Berberis vulgaris (Berberitze, Sauerdorn)

Leber-Galle-System, Harnwege, Stütz- und Bewegungsapparat, Haut. Kolikartige Schmerzen im Leber- und Nierenbereich, Nephrolithiasis mit Beschwerden beim Harnabsetzen, allgemeine Schwäche, Analfisteln, Arthritis, Gicht, Juckreiz, Ekzeme.

Borax (Natriumtetraborat)

Zentrales Nervensystem, Atemwege, Magen-Darm-Trakt, weibliche Geschlechtsorgane, Haut. Große Ängstlichkeit, v. a. bei Abwärtsbewegungen, Überempfindlichkeit gegen geringste, plötzliche Geräusche; Aphten, Stomatitis, Soor, Gastroenteritis mit übelriechender Diarrhö. Harnwegsentzündungen mit heißem, übelriechendem Urin. Harngrieß und -steine, Fluor, Galaktorrhö, schlechte Wundheilung, Eiterungsneigung der Haut auch bei kleinsten Verletzungen, Seborrhö, Ekzeme.

Bryonia cretica/dioica (Rotbeerige Zaunrübe)

Schleimhäute, Atemwege, Magen-Darm-Trakt, Stütz- und Bewegungsapparat. Akute entzündliche Prozesse, langsam steigendes Fieber, trockene Schleimhäute, großer Durst, Meningitis. Akute Entzündungen der Atem-

4

Medikamentenliste

wege, Rhinitis, Tracheitis, Bronchitis mit trockenem, schmerzhaftem Krampfhusten. Exsudative Entzündungen der serösen Häute. Pleurodynie, trockene Pleuritis, Perikarditis, Peritonitis, Pelveoperitonitis. Obstipation mit trockenem Stuhlgang, Hepatopathie, akute Mastitis, Polyarthritis.

Bufo rana/Bufo bufo (Erdkröte)

Männliche und weibliche Geschlechtsorgane, zentrales Nervensystem, Haut. Starke geschlechtliche Erregung, ständiges Belecken der Genitalien, epileptische Anfälle, eitrige Hauterkrankungen, Lymphangitis.

Cactus grandiflorus (Königin der Nacht)

Herz-Kreislauf-System. Entzündliche Erkrankungen des Herzens, Hämorrhagien mit Abgang von schwärzlichen Blutklumpen.

Calcium carbonicum Hahnemanni (Austernschalenkalk)

Zentrales Nervensystem, Drüsen, Magen-Darm-Trakt, weibliche Geschlechtsorgane, Stütz- und Bewegungsapparat, Haut, Lymphsystem. Stämmige, schwerfällige Tiere mit träger Verdauung und schneller Erschöpfung; chronische Pupillenerweiterung, Konjunktivitis, Keratitis, exsudative Diathese, Infektanfälligkeit, Rhinitis, Sinusitis, Tonsillitis, Tonsillenhypertrophie, Nasenpolypen, Asthma bronchiale, Atemnot bei Anstrengung, aufgetriebenes Abdomen, saures Erbrechen und Diarrhö, Harninkontinenz, Uterusmyome, Rachitis, Arthritis, Urtikaria, Ekzem.

Calcium fluoratum (Flussspat)

Stütz- und Bewegungsapparat. Überempfindlichkeit gegen Licht und Lärm. Hordeolum, Keratitis, chronische Pharyngitis, Sinusitis und Tonsillitis, chronische Otitis media, Schilddrüsenerkrankungen, akute Verdauungsstörungen, Abmagerung trotz großen Appetits und Heißhungers, Gastritis, Diarrhö, Pankreasinsuffizienz, starker Fluor mit gelblich-milchiger Konsistenz. Erkrankungen der Knochen, Faszien und Bänder: Exostosen, Ar-

throse, Arthritis. Dermatosen, Intertrigo, Drüsenverhärtungen.

Calcium jodatum (Kalziumjodid)

Lymphsystem, Schilddrüse, Atemwege. Chronisch entzündliche Schwellung und Hypertrophie der Tonsillen und Lymphdrüsen, chronische Schleimhautentzündungen der oberen Atemwege, Otitis media, Ostitis, Periostitis.

Calcium phosphoricum (Calciumhydrogenphosphat)

Stütz- und Bewegungsapparat, Magen-Darm-Trakt, Lymphsystem. Entwicklungs-, Wachstums- und Ernährungsstörungen. Abmagerung mit rascher Erschöpfung, adenoide Vegetationen, Meteorismus, kolikartige Bauchschmerzen bei Futteraufnahme, Gastroenteritis, Rachitis, schlecht heilende Knochenfrakturen.

Calculi biliarii (Gallensteine)

Leber-Galle-System. Cholelithiasis, Cholezystitis, Cholangitis.

Calendula officinalis (Ringelblume)

Haut. Alle Verletzungen (insbesondere Risswunden), Wundheilungsstörungen, eiternde Wunden. Für reizbare Tiere besser geeignet als Arnika.

Cantharis (Lytta vesicatoria – Spanische Fliege)

Harnwege, männliche und weibliche Geschlechtsorgane, Haut. Nephritis, Zystitis, Urethritis, Stomatitis, Pharyngitis, Laryngotracheitis, Enterokolitis; wässrige Diarrhö, Obstipation, übermäßig gesteigerter Geschlechtstrieb, akute Entzündungen der Haut und Schleimhäute mit Blasenbildung, Ekzem, Verbrennungen ersten und zweiten Grades.

Carbo vegetabilis (Holzkohle)

Herz-Kreislauf-System, Atemwege, Magen-Darm-Trakt, Haut. Tier ist kalt, träge und adipös. Kollapsneigung, Ohnmachtszustände, Heiserkeit, Laryngitis, Husten, Rasseln und

Pfeifen auf der Brust, Atemnot durch Blähungen oder Überfressen, kalter Atem, geschwächte Herztätigkeit, Nasenbluten, Aphten, Verdauungsschwäche mit Auftreibung des Bauches und Flatulenz, kalte Extremitäten, Thromboseneigung.

Cardiospermum halicacabum (Ballonrebe, Herzsame)

Haut, Schleimhäute, Stütz- und Bewegungsapparat. Allergische Dermatosen, Ekzeme mit Pruritus, Urtikaria, Entzündungen der Atemwege, allergische Rhinitis, entzündlich-rheumatischer Formenkreis.

Carduus marianus (Mariendistel)

Leber-Galle-System, venöses Gefäßsystem. Cholezystitis, Cholelithiasis, Hepatitis, Ikterus, Leberzirrhose, Koliken, Würgereiz, Erbrechen, Obstipation.

Caulophyllum thalictroides (Frauenwurzel)

Weibliche Geschlechtsorgane, Stütz- und Bewegungsapparat. Drohender Abort, Wehenschwäche, erschwerte Geburt bei rigider Zervix, Rheuma der kleinen Gelenke.

Causticum Hahnemanni (Ätzstoff Hahnemanns, Destillat aus Calciumoxid und Kaliumhydrogensulfat)

Zentrales Nervensystem, Atemwege, Harnwege, Stütz- und Bewegungsapparat, Haut. Spasmen, lähmungsartige Zustände in allen Körperbereichen. Krampfhafter, trockener, hohler Husten; Bronchitis, Laryngitis, Heiserkeit, Aphonie. Harninkontinenz beim Husten. Wehenschwäche, chronischer Gelenkrheumatismus, Abnahme der Muskelkraft, allmählich fortschreitende Paralyse, trockene Hautausschläge, Ekzeme, Warzen.

(Matricaria) Chamomilla (Echte Kamille)

Zentrales Nervensystem, Atemwege, Magen-Darm-Trakt, weibliche Geschlechtsorgane, Stütz- und Bewegungsapparat. Besonders für sensible Tiere geeignet. Bronchitis

mit krampfartigem Husten, Tonsillitis, Gallenkolik, Neuralgien aller Art, akute rheumatische Beschwerden, Zahnungsbeschwerden.

Chelidonium majus (Schöllkraut)

Leber-Galle-System, Atemwege, Stütz- und Bewegungsapparat. Akute und chronische Leber- und Galleerkrankungen, goldgelber oder lehmfarbener Stuhl, große Müdigkeit, rechtsseitige Pneumonie, Bronchitis, Warzen.

China (Cinchona succiruba und pubescens - Roter Chinarindenbaum)

Zentrales Nervensystem, Atemwege, Magen-Darm-Trakt, weibliche Geschlechtsorgane, Haut. Große Schwäche und Hinfälligkeit, Periodizität der Beschwerden, zögerliche Rekonvaleszenz, entzündliche Erkrankungen der Atemwege, Appetitlosigkeit wechselnd mit Heißhunger, Verdauungsschwäche mit Blähungen, Diarrhö, Singultus, Blutungsneigung, Schleimhautblutungen, Neuralgie, schmerzhafte Überempfindlichkeit der Haut, Neigung zu ödematöser Schwellung, Dermatitis, periodisch auftretendes Fieber.

Chininum arsenicosum (Chininarsenit - Verbindung aus Silberarsenat und Chininhydrochlorid)

Atemwege, Leber. Kachektische Krankheiten, Erschöpfung, Kreislaufschwäche, Anämie, Anorexie, Rekonvaleszenz, Hyperthyreose, periodisches Asthma.

Chininum sulfuricum (Chininsulfat)

Stütz- und Bewegungsapparat, Niere. Periodizität aller Beschwerden, chronische Nephritis, große Empfindlichkeit der Rückenwirbel, akuter Gelenkrheumatismus.

Chionanthus virginicus (Schneeflockenbaum)

Leber-Galle-System, zentrales Nervensystem. Erschöpfung, Appetitverlust, galliges Erbrechen, krampfartige Bauchschmerzen, Leberhypertrophie, Ikterus, Cholezystitis, Cholelithiasis.

4

Medikamentenliste

245

Cicuta virosa (Wasserschierling)

Zentrales Nervensystem. Krampfartige Zuckungen, Verdrehungen und Verrenkungen von Körper und Gliedmaßen, epileptische Krämpfe, Opisthotonus, Singultus, pustulöse Ausschläge.

(Artemisia) Cina (Wurmsamen)

Zentrales Nervensystem. Verdauungsstörungen durch Wurmbefall, Juckreiz der Analgegend, juckende Nase, spastischer Husten, krampfhafte Muskelzuckungen, Konvulsionen.

Cinnabaris (Mercurius sulfuratus ruber – Zinnober, Rotes Quecksilbersulfid)

Atemwege. Sinusitis mit starkem Druck auf die Nasenwurzel, Tonsillitis, Laryngitis, Konjunktivitis, Warzen, feurig-rote Ulzera.

Cistus canadiensis (Kanadisches Sonnenröschen)

Atemwege, Lymphsystem. Geschwollenes blutendes Zahnfleisch, Parodontose, chronische Rhinitis, chronische Sinusitis, chronische Pharyngitis, Schwellung der Halslymphknoten.

Clematis erecta (Aufrechte Waldrebe)

Harnwege, männliche und weibliche Geschlechtsorgane, Haut, Lymphsystem. Geschwollene Milchdrüsen, Urethritis, Zystitis, Prostatitis, Orchitis, Epididymitis, pustulöse Hautausschläge mit heftigem Juckreiz, geschwollene Lymphdrüsen.

Cobaltum nitricum (Kobaltnitrat)

Magen-Darm-Trakt. Häufiges Niesen, Gastritis, Ulkus ventriculi et duodeni.

Colchicum autumnale (Herbstzeitlose)

Herz-Kreislauf-System, Magen-Darm-Trakt, Harnwege, Stütz- und Bewegungsapparat. Kollapsneigung, Endokarditis, Perikarditis, starke Auftreibung des Bauches, Gastroenteritis, Diarrhö, Nephritis, Gichtniere, Gelenkrheumatismus.

(Citrullus) Colocynthis (Koloquinte – Bittergurke)

Peripheres Nervensystem, Leber. Gastroenteritis, Diarrhö, schmerzbedingtes Erbrechen und Durchfall, Muskelkrämpfe.

Conium maculatum (Gefleckter Schierling)

Zentrales Nervensystem, Atemwege, männliche und weibliche Geschlechtsorgane, Haut. Konjunktivitis mit starker Photophobie, krampfartiger Husten, trockener Reizhusten, übelriechender Fluor, Koordinationsstörungen, zittriger Gang, voranschreitende Schwäche der Extremitäten bis zur Lähmung. Drüsenverhärtung als Folge von Stoß, Schlag oder Quetschung.

Convallaria maialis (Maiglöckchen)

Herz. Herzinsuffizienz mit Ödemen und Atemnot.

Corticotropin/ACTH (Adrenokortikotropes Hormon)

Endokrinum. Therapieschäden bei/nach langzeitiger Glukokortikoid-Medikation. Versuchsweise auch bei Hypophysen-Vorderlappen- und Nebennierenrinden-Dysfunktionen.

Cortison (Hormon der NNR)

Endokrinum, Bindegewebe. Folgen von Cortisonmissbrauch und andere Therapieschäden der NNR, der Hypophyse, besonders des HVL. Bindegewebsschwäche, Bindegewebsschäden, Osteoporose, Osteomalazie, Osteochondrose, Bänderschwäche mit Umknicken der Gelenke.

Crataegus oxyacantha (Weißdorn)

Herz-Kreislauf-System. Artherosklerotische Herz- und Gefäßveränderungen, Koronarinsuffizienz, Kreislaufstörungen bei alten Tieren, Altersherz, Herzinsuffizienz mit Lungenstauung und Dyspnoe.

Crocus sativus (Safran)

Weibliche Geschlechtsorgane. Drohender Abort, dunkle Blutung mit fädigen Klumpen, abstoßender Geruch der Genitalien.

Crotalus horridus (Waldklapperschlange)

Arterielles Gefäßsystem, Magen-Darm-Trakt, Haut. Große Schwäche im Rahmen von Infektionskrankheiten, hämorrhagische Diathese, dunkle fädige Blutungen aus Körperöffnungen, Kollapsneigung, Herzschwäche, Myokarditis, Furunkel, Karbunkel, septisches Fieber.

Croton tiglinum (Purgierkörner)

Haut und Schleimhäute. Akute Gastroenteritis, gussartige Diarrhö, Hautausschläge abwechselnd mit Diarrhö und Husten, Konjunktivitis, Mastitis, Bläschenausschläge mit Juckreiz, Ekzem, besonders im Bereich des Skrotums.

Cuprum aceticum (Neutrales Kupfer-Azetat)

Zentrales Nervensystem, Atemwege, Magen-Darm-Trakt. Anwendung wie Cuprum metallicum.

Cuprum metallicum (Metallisches Kupfer)

Zentrales Nervensystem, Atemwege, Magen-Darm-Trakt. Krampfmittel für jedes Organsystem, Kollapsneigung, Gastroenteritis, Nachwehen, Muskelzuckungen.

Cyclamen purpurascens (Alpenveilchen)

Weibliche Geschlechtsorgane, zentrales Nervensystem. Verlangen nach Wärme, Strabismus, Blähungskolik, Singultus, Verdauungsstörungen, Zyklusstörungen. Besonders für phlegmatische Tiere geeignet.

Digitalis purpurea (Roter Fingerhut)

Herz-Kreislauf-System, ZNS, Harnwege. Bradykardie, Arrhythmie, Herzinsuffizienz, Leberschwellung, Nykturie, Miktionsstörungen bei Prostatahypertrophie, Urethritis, unruhiger Schlaf, häufiges Erwachen mit Angst, Zyanose der Haut, Ödeme.

Drosera rotundifolia (Rundblättriger Sonnentau)

Atemwege. Trockener, bellender oder hohlklingender, krampfartiger Husten mit Würgereiz. Erbrechen sowie Neigung zu Nasenbluten, Bronchitis, Asthma bronchiale, akute und chronische Laryngitis.

(Solanum) Dulcamara (Bittersüßer Nachtschatten)

Atemwege, Magen-Darm-Trakt, Harnwege, Stütz- und Bewegungsapparat, Haut. Beschwerden aller Art als Folge von Kälte und Nässe oder plötzlichem Wechsel von Wärme zu Kälte. Konjunktivitis, Rhinitis, Angina, Bronchitis, Asthma bronchiale. Wässrig gelbe Diarrhö, Erbrechen, Gastroenteritis. Übelriechender Harn, Zystitis, Neuralgien, Muskelrheumatismus, Urtikaria. Flache, weiche Warzen, Adenitis. Beschwerden vikariieren.

Echinacea angustifolia (pallida): Schmalblättriger Sonnenhut
Echinacea purpurea: Roter Sonnenhut

Immunsystem. Steigerung der körpereigenen Abwehrkräfte, z. B. bei akuten und chronischen Infektionen. Abmagerung, fieberhaftem Infekt mit Frösteln. Entzündungen der Atemwege, Diarrhö, Neigung zu Eiterung und Abszessbildung der Haut. Eitrige Wunden, Furunkel, Karbunkel, Gangrän, Erysipel, Tierbisse und -stiche (insbesondere Insektenstiche und Schlangenbisse).

Elaps/Micrurus corallinus (Korallenschlange)

Septische Prozesse, arterielles Gefäßsystem. Infektiöse und septische Zustände mit Fieber, Furcht vor Regen, chronische Rhinopharyngitis, Spasmen der inneren Organe (insbesondere an Ösophagus, Magen, Darm, Lunge), Hämorrhagien mit schwarzem Blut.

4

Medikamentenliste

Erigeron (Conyza) canadensis (Kanadisches Berufskraut)

Arterielles Gefäßsystem. Hämorrhagien mit reichlichem, hellrotem Blut (z. B. Zahnfleischbluten, Hämorrhoidalblutungen), Hämaturie, drohender Abort, Meteorismus, Gastritis, Cholezystopathie.

Eupatorium perfoliatum (Durchwachsener Wasserhanf)

Atemwege, Magen-Darm-Trakt, Leber, Stütz- und Bewegungsapparat. Fieber, trockener, sehr schmerzhafter Husten. Großer Durst, Erbrechen von Galle, Leberschwellung, starke Knochenschmerzen (wie verrenkt oder gebrochen); lindert auch Schmerzen bei tatsächlichen Knochenfrakturen.

Fel tauri (Ochsengalle)

Leber-Galle-System. Cholangitis, Cholezystitis, Cholelithiasis, Störungen der Leberentgiftung. Nebenmittel bei gastrointestinalen Ulzera und Pankreatitis. Allgemeines Entgiftungsmittel zur Entlastung bei Giftlagen jeder Art.

Ferrum arsenicosum (Basisches Eisenarsenat)

Leber, Milz. Allgemeine Schwäche, Appetitlosigkeit, verzögerte Rekonvaleszenz, Anämie, Milz- oder Leberschwellung, unverdaute Stühle.

Ferrum metallicum (Reduziertes Eisen)

Herz-Kreislauf-System, Magen-Darm-Trakt, Stütz- und Bewegungsapparat. Trockener Husten mit schleimigem Auswurf, Bronchitis, Neigung zu hellroten Hämorrhagien, Nasenbluten, Eisenmangel-Anämie, Erbrechen sofort nach Futteraufnahme, wässrige Diarrhö, Meteorismus, vermehrter Harndrang.

Ferrum phosphoricum (Wasserhaltiges Eisen-Phosphat)

Herz-Kreislauf-System, Magen-Darm-Trakt, Stütz- und Bewegungsapparat, Lymphsystem. Fieber und Entzündungen im akuten und subakuten Stadium, Infektionskrankheiten, Otitis media, Nasenbluten, empfindlicher Magen, Erbrechen unverdauter Speisen, Diarrhö, wandernde Beschwerden an Muskeln und Gelenken.

Ferrum picrinicum (Eisenpikrat)

Männliche Geschlechtsorgane, Haut. Prostatahypertrophie, Versagen einer Organfunktion bei Beanspruchung (z. B. Aphonie während des Bellens oder Miauens).

Ferrum sulfuricum (Eisensulfat)

Gefäßsystem. Empfindlichkeit gegen Kälte und frische Luft, Blutwallungen.

Flor de piedra (Steinblüte)

Schilddrüse, Leber, Herz-Kreislauf-System. Druckempfindlichkeit in der Lebergegend, chronische Hepatitis, Hepatose, hepatogener Pruritus, Hyper- und Hypothyreose, Struma nodosa, venöse Durchblutungsstörungen.

Folliculinum (Graafscher Follikel)

Keimdrüsen. Störungen der weiblichen Zyklustätigkeit.

Fragraria vesca (Walderdbeere)

Haut, Bindegewebe. Hauterkrankungen, zur Blutreinigung.

Fraxinus americanus (Weißesche)

Weibliche Genitalorgane. Tonikum bei Uterusdeszensus und -prolaps.

Fucus vesiculosus (Blasentang)

Schilddrüse. Steigerung des Grundumsatzes bei Übergewicht, Hyperthyreose, Struma, Arteriosklerose.

Galphimia glauca (Thryalis glauca)

Atemwege, Haut. Allergische Rhinitis, allergisches Asthma bronchiale, allergische Hauterkrankungen

Gelsemium sempervivens (Wilder Jasmin)

Zentrales Nervensystem, Atemwege, weibliche Geschlechtsorgane, Stütz- und Bewe-

gungsapparat. Schwäche, Benommenheit, Teilnahmslosigkeit, Apathie, Schüttelfrost, grippaler Infekt, Ptosis, schwacher weicher Puls, Arrhythmie des Herzschlags, Zittern der Extremitäten, Lähmigkeit aller Muskeln.

Geranium maculatum (Gefleckter Storchenschnabel)

Hämostyptikum. Diffuse Blutungen innerer Organe.

Ginkgo biloba (Fächerblattbaum)

Zentrales Nervensystem. Tonsillitis; Beschwerden, die durch Störungen der Hirndurchblutung entstehen.

Glonoinum (Nitroglyzerin)

Herz-Kreislauf-System, zentrales Nervensystem. Sonnenstich, drohender Apoplex, heftiges Herzklopfen, Zirkulationsstörungen, Hypertonie.

Graphites (Plumbago mineralis – Reißblei, Graphit)

Weibliche Geschlechtsorgane, Magen-Darm-Trakt, Haut. Blepharitis, Konjunktivitis mit schleimiger eitriger Sekretion; träge Magen-Darm-Funktion, übelriechende Flatulenz, Obstipation, Analfissuren; trockene, rissige, schrundige Haut. Hautaffektionen mit scharfem, übelriechendem, dickem, honiggelbem Sekret. Ekzeme, Rhagaden.

Grindelia robusta (Grindelia)

Atemwege. Kann im Liegen nicht atmen. Apnoe im Schlaf, Dyspnoe, Asthma cardiale und bronchiale, chronische Bronchitis, Emphysembronchitis, Milzschwellung.

Hamamelis virginiana (Zaubernuss)

Venöses Gefäßsystem, Haut. Dunkle Hämorrhagien, Nasenbluten, venöse Stase, Varikozele. Offene, schmerzhafte Wunden (auch Operationswunden), Entzündungen der Haut.

Helonias dioica (Teufelsbiss)

Weibliche Geschlechtsorgane. Uterusprolaps, Pruritus vulvae.

Hepar sulfuris calcareum (Kalkschwefelleber)

Haut, Schleimhäute. Akute eitrige Entzündungen, Neigung zu Eiterung, nach Eröffnung von Abszessen, exsudative Diathese, Angina, Pharyngitis, akute und chronische Rhinitis, Sinusitis, Otitis. Entzündungen der oberen und unteren Atemwege mit dickem, gelbem Sekret. Zystopyelitis, Pyodermien verschiedener Genese (besonders Staphylokokkeninfektionen), Eiterung bei der geringsten Verletzung, Bläschen, Blasen und Pusteln der Haut, Furunkel, Karbunkel, Abszesse, Ekzeme, Urtikaria.

Hydrophobinum/Lyssinum (Tollwut)

Zentrales und vegetatives Nervensystem. Alle Beschwerden werden schlimmer durch Anblick oder Hören von fließendem Wasser und strahlendem Sonnenschein, ebenso Verschlimmerung durch leichteste Zugluft. Schlundkrämpfe, Dysphagie, bellender Husten, epileptiforme Zustände, Ruhelosigkeit, sexuelle Übererregung.

Hypericum perforatum (Johanniskraut)

Zentrales und peripheres Nervensystem. Frische Verletzungen mit Nervenschädigung, Quetschungen, Brandwunden, Stichwunden, Tierbisse, Nervenverletzungen. Commotio und Contusio cerebri, Rückenmarkserschütterung, Asthma bronchiale.

Ignatia amara (Ignatiusbohne)

Zentrales Nervensystem. Traurigkeit, Launenhaftigkeit, Hysterie, Krämpfe der Skelettmuskulatur, Spasmen der glatten Muskulatur, Speiseröhrenkrampf, Gastritis.

Insulinum (Insulin)

Endokrinum. Transitorische Ödeme, Refraktionsanomalien, Hyperinsulinismus, Insulinlipodystrophie.

(Uragoga/Cephaelis) Ipecacuanha (Brechwurzel)

Magen-Darm-Trakt, Atemwege. Ständiges Erbrechen (selbst bei leerem Magen), Verletzungsschock, Ohnmacht als Folge von Blutverlust. Trockener, erstickender Husten und Asthma bronchiale. Hellrote, gussartig auftretende Hämorrhagien aus Körperöffnungen. Gastroenteritis, starker Speichelfluss, gelbe wässrige schaumige Diarrhö.

Iris versicolor (Verschiedenfarbige Schwertlilie)

Zentrales Nervensystem, Magen-Darm-Trakt. Entzündungen der Magen- und Darmschleimhaut mit saurem Erbrechen und Obstipation. Die Beschwerden sind plötzlich, anfallsartig und periodisch.

Jacaranda procera (Karoba-/Karaibablätter)

Harnwege. Diuretikum.

Jodum (Jod)

Zentrales Nervensystem, Schilddrüse, Atemwege, Herz-Kreislaufsystem, Magen-Darm-Trakt, Stütz- und Bewegungsapparat. Rascher Stoffwechsel, Abmagerung trotz gewaltigen Appetits, starker Bewegungsdrang, Angst, Induration und nachfolgende Atrophie drüsiger Organe, Rhinitis, Laryngitis, Bronchitis, Asthma bronchiale, Gastritis, Pankreatitis.

Kalium arsenicosum (Saures Kaliummeta-Arsenat)

Zentrales Nervensystem, Haut. Asthma; trockene schuppende, stark juckende Hautausschläge.

Kalium bichromicum (Kaliumdichromat)

Atemwege, Magen-Darm-Trakt, Stütz- und Bewegungsapparat, Haut, Schleimhäute. Entzündungen der oberen und unteren Atemwege mit zähen, fadenziehenden Absonderungen. Gastritis, Muskel- und Gelenkrheumatismus, tiefe Haut- und Schleimhautulzera mit einem wie ausgestanzten Rand.

Kalium carbonicum (Pottasche)

Zentrales Nervensystem, Atemwege, Herz-Kreislauf-System, Magen-Darm-Trakt, weibliche Geschlechtsorgane, Stütz- und Bewegungsapparat. Neigung zu Ödemen (besonders an den Augenlidern), allgemeine Spannungslosigkeit, Schwäche, trockener harter Husten, Bronchitis, Asthma bronchiale, Herzinsuffizienz, Blähungskolik, Obstipation, Abortneigung, Arthritis.

Kalium chloratum/muriaticum (Kaliumchlorid)

Schleimhäute. Fibrinöse, weißgraue Exsudate. Weißgrauer Belag der Zungenwurzel, Anschwellung der Drüsen, weißgrauer dicker, faserstoffhaltiger Schleim. Weiße Ulzera in der Maulhöhle, Aphten, Soor, chronische Otitis, Bursitis, Ganglion.

Kalium jodatum/hydrojodicum (Kaliumjodid)

Schleimhäute, Stütz- und Bewegungsapparat. Rhinitis mit leichtem, wässrigem scharfem Sekret. Sinusitis, festsitzender Husten, chronische Bronchitis, Asthma bronchiale, rezidivierende Pneumonie, Struma, Rheumatismus, Periostitis.

Kalium nitricum (Kaliumnitrat)

Atemwege, Herz-Kreislauf-System. Bronchitis, Asthma bronchiale, schwere Dyspnoe, Herzschwäche mit Kollapsneigung, Neigung zu Schleimhautblutungen, schleimig-blutige Diarrhö, Nephritis, ödematöse Schwellung am ganzen Körper.

Kalium sulfuricum (Kaliumsulfat)

Schleimhäute. Schleimhautentzündungen mit dickem, gelbem Sekret. Blepharitis, Konjunktivitis, Bronchitis mit starkem Schleimrasseln auf der Brust, Otitis media, Schnarchen.

Kreosotum (Destillat aus Buchenholzteer)

Schleimhäute, Haut. Tiefgreifende Entzündungen der Schleimhäute mit scharfem wundmachendem, blutigem, auch eitrigem

Sekret. Neigung zu Ulzera. Bronchitis, Husten mit eitrigem, blutigem Sputum. Hämorrhagische Diathese (kleine Wunden bluten stark), Karies, blutende Gingivitis mit schmerzhaft geschwollenem Zahnfleisch, Diarrhö, Pruritus vulvae, entzündliche Hauterkrankungen mit heftigem Juckreiz, Neigung zu Gangrän.

Lac caninum (Hundemilch)

Zentrales Nervensystem, Schleimhäute, weibliche Geschlechtsorgane, Stütz- und Bewegungsapparat, Lymphsystem. Nasenverstopfung, Pharyngitis und Tonsillitis, Mastitis, Galaktorrhö, Milchmangel (hilfreich beim Absetzen). Typisch ist wiederholter Seitenwechsel der Symptome.

Lachesis muta (Buschmeister)

Septische Entzündungen, Schilddrüse, Herz-Kreislauf-System. Symptome vorwiegend linksseitig. Angina, Bronchitis, Asthma bronchiale, Kollapszustände, Myokarditis, Endokarditis, Thrombose, Embolie, Hämorrhagien. Stomatitis ulzerosa, Aphten, Meteorismus, blutig-schleimige Diarrhöen, Hepatitis, Gelenkrheumatismus, Geschwüre mit blauroten Rändern, Karbunkel, Fieber, Kälte und Zittern des ganzen Körpers.

Lapis albus (Gneis)

Lymphsystem. Skrofulöse Lymphknotenschwellungen, Drüsenverhärtungen, Fisteleiterungen.

Levisticum officinale (Liebstöckel)

Magen-Darm-Trakt, Sinnesorgane. Anorexie durch Verdauungsschwäche mit nervöser Überempfindlichkeit. Duodenitis, Gastritis (Stomachikum), Entzündungen im Nerven-Sinnes-Bereich (z. B. Mittelohrentzündungen und Folgezustände).

Lilium tigrinum (Tigerlilie)

Weibliche Geschlechtsorgane. Hochgradige Reizbarkeit, übermäßiger Geschlechtstrieb.

Luteinum (Gelbkörper)

Weibliche Geschlechtsorgane. Störungen der zyklischen Keimdrüsentätigkeit.

Lycopodium chlavatum (Bärlapp)

Leber. Mangelnde Verdauungskraft und Leberfunktionsstörung. Aufgeblähtes Abdomen, Sodbrennen, saures Aufstoßen, Meteorismus, Obstipation, Cholelithiasis, Pharyngitis, Tonsillitis, Pneumonie, harnsaure Diathese, rotes Harnsediment, Nephrolithiasis, Gicht, venöse Stase, klebrige und übelriechende Körperabsonderungen.

Lycopus virginicus (Virginischer Wolfstrapp)

Herz, Schilddrüse. Hyperthyreose, heftiges Herzklopfen, Tachyarrhythmie.

Magnesium carbonicum (Basisches Magnesiumkarbonat)

Zentrales Nervensystem, Schilddrüse, Magen-Darm-Kanal, Stütz- und Bewegungsapparat. Spasmen an allen Hohlorganen, saurer Geruch aller Ausscheidungen, Tonsillenhypertrophie, adenoide Vegetationen, Hyperthyreose, saure Dyspepsie mit Flatulenz, Darmkolik, wässrige Diarrhö, Prostatitis, chronische Polyarthritis.

Magnesium phosphoricum (Magnesiumhydrogenphosphat-Trihydrat)

Zentrales und peripheres Nervensystem. Großes Krampf- und Neuralgiemittel. Kolikartige Schmerzen an allen Hohlorganen, Zahnungsbeschwerden.

Mandragora e radice siccato (Alraune)

Zentrales Nervensystem, Magen-Darm-Trakt, Leber, Stütz- und Bewegungsapparat. Schläfrigkeit, Dyspepsie, Gastritis, Cholezystopathie, spastische Obstipation, Arthritis.

Manganum aceticum (Mangan-Acetat)

Atemwege, Stütz- und Bewegungsapparat. Trockener, quälender Husten und chronische Heiserkeit, Laryngitis, Bronchitis, Anämie,

4

Medikamentenliste

gestörter Gleichgewichtssinn, Juckreiz der Haut, Ekzeme.

■ Melilotus officinalis (Echter Steinklee)

Arterielles Gefäßsystem. Varikosis, Nasenbluten.

■ Mercurius sublimatus corrosivus (Quecksilberchlorid)

Schleimhäute, Magen-Darm-Trakt, Harnwege. Arzneimittelbild wie bei Mercurius solubilis (Symptome sind allerdings viel heftiger), Blepharo-Konjunktivitis, Iritis, Gingivitis, Stomatitis, ruhrartige blutige Diarrhö mit starkem Tenesmus, Zystitis mit starkem Harndrang.

■ Mercurius solubilis (Gemisch aus Quecksilberamidonitrat und metallischem Quecksilber)

Schleimhäute, Magen-Darm-Trakt, Leber, Stütz- und Bewegungsapparat, Haut, Lymphsystem. Akute und chronische Schleimhautentzündungen mit Schwellung und Neigung zu Eiterung; alle Sekrete sind scharf, daher oft blutvermischt. Keratitis, Konjunktivitis, Blepharitis, übler Mundgeruch, reichlicher Speichelfluss, Zunge dick belegt und geschwollen, Aphten, Soor, Stomatitis, Rhinitis, Pharyngitis, Angina, Otitis media, Bronchitis, Gastroenteritis, schleimiger blutiger Stuhl, Urethritis mit eitriger Absonderung, Tremor der Extremitäten, Urtikaria, nässende Ekzeme, Dermatitis, Pyodermie, entzündete und geschwollene Lymphdrüsen. Tiere sind hochsensibel, reaktionsschnell, misstrauisch.

■ (Achillea) Millefolium (Gemeine Schafgarbe)

Arterielles Gefäßsystem. Hellrote Blutungen jeglicher Genese: Verletzungen, Nasenbluten, Hämoptoe.

■ Moschus moschiferus (Moschushirsch)

Zentrales Nervensystem. Hysterie, Wutanfälle, nervöse Ohnmacht, schweres Asthma bronchiale, starke sexuelle Erregung.

■ Murex purpureus (Purpurschnecke)

Weibliche Geschlechtsorgane. Starker Geschlechtstrieb, Hypersensibilität der Genitalien, Uterusprolaps.

■ Myristica (viola) sebifera (Talgmuskatnussbaum)

Haut, Schleimhäute. Eitrige Entzündungen, Furunkel, Abszess im Stadium der Reifung.

■ Naja tripudians (Brillenschlange)

Herz-Kreislauf-System. Heftiges Herzklopfen, laute Herzgeräusche, Herzklappenläsionen, Myokarditis, Endokarditis, Stauungsbronchitis.

■ Natrium muriaticum/chloratum (Kochsalz)

Zentrales Nervensystem, Magen-Darm-Trakt, Haut, Schleimhäute. Trockenheit aller Schleimhäute, Konjunktivitis, Keratitis, Rhinitis, Bronchitis. Tachykardie, Diarrhö, Obstipation, Heißhunger (aber Abmagerung), Urtikaria, Flechten, Mykose, seborrhoisches Ekzem.

■ Okoubaka (Okoubaka aubrevillei, getrocknete Astrinde)

Magen-Darm-Trakt. Gastroenteritis nach verdorbenem Futter, Futterunverträglichkeit, Futterumstellung, Vergiftungen jeder Art, Rekonvaleszenz nach Infektionskrankheiten.

■ Opium (Pulver aus dem Saft des Schlafmohns)

Zentrales Nervensystem, Magen-Darm-Trakt. Bewusstseinstrübung, Somnolenz, Stupor, Koma, geringes oder fehlendes Schmerzempfinden, Folgen von Schreck, Atmung geräuschvoll und behindert, Schnarchen, Parese der Darmmuskulatur, Obstipation ohne Stuhldrang, trockener und/oder knolliger Stuhl, Meteorismus, Harninkontinenz, tiefer Schlaf (schwer zu unterbrechen).

Ornithogallum umbellatum (Sternblume)

Haut, Schleimhäute. Entzündliche und vesikuläre Hautaffektionen, Übelkeit und Erbrechen (z. B. bei gastrointestinalen Ulzera).

Palladium (Palladium)

Weibliche Genitalorgane. Ovariitis, Ovarialzysten.

Pareira brava (Grießwurz)

Harnwege. Ständiger Harndrang, heftige Schmerzen beim Wasserlassen. Dunkler, dicker, schleimiger Urin. Harnretention bei Prostatahypertrophie, Zystitis, Urethritis, Pyelonephritis.

Petroleum rectificatum (Petroleum/Erdöl)

Haut, Schleimhäute, zentrales Nervensystem. Neigung zu Haut- und Schleimhauterkrankungen. Empfindliche, trockene, raue, rissige Haut und nässende Ekzeme. Chronische Pharyngitis und Laryngitis. Reisekrankheit mit Erbrechen, Gastritis, Diarrhö, Heißhunger.

Phellandrium (Oenanthe aquatica – Wasserfenchel)

Schleimhäute. Bronchitis, besonders chronische und/oder foetide. Beginnende Mastitis. Karminativum, Diuretikum.

Phosphorus (Gelber Phosphor)

Zentrales Nervensystem, Schleimhäute, Leber, Stütz- und Bewegungsapparat. Tiere ängstlich, rasch ermüdbar, sehr vertrauensselig, Angst vor dem Alleinsein. Schwächezustände, Sinusitis, Rhinitis, Heiserkeit, Bronchitis, Asthma bronchiale, Endokarditis, Myokarditis, Neigung zu Hämorrhagien (stark blutende Wunden, blutendes Zahnfleisch, Nasenbluten), Gastritis, Erbrechen, Fettstühle, Diarrhö. Hepatitis, Heißhunger, stark erhöhter Sexualtrieb, Ovarialzysten, Druckempfindlichkeit der Processi spinosi.

Phytolacca americana/decandra (Kermesbeere)

Lymphsystem, weibliche Geschlechtsorgane, Stütz- und Bewegungsapparat. Wirkt hauptsächlich bei Schwellung und Verhärtung von Drüsen oder drüsigen Organen. Hals dunkelrot, Tonsillitis. Gesäuge hart und empfindlich mit aufgesprungener Zitzenhaut. Schmerzen beim Säugen, Mastitis, Milchstau, Hypogalaktie, Hypergalaktie (hilfreich beim Absetzen), Muskelkrämpfe, Polyarthritis.

Platinum metallicum (Platin)

Zentrales Nervensystem, weibliche Geschlechtsorgane. Wirkt besonders auf die Psyche: Gemütsschwankungen, Teilnahmslosigkeit, rascher Stimmungswechsel, Zittern am ganzen Körper. Obstipation mit kittartigem Stuhl, Überempfindlichkeit der Genitalorgane, frühzeitige Entwicklung des Geschlechtstriebes, verstärkter Geschlechtstrieb.

Plumbum aceticum (Bleiazetat)

Zentrales und peripheres Nervensystem, Magen-Darm-Trakt, Harnwege. Nephrosklerose, Albuminurie, Paresen mit Abmagerung, Muskelatrophie, spastische Obstipation, Koliken (dabei Bauchdecke hart und kahnförmig eingezogen).

Plumbum metallicum (Blei)

Zentrales und peripheres Nervensystem, arterielles Gefäßsystem, Magen-Darm-Trakt, Harnwege. Allgemeine sklerotische Zustände und langsam sich entwickelnde, schleichend fortschreitende Prozesse. Lähmung und Atrophie der Muskulatur, Beugekontraktur, progressive Paralyse, große Schwäche und Kraftlosigkeit aller Glieder, Tremor, Muskelspasmen. Bauchkoliken mit eingezogener Bauchdecke, spastische Obstipation, chronische interstitielle Nephritis, Vaginismus, Abortneigung.

Podophyllum peltatum (Fußblatt, Maiapfel)

Magen-Darm-Trakt, Leber. Akute Diarrhö (reichlich, gussartig, stinkend, auch schleimig oder blutig, gefolgt von großer Schwäche), galliges Erbrechen, Gastroenteritis, Rektumprolaps, entzündliche Zustände von Leber und Gallenblase, Cholelithiasis, Zahnungsbeschwerden, entzündete Ovarien, Uterusprolaps.

Pulex irritans (Floh)

Haut. Juckreiz, Hautreizungen.

Pulsatilla pratensis (Wiesen-Küchenschelle)

Zentrales Nervensystem, Magen-Darm-Trakt, weibliche Geschlechtsorgane, Stütz- und Bewegungsapparat. Sanfte, schüchterne Tiere mit wechselhaften Launen, sehr anhänglich. Erkältungsneigung, aber Abneigung gegen Wärme. Konjunktivitis, Blepharitis, Rhinitis, Otitis media, Bronchitis, Asthma bronchiale, Gastritis, Hepatopathie, Zystitis, Wehenschwäche, Arthritis, venöse Stase.

Pyrogenium (Extrakt aus autolysiertem Ochsenfleisch)

Septische Entzündungen. Heftige, überschießende Reaktionsphasen mit Neigung zu Eiterungen, Lymphangitis, gangränösen Zuständen und septischer Entwicklung. Frieren und Schüttelfröste, übler Geruch aller Absonderungen (aashaft riechende Stühle), Ruhelosigkeit mit starkem Bewegungsdrang, Rachenphlegmone, Pneumonie mit Neigung zu Lungenabszess und Gangrän, Cholezystitis, subphrenischer und perinephritischer Abszess, Nephritis mit Eiweißausscheidung im Verlauf septischer Prozesse, Mastitis, Endometritis, infizierte Wunden mit Neigung zu septischen Zuständen.

Rhus toxicodendron quercifolium (Giftsumach)

Stütz- und Bewegungsapparat, zentrales Nervensystem, Haut. Steifheit in allen Gliedern, Verrenkung, Verstauchung, Zerrung, Arthritis, Neuralgien. Besserung durch fortgesetzte Bewegung. Große Ruhelosigkeit und Bewegungsdrang. Trockener, quälender Husten, vor allem nachts. Bronchitis, Herzklopfen. Blutig-schleimige Diarrhö. Dermatitis und pustulöse juckende Ekzeme.

Rubia tinctorum (Färberkrapp)

Steindiathese. Nephrolithiasis mit Phosphat- oder Oxalatsteinen, Sialolithiasis.

Rumex crispus (Krauser Ampfer)

Atemwege, Haut. Extreme Empfindlichkeit gegen kalte Luft, entzündliche Atemwegserkrankungen, quälender ermattender Husten, morgendliche Diarrhö, Meteorismus, rote Bläschen der Haut, Juckreiz.

Ruta graveolens (Weinraute)

Stütz- und Bewegungsapparat, zentrales Nervensystem. Verletzung, Prellung, Quetschung, Zerrung, Arthritis, Steifheit, Obstipation, Neigung zu Analprolaps, venöse Stauungen.

(Juniperus) Sabina (Sadebaum)

Weibliche Geschlechtsorgane. Scharfer eitriger Fluor, drohender Abort, Gelenkrheumatismus, Warzen.

Saccharum (Rohrzucker)

Zuckerstoffwechsel. Hypoglykämien, Karies der Zähne, Bindegewebsschwäche. Als Nebenmittel bei Trichomonadeninfektionen.

Sanguinaria canadensis (Kanadische Blutwurzel)

Arterielles Gefäßsystem, Atemwege, weibliche Geschlechtsorgane, Stütz- und Bewegungsapparat. Erregte Blutzirkulation, trockene Schleimhäute. Pfoten brennend heiß. Krampfartiger Husten, Bronchitis, Pneumonie, Bursitis.

Scilla (Urginea) maritima (Meerzwiebel)

Herz-Kreislauf-System, Atemwege. Heftiger Husten, mit unwillkürlichem Stuhl- oder

Harnabgang. Chronische Bronchitis, Stauungsbronchitis, Herzinsuffizienz mit Ödemneigung, Altersherz.

Secale cornutum (Mutterkorn)

Arterielles Gefäßsystem, weibliche Geschlechtsorgane. Heißhunger (aber trotzdem Abmagerung). Diarrhö mit olivgrünem, dünnem, fauligem, blutigem Stuhl. Hämorrhagien, dünnes schwarzes Blut, die kleinste Wunde blutet wochenlang. Kreislaufstörungen. Bräunlicher, übelriechender Fluor, schwache oder ausbleibende Geburtswehen. Streckkrämpfe.

Selenium amorphum (Selen)

Leber, männliche Geschlechtsorgane, Haut. Heiserkeit, Verdauungsschwäche, Appetitlosigkeit, Obstipation, vergrößerte Leber, sexuelle Schwäche trotz sexueller Reizbarkeit, unwillkürlicher Samenabgang. Entzündungen der Urethra, Epididymis, Prostata und Vesiculae seminales. Seborrhoisches Ekzem, Alopezie.

Senecio aureus (Goldenes Kreuzkraut)

Harnwege, weibliche Geschlechtsorgane. Zystitis, Fluor, Nasenbluten, nervöse Tiere.

(Polygala) Senega

Atemwege. Konjunktivitis, Blepharitis. Chronische Bronchitis mit zähem, festsitzendem Schleim. Trockener Husten, der mit Niesen endet. Emphysembronchitis, Asthma bronchiale.

Sepia officinalis (Tintenfisch)

Zentrales Nervensystem, Magen-Darm-Trakt, weibliche Geschlechtsorgane, Harnwege, Stütz- und Bewegungsapparat. Muttertier ist gleichgültig gegenüber dem Nachwuchs und reizbar. Gastritis, Hepatopathie, Meteorismus, Obstipation, häufiger Harndrang, Zystitis, Harninkontinenz, Uterusprolaps, Leukorrhöe, Vaginitis, chronische Hautausschläge, kalte Pfoten.

Silicea (Kieselerde)

Zentrales Nervensystem, Haut, Schleimhäute, Lymphsystem. Ruhige, gehorsame, schreckhafte und zarte Tiere. Schlechter Ernährungszustand, Konjunktivitis, geschwollener und/oder verstopfter Tränenkanal, vergrößerte Halslymphknoten, Rhinitis, Sinusitis, Otitis, Bronchitis, Zahnfleischentzündungen, Parodontose, Karies, Meteorismus, Obstipation (Stuhl gleitet wieder in den Darm zurück), Bindegewebsschwäche, Neigung zu Eiterungen (Abszesse, Fisteln), schlecht heilende Wunden. Silicea fördert das Abstoßen von Fremdkörpern aus dem Gewebe.

Spartium scoparium (Cytisus scoparius – Besenginster)

Herz-Kreislauf-System. Herzinsuffizienz, postinfektiöser Myokardschaden, orthostatische Dysregulation, Arrhythmie, Extrasystolie, beschleunigter Puls, allergische Hautaffektionen, Urtikaria, Follikulitis.

Spongia tosta (Gerösteter Meerschwamm)

Atemwege, Schilddrüse, Herz-Kreislauf-System, männliche Geschlechtsorgane. Akute Atemwegsinfekte, trockener bellender Husten, Heiserkeit, Struma, Hyperthyreose, Herzklopfen, Myokarditis, Schwellung und/oder Entzündung der Hoden und Nebenhoden.

Streptococcus haemolyticus (beta-hämolysierende Streptokokken)

Septische Entzündungen. Angina, Tonsillarabszesse, Otitis media, Phlegmonen, Empyeme, Mastitis, Karditis, Pneumonie, Meningitis, Osteomyelitis, Polyarthritis, Muskelhypo- tonie, Antriebsschwäche, Reizbarkeit, Autoaggressionskrankheiten.

Strophantus gratus (afrikanisches Lianengewächs)

Herz-Kreislauf-System. Leichte Herzinsuffizienz.

4

Medikamentenliste

255

Strychninum phosphoricum (Strychninphosphat)

Zentrales Nervensystem. Schlaflosigkeit, Reizbarkeit, Paresen verschiedener Art.

Sulfur (Schwefel)

Atemwege, Magen-Darm-Trakt, Leber, Stütz- und Bewegungsapparat, venöses Gefäßsystem, Haut, Schleimhäute. Zwischenmittel zur Anregung der Reaktionsfähigkeit des Körpers. Anhaltendes verschlepptes Fieber, verlangsamte Rekonvaleszenz, stark gerötete Schleimhäute, Blepharo-Konjunktivitis, chronische Rhinitis, Bronchitis, Gastritis, Gastroenteritis, Morgendiarrhö, struppiges und glanzloses Fell, trockene Haut, juckende Hautausschläge, seborrhoisches Ekzem, leichter Schlaf.

Sulfur jodatum (Erkaltete Schmelze von Schwefel und Jod)

Atemwege, Haut, Lymphsystem. Foetide Bronchitis, Tonsillitis, Pleuritis, chronische Lymphdrüsenschwellung. Furunkulose.

Symphytum officinale (Gemeiner Beinwell)

Stütz- und Bewegungsapparat. Verletzungsmittel: Distorsionen der Gelenke, Frakturen, verzögerte Kallusbildung, Verletzungen des Periosts, Periostitis, stumpfe Augentraumata, schlechte Wundheilung.

Syzygium jambolanum/cumini (Jambul)

Pankreas. Diabetes mellitus.

(Nicotiana) Tabacum (Virginischer Tabak)

Magen-Darm-Trakt, zentrales Nervensystem, Herz-Kreislauf-System. Speichelfluss, Würgereiz, Erbrechen, kollapsartige Zustände, Diarrhö mit hochgradiger Erschöpfung, Gastroenteritis, Reisekrankheit, eisige Kälte des Körpers.

Tarantula hispanica (Tarantel)

Zentrales Nervensystem, Herz-Kreislauf-System. Hochnervöse Tiere mit extremer Ruhelosigkeit, Zwang, sich ständig zu bewegen und Überempfindlichkeit aller Sinnesorgane. Herzklopfen, sexuelle Übererregbarkeit, Zittern der Extremitäten, choreaartige Bewegungen mit Zuckungen und Krämpfen der Muskulatur.

Taraxacum officinale (Löwenzahn)

Magen-Darm-Trakt, Leber. Appetitlosigkeit, Zunge mit roten Flecken, Gastritis, Cholezystitis, Hepatopathie.

Tartarus emeticus/stibiatus (Brechweinstein)

Atemwege, Herz-Kreislauf-System. Bronchitis und Bronchopneumonie mit zähem, fadenziehendem, schleimigem Sekret, das nicht abgehustet werden kann. Grobe, feuchte Rasselgeräusche mit starker Dyspnoe, große Erschöpfung mit raschem Kräfteverfall, Kreislaufschwäche, große Müdigkeit. Akute Magen- und Darmstörungen mit ständiger Übelkeit, Würgereiz, Erbrechen, Diarrhö, rascher Kräfteverfall, pustulöse Hautausschläge.

Testosteronum (Testosteron/Androgen)

Männliche Genitalorgane. Schwäche der männlichen Keimdrüsen und Genitalorgane, Deckunlust, Revitalisierung.

Terebinthina (Terpentin)

Harnorgane, Atemwege. Herdnephritis, Zystopyelitis, Nephrolithiasis, Hämaturie, Cholezystopathie, Bronchitis foetida.

Thlapsi bursa pastoris (Hirtentäschel)

Hämostyptikum. Blutungen jeglicher Genese, besonders gynäkologische.

Thuja occidentalis (Abendländischer Lebensbaum)

Haut, Schleimhäute, Stütz- und Bewegungsapparat. Warzen, Naevi, Polypen, Papillome, Fibrome, Tumore, Impfschäden, Konjunktivitis, Otitis, Rhinitis, Sinusitis, Tonsillitis, Bronchitis, Asthma bronchiale, Fett-Dyspepsie, Auftreibung des Abdomens, Meteorismus, morgendliche Diarrhö, Obstipation, Endometritis, Adnexitis, fettiges Haut und Fell (übelriechend), Schuppen, Haarausfall.

Thyreoidinum (Schilddrüse)

Endokrinum. Hypothyreoidismus, hypothyreoter Kropf, Myxödem, thyreogene Fettsucht sowie versuchsweise bei trockenen Ekzemen. Bewirkt eine Stoffwechselsteigerung sowie eine Steigerung der Muskelmotorik und der vegetativen und geistigen Funktionen.

Trillium pendulum (Waldlilie)

Hämostyptikum. Blutungen und Blutungsneigung jeder Art und Lokalisation.

Tuberkulinum (aus Kulturen von Mykobakterien)

Konstitutionsmittel. Hypochondrie, Tagesschläfrigkeit, unruhiger Schlaf mit Husten, Konjunktivitis, Ulzerationen im Kehlkopf, Aphonie, Asthma bronchiale, Pleuritis sicca mit trockenem Reizhusten, Tachykardie, Arrhythmie, Kardialgien, Nephritis, Hydrozele, Metritis, Arthritis, Osteochondrose, Knochenfisteln. Hauterkrankungen wie schuppende, juckende Ekzeme, Lupus erythematodes, Urtikaria. Typisch ist der Wechsel zwischen Erkrankungen des Bewegungsapparates und Hauterkrankungen.

Uranium nitricum (Uranylnitrat)

Atemwege. Zellentartungen, besonders im Lungen- und Bronchialbereich.

Urtica urens (Kleine Brennnessel)

Haut, Gesäuge, Stütz- und Bewegungsapparat. Hautausschläge mit Juckreiz und Quaddelbildung (auch allergisch), Verbrennungen 1. Grades, Laktationsstörungen, harnsaure Diathese, Rheumatismus, Gicht. Beschwerden treten periodisch auf – jedes Jahr zur selben Zeit.

Veratrum album (Helleborus albus – Weiße Nieswurz, Weißer Germer)

Herz-Kreislauf-System, zentrales Nervensystem, Magen-Darm-Trakt, weibliche Geschlechtsorgane. Kreislaufschwäche mit Kollapsneigung, rapider Kräfteverfall, Ohnmacht. Alle Absonderungen sind reichlich. Heftiges Erbrechen, wässrige Diarrhö mit schwallartiger Stuhlentleerung, Obstipation, Heißhunger, Durst auf kaltes Wasser, eisige Kälte des ganzen Körpers.

Viburnum opulus (Gemeiner Schneeball)

Weibliche Geschlechtsorgane. Nervöse Unruhe, schmerzhafte Nachwehen, drohender Abort.

Vipera berus (Kreuzotter)

Herz-Kreislauf-System, Magen-Darm-Trakt. Herz- und Kreislaufschwäche, Kollaps, Eiseskälte, unwillkürlicher Stuhl- und Harnabgang, Brechdurchfall, großer Durst, Lymphangitis, Gangrän.

Viscum album (Mistel)

Herz-Kreislauf-System, Atemwege, Stütz- und Bewegungsapparat. Epilepsieartige Krampfanfälle, Asthma bronchiale, Rheumatismus, Steifigkeit der Muskulatur. Arthrose, Neuralgien.

Weihrauch (Boswellia serrata, Olibanum)

Zentrales Nervensystem, Bewegungsapparat, Magen-Darm-Trakt. Schmerzzustände, Colitis, Enteritis, Arthritis.

(Pausinystalia) Yohimbe (Yohimberinde)

Zentrales Nervensystem. Erschöpfungszustände, prophylaktisch nach Operationen am Urogenitaltrakt zwecks Eindämmung konsekutiver Blutungen.

Zincum metallicum (Metallisches Zink)

Zentrales Nervensystem, Magen-Darm-Trakt, weibliche Geschlechtsorgane, Stütz- und Be-

4

Medikamentenliste

wegungsapparat. Schwäche, nervöse Unruhe, Tagesschläfrigkeit (bei nächtlicher Schlaflosigkeit), starke Geräuschempfindlichkeit, Muskelzuckungen und Krämpfe, venöse Stauungen.

Schüßler-Salze

DHU – Deutsche Homöopathie-Union
DHU-Arzneimittel GmbH & Co. KG
Ottostraße 24 · 76227 Karlsruhe
Tel.: 0721/409301, Fax: 0721/4093263

Homöopathisches Laboratorium
Alexander Pflüger GmbH & Co. KG
Bielefelder Str. 17 · 33378 Rheda-Wiedebrück
Tel.: 05242/9282-0, Fax: 05242/55932

Schüßlersche Funktionsmittel D3, D6, D12 Tabletten (DHU-N1 80 St., Pflüger N1 100 St.)

Calcium fluoratum (Flussspat)
Elastizitätsverlust der Blutgefäße, Knochen- und Zahnerkrankungen, Bandscheibenschäden, Gelenkbeschwerden, Gewebs- und Drüsenverhärtungen, unterstützend bei Geschwulsterkrankungen.

Calcium phosphoricum (Kalziumhydrogenphosphat)
Knochen- und Zahnerkrankungen, schlecht heilende Knochenbrüche, Blutarmut, Lungenleiden, nervöse Störungen, rasche Ermüdbarkeit, Schlafstörungen; in Schwangerschaft und Rekonvaleszenz.

Calcium sulfuricum (Kalziumsulfat, Gips)
Abszesse, Furunkel, Karbunkel, Bindehautentzündung, eitrige Mandelentzündung und Bronchialkatarrh, Blasen- und Nierenentzündung, chronischer Schnupfen mit Beteiligung der Kieferhöhlen bei übelriechendem, eitrigem Ausfluss, Afterfisteln.

Ferrum phosphoricum (Eisenphosphat)
Für alle plötzlich auftretenden Erkrankungen, für alle entzündlichen und fieberhaften Prozesse im Anfangsstadium.
Anämische Zustände, Wunden, Blutungen, Quetschungen, Verstauchungen, körperliche Überanstrengung, Duchblutungsstörungen mit rheumatischen Erscheinungen, akuter Magenkatarrh mit Erbrechen.

Kalium chloratum (Kaliumchlorid)
Hauptmittel bei Katarrhen verschiedener Organe und Schleimhäute, wenn die Absonderungen zähflüssig-fibrinös sind und eine weiße, weißgraue oder weißschleimige Masse bilden. Bei Ohren-, Augen- und Halserkrankungen mit fibrinöser Entzündung, Lungen- und fibrinöser Rippenfellentzündung, Bronchitis, Warzen, Frostbeulen Impfbeschwerden, Verbrennungen.

Kalium phosphoricum (Kaliumhydrogenphosphat)
Erschöpfungszustände, Hysterie, Schlaflosigkeit, Muskelschwäche, organische Herzleiden, Blutungen, Lähmungen, Kräfteverfall bei Infektionskrankheiten, faulige und brandige Zustände mit überriechenden Absonderungen (innerliches Antiseptikum).

Kalium sulfuricum (Kaliumsulfat)
Bei allen Krankheiten, die nicht richtig herauskommen. Chronische Entzündungen aller Art, Hautleiden mit Abschuppung, bei chronisch-eitrigen Schleimhautkatarrhen, Leber- und Nierenentzündung. Allgemein zur Förderung der Ausscheidungs- und Entgiftungsvorgänge.

Magnesium phosphoricum (Magnesiumhydrogenphosphat)
Krämpfe aller Art, Koliken und Schmerzen, Neuralgien. Blähungsbeschwerden, Zahnungsschwierigkeiten, Krampfhusten, wässrige, schmerzhafte Diarrhö.

Natrium chloratum (Kochsalz)

Blutarmut, Appetitlosigkeit, Abmagerung, Schleimhautkatarrh mit wässriger Absonderung, schlaffe Verstopfung, nässende Hautausschläge, Tränen- und Speichelfluss, Hysterie.

Natrium phosphoricum (Natriummonohydrogenphosphat)

Akute und chronische Erkrankungen, die auf Stoffwechselstörungen zurückzuführen sind. Gärungsstühle, Gicht, Drüsenschwellungen, Augenentzündungen, Mandel- und Rachenkatarrhe, Magenentzündungen, Blasenkatarrh, Gallen- und Nierensteine, Hautausschläge mit honigfarbenen, rahmigen Absonderungen.

Silicea (Kieselsäure, Quarz, Sand)

Akute und chronische Entzündungen mit Eiterungen aller Art. Erschlaffte Gefäßwände, Erkrankungen des Haar- und Federkleides sowie der Anhangsorgane, Drüsenentzündungen und -verhärtungen, Vernarbungsprozesse, Knochenfisteln, Karies. Fördert den Abbau von Ergüssen und reduziert die Harnsäure im Blut.

Biochemische Ergänzungsmittel ind D6 und D12 Tabletten (DHU-N1 80 St., Pflüger N1 100 St.)

Arsenum jodatum (Arsentrijodid)

Nässende Ekzeme, mit Abmagerung und Ermattung einhergehende Lungenkrankheiten, chronische Darmkatarrhe, Bronchialasthma.

Kalium aluminium sulfuricum (Alaun)

Verstopfung und Blähungskoliken, Irritationen des Nervensystems.

Kalium bromatum (Kaliumbromid)

Vorrangige Wirkung auf Haut und Nervensystem. Bei Hirnreizung, als Beruhigungsmittel sowie bei Schlafstörung. Außerdem bei Schilddrüsenerkrankungen und Schleimhautreizungen.

Kalium jodatum (Kaliumjodid)

Beeinflusst die Blutzusammensetzung, dämpft erhöhten Blutdruck, dient der Anregung der Herztätigkeit, fördert Appetit und Verdauung. Weiterhin zur Behandlung von Schilddrüsenstörungen, Arteriosklerose und rheumatischen Gelenkschwellungen.

Manganum sulfuricum (Mangansulfat)

Blutarmut, Blutungen, Ermüdungszustände, Zirkulationsstörungen, Zahnschmerzen.

Zincum chloratum (Zinkchlorid)

Nervenkrankheiten, Hirnreizungszustände, krampfartige Beschwerden, unterstützend bei Diabetes mellitus.

Komplexmittel, Organ- und Bakterienpräparate, Spagyrika

Phytotherapeutika und tierische Reintoxine

Ardeypharm

Ardeypharm GmbH Pharmazeutische Fabrik
Loerfeldstraße 20 · 58313 Herdecke
Tel.: 02330/977677 · Fax: 02330/977697

Ardeycholan Kapseln 20, 50 100 Stück

Dyspeptische Beschwerden, bes. bei funktionellen Störungen des ableitenden Gallensystems.

Ardeyhepan Tabletten 20, 60, 100 Stück

Zur unterstützenden Behandlung bei chronisch-entzündlichen Lebererkrankungen, Leberzirrhose und toxischen (durch Lebergifte verursachten) Zellschäden.

4

Medikamentenliste

4

Medikamentenliste

■ Mutaflor Kapseln 20, 50, 100 Kapseln, mite 20 Kapseln, Suspension 5 und 25 zu 1 ml, 5 und 25 zu 5 ml

Colitis, Diarrhö, Meteorismus, Obstipation. Aktivierung körpereigener Abwehrkräfte.

■ Paidoflor Tabletten 20, 50, 100 Stück

Traditionell angewendet zur Unterstützung der Darmfunktion, z. B. bei Darmträgheit und Durchfall.

■ Yomogi 10, 20, 50, 100 Kapseln

Symptomatische Behandlung akuter Durchfallerkrankungen. Als Adjuvans bei chronischen Hauterkrankungen.

■ Bürger

Johannes Bürger Ysatfabrik GmbH
Herzog-Julius-Str. 83 · 38667 Bad Harzburg
Tel.: 05322/4444 · Fax: 05322/780229

■ Styptisat Tropfen 30, 100 und 1000 ml, Dragees 20 und 50 Stück

Hämostyptikum. Bei Blutungen zur innerlichen und äußerlichen Anwendung.

■ Cefak

Cefak KG
Ostbahnhofstraße 15 · 87437 Kempten
Tel.: 0831/57401-0 · Fax: 0831/57401-48

■ Cefalektin Ampullen 10, 50, 100 Stück

Zur Palliativtherapie im Sinne einer unspezifischen Reiztherapie bei malignen Tumoren.

■ Cefasabal Tabletten 100 Stück, Tropfen 50 ml

Prostataadenom (Stadium I), Miktionsbeschwerden der Prostatiker.

■ Ceres/Alcea

Ceres Heilmittel AG – Alcea GmbH
Alfred-Nobel-Straße 5 · 50226 Frechen
Tel.: 02234/93341-0 · Fax: 02234/93341-29

■ Crataegus Tropfen 10 und 50 ml

Nachlassende Leistungsfähigkeit des Herzens entsprechend Stadien I und II nach NYHA. Kreislaufbedingte Müdigkeitsanfälle oder Erschöpfungszustände, Herzschwäche, Altersherz, leichte Formen von bradykarden Herzrhythmusstörungen, Extrasystolen, Störungen des Blutdrucks, während oder nach Infektionskrankheiten zur Stützung des Kreislaufs, Asthma.

■ Hedera helix Tropfen 10 und 50 ml

Spastische Bronchitis, akute und chronisch-entzündliche Bronchialerkrankungen, Asthma, Laryngitis, Pharyngitis, akute Entzündungen der Verdauungsorgane, Schilddrüsenunterfunktionen, rheumatische Erkrankungen.

■ Plantago lanceolata Tropfen 10 und 50 ml

Katarrhe der Luftwege, entzündliche Veränderungen der Mund- und Rachenschleimhaut, zur Unterstützung bei Krankheiten, die mit einer Schwächung der Lungen zusammenhängen.

■ Cesra

Cesra Arzneimittel GmbH & Co. KG
Braunmattstraße 20 · 76490 Baden-Baden
Tel.: 07221/9540-0 · Fax: 07221/54026

■ Lymphozyl Tabletten 40 und 100 Stück

Zur unterstützenden Therapie bei Infekten, stärkt die Abwehrfunktionen. Nicht anwenden bei progredienten Systemerkrankungen wie Tuberkulose, Leukosen und Autoimmunerkrankungen.

■ Cosmochema

Biologische Heilmittel Heel GmbH
Dr.-Reckeweg-Straße 2–4
76532 Baden-Baden
Tel.: 0721/501-00, Fax: 07221/501-280

Kieselsäuretabletten 50 und 250 Stück

Gewebsschwäche im Bandapparat der Knochen und Gelenke; Begleittherapie bei chronischen Entzündungen der Lymphdrüsen, der Knochen und Gelenke und bei chronischen Eiterungen der Haut und Schleimhäute; geistige Erschöpfung.

Curarina

Curarina GmbH/ Harras Pharma
Am Harras 15 · 81373 München
Tel.: 089/747367-0 · Fax: 089/747367-19

Sucontral Tropfen 50, 100 und 250 ml

Senkt Blutzuckerwerte ohne Gefahr der Unterzuckerung, verbessert das Allgemeinbefinden. Bei leichten und mittelschweren Fällen von Diabetes mellitus.

DHU

Deutsche Homöopathische Union
Ottostraße 24 · 76227 Karlsruhe
Tel. 0721/4093-01 · Fax: 0721/4093263

Caulophyllum Pentarkan Tabletten 200 Stück

Beschwerden vor und während der Geburt.

Vitavetsan Ampullen 20 Stück zu 5 ml

Vorbeugend zur Vermeidung von Kalziummangelerscheinungen während der Laktationsperioden, akute und chronische Entzündungen der Leber und des Euters, Leberschwäche der Neugeborenen.

Dreluso

Dreluso Pharmazeutika
Dr. Elten & Sohn GmbH
Marktplatz 5 · Postfach 140 ·
31840 Hessisch-Oldendorf
Tel.: 05152/9424-0 · Fax: 05152/9424-38

Gelum oral Tropfen 30, 100, 1000 ml, Gel 50 g

Tropfen: Lebererkrankungen, Sauerstoffmangelerkrankungen, Sklerosen, Gewebe- und Geschwulsterkrankungen.
Gel: Blutergüsse, Verstauchungen, Prellungen, Gelenkentzündungen, Sehnenscheidenentzündungen, entzündliche Gewebserkrankungen.

Falk

Dr. Falk Pharma GmbH
Leinenweberstraße 5 · 79041 Freiburg
Postfach 6520
Tel.: 0761/1514-0, Fax: 0761/1514-321

Mucofalk-Granulat 20 und 100 Portionsbeutel zu 5 g

Begünstigung der natürlichen Bakterienflora, Vermehrung des Stuhlvolumens. Bei Obstipation, Reizdarm, Durchfall, zur Regulierung der Blutfettwerte.

Fides

Fides Biologische Heilmittel Heel GmbH
Dr. Reckeweg-Str. 2-4 · 76532 Baden-Baden
Postfach 100349 · 76484 Baden-Baden
Tel.: 07221/501-200 · Fax: 07221/501-106

Fidesabal (jetzt Sabal serrulatum Homobion V4) Tropfen 50 ml

Prostataadenom (1. Stadium), Prostatitis, altersbedingte Harnentleerungsstörungen.

Heel

Biologische Heilmittel Heel GmbH
Dr.-Reckeweg-Straße 2–4
D-76532 Baden-Baden
Postfach 10 03 49
Tel.: 0721/501-00 · Fax: 07221/501-280

Aesculus comp. Tropfen 30 und 100 ml

Anregung der Abwehrsysteme bei: peripheren Durchblutungsstörungen, Arteriosklerose, Dekubitus, Elephantiasis, Cholesterinämie, postembolischen Durchblutungsstörungen,

4

Medikamentenliste

Lymphatismus, Status post apoplexiam und post infarctum.

Aletris Heel Tabletten 50 und 250 Stück

Erschöpfungs- und Schwächezustände.

Angio-Injeel Injektionslösung 5, 10, 50 und 100 Ampullen zu 1,1 ml

Koronardurchblutungsstörungen, pektanginöse Beschwerden. Bei Schilddrüsenerkrankungen nicht ohne ärztlichen Rat anwenden.

Arnica-Heel Tropfen 30 und 100 ml

(Sub-)akute und (sub-)chronische Entzündungen lokalisierter und generalisierter Art.

Aurumheel N Tropfen 30 und 100 ml

Vegetativ-funktionelle Herz- und Kreislaufstörungen, Hypotonie, Herzrhythmusstörungen.

Cactus comp. S Tropfen 30 und 100 ml

Koronardurchblutungsstörungen, pektanginöse Beschwerden, Endo- und Perikarditis.

Carbo comp. (früher vegetabilis) Injeel Injektionslösung 5, 10, 50 und 100 Ampullen zu 2,2 ml

Antihomotoxischer Regulationseffekt bei Apoplexia cerebri und Herzinfarkt.

Cardiacum-Heel Tabletten 50 und 250 Stück

Funktionelle pektanginöse Beschwerden, auch vertebragener Genese.

Cinnamomum Homaccord N Tropfen 30 und 100 ml; 5, 10, 50 und 100 Ampullen zu 1,1 ml

Kapillare Sickerblutungen, Blutungsneigung.

Circulo-Injeel Injektionslösung 5, 10, 50 und 100 Ampullen zu 1,1 ml

Periphere Durchblutungsstörungen, Akroparästhesien, Gefäßspasmen, kalte Extremitäten. Bei Schilddrüsenerkrankungen nicht ohne ärztlichen Rat anwenden.

Coenzyme comp. Injektionslösung 5, 10, 50 und 100 Ampullen zu 2,2 ml

Anregung blockierter Fermentsysteme bei degenerativen Erkrankungen sowie bei Fermentfehlfunktionen (zelluläre Phasen).

Cor comp. Injektionslösung 5, 10, 50 und 100 Ampullen zu 2,2 ml

Koronardurchblutungsstörungen, Myokardschwäche, Arrhythmie, Emphysem, Herzvergrößerung.

Cralonin Tropfen 30 und 100 ml; 5, 10, 50 und 100 Ampullen zu 1,1 ml

Altersherz, Folgen von Herzmuskelschädigung, nervöse Herzstörungen, pektanginöse Beschwerden.

Diarrheel S Tabletten 50 und 250 Stück

Akute und chronische Diarrhö; Gastroenteritis.

Echinacea comp. S Injektionslösung 5, 10, 50 und 100 Ampullen zu 2,2 ml

Generelle Anregung der körpereigenen Abwehr.

Euphorbium comp. S Tropfen 30 und 100 ml; 5, 10, 50 und 100 Ampullen zu 2,2 ml; Nasenspray mit 20 ml

Chronische Sinusitis, Ohrtubenkatarrh, Rhinitis.

Galium -Heel Tropfen 30 und 100 ml; 5, 10, 50 und 100 Ampullen zu 1,1 ml

Zur Aktivierung der unspezifischen Abwehr, insbesondere bei chronischen Erkrankungen.

Gastricumeel Tabletten 50 und 250 Stück

Akute und chronische Magenentzündungen, Blähsucht.

Gripp-Heel Tabletten 50 und 250 Stück; 5, 10, 50 und 100 Ampullen zu 1,1 ml

Infekte und zur Steigerung der körpereigenen Abwehr bei fieberhaften Infektionskrankheiten.

■ **Hamamelis Homaccord Tropfen 30 und 100 ml; 5, 10, 50 und 100 Ampullen zu 1,1 ml**

Venöse Stase, variköses Ekzem, thrombophlebitische Zustände.

■ **Hepar comp. Injektionslösung 5, 10, 50 und 100 Ampullen zu 2,2 ml**

Anregung der entgiftenden Leberfunktionen bei akuten und chronischen Leber-Galle-Affektionen, z.B. Cholangitis, Cholezystitis, aber auch bei toxisch bedingten Leberfunktionsstörungen als Ursache oder Folge sonstiger Erkrankungen, bei Hypercholesterinämie, Erythematodes, toxischen Exanthemen, Dermatosen und Dermatitis sowie zur Anregung der Leberzellfunktion.

■ **Hepeel 50 und 250 Stück; 5, 10, 50 und 100 Ampullen zu 1,1 ml**

Leberfunktionsstörungen primärer und sekundärer Art, Leberschäden.

■ **Hormeel S Tropfen 30 und 100 ml; 5, 10, 50 und 100 Ampullen zu 1,1 ml**

Funktionelle Störungen im weiblichen Zyklus. Zur unterstützenden medikamentösen Behandlung der Sterilität. Regulierende Wirkung auf die Funktion des Inkretoriums.

■ **Husteel Tropfen 30 und 100 ml**

Husten, z.B. bei Bronchitis und Erkältungskrankheiten.

■ **Katalysatoren des Zitronensäurezyklus Ampullen Sammelpackung mit 10 Stück zu je 1,1 ml**

Degenerationserkrankungen, Neoplasmaphasen, enzymatische Fehlsteuerungen. Paresen, Neuralgien, Dermatosen, Pruritus, Asthma bronchiale, Hepatosen, Leberzirrhose, Pankreatopathien, Nephropathien, Herzmuskelschäden, Leukämie. Diabetes mellitus, Dysthyreose.

■ **Leptandra comp. Tropfen 30 und 100 ml; 5, 10, 50 und 100 Ampullen zu 2,2 ml**

Anregung der körpereigenen Abwehrsysteme beim Oberbauchsyndrom, besonders bei chronischer Leber- und Bauchspeicheldrüsenerkrankung bzw. bei akuten Schüben. Meteorismus, Pfortaderstauung.

■ **Lymphomyosot Tabletten 50 und 250 Stück; Tropfen 30 und 100 ml; 5, 10, 50 und 100 Ampullen zu 1,1 ml**

Lymphatismus, Drüsenschwellungen, Tonsillarhypertrophie und chronische Tonsillitis. Bei Schilddrüsenerkrankungen nicht ohne ärztlichen Rat anwenden.

■ **Momordica comp. 5, 10, 50 und 100 Ampullen zu 2,2 ml**

Pankreaserkrankungen und Oberbauchbeschwerden. Regulativer antihomotoxischer Effekt bei Pankreatitis und Störungen der Pankreasfunktion.

■ **Nux vomica homaccord Tropfen 30 und 100 ml; 5, 10, 50 und 100 Ampullen zu 1,1 ml**

Funktionsstörungen im Magen-Darm-Leber-Bereich, Meteorismus.

■ **Pectus-Heel Tabletten 50 und 250 Stück**

Herzmuskelschwäche, stürmisches Herzklopfen, nächtliche Verschlimmerung.

■ **Psorinoheel Tropfen 30 und 100 ml; 5, 10, 50 und 100 Ampullen zu 1,1 ml**

Umstimmungstherapeutikum bei Hauterkrankungen, Leberschäden, allgemein bei chronischen Erkrankungen.

■ **Reneel Tabletten 50 und 250 Stück**

Entzündliche Erkrankungen im Bereich der ableitenden Harnwege mit und ohne Steinbildung.

4

Medikamentenliste

4

Medikamentenliste

■ Solidago comp. S Injektionslösung
5, 10, 50 und 100 Ampullen zu 1,1 ml

Anregung der körpereigenen Abwehrmechanismen bei akuten und chronischen Erkrankungen der Nieren und Harnwege sowie Anregung der Nierenausscheidung bei sonstigen Fehlfunktionen; Ekzeme.

■ Spascupreel Tabletten 50 und 250
Stück; 5, 10, 50 und 100 Ampullen
zu 1,1 ml; Suppositorien 12, 60
und 120 Stück

Spasmen glattmuskulärer Hohlorgane, Spastizität der quergestreiften Muskulatur.

■ Strophantus comp. Injektionslösung
5, 10, 50 und 100 Ampullen zu 2,2 ml

Durchblutungsstörungen des Herzens, Tachykardie, Arrhythmie, Kollapsneigung.

■ Sulfur comp. Heel Tabletten
50 und 250 Stück

Ekzemartige Hauterkrankungen, Juckreiz.

■ Tartephedreel Tropfen 30 und 100 ml

Bronchitis, besonders solche asthmatischen Charakters, Asthma bronchiale, Husten, der sich nur schwer löst. Bronchialkatarrhe, Kehlkopfkatarrhe verschiedener Art.

■ Tonico-Injeel Injektionslösung 5, 10,
50 und 100 Ampullen zu 1,1 ml

Erschöpfungszustände physischer aber auch psychischer Art.

■ Traumeel S Tropfen 30 und 100 ml;
Tabletten 50 und 250 Stück; 5, 10, 50
und 100 Ampullen zu 1,1 ml; Salbe 50
und 100 g

Verletzungen, Verstauchungen, Verrenkungen, Prellungen, Blut- und Gelenkergüsse, Knochenbrüche, postoperative und posttraumatische Ödeme und Weichteilschwellungen) entzündliche und mit Entzündungen verbundene degenerative Prozesse an den verschiedenen Organen und Geweben, besonders am Stütz- und Bewegungsapparat, Arthrosen.

■ Ubichinon comp. Injektionslösung
5, 10, 50 und 100 Ampullen zu 2,2 ml

Anregung der Giftabwehrmechanismen zwecks Wiederingangsetzung blockierter Fermentsysteme.

■ Valerianaheel Tropfen 30 und 100 ml

Sedativum bei Unruhezuständen, Neurasthenie.

■ Veratrum Homaccord Tropfen 30 und
100 ml; 5, 10, 50 und 100 Ampullen
zu 1,1 ml

Gastroenteritis, Kollapszustände.

■ Vertigoheel Tropfen 30 und 100 ml;
Tabletten 50 und 250 Stück;
5, 10, 50 und 100 Ampullen zu 1,1 ml

Schwindelzustände und Gleichgewichtsstörungen.

■ Viburcol Suppositorien
12, 60 und 120 Stück

Unruhezustände mit und ohne Fieber, symptomatische Behandlung banaler Infekte.

■ Vomitusheel Tropfen 30 und 100 ml;
Suppositorien 12, 60 und 120 Stück

Erbrechen und Brechreiz verschiedener Genese.

■ Zeel comp. Tabletten 50 und 250
Stück; Zeel comp. N Injektionslösung
5, 10, 50 und 100 Ampullen zu 2,0 ml,
Zeel ad. us. vet. Injektionslösung 5, 10,
50 und 100 Ampullen zu 5,0 ml

Rheumatische Gelenkbeschwerden.

■ Hetterich

Chemische Fabrik Dr. Hetterich -GmbH
Colonia-Allee 15 · 51067 Köln
Tel.: 0221/8998-6 · Fax: 0221/8998-701

■ Carminativum Tropfen 20, 100 ml

Traditionelle Anwendung zur Unterstützung der Verdauungsfunktion.

▰ Hevert

Hevert Arzneimittel GmbH & Co. KG
In der Weiherwiese 1 · 55569 Nussbaum
Tel.: 06751/910-0 · Fax: 06751/910-150

▰ Hewepsychon mono (jetzt uno) Dragees 30, 60 und 100 Stück, Tropfen 50 und 100 ml

Veränderungen der Stimmungslage in Richtung Depression, seelisches Ungleichgewicht, Nervenentzündungen und -schmerzen.

▰ Sinusitis Hevert Tabletten 40, 100 und 200 Stück

Entzündungen des Hals-, Nasen- und Rachenraumes und der Nasennebenhöhlen.

▰ Horvi

Horvi-EnzyMed Holland B.V.
Leeuwerik 2 · NL-3191 DL Hoogvliet
Tel.: +49 (0) 6835-5004-0
Fax: +49 (0) 6835-5004-44

▰ Ammodytes mite und forte Ampullen 10, 30, 50, 100 Stück, Tropfen 30, 50, 100 ml, Salbe 50, 100 ml

Neuralgien aller Art, rheumatische Erkrankungen, Arthrosis deformans, Osteoarthropathie, Arthritis, Ostitis, Osteomyelitis, Osteoporose.

▰ Bitis mite und forte Ampullen 10, 30, 50, 100 Stück, Tropfen 30, 50, 100 ml

Neurasthenie, Hysterie, Thrombose, variköser Symptomenkomplex, Lähmungserscheinungen, Spastik.

▰ Bufomarin mite und forte Tropfen 30, 50, 100 ml

Allgemeine Kreislaufschwäche, Kreislaufstörungen des Herzens, hypotoner Symptomenkomplex, Herzschwäche, besonders Altersherz, Myokarditis, Perikarditis, Endokarditis, zur Schmerzstillung bei Tumorschmerzen, Diabetes mellitus.

▰ Cardox Tropfen 30, 50, 100 ml

Kardiovaskuläre Erkrankungen, besonders günstig bei anginöser Dyspnoe, Koronarstenose. Verbesserung der Sauerstoffausnutzung in den Geweben, besonders des Herzmuskels. Bei Zyanose infolge mangelnder Sauerstoffsättigung des Blutes. Hepatopathien verschiedener Genese.

▰ C 33 Ampullen 10, 30, 50, 100 Stück, Tropfen 30, 50, 100 ml

Spezifisch bei Zellgewebserkrankungen mit zellaktivierendem Symptomenkomplex bei benignen und malignen Tumorerkrankungen, Dysbakterien, bei allen Magen-Leber-Pankreaserkrankungen, Geriatrikum.

▰ C 300 Ampullen 10, 30, 50, 100 Stück, Tropfen 30, 50, 100 ml

Zur erweiterten Wirkung bei Zellgewebserkrankungen wie unter C 33 angegeben. Netzhauteinblutungen, Gangrän, Lymphknotenschwellungen, Geriatrikum.

▰ Crotalus mite und forte Ampullen 10, 30, 50, 100 Stück, Tropfen 30, 50, 100 ml, Salbe mite 50, 100 ml

Epilepsie, Neuropathien jeder Genese, Erkrankungen des ZNS, Unruhe-Angstzustände, Asthma bronchiale, Bronchitis, Husten, Sinusitis, Pneumonien, Autoimmunerkrankungen, Schilddrüsenerkrankungen, Blutungen jeder Genese, Thrombosen, Leber-Galle-Pankreas-Erkrankungen, Ostitis, Arthritis, Arthrose, Fieber.

▰ Elaps mite und forte Ampullen 10, 30, 50, 100 Stück, Tropfen 30, 50, 100 ml

Lungen-Tbc mit Blutungen, Lungen-Embolie, Magen-Darm-Blutungen, spastische Prozesse des Magen-Darm-Kanals, Koryza, Krampfhusten, Asthma bronchiale, Sinusitis.

▰ Horvi AP 7 Tropfen 30, 50, 100 ml

Angina pectoris, Myokardinfarkt, glykosidarme Altersherzen, als gute kardiale Stütze bei Pneumonie, muskulärer Herzschwäche

4

Medikamentenliste

265

und Hochdruckkrise bei Apoplexie und zur Nachbehandlung.

Horvicard Tropfen 30, 50, 100 ml

Vasomotorische Regulationsstörungen verschiedener Art, Entzündungen des Herzmuskels, Gesamterscheinungen beim Altersherz.

Horvi Psy 4 comp.1 Tropfen 30, 50, 100 ml

Vegetative Störungen im Kreislauf- und Atmungssystem, Störungen im Gemütsverhalten, Unruhe, Erregung, Angst.

Horvitrigon mite und forte – Ampullen 10, 30, 50, 100 Stück, Tropfen 30, 50, 100 ml, Salbe mite 50, 100 ml

Allergien, Ekzeme, Agranulozytose, alle Formen von Dyskrasien, maligne Tumorerkrankungen, Epithelwucherungen, Thrombosen, Myokarditis und Endokarditis, septische Zustände, Gangrän, hämorrhagische Diathese, Entzündungen unterschiedlicher Genese, Steigerung der körpereigenen Abwehr, Geriatrikum.

Horvityl Tropfen 30, 50, 100 ml

Nervenschwäche, Angst, Reizbarkeit, Hysterie, Juckreiz.

Latromactan - Ampullen 10, 30, 50, 100 Stück, Tropfen 30, 50, 100 ml

Chronische Arthropathien, Spondylosis deformans, Arachnoiditis ossificans, Radikulitis, Neuritiden, Asthma bronchiale, Dyspnoe, Borreliosen, Enteritis, Gastroenteritis.

Mokassin mite und forte Ampullen 10, 30, 50, 100 Stück, Tropfen 30, 50 ml

Blutungen unbekannter Genese, speziell bei unverändertem Blutbild, Nasenbluten, Uterusblutungen, Polyzythämie, Purpura haemorrhagica, Purpura thrombocytopenica, bei viralen Erkrankungen, bei lymphatischen malignen Erkrankungen.

Naja Ampullen mite und forte 10, 30, 50, 100 Stück, Tropfen forte 30, 50, 100 ml, mite Salbe 50, 100 ml

Herzleiden, Koronarinsuffizienz, Asthma bronchiale, Embolien infolge Herzleiden, Hypertonie, Dyspnoe, Hyperthyreosen, bei Kollapszuständen infolge starker Schwankungen des Blutdruckes, Retinitis, Optikusatrophie, Katarakt, Glaukom.

Nucleozym comp. Tropfen 30, 50, 100 ml

Spezifisch bei zellaktivierendem Symptomenkomplex der Geschwulsterkrankungen, kommt somit bei allen malignen Erkrankungen zum Einsatz, außerdem bei Magen-Galle-Leber-Pankreas-Darmerkrankungen unterschiedlichster Genese.

Nucleozym comp. 1 Tropfen 30, 50, 100 ml

Lungendefekte generell, Lungenentzündung.

Nucleozym comp. 7 Tropfen 30, 50, 100 ml

Hämolytische Anämie, Mastdarmvorfall.

Nucleozym comp. 11 Tropfen 30, 50, 100 ml

Hypertonie, Tachykardie, Hyperthyreose, Struma mit gleichzeitiger Herzmuskelschwäche.

Nucleozym comp. 26 Tropfen 30, 50, 100 ml

Darmträgheit, Obstipation, Megakolon, Verwachsungen und Verklebungen nach Operationen im Darmbereich, auch zur Prophylaxe.

Psy 4 Tropfen 30, 50, 100 ml

Syndrom psychischer Verkrampfungen, Muskelrelaxans, Hemi- und Paraplegie.

Russelli mite und forte Ampullen 10, 30, 50, 100 Stück, Tropfen 30, 50, 100 ml

Hämostatikum, Hämorrhagien, Hämophilie, Thrombozytopenie, Purpura, Hämoglobinurie, Nasenbluten, stärkere Blutungen jeder Genese.

Serpalgin Ampullen 10, 30, 50, 100 Stück, Tropfen 30, 50, 100 ml, Salbe mite 50, 100 ml

Schmerzzustände jeglicher Art, Karzinomgeschehen, Konjunktivitis, Rhinitis, bei Augenerkrankungen, vor allem, wenn der Sehnerv betroffen ist.

Triturus Ampullen 10, 30, 50, 100 Stück, Tropfen 30, 50, 100 ml

Epilepsie, Störungen im Gemüts- und Sexualverhalten, Dysarthrie, Hyperergie, nervöse Störungen. Wirkt als Analeptikum und entkrampfend.

JSO

ISO-Arzneimittel GmbH & Co. KG
Bunsenstraße 6–10 · 76275 Ettlingen
Tel.: 07243/106-03 · Fax: 07243/106-8788

Ad 1 – Adermittel 1 Avena cp D10 JSO – 20 g Glob.

Entzündungen sowie Beruhigung von Herz und Kreislauf, z. B. bei Hypertonie; Blutstillung.

Ad 2 – Adermittel 2 Hamamelis cp JSO – 20 g Glob.

Anämie sowie andere Erkrankungen des Blutes und der blutbildenden Organe.

Bicomplex Nr. 3 Darmmittel – Tabletten zu 80, 1000, 2000 und 4000 Stück

Stuhlverstopfung, Darmträgheit, Blähungskolik, unterstützend bei Cholezystitis.

Bicomplex Nr. 15 Hustenmittel – Tabletten zu 80, 1000, 2000 und 4000 Stück

Husten, Asthma, Bronchitis.

Bicomplex Nr. 16 Magenmittel 1 – Tabletten zu 80, 1000, 2000 und 4000 Stück

Aufstoßen, Blähungen, Stuhlverstopfung.

Bikomplex Nr. 23 Konstitutionsmittel – Tabletten zu 80, 1000, 2000 und 4000 Stück

Entzündliche Drüsen- und Gewebeschwellungen.

Bicomplex Nr. 27 Lebermittel – Tabletten zu 80, 1000, 2000 und 4000 Stück

Unterstützend bei Lebererkrankungen, Gelbsucht, Gallensteinen.

Capsella cp. fluid – Tropfen zu 50 und 125 ml, Ampullen zu 10 und 50 Stück, Salbe zu 50 g, Zäpfchen zu 10 Stück

Tonisierung des arteriellen Gefäßsystems sowie Blutstillung.

Darmmittel 1 (W1) Allium cp JSO – 20 g Glob.

Akute Darmerkrankungen, z. B. Infektionen, Nahrungsmittelintoxikationen u. a. mit Diarrhö.

Darmmittel 2 (W2) Tanacetum cp JSO – 20 g Glob.

Chronische Darmerkrankungen verschiedener Genese.

Fb 1 – Fieber- und Nervenmittel 1 Aconitum cp JSO – 20 g Glob.

Störungen des vegetativen Nervensystems, Neurasthenie, nervöse Erschöpfungszustände.

4

Medikamentenliste

■ **Fb 2 – Fieber- und Nervenmittel 2 Cinchona cp JSO – 20 g Glob.**

Neuralgien.

■ **G 1 – Gewebemittel 1 Caulophyllum cp JSO – 20 g Glob.**

Beschwerden des weiblichen Organismus, Probleme in der Gravidität.

■ **G 3 – Gewebemittel 3 Mezereum cp JSO – 20 g Glob.**

Entzündliche und allergische Dermatosen verschiedener Genese.

■ **G 5 – Gewebemittel 5 Conium cp JSO – 20 g Glob.**

Trophische Dermatosen wie Ulzera; Drüsenerkrankungen.

■ **G 6 – Gewebemittel 6 Vincetoxikum cp JSO – 20 g Glob.**

Nierenerkrankungen wie z. B. Steinleiden sowie Hyperurikämie und Gicht.

■ **G 7 – Gewebemittel 7 Millefolium cp JSO – 20 g Glob.**

Chronische Entzündungen, insbesondere als Folge von venösen Stauungszuständen, postthrombotisches Syndrom.

■ **Herzmittel (Bicomplex 12) – Tabletten zu 80, 1000, 2000 und 4000 Stück**

Herzschwäche, Arrhythmie.

■ **Hustenmittel (Bicomplex 15) – Tabletten zu 80, 1000, 2000 und 4000 Stück**

Husten, Asthma, Bronchitis.

■ **Lebermittel (Bicomplex 27) – Tabletten zu 80, 1000, 2000 und 4000 Stück**

Unterstützend bei Lebererkrankungen, Gelbsucht, Gallensteinen.

■ **Lf 1 – Lymphmittel 1 Echinacea cp JSO – 20 g Glob.**

Steigerung der körpereigenen Abwehr (Immunstimulation), z. B. bei Entzündungen der Haut und Schleimhäute sowie der Lymphdrüsen.

■ **Lf 2 – Lymphmittel 2 Abrotanum cp JSO – 20 g Glob.**

Anregung des Stoffwechsels, des Blut- und Lymphsystems, z. B. bei Schwächezuständen verschiedener Genese.

■ **K 3 – Konstitutionsmittel 3 Phytolacca cp JSO – 20 g Glob.**

Chronisch-entzündliche Erkrankungen der Haut, der Schleimhäute und der Drüsen.

■ **Lungenmittel Globuli 5 und 20 g, Tropfen 20 ml**

Brustfellentzündung, Brustwassersucht, Dämpfigkeit, Tuberkulose.

■ **Mittel gegen Durchfall Globuli 5 und 20 g, Tropfen 20 ml**

Darmkatarrh.

■ **Mittel gegen Fressunlust Globuli 5 und 20 g, Tropfen 20 ml**

Abmagerung, Appetitlosigkeit, Magenleiden, Wunden.

■ **Mittel gegen gastrische Staupe Globuli 5 und 20 g, Tropfen 20 ml**

Darmkatarrh, Haarausfall, Kälberruhr, Staupe.

■ **Mittel gegen Verstopfung (Bicomplex 1) – Tabletten zu 80, 1000, 2000 und 4000 Stück, Tierarzneimittel Globuli 5 und 20 g, Tropfen 20 ml**

Chronische Verstopfung, Mastdarmerschlaffung, Stuhlträgheit, Koliken.

■ **Populus cp. fluid – Tropfen zu 50 und 125 ml, Salbe zu 50 g, Zäpfchen zu 10 Stück**

Venöse Stauungszustände, chronische Entzündungen der Haut und Schleimhäute, u. a. bei Eiterungen, Fistelbildungen und Geschwüren.

Sambucus cp. fluid – Tropfen zu 50 und 125 ml, Ampullen zu 10 und 50 Stück, Salbe zu 50 g

Spasmen des Magen-Darm-Traktes, der Atem-, Harn- und Gallenwege.

St 1 – Stofwechselmittel 1 Cochlearia cp JSO – 20 g Glob.

Magenerkrankungen wie akute und chronische Reizzustände des Magens, u. a. als Folge von unsachgemäßer Fütterung.

St 6 – Stoffwechselmittel 6 Solidago cp JSO – 20 g Glob.

Anregung des Nierenstoffwechsels, z. B. bei Entzündungen der Nieren, u. a. als Folge von arteriosklerotischen Veränderungen und zur Prophylaxe von Nieren- und Blasensteinen.

St 7 – Stoffwechselmittel 7 Malva cp JSO – 20 g Glob.

Akute Entzündungen des Magen-Darm-Traktes, der Drüsen und der Schleimhäute.

St 10 – Stoffwechselmittel 10 Centaurium cp JSO – 20 g Glob.

Infektions- und Erkältungskrankheiten.

St 11 – Stoffwechselmittel 11 Lobelia cp JSO – 20 g Glob.

Erbrechen, insbesondere bei Reisekrankheit.

Visum album cp fluid S – Tropfen zu 50 und 100 ml, Ampullen zu 10 und 50 Stück, Salbe zu 50 g

Erschöpfungszustände mit Nervosität und erhöhter Reizbarkeit, Herzrasen, Schlafstörungen.

Kern Pharma

Meripharm GmbH und Kern Pharma GmbH
Pharmazeutische Präparate
Hauptstraße 57 · 77815 Bühl
Tel.: 07223/9102-03/04 · Fax: 0723/9102-05

Meridiankomplex 3 – Tropfen 20 ml

Schwächen und Funktionsstörungen von Milz und Pankreas. Mykosen und Ekzeme, Thrombophlebitis, Meteorismus, Mammopathien, Pankreatitis, Pankreasreizungen, Diabetes mellitus, Milzvergrößerungen, Glukoseintoleranzen. Zur Stimulation des RES bzw. des lymphopoetischen Systems bei Infekten und Intoxikationen.

Klein

Dr. Gustav Klein Arzneipflanzenforschung
Postfach 1165 · 77732 Zell-Harmersbach
Tel.: 07835/6355-0 · Fax: 07835/634685

Hyperforat Tropfen 30, 50 und 100 ml, Dragees 30 und 100 Stück, Ampullen 5, 10, 25, 50 und 100 Stück

Psychische und nervöse Störungen, Nervenreizungen.

Mutellon Tropfen 50 und 100 ml

Hyperthyreosen, Dysthyreosen.

Prostamed Tabletten 60, 120, 200 und 360 Stück

Prostatahypertrophie Stadium I und II, Miktionsbeschwerden, Reizblase.

Kleine und Steube

Kleine & Steube Entoxin GmbH
Steinfeldweg 13 · 77815 Bühl
Tel.: 07223/900780 · Fax: 07323/8713

Magen- und Darm-Entoxin Tropfen 20, 50 und 100 ml

Magen-Darm-Katarrhe, Dyspepsie.

Spasmo-Entoxin Tropfen 20, 50 und 100 ml

Krämpfe der glatten Muskulatur, insbesondere im Bereich der Bauchorgane.

4

Medikamentenliste

Kytta

Merck Selbstmedikation GmbH
Rößlerstraße 96 · 64239 Darmstadt
Tel.: 06151/856-0 · Fax 061511/856-203

Kytta Plasma f Paste 200 und 400 g

Stumpfe Verletzungen, Muskel- und Gelenkbeschwerden, Prellungen, Zerrungen, Verstauchungen.

Laves

Laves Arzneimittel GmbH
Barbarastraße 14 · 30952 Ronnenberg
Tel.: 0511/43874-0 · Fax: 0511/43874-44

Colibiogen Ampullen 5, 10, 25 Stück zu 1 ml, Tropfen 50 ml

Injektion: vor, während und nach Chemo-
und Strahlentherapie. Radiogene Colitis, Ma-
gen-Darm-Erkrankungen mit spastischen Erscheinungen, bei endogener Belastung der
Darmwand; Allergien, Ekzeme.

Tropfen: Enteritis, Colitis, Dyspepsie, Reizdarm, zur Rehabilitation nach Antibiotika-,
Chemo- und Strahlentherapie. Adjuvans bei
endogener Belastung der Darmwand. Haut-
allergien und intestinal bedingte Hautaffektionen. Rheumatische und arthritische Erkrankungen.

Loges

Dr. Loges + CO. GmbH
Schützenstraße 5 · 21423 Winsen
Tel.: 04171/707-0 · Fax: 04171/707-100

Cor-L90 N Ampullen 5, 20, 100 Stück zu 2 ml

Begleittherapie bei Herzschwäche.

Dysto-Loges Ampullen 5, 20, 100 Stück zu 2 ml

Nervöse Störungen, Angst- und Unruhezustände, Schlafstörungen, Reizbarkeit.

Thyreologes comp. Tropfen 50 und 100 ml

Schilddrüsenüberfunktion mit Herzklopfen.

Madaus

Madaus GmbH
Colonia-Allee 15 · 51067 Köln
Tel.: 0221/8998-0 · 0221/8998-701

Spasmo-Urgenin Tabletten 30, 50 und 100 Stück

Behandlung der Detrusor-Instabilität oder
Detrusor-Hyperreflexie. Rp! Tierarzt!

Urgenin Cucurbitae oleum Kapseln 60, 120 und 200 Stück

Reizblase, Beschwerden beim Wasserlassen
bei gutartiger Vergrößerung der Prostata.

Meta

Meta Fackler Biologische Heilmittel
Fackler KG
Phillip-Reis-Straße 3 · 31832 Springe
Tel.: 05041/9440-0 · Fax: 05041/9440-49

Metabiarex Tropfen 50 und 100 ml, Ampullen 5, 50 und 100 Stück zu 2 ml

Infektbedingte Mesenchymverschlackungen;
chronisch entzündliche Erkrankungen, Bronchitis, allgemeine Abwehrschwäche.

Metaharonga Tropfen 50 und 100 ml

Bauchspeicheldrüsenentzündung, zur unterstützenden Behandlung bei Pankreasinsuffizienz, Dyspepsien und lebertoxischen Belastungen.

Mucos

Mucos Pharma GmbH & Co. KG
Malvenweg 2 · 82538 Geretsried
Tel.: 08171/518-0 · Fax: 08171/52008

Wobenzym N Tabletten 100, 200 und 800 Stück

Thrombophlebitis, Entzündungen.

Phlogenzym 40, 100, 200 und 800 Stück

Traumatisch bedingte Ödeme und Entzündungen, rheumatische Erkrankungen, aktive Phasen von Osteoarthrosen, extraartikuläre rheumatische Erkrankungen, Thrombophlebitis, Entzündungen des Urogenitaltraktes, auch in Kombination mit Antibiotika.

Nestmann

Nestmann & Co. Pharmazeutische Präparate
96199 Zapfendorf/Bamberg
Tel.: 09547/9221-0 · Fax: 09547/215

Lycopus S Tropfen 50 und 100 ml

Überfunktion der Schilddrüse, Angst, Zittern, Herzklopfen, Kreislaufstörungen, nervöse Magen- und Darmstörungen.

Solidago S Tropfen 50 und 100 ml

Zur Durchspülung bei entzündlichen Erkrankungen der ableitenden Harnwege sowie bei Harnsteinen und Nierengrieß und ungenügender Harnausscheidung (Diurese).

Pascoe

Pascoe Pharmazeutische Präparate GmbH
Schiffenberger Weg 55 · 35394 Gießen
Tel.: 0641/7960-0 · Fax: 0641/7960-109

Lymphdiaral Tabletten 100 und 500 Stück, Tropfen 20, 50 und 100 ml, Salbe 40 und 100g, Ampullen 5, 10, 50 und 100 Stück zu 2 ml

Lymphatische Diathese; ständig rezidivierende Mandelaffektionen, chronische Lymphknotenschwellungen, Lymphangitis, Lymphadenitis, Lymphabfluss- und Zirkulationsstörungen.

Pascopankreat Tabletten 40, 100 und 200 Stück

Unterstützung der Verdauungsfunktion. Blähungen, Durchfall, Verstopfung, Hepato- und Pankreatopathie.

Pflüger

Homöopathisches Laboratorium
A. Pflüger GmbH & Co. KG
Bielefelder Str. 17 ·
33378 Rheda-Wiedenbrück
Tel.: 05242/92820 · Fax: 05242/55932

Derivatio H Ampullen 10, 50, 100 und 300 Stück zu 5 ml, Tabletten 100 Stück

Ausleitungsmittel bei der Behandlung kanzeröser Prozesse; Entlastungsmittel für Leber, Milz, Niere und Kreislauf; Leberverhärtung; akute und chronische Nephritis; akute und chronische Cholangitis.

Rauwolsan HM Tropfen 50 und 100 ml

Antihypertonikum; Arteriosklerose, Kreislaufstörungen, Gleichgewichtsstörungen.

Phönix

Phönix Laboratorium GmbH
Benzstraße 10 · 71149 Bondorf
Tel.: 07457/8004 · Fax: 07457/5420

Ferrum Phönix 032 A Tropfen zu 50 und 100 ml

Zur Unterstützung der Eisenaufnahme bei Eisenmangelanämie. Aufbau der Blutbeschaffenheit, Hypotonie.

4

Medikamentenliste

Presselin

Presselin Arzneimittel GmbH & Co. KG
Henkelstraße 8 a · 76461 Muggensturm

ANG – Sirup mit 200 ml

Akute und rezidivierende Anginen, Bronchitis.

BRO – Tropfen zu 50 ml

Bronchitis, Entzündung der Atemwege, trockener Husten, Fließschnupfen, Heiserkeit.

Echinacea – Tropfen zu 100 ml

Unterstützung der natürlichen Abwehrkräfte, insbesondere bei Infektionen im Hals-, Nasen- und Rachenbereich.

GRI – Tropfen zu 50 und 100 ml

Fieber, Husen, Halsentzündung, Entzündungen der Atemwege und des Nasen-Rachenraumes. Nicht anwenden bei progredienten Systemerkrankungen wie Tuberkulose, Leukosen, Autoimmunerkrankungen.

OTOS – Tropfen zu 50 ml

Mittelohrentzündungen und -vereiterung, Entzündungen im HNO-Bereich.

TUSS – Tropfen zu 50 ml

Akute Entzündungen der Atemwege, Bronchitis, Bronchialasthma.

Repha

Repha GmbH Biologische Arzneimittel
Alt-Godshorn 87 · 30855 Langenhagen
Tel.: 0511/78610-0 · Fax: 0511/78610-99

Repha-Os Mundspray – Spray mit 12 ml

Entzündliche Prozesse des Zahnfleisches, der Mundschleimhaut, der Rachenhöhle und Gaumenmandeln. Wunden, Mundgeruch. Zur Desinfektion des Mund- und Rachenraumes bei Infektionskrankheiten.

Unexym mono – Dragees zu 50, 100 und 200 Stück

Verdauungsschwäche infolge einer gestörten exokrinen Funktion des Pankreas.

Sanol

Sanol GmbH
Alfred-Nobel-Straße 10 · 40789 Monheim
Tel.: 02173/48-5875 · Fax: 02173/48-5851

Ferro-Sanol Dragees 20, 50 und 100 Stück, Tropfen 30 ml

Latenter oder manifester Eisenmangel mit oder ohne Ausbildung einer Anämie. Eisenmangelanämie insbesondere während Gravidität, Laktation oder akuten und chronischen Blutverlusten.

Sanum

Sanum-Kehlbeck GmbH & Co. KG
Arzneimittel
Postfach 1355 · Hasseler Steinweg 9 – 12
27316 Hoya
Tel.: 04251/9352-30 · Fax: 04251/9352-90

Chrysocor Ampullen 1, 10, 50 Stück zu 2 ml

Krankheits- und altersbedingte Funktionsstörungen der männlichen Gonaden, sexuelle Adynamie, Hypogenitalismus, Adjuvans bei der Zellregenerationstherapie.

Citrokehl Ampullen 10, 50 Stück zu 2 ml

Erkrankungen des allergischen und rheumatischen Formenkreises, Pneumonie und andere Atemwegserkrankungen, arterielle und venöse Erkrankungen, Allgemeinsymptome, periostale und posttraumatische Beschwerden, Dysfunktionen des Gastrointestinalbereiches, Dysbakterie, gastrointestinale Beschwerden, als Adjuvans bei Pankreasinsuffizienz, Avitaminose, Asthma kardiale, Neoplasmaphasen.

Fortakehl Tropfen D5 10 ml, Ampullen D5 1, 10, 50 zu 1 ml, Tabletten D5 20 Stück, Kapseln D4 20 Stück

Symbioseaufbau bei Dysbakterie und Schleimhautzerstörung, Gastritis, Enteritis, Kolitissyndrom, Cholezystitis, Pankreatitis, Diarrhö, Obstipation, Vomitus, Ulcus ventriculi, Mykosen des Darmes, der Vagina und der Haut.

Mucokehl Tropfen D5 10 ml, Ampullen D5, D6, D7 zu 1 ml, Tabletten D5 20 Stück, Kapseln D4 20 Stück, Zäpfchen D3 10 Stück, Salbe D3 30g, Augentropfen D5 5 ml

Thrombosen, Embolien, Postinfarktgeschehen, Durchblutungsstörungen und gestörte Wundheilung, Venenleiden, Glaukom, Katarakt, als Therapieeinstieg im Sinne eines Symbioseaufbaues.

Nigersan Tropfen D5 10 ml, Ampullen D5, D6, D7 zu 1 ml, Tabletten D5 20 Stück, Kapseln D4 20 Stück, Zäpfchen D3 10 Stück

Erkrankungen des Urogenitaltraktes einschließlich Karzinomen, Myomen und Zysten, Osteochondrose, Lymphatismus, Strumaerkrankungen, Adipositas, Warzen.

Okoubasan D2 Tropfen 10 und 30 ml

Akute Diarrhö besonders nach Futtermittelvergiftungen, Infektionen des Magen-Darm-Traktes, Futtermittelunverträglichkeiten, Futterumstellung.

Pefrakehl Tropfen D5 10 ml, Ampullen D6 zu 1 ml, Tabletten D5 20 Stück, Kapseln D4 20 Stück, Zäpfchen D3 10 Stück, Salbe 30 g

Alle enteralen Mykosen, speziell Candida, Folgeerscheinungen wie Dermatomykosen, Genitalmykosen. Alle bakteriellen und viralen Erkrankungen des Mundes wie Rhagaden, Aphten, Zahngranulome. Lymphadenitis, Zystitis, Gastroenteritis, Otitis externa. Hepatocholepathien. Nach zweiwöchiger Behandlung mit Fortakehl als Symbioseaufbaumittel.

Quentakehl Tropfen D5 10 ml, Ampullen D6 zu 1 ml, Tabletten D5 20 Stück, Kapseln D4 20 Stück, Zäpfchen D3 10 Stück, Salbe 30 g

Akute und latente virale Infektionen wie Laryngitis, Bronchitis, Sinusitis, Pharyngitis, grippale Infekte. Alle Erkrankungen, die durch Mischinfektionen hervorgerufen werden, z. B. als Reizverstärker für andere Pilzpräparate. Als Interponierung bei chronischen Harnwegsinfekten und Nephritis bei Behandlung mit Pilzpräparaten.

Sanukehl Cand D6 Tropfen 10 ml

Stomatitis, Gingivitis, Aphten, spasmodischer, schmerzhafter Dünndarm, Dickdarmentzündung, Obstipation nach Behandlung mit Antibiotika, allergisches Asthma, Vulvaentzündung, Vulvovaginitis, Fissura-Ekzem der Hautfalten oder der Schleimhäute, interdigitales Ekzem, Dermatose nach Behandlung mit Antibiotika.

Sanukehl Coli D6 Tropfen 10 ml

Cholangitis, Cholezystitis, Gastroenteritis, Kolitis, Pyelonephritits, Spermatozystitis, Epididymitis, Zystitis, Prostatitis, Salpingitis, Metritis, Kolpitis.

Sanukehl Staph D6 Tropfen 10 ml

Follikulosis, Furunkulitis, Blepharitis, Hordeolum, Chalazion, Angina, Otitis, Sinusitis, Mastoiditis, Meningitis, Osteomyelitis, Nephritis, Urogenitalinfektionen durch Staphylokokken, Anthrax.

Sanukehl Strep D6 Tropfen 10 ml

Alopezie, Angina tonsillaris, Kardialgie, Ekzeme, Endo-, Myo- und Perikarditis, Empyeme, Mastitis puerperalis, Osteomyelitis, Otitis media, Phlegmone, Polyarthritis.

Sanuvis Tropfen 100 ml, Ampullen 10 und 50 Stück zu 2 ml

Regulierung des pH-Wertes, prä- und postoperative Therapie, Stoffwechselstörungen, zur Unterstützung der Karzinombehandlung, der chronischen Hauterkrankungen und

4

Medikamentenliste

funktioneller Herzbeschwerden, zur Unterstützung der Behandlung gastro-entero-hepatischer Störungen.

Spenglersan Kolloid D Tropfen 10 ml

Zur Diagnose und Behandlung von Fokalinfektionen (im Wechsel mit Polysan Dx).

Spenglersan Kolloid Dx Tropfen 10 ml

Zur Diagnose und Behandlung von latenten Herdinfektionen (im Wechsel mit Polysan D).

Spenglersan Kolloid E Tropfen 10 ml

Erbgifte, besonders luetischer Natur. Erkrankungen von Gehirn und Nervensystem. Erkrankungen der blutbildenden Organe und der Genitalorgane, Gefäßerkrankungen und Hepatopathien.

Spenglersan Kolloid G Tropfen 10 ml

Angina, Eiterungen, alle Entzündungen, Blutvergiftungen, fieberhafte Erkrankungen, Erkältungskrankheiten.

Spenglersan Kolloid K Tropfen 10 ml

Kreislaufstörungen, venöse Stauungen, allergische Leiden. Asthma, Krampfadern, Krebsvorstadien.

Spenglersan Kolloid R Tropfen 10 ml

Rheuma, Gicht, Neuralgie, Harnsäureausscheidung, Rheumatismus auf tuberkulotoxischer Basis.

Utilin S Ampullen 1, 10 und 50 Stück zu 1 ml, Kapseln 5 Stück,

Sämtliche Erkrankungen bei Lungen- und extrapulmonaler Tuberkulose. Lupus erythematodes, Lungen-, Knochen-, Gelenk-, Wirbelsäulen-, Darm- und Nierenerkrankungen. Zur Immunmodulation bei malignen Erkrankungen.

Vetokehl Nig. Ampullen D5 10 und 50 Stück, Tabletten D5 20 und 200 Stück, Tropfen D5 10 und 100 ml

Lymphatismus, Lymphostase, Struma, Erkrankungen des Urogenitaltraktes, paratuberkulöse Erkrankungen des Skelettsystems, Osteochondrose, Karzinom-Begleittherapie, einschließlich Mamma- und Perianaltumoren, Aspergillose.

Vetokehl Not. Ampullen D5 10 und 50 Stück, Tabletten D5 20 und 200 Stück, Tropfen D5 10 und 100 ml

Entzündliche Affektionen, einschließlich Eiterungen, Abszessen, Phlegmonen; Erkrankungen der Atemwege, einschließlich Rhinitis und Bronchitis; Affektionen des Urogenitalsystems; Ostitis; Knochen- und Gelenkbeschwerden, Neuritis, Dackellähme, Polyarthritis.

Vetokehl Muc. Ampullen D5 10 und 50 Stück, Tabletten D5 20 und 200 Stück, Tropfen D5 10 und 100 ml

Durchblutungsstörungen, Trauma des Bewegungsapparates, Wundheilung, Herz-Kreislauf-Störungen, Hauterkrankungen/Mykosen, Leukosen.

Vetokehl Salm. Ampullen D6 10 und 50 Stück, Tropfen D6 10 und 100 ml

Wachstumshemmung, chronische Pankreatitis, Enterobiasis, chronische Gastroenteritis, Furunkulose.

Vetokehl Sub. Ampullen D4 10 und 50 Stück

Zur Immunmodulation, Infektionsprophylaxe und Resistenzsteigerung.

Zinkokehl Tropfen 10, 30 und 100 ml, Ampullen 1, 10 und 50 Stück zu 2 ml

Frakturen, verzögertes Knochenwachstum bzw. verzögerte Knochenheilung, Coxarthrose, Pseudoarthrose, rheumatische Arthritis, Ekzeme, verminderte Wundheilung, Verbrennungen, vegetative Dysfunktionen, Dysbiose und konsekutive Erkrankungen wie Cholezystitis, Pankreatitis, Diabetes mellitus, Thrombosen.

Schuck

Schuck GmbH Arzneimittelfabrik
Industriestraße 11
90571 Schwaig bei Nürnberg
Tel.: 0911/500185 · Fax: 0911/508802

Antihypertonikum Dragees zu 50, 200 und 600 Stück, Tropfen zu 30 und 100 ml

Blutdrucksenkend, diuretisch, Herz-Kreis-lauf-Stützend. Bei Herzschwäche, Altersherz, Herzrhythmusstörungen, Verschleißkrank-heiten der Gelenke.

Konstosin Tabletten zu 80 und 500 Stück

Bindegewebsmittel; chronische Entzündun-gen, Eiterungen und Fistelbildung der Haut, der Lymphdrüsen, der Schleimhäute, der Knochen und Gelenke. Gewebewucherun-gen, Kalkstoffwechselstörungen, chronische Haut- und Schleimhauterkrankungen, pro-liferative Schleimhautprozesse.

Neral Tropfen zu 30 und 100 ml

Zur Steigerung der Nierendurchblutung und Diurese. Wirkt entzündungswidrig auf die Nieren und ableitenden Harnwege.

Nieral Tabletten zu 60, 120 und 600 Stück, Tropfen zu 30, 100 und 200 ml

Zur Durchspülung bei entzündlichen Erkran-kungen der ableitenden Harnwege, Harnstei-nen und Nierengrieß; zur vorbeugenden Be-handlung bei Harnsteinen und Nierengrieß.

Schwabe

Dr. Willmar Schwabe GmbH & Co. KG
Postfach 410925 · Wilmar-Schwabe-Straße 4
76209 Karlsruhe
Tel.: 0721/4005-0 · Fax 0721/4005-630

Tebonin forte 40 mg Tabletten 30, 60, 120 und 200 Stück, Tropfen 100 und 200 ml; spezial 80 mg Tabletten 30, 60 und 120 Stück; intens 120 mg Tablet-ten 30, 60, 120 und 200 Stück

Periphere und zentrale Durchblutungs-störungen.

Spasmovetsan S (jetzt über DHU – Vetsan-Sortiment)

Zur Regulierung bei Funktionsstörungen des Verdauungstraktes. Inappetenz, Koliken, Ver-stopfung und Durchfälle aufgrund von Fütte-rungsschäden (besonders bei Absatzferkeln). Pansenatonie und sekundäre Pansenparese. Spastische Erkrankungen des Magen-Darm-Traktes.

Soluna

Laboratorium Soluna Heilmittel GmbH
Dillinger Straße 76 · 86609 Donauwörth
Tel.: 0906/706060 · Fax: 0906/7060678

Aquavit Tropfen 50 und 100 ml

Tonikum, Rekonvaleszenz, Schwächezustän-de.

Azinat Tropfen 50 und 100 ml

Abwehrstärkend, Entzündungen, Infektion, Fieber, Gelenkrheumatismus.

Cordiak Tropfen 50 und 100 ml

Herz- und Kreislauf-Störungen, besonders Herzinsuffizienz.

Cerebretik Tropfen 50 und 100 ml

Sedierend auf Zentralnervensystem, Schlaf-störungen und Unruhezustände.

Dyscrasin Tropfen 50 und 100 ml

Ausleitend über die Haut, stoffwechsel-reinigend; Ekzeme, Skrofulose.

Epidemik Tropfen 50 und 100 ml

Immunstärkend. Infektionen, Fieber, Gelenk-rheumatismus.

4

Medikamentenliste

Lymphatik N Tropfen 50 und 100 ml

Ausleitend. Erkrankungen des Drüsensystems (besonders Lymphsystem), Stoffwechselstörungen, Hautleiden.

Pulmonik N Tropfen 50 und 100 ml

Erkrankungen der Atemwege, Lungenentzündung, Bronchialasthma.

Polypathik N Tropfen 50 und 100 ml

Spasmolytisch. Krampfhafte Zustände, auch seelisch-geistig bedingt.

Renalin Tropfen 50 und 100 ml

Ausleitend. Erkrankungen des Nieren- und Blasensystems.

Spitzner

W. Spitzner Arzneimittelfabrik GmbH
Bunsenstraße 6–10 · 76275 Ettlingen
Tel.: 07243/106-01 · Fax: 07243/106-333

Aerosol (jetzt Liniplant Inhalat) 10 und 20 ml

Erkrankungen der Atemwege mit zähflüssigem Schleim.

Syxyl

Syxyl GmbH & Co. KG
Gereonsmühlengasse 5 · 50670 Köln
Tel.: O221/1652-630 · Fax: 0221/1652-631

Milzimmunosyx Tropfen 50 ml

Unterstützende Behandlung bei Störungen der Milzfunktion.

Wala

Wala Heilmittel GmbH
Dorfstraße 1 · 73087 Bad Boll/Eckwälden
Tel.: 07164/930-181 · Fax: 07164/930-9111

Apis ex animale Ampullen 10 und 50 Stück zu 1 ml

Umschriebene Entzündungen, Angina, Lymphangitis, Adnexitis, Erkrankungen des rheumatischen Formenkreises, urtikarielle Exantheme.

Archangelika comp. Ampullen 10 und 50 Stück, Globuli 20 g

Laryngitis, Tracheitis, Reizhusten.

Berberis/Pyrit comp. Ampullen 10 und 50 Stück zu 1 ml

Katarrhalische Entzündung der oberen Luftwege, Laryngitis, Pharyngitis, Sinusitis.

Bronchi/Plantago Ampullen 10 und 50 Stück zu 1 ml, Globuli 20 g

Akute und chronische Entzündungen von Larynx und Bronchien.

Camphora Oleum 5 % Badezusatz 50 und 100 ml

Periphere Durchblutungsstörungen, Nervenschmerzen, rheumatische Schmerzzustände, Bronchitis.

Cichorium/Pancreas comp. Ampullen 10 und 50 Stück zu 1 ml, Globuli 20 g

Anregung und Harmonisierung der peptischen Verdauungstätigkeit bei Verdauungsschwäche und entzündlichen Veränderungen im Magen-Darm-Trakt.

Colchicum comp. Ampullen 10 und 50 Stück zu 1 ml, Globuli 20 g, Salbe 30 g

Verschiedene Formen der Kropfbildung.

Diencephalon Ampullen 10 und 50 Stück zu 1 ml

Regulierung der Zwischenhirntätigkeit, insbesondere bei Steuerungsstörungen peripherer endokriner Drüsen.

Equisetum/Viscum Ampullen 10 und 50 Stück zu 1 ml, Globuli 20 g

Harmonierung der Zusammenwirkung des Nierensystems mit dem Gesamtorganismus. Hypertonie, chronisch-entzündliche, degenerative Nierenerkrankungen, Ureterkolik.

Glandula suprarenales comp. Globuli 20 g

Hypotone Kreislaufregulationsstörungen, Erschöpfungs- und Schwächezustände, Verdauungsschwäche, allergische Diathese.

Glandula thyreoidea Ampullen 10 und 50 Stück zu 1 ml

Hormonelle Dysfunktionen der Schilddrüse, Struma.

Hypophysis Gl Ampullen 10 und 50 Stück zu 1 ml

Harmonisierung der funktionellen Konstitution bei Wachstums- und Reifungsstörungen sowie bei Erschöpfungszuständen.

Hypothalamus Gl Ampullen 10 und 50 Stück

Regulierung peripherer endokriner Drüsen.

Lachesis comp. Ampullen 10 und 50 Stück zu 1 ml, Globuli 20 g

Hochfieberhafte, akute entzündliche, auch umschriebene eitrige Prozesse wie Tonsillitis, Mastitis, Adnexitis und andere bakterielle Infekte.

Medulla ossium Gl Ampullen 10 und 50 Stück zu 1 ml

Anregung der Knochenmarktätigkeit bei Blutbildungsstörungen; Begleitbehandlung aplastischer Anämien und bösartiger Knochenmarkserkrankungen.

Mesenchym Gl Ampullen 10 und 50 Stück zu 1 ml

Anregung der Regeneration des Stütz- und Bindegewebes und der Immunabwehr, zur Begleitbehandlung bei chronisch entzündlichen, degenerativen und malignen Erkrankungen.

Parathyreoidea/Aurum Ampullen 10 und 50 Stück zu 1 ml, Globuli 20 g

Krampfneigung wie tetaniforme Zustände, vegetative Dystonie.

Parathyreoidea comp. Ampullen 10 und 50 Stück zu 1 ml, Globuli 20 g

Harmonisierung der Funktionszusammenhänge zwischen Stoffwechsel-Bewegungs-System und Nerven-Sinnessystem bei nicht organisch bedingten tetaniformen Zuständen.

Petasites comp. Ampullen 10 und 50 Stück zu 1 ml, Globuli 20 g

Harmonisierung des Atmungssystems bei akuter und chronischer Bronchitis, auch bei spastischen Formen, Bronchopneumonie.

Pulmo/Tartarus stibiatus I und II Ampullen 10 und 50 Stück zu 1 ml

I: entzündliche Erkrankungen der Atemwege wie chronische Bronchitis, auch mit Emphysem.
II: akute Formen der Bronchitis, Bronchopneumonie.

Renes Gl Ampullen 10 und 50 Stück zu 1 ml

Entzündliche und degenerative Erkrankungen der Niere, begleitend bei Erkrankungen der Atemwege.

Renes/Argentum nitricum Ampullen 10 und 50 Stück zu 1 ml

Akute und subakute Entzündungen der Nieren und ableitenden Harnwege wie Pyelonephritis und Nephritis.

Spongia comp. Globuli 20 g

Struma.

Thyreoidea comp. Ampullen 10 und 50 Stück zu 1 ml, Globuli 20 g

Harmonisierung der Schilddrüsenfunktion bei hyperthyreoten Störungen.

Thyreoidea ferrum Globuli 20 g

Begleitbehandlung von leichten Formen der Schilddrüsenfunktionsstörungen.

Weber und Weber

Weber & Weber GmbH & Co. KG
Herrschinger Straße 33
82266 Inning/Ammersee
Tel.: 08143/927-0 · Fax: 08143/7078

Saburgen Tropfen 50 und 100 ml

Prostatitis, Prostatismus, Prostataadenom (auch vorbeugend), Nachbehandlung von Prostatektomien.

Weleda

Weleda AG Heilmittelbetriebe
Möhlerstraße 3 – 5
73525 Schwäbisch-Gmünd
Tel.: 07171/919-0 · Fax: 07171/919362

Absinthium/Resina laricis Tropfen zu 50 und 100 ml

Verdauungs- und Stoffwechselschwäche mit Ablagerungserscheinungen, auch mit chronisch-entzündlichen Begleitprozessen, z. B. chronischer Iritis.

Anis/Pyrit Taletten zu 40 und 200 Stück

Bronchitis, Luftröhrenentzündungen, Kehlkopfentzündung, Heiserkeit.

Apis mellifica Augentropfen zu 10 ml, Tropfen zu 20, 50 und 100 ml, Ampullen zu 8 Stück, Salbe zu 25 g

Mandelentzündung, Lymphangitis, Adnexitis, Erkrankungen des rheumatischen Formenkreises einschließlich akuter entzündlicher Schübe, juckende Hautausschläge.

Argentum/Berberis comp. Tropfen zu 20 und 50 ml, Ampullen zu 8 Stück

Akute und chronisch-rezidivierende, eitrige, fieberhafte Entzündungen der Schleimhäute des Nasen-Rachen-Raumes und der Nasen-Nebenhöhlen, der oberen Luftwege und der ableitenden Harnorgane sowie bei Entzündungen der Gebärmutterschleimhaut.

Argentum met. praep. Zäpfchen zu 10 Stück

Erschöpfende Fieberzustände, bei akuten entzündlichen Erkrankungen, bei konstitutioneller Schwäche, nach akuten und chronischen seelischen Überlastungen.

Aufbaukalk 1 und 2 Pulver zu jeweils 50 g

Förderung der Knochen- und Zahnbildung, allgemeine Anregung des Kalkprozesses und der Stabilisierung der Bindegewebe.

Berberis fructus Tropfen zu 20, 50 und 100 ml, Ampullen zu 8 Stück, Salbe zu 25 g, Tinktur ad us. ext. zu 50 ml

Entzündungen der oberen Luftwege und der ableitenden Harnorgane. Bei Drüsenschwellungen, Geschwulsten von Schleimhaut und Muskelgewebe (Polypen, Myome). Entzündung der Gebärmutterschleimhaut.

Carbo betulae Tropfen zu 20, 50 und 100 ml, Ampullen zu 8 Stück, Pulver zu 20 und 50 g

Aktivierung der Atmungsorganisation, akute Kreislaufschwäche, Verdauungsbeschwerden mit Blähungen und/oder Durchfall, Nierenerkrankungen.

Cardiodoron Tropfen zu 20, 50 und 100 ml, Ampullen zu 8 und 48 Stück

Herzrhythmusstörungen, Schlafstörungen, unregelmäßige Kreislauftätigkeit mit Blutdruckschwankungen, funktionelle Herz-Kreislauf–Störungen bei und nach Infektionskrankheiten.

Equisetum arvense Tropfen zu 20, 50 und 100 ml, ölige Einreibung zu 50 ml, Salbe zu 25 und 70 g; Ampullen zu 8 Stück, wässrige Verdünnung zu 20 ml

Anregung der Nierentätigkeit, verzögerte Heilung entzündlicher Erkrankungen von Haut, Schleimhaut und Bindegewebe; chronisch entzündliche und degenerative Erkrankungen von Gelenken und Nerven.

Equisetum cum sulfure tostum Tropfen zu 20, 50 und 100 ml, Ampullen zu 8 und 48 Stück, Pulver zu 20 und 50 g

Anregung der Nierentätigkeit bei Ausscheidungsstörungen und Ödemen, insbesondere bei entzündlichen Nierenerkrankungen und begleitenden Spannungs- und Unruhezuständen; ekzematöse Hautveränderungen.

Erysidoron 1 Tropfen zu 20 und 50 ml

Beginnende und chronisch wiederkehrende entzündliche Erkrankungen mit und ohne Fieber, insbesondere solche des Mund-, Nasen- und Rachenraumes und der Haut. Mastitis, Lymphangitis, Otitis media.

Erysidoron 2 Tabletten zu 50 und 250 Stück

Subakute und chronisch wiederkehrende eitrige Entzündungen, Furunkulose, Mastitis.

Ferrum met. praep. Tropfen zu 20, 50 und 100 ml, Ampullen zu 8 Stück, Pulver zu 20 und 50 g, Salbe zu 25 g

Glaskörpertrübung, artherosklerotische Hirndurchblutungsstörungen, degenerative und chronisch-entzündliche Nervenerkrankungen, Entzündungen der Luftwege einschließlich Lungenentzündung, Anämie, funktionelle Störungen der Oberbauchorgane, Hautgeschwüre.

Ferrum phos. Tropfen zu 20, 50, 100 ml, Ampullen zu 8 Stück, Pulver zu 20 und 50 g, Tabletten zu 40 und 180 Stück

Akute fieberhafte Erkrankungen der Luftwege, einschließlich Lungenentzündung.

Flores tritici comp. Tropfen zu 50 ml, Ampullen zu 8 Stück

Allergische Erkrankungen, insbesondere der Luftwege, juckende Hautausschläge.

Gencydo Augentropfen zu 10 ml, Ampullen zu 8 und 48 Stück, Tropfen zu 10 und 50 ml, Salbe zu 10 g

Allergische Erkrankungen, insbesondere der Luftwege.

Hepar sulfuris Tropfen zu 20, 50 und 100 ml, Ampullen zu 8 Stück, Pulver zu 20 und 50 g

Entzündungen im Bereich von Haut, Kopf und Atemwegen, z. B. eitrige Entzündungen der Haut, der Nebenhöhlen, Mandeln und Bronchien.

Hepatodoron Tabletten zu 250 Stück

Anregung der Lebertätigkeit, als Basistherapie bei Lebererkrankungen, auch bei chronisch-entzündlichen und degenerativen Formen. Verstopfung, Ekzeme.

Lachesis Tropfen zu 20, 50 und 100 ml, Ampullen zu 8 Stück

Örtliche oder allgemeine eitrig-entzündliche, fieberhafte bis septische Krankheitsprozesse; Erschöpfungs- und Verstimmungszustände.

Melissa cupro culta Tropfen zu 20, 50 und 100 ml, Ampullen zu 8 Stück, wässrige Verdünnung zu 20 ml

Krämpfe im Magen-Darm-Bereich und im Bereich der Harn- und Geschlechtsorgane.

Mercurius viv. nat. Tabletten zu 40 und 180 Stück, Ampullen zu 8 und 48 Stück, Salbe zu 25 g, Pulver zu 20 und 50 g

Reorganisation von Entzündungsprozessen, besonders in Phasen mit erhöhter Gefäßdurchlässigkeit und vermehrtem Zellwachstum mit Beteiligung des Lymphsystems, bei Entzündungen der Schleimhäute von Mundhöhle und Magen-Darm-Kanal, bei eitrigen Entzündungen der Haut.

Ovarium Tropfen zu 20, 50 und 100 ml

Harmonisierung der Funktion der Eierstöcke.

Plantago lanc. 10 % Salbe zu 25 g

Akut entzündliche Erkrankungen der oberen Luftwege, auch zur Schleimlösung.

4

Medikamentenliste

279

■ **Plumbum mellitum Tropfen zu 20, 50 und 100 ml, Ampullen zu 8 Stück, Pulver zu 20 und 50 g**

Beginnende Skleroseprozesse, besonders Gefäßsklerose, vorzeitiger Altersabbau.

■ **Pneumodoron1 und 2 Tropfen jeweils zu 20 und 50 ml**

Fieberhafte Bronchitis, Lungenentzündung, auch mit Beteiligung des Rippenfelles.

■ **Prunus spinosa Tropfen zu 20, 50 und 100 ml, Ampullen zu 8 Stück**

Bronchialasthma, Lungenentzündung.

■ **Pyrit Ampullen zu 8 Stück, Tabletten zu 40 und 200 Stück, Pulver zu 20 und 50 g**

Katarrhe und Entzündungen der oberen Luftwege, Aphonie, funktionelle Stimmstörungen, allgemeine körperliche Schwäche.

■ **Quarz Augentropfen zu 10 ml, Tropfen zu 20, 50 und 100 ml, Ampullen zu 8 und 48 Stück, Gel zu 25 g, ölige Einreibung zu 50 ml, ölige Ohrentropfen zu 10 ml, Salbe zu 25 g, Pulver zu 20 und 50 g**

Hornhauterkrankungen, Iritis, Episkleritis. Otitis media, Furunkulose, Ekzeme, Fistelbildung, Verdauungsschwäche, Darmparasiten, Kolitis, Fibrosierungen, Arthrosen, chronisch-rheumatische Prozesse, Entwicklungsstörungen von Jungtieren.

■ **Quercus Tropfen zu 20, 50 und 100 ml, Ampullen zu 8 Stück, Salbe zu 25 g, Tinktur ad us. ext. zu 50 und 100 ml, Zäpfchen zu 10 Stück**

Exsudativ-entzündliche Prozesse, chronische venöse Störungen, Fissuren, Rhagaden, trockene und nässende Ekzeme, Neigung zu Allergien, akute bis subakute Darmentzündungen.

■ **Sambucus comp. Tropfen zu 20 und 50 ml**

Sekretlösung bei katarrhalischen Erkrankungen der oberen Luftwege.

■ **Solutio Silicea comp. Tropfen zu 20, 50 und 100 ml, Ampullen zu 8 Stück**

Anregung der Nierentätigkeit bei Ekzemen, Nierenentzündungen, chronischen Gelenkerkrankungen.

■ **Stannum met praep. Augentropfen zu 10 ml, Tropfen zu 20, 50 und 100 ml, Ampullen zu 8 und 48 Stück, Salbe zu 25 g, Pulver zu 20 und 50 g**

Bei entzündlich auflösenden und degenerativ verhärtenden Erkrankungen, besonders zur Vermeidung chronischer Absonderungen, z. B. bei Ergussbildung in Körperhöhlen und Gelenken; Lebererkrankungen mit verhärtender Tendenz.

■ **Tabacum Tropfen zu 20, 50 und 100 ml, Ampullen zu 8 und 48 Stück, ölige Einreibung zu 50 ml, Salbe zu 25 g, Tinktur ad us. ext. zu 50 ml, wässrige Verdünnung zu 20 ml, Zäpfchen zu 10 Stück**

Störungen der Bewegungstätigkeit der glatten Muskulatur im Magen-Darm-Bereich, Gefäßsystem und Bronchialtrakt.

■ **Veronica off. Tropfen zu 20, 50 und 100 ml**

Bronchialasthma, Bronchitis, krampfartige Zustände, vorwiegend zur Konstitutionsbehandlung.

■ **Wörwag**

Wörwag Pharma GmbH & Co. KG
Calwer Straße 7 · 71034 Böblingen
Tel.: 07031/6204-0 · 07031/6204-99

■ **Magnesiumorotat (Magnerot) Ampullen 10 Stück zu jeweils 5 und 10 ml, Granulat 50 und 100 Btl. zu jeweils 300 und 500 g, Tabletten 20, 50, 100, 200 und 1000 Stück**

Nachgewiesener Magnesiummangel mit neuromuskulären Störungen, intrazelluläre, durch Magnesiummangel bedingte Kalziumüberladungen, insbesondere der Herzzellen. Magnesiummangel als Ursache von Störungen der Muskel- und Herztätigkeit, Laktation, Stress.

5 Antworten Wissensüberprüfung

▪ 1 Herz-Kreislauf-System

Frage 1: B
Nur die Katze hat ein Gesamtvolumen von ca. 4 %, weswegen sie anfälliger für Anämien ist.

Frage 2: D
Die Herzkranzfurche, in der die Koronarien verlaufen, markiert die breiteste Stelle am Herzen, die Herzbasis, in der auch die Ventilebene liegt. Die Herzspitze liegt dem Diaphragma auf, auf dem Kranialrand sitzt bei jungen Tieren der Thymus.

Frage 3: B, D
Die Flüssigkeitsansammlung führt zur Herzbeuteltamponade unter dem Bild einer Globalinsuffizienz. Eine Perikarditis wird in der Regel infektiös verursacht, der Myokardinfarkt durch Verschluss einer Koronararterie und eine Herzbeutelruptur durch Traumen.

Frage 4: B, C
Das Endokard ist die Innenauskleidung der Herzräume, es überzieht die Klappen und setzt sich als Intima der Blutgefäße fort. Der äußere Teil des Herzmuskels wird von Peri- und Epikard bedeckt, unter dem auch die Koronarien liegen.

Frage 5: A, B, F, G
Das Herzskelett besteht aus Bindegewebe, an dem die Muskelfasern des Herzens beginnen und enden, es liegt in der Ventilebene/Herzbasis, dient der Klappenbefestigung und Isolation der Vorhöfe gegen die Kammern. Nur am Boden des rechten Vorhofs befindet sich eine Perforation (AV-Knoten), durch die die Erregungswelle auf die Kammern übergeleitet wird.

Frage 6: 1: A, C, D, F, G, H; 2: B, D, E, G, H
Linke Herzhälfte: Aortenklappe, Bikuspidalklappe, Segelklappe, Mitralklappe, Taschenklappe, Atrioventrikularklappe
Rechte Herzhälfte: Trikuspidalklappe, Segelklappe, Pulmonalklappe, Taschenklappe, Atrioventrikularklappe

Frage 7: A
In der Anspannungsphase der Kammern sind alle Klappen kurzfristig geschlossen, damit der Austreibungsdruck aufgebaut werden kann.

Frage 8: E
Das Herz besitzt eine organeigene Erregungsbildung, die an spezialisierte Muskelbezirke gebunden ist, es besitzt eine myogene Automatie. Der Sinusknoten, ein Muskelbezirk im Vorhof, ist für diese Aufgabe spezialisiert und wird deshalb als Schrittmacher bezeichnet. Richtige Aussagen wären: Weil die Muskelzellen des Sinusknotens zu automatischer Erregungsbildung befähigt sind, und zwar mit höherer Eigenfrequenz als andere Zellen, die ersatzweise als sekundäre oder tertiäre Schrittmacher einspringen können. Oder: Weil die Zellen des Sinusknotens eine stärkere myogene Automatie besitzen als in anderen Herzpartien. Eine kausale Verknüpfung der strukturellen Besonderheiten des Sinusknotens mit der Automatie ist bislang nicht bekannt. Die Innervation moduliert die Automatie.

Frage 9: A, D
Das venöse Blut kommt mit geringem Druck aus den Hohlvenen ins rechte Herz, von dort aus in die Pulmonalarterie und über die Lunge in den linken Vorhof. Erst in der linken Kammer wird durch Kompression und Verdichtung wieder Druck aufgebaut.

Frage 10: A, C, E, F
Die Pfortader sammelt das Blut der unpaaren Baucheingeweide und bringt es zur Leber. Der Uterus gehört nicht zu den Baucheingeweiden und die Nieren sind paarig.

Frage 11: A, C
Das Herz des Pferdes wiegt 3 kg, Herzfrequenzen von 220/min. werden nur unter starker Belastung erreicht. Die Normalfrequenz beträgt 32 – 45 Schläge pro Minute. Faustregel: Je kleiner der Organismus, desto höher die Herz- und Atemfrequenz!

Frage 12: A, C, E
Verändert sich eine der drei Regelgrößen, so führt dies zu Veränderung des Blutdruckes, z. B.:
- Herzinsuffizienz: Absinken des Blutdruckes
- Erhöhung des Gefäßwiderstandes durch RAA-Mechanismus oder Arteriosklerose: Anstieg des Blutdruckes
- Blutverlust durch Verletzungen: Absinken des Blutdruckes

Frage 13: E
Alle Aussagen treffen zu.

Frage 14: D
Thromboembolien der Lungenvenen führen zum akuten Cor pulmonale. Arterielle Hypertonie, Aortenisthmusstenose und Aortenklappeninsuffizienz setzen der linken Kammer Widerstand entgegen, die Mitralklappeninsuffizienz dem linken Vorhof.

Frage 15: A
Die Hyperkaliämie, aber auch die Hypokaliämie führen zu schweren Rhythmusstörungen bis hin zum Kammerflimmern, da Kalium im Rahmen der Na-K-Pumpe für die Reizleitung am Herzen verantwortlich ist.

Frage 16: B
Die Endokarditis vom Mitralistyp führt durch die Abschwemmung von Thromben zu septisch-embolischen Infarkten in der Peripherie, die Endokarditis vom Trikuspidalistyp über die Einschwemmung septischer Emboli aus dem venösen Schenkel des großen Kreislaufs eher zu Lungenembolien. Endokardblutungen sind flächig im linken, seltener im rechten Ventrikel und führen zu Kugelthromben, die die Herzkammern in der Regel nicht verlassen. Die Endokardfibrosen bei jungen Tieren führen bereits nach wenigen Monaten zum Herzversagen, beim alten Tier zu chronischen Stauungszuständen der Lunge oder Leber.

Frage 17: D
Die Echokardiographie ist die Untersuchung der Wahl, weil vor allem bei größeren Perikardergüssen am zuverlässigsten. Im Röntgenbild fällt eine vergrößerte Herzsilhouette auf, während bei Auskultation und Perkussion eine Dämpfung auftreten. Diese kann aber durchaus andere Ursachen haben.

Frage 18: B
Schweine, bei denen es zum porzinen Stress-Syndrom mit Schock kommen kann. Bei Lämmern tritt die Weißmuskelkrankheit auf, bei Kälbern der plötzliche Herztod durch Erucasäuren. Pferde sterben an Myokardosen durch Monensinvegiftungen.

Frage 19: A, C, E
Das Röntgenbild zeigt eine kugelige Herzsilhouette mit vergrößerten Pulmonalvenen und das Krankheitsbild tritt bevorzugt bei den männlichen Vertretern großer Hunderassen wie z. B. Dobermann, Irish Setter und Windhund auf.

Frage 20: A, B, D
Da es bei der Endomyokarditis zu einer diastolischen Funktionsstörung des linken Ventrikels kommt, resultiert ein Lungenstau und kein Aszites, der ein Symptom der Rechtsherzinsuffizienz wäre.

Frage 21: A, B
Die dilatative und kongestive Kardiomyopathie sind identisch und treten bei Hund und Katze auf. Die Ätiologie der hypertrophischen Kardiomyopathie ist unbekannt. Bei der restriktiven Kardiomyopathie handelt es sich um eine primäre Missbildung, bei der die Insuffizienzzeichen allerdings oft erst in der Lebensmitte einsetzen.

Frage 22: A, B, C
Die Mikrofilarien gelangen via Saugakt einer Steckmücke in den Körper, zum rechten Ventrikel und in die Lungenarterien. Die adulten Würmer besiedeln hauptsächlich die Lungengefäße, durch aberrante Larven kommt es auch zu untypischen Lokalisationen wie Vena cava caudalis und Auge. Ein Darmbefall wäre eher typisch für Würmer, die oral aufgenommen werden, wie z. B. Bandwürmer und Oxyuren.

Frage 23: B, C, D
Vorhofflimmern führt zu den hämodynamisch nicht wirksamen Extrasystolen, eine Urämie führt durch die Retention von Kalium zu Rhythmusstörungen und eine Digitalisintoxikation führt über die Verlängerung der Überleitungszeit zur extremen Bradykardie. Kammerflimmern ist eine Reizleitungsstörung, die zum Sekundenherztod führt und Vernarbungen des Herzmuskels führen zu Reizleitungsstörungen.

Frage 25: B, C
Die Dirofilariose ist eine durch Stechmücken übertragene Nematodeninfektion und wird nicht nur aus Mittelmeerländern eingeschleppt, sie ist weltweit in warmen und tropischen Gebieten verbreitet und kann auch aus den USA eingeschleppt werden.

■ 2 Gefäße

Frage 1: E
Alle Aussagen treffen zu.

Frage 2: B, C, D, E
Typische Erscheinungen sind die akute Hinterhandschwäche beider Extremitäten, die sich kalt anfühlen und das Fehlen des Femoralispulses. Das Harnverhalten ist ein Zeichen des Nierenversagens, das bei diesem Krankheitsbild durch Verschluss der Arteria renalis auftreten kann. Röntgenologisch ist das linke Atrium vergrößert.

Frage 3: C, D
Die Zyanose und die Ödeme gehören zu den venösen Erkrankungen, der Anlaufschmerz ist ein typisches Zeichen für Arthrose.

Frage 4: D
Nebennierenrindenadenome führen zu einer Hypertonie. Aldosteronome (Morbus Conn) führen über die verstärkte Natrium-Rückresorption und die damit verbundene Hypervolämie zur Hypertonie. Hyperkortisolismus (Morbus Cushing) führt ebenfalls über verstärkte Natrium-Rückresorption (teilweise mineralokortikoide Wirkung der Glukokortikoide) und sympathikotone Wirkung zur Hypertonie.

Frage 5: C
Die Pulmonalstenose führt zu Embolien im Lungenkreislauf, nicht im Körperkreislauf. Periphere arterielle Embolien nehmen ihren Ausgang vom linken Herzen. Cave: Es treten selten auch periphere arterielle Embolien auf, deren Ursprung im venösen System oder im rechten Herzen zu finden ist, dies setzt allerdings einen Septumdefekt voraus, über den die Emboli zur linken Herzhälfte wandern.

Frage 6: 1A; 2B, D; 3C
Arterien: Hochdrucksystem
Venen: Niederdrucksystem, Kapazitätsgefäße
Kapillaren: Nutritionssystem

■ 3 Atmungsorgane

Frage 1: D
Keine der Aussagen trifft zu. Die Trachea besteht aus zur Wirbelsäule hin offenen Knorpelspangen, die Umgebungsverankerung erfolgt durch die Adventitia, die Ligg. anularia tracheae verbinden die einzelnen Knorpelspangen miteinander, die Trachea liegt im Mediastinum unter der Halswirbelsäule.

Frage 2: E
Bei Rindern finden wir diesen Nasentyp, der eine große ebene Fläche darstellt, die durch Drüsen stark befeuchtet wird. Bei Hund, Katze und Ziege liegt ein unbehaarter Nasenspiegel mit einer Lippenrinne vor, das

Schwein hat eine bewegliche Rüsselscheibe und das Pferd hat eine weiche Nase mit fein behaarten Nüstern.

Frage 3: B
Ausschlaggebend für die Steuerung der Atmung ist der Kohlendioxid-Gehalt (CO_2-Partialdruck) des Blutes. Chemorezeptoren, die auf den arteriellen pH-Wert oder auf einen Sauerstoffmangel (Hypoxie) reagieren, haben lediglich eine nachgeordnete Bedeutung für den Atemreiz. So spielt der Sauerstoffpartialdruck nur dann eine Rolle, wenn es zur langfristigen CO_2-Retention kommt. In dieser Situation entsteht ein Atemreiz auch über die abfallenden O_2-Werte.

Frage 4: E
Keine der Aussagen trifft zu. Bei jungen Hunden sind große Tonsillen physiologisch und können somit nicht als sicheres Zeichen für eine bestimmte Erkrankung gewertet werden.

Frage 5: D
Beim Schnurren kontrahiert der M. vocalis zusammen mit anderen Kehlkopfmuskeln und die Atmung versetzt die Stimmfalten in Schwingung. Der Luftsack ist die Erweiterung der Tuba auditiva beim Pferd, der Syrinx ist der Stimmkopf der Vögel und die Bulla ist ein Resonanzraum beim Erpel und männlichen Schwan.

Frage 6: D
Das Volumen der zuleitenden Atemwege in denen kein Gasaustausch stattfindet, wird als anatomischer Totraum bezeichnet. Da ein Teil der zuführenden Atemwege sich außerhalb der Lungen befindet, kommt Antwort C nicht in Frage.

Frage 7: B
Unter Hyperkapnie versteht man einen erhöhten CO_2-Partialdruck im arteriellen Blut (Kapnos: der Rauch). Bei allen anderen Antworten liegt eine metabolische Azidose vor.

Frage 8: A
Die Atmung reagiert auf die Abnahme des arteriellen pO_2 mit einer Erhöhung des Atemzeitvolumens. Die verantwortlichen Chemorezeptoren sitzen im Glomus aorticum und in den beiden Glomera carotica, jeweils nahe den pressosensiblen Arealen. Da es in der Frage aber nur um die Denervierung der Chemorezeptoren geht, hat dies keinen Einfluss auf die Funktion der Pressorezeptoren bzw. den Blutdruck.

Frage 9: E
Alle Aussagen treffen zu. Das Lungenemphysem wird durch Verengungen der Bronchien verursacht, die sowohl beim Asthma bronchiale als auch bei der chronisch-obstruktiven Bronchitis auftreten und somit ist es als Teilkomponente dieser Erkrankungen anzusehen. Bei Bronchopneumonien, vor allem bei rezidivierenden Formen, entsteht Narbengewebe, das durch Zug den Bronchus verengen kann (poststenotische Emphysemherde). Durch die Kompression der Lungengefäße kommt es zur Reduktion der Lungenstrombahn und zum Cor pulmonale.

Frage 10: A
Die distal des verschlossenen Bronchus eingeschlossene Luft wird resorbiert und das Lungengewebe kollabiert. Pleuraerguss, Pneumothorax und Pleuraempyem sind Prozesse, die sich außerhalb des Lungengewebes abspielen.

Frage 11: A, C
Wenn die alveoläre Ventilation eingeschränkt ist, z. B. bei Störungen des Atemapparates, steigt in den Alveolen der pCO_2 an und der pO_2 fällt ab. Damit steigt auch im arteriellen Blut der pCO_2 (Hyperkapnie) und der pO_2 sinkt ab (Hypoxie).

Frage 12: A, B, D, E
Kompressionsatelektasen entstehen durch alle verdrängenden Prozesse. Die Bronchusobliteration würde zu einer Resorptionsatelektase führen.

Frage 13: A, B, C, E
Das Cor pulmonale entsteht durch primäre Widerstandserhöhung im Lungenkreislauf. Eine Mitralinsuffizienz würde über die Linksherzinsuffizienz zur pulmonalen Widerstandserhöhung und somit zur Globalinsuffizienz führen.

Frage 14: A, B, C, D
Mitral- oder Aortenklappenfehler führen zu systemarteriellen Embolien, bei allen anderen genannten Ursachen wandern die Emboli aus den Venen des großen Kreislaufs über das Herz in die Lunge.

Frage 15: B, C
Antwort B und C schildern typische Symptome eines Pneumothorax. Die Atemnot ist ein unspezifisches Symptom und tritt bei vielen Lungen- und Herzerkrankungen auf, der therapieresistente Husten ist eher ein Symptom von Tumoren, Fremdkörperaspiration und Herzinsuffizienz.

Frage 16: E
Keine der Aussagen trifft zu. Unter dem Begriff der inneren Atmung werden alle Vorgänge zusammengefasst, die beim Verbrauch von Sauerstoff in den Zellen und der Bildung von Kohlendioxid ablaufen. Alle anderen Aussagen beschreiben Vorgänge, die der äußeren Atmung zugerechnet werden.

Frage 17: C
Pferde haben keinen mittleren rechten Lungenlappen. Bei Hund und Katze sind als Besonderheit die Spalten zwischen den Lappen tiefer als bei anderen Spezies, während die Schweinelunge keine auffallenden Besonderheiten aufweist.

Frage 18: A, B, D
Die Luftsäcke bei Vögeln und Reptilien stehen im Dienste der Atmung, die Funktion des Luftsacks beim Pferd, der eine Aussackung der Tuba auditiva darstellt, ist noch nicht geklärt. Fische besitzen Schwimmblasen, die Ausstülpungen des Darmes darstellen.

Frage 19: C
Bei der Aspirationspneumonie gelangen Mageninhalt oder andere Stoffe in die Lunge, es kommt in der Regel nicht zum Pleuraerguss. Dieser entsteht hauptsächlich bei infektiösen Pneumonien.

Frage 20: D
Bei Rippenfrakturen kommt es im Rahmen von traumatischen Einwirkungen zur Pleuritis und zum Exsudat in der Pleura. Transsudate, also nicht entzündliche Ergüsse entstehen im Rahmen eines absinkenden kolloidosmotischen Druckes bei Nieren- und Darmerkrankungen durch Eiweißverlust, bei Lebererkrankungen durch Synthesestörungen und Pfortaderstau. Bei Linksherzinsuffizienz handelt es sich um einen reinen Stauungserguss.

Frage 21: C
Das Cor pulmonale entsteht beim Asthma bronchiale durch die Reduktion der Lungenstrombahn und den damit verbundenen erhöhten Widerstand für das rechte Herz. Das Pickwick-Syndrom tritt bei adipösen Individuen auf, es liegen zwar Anfälle von Atemnot vor, eine Gewichtsnormalisierung führt aber zur Rückbildung der Beschwerden. Lungenödem und Bronchitis treten im Rahmen von entzündlichen Einflüssen und bei Linksherzinsuffizienz auf.

Frage 22: B, D
Eine Stauungsbronchitis entsteht bei Linksherzinsuffizienz. Im Rahmen der physikalischen Therapie reagiert die Bronchitis besonders gut auf differenzierte Kältereize, hauptsächlich nachmittags und abends. Es kommt zur reaktiven Hyperämie und besseren Belüftung.

Frage 23: A, B, C, D
Calici-Viren verursachen bei Katzen häufig das Krankheitsbild der Rhinitis akuta (Koryza) und chronica, Zahnwurzelabszesse lösen eher chronische Krankheitsbilder aus. Rhinitis in Verbindung mit Durchfall und Konjunktivitis lässt bei Vögeln an Ornithose denken. Sowohl thermische als auch chemische Reize können das Krankheitsbild mit verursachen.

Frage 24: E
Keine der Aussagen trifft zu. Bronchiale Atemgeräusche sind normal über den oberen großlumigen Luftwegen, in anderen Abschnitten sind sie nur bei Obstruktionen wahrnehmbar. Der hypersonore Klopfschall entsteht bei vermehrter Luftansammlung in Lunge oder Brustkorb, also bei Emphysem und Pneumothorax. Rhonchi sind piepende Nebengeräusche bei Obstruktionen, das Bauchknurren bezeichnet man als Borborygmi. Die Krepitation ist ein Geräuschphänomen, das sich wie Sand über ein Blatt Papier geworfen anhört und ist ein Charakteristikum bei Pneumonie. Im Bereich der Pleura hört man nach abgelaufenen Entzündungen das Pleurareiben, das sich wie das Knarren alter Lederschuhe anhört.

Frage 25: D
Große, aus den Gruben hervortretende Tonsillen treten physiologisch bei jungen Hunden auf. Eine tiefe Lungenlobulierung findet man bei Karnivoren. Der Lobus accessorius liegt an der rechten Lungenbasis.

■ 4 Gastrointestinaltrakt und Verdauung

Frage 1: D
Die psychischen Einflüsse auf die Speichelsekretion sind sehr stark. Sympathikusaktivität und Atropingaben hemmen die Speichelsekretion, außerdem unterliegt sie einer chemischen Kontrolle, die aber nicht lokal, sondern zentral gesteuert wird.

Frage 2: A, B, C, D
Die Antworten beschreiben den Schluckakt korrekt.

Frage 3: A, C, D
Der Vagus innerviert nacheinander die Abschnitte der Speiseröhrenmuskulatur und ist auch für die aufeinander folgende Erschlaffung der Sphinkteren verantwortlich. Bei Ruminaten setzt zwar eine Antiperistaltik ein, dies ist aber keine Unterdrückung des Schluckreflexes.

Frage 4: B
Sekretin regt die Cholerese an, fördert die Pankreasbikarbonatausschüttung und hemmt die Gastrinsekretion, so dass keine weitere Stimulation der Magenfundusdrüsen erfolgt.

Frage 5: D
Zur Eiweißdenaturierung wird Salzsäure benötigt, Eiweiße regen die Gastrinbildung an. Die Dehnung der Antrumschleimhaut führt, zusammen mit dem chemischen Nahrungsreiz, zur Ausschüttung von Gastrin. Die Steuerung dieser Vorgänge erfolgt über den N. vagus. Eine Ansäuerung des Mageninhaltes führt zur Ausschüttung von Sekretin, welche die Sekretion von Gastrin hemmt.

Frage 6: A, B
Cholezystokinin-Pankreozymin regt die Ausschüttung eines enzymreichen Pankreassaftes an, die Bikarbonatausschüttung wird von Sekretin ausgelöst und Trypsinogen wird durch die Enterokinase des Dünndarmes in das aktive Trypsin überführt.

Frage 7: A
Kobalamin (Vitamin B_{12}) kann nur in Verbindung mit dem Intrinsic Factor des Magens im Ileum resorbiert werden. Auch Gallensäuren werden hier resorbiert. Alle übrigen Stoffe werden vorwiegend im Jejunum aufgenommen.

Frage 8: C, E
Die Katze benötigt unbedingt Arachidonsäure für gesunde Haut, Nieren und Reproduktionsorgane sowie Taurin für die normale Augenfunktion.

Calciumbeigaben sind zwar auch wichtig, aber nötiger bei Hunden für die Zähne und in Form von Sepiaschulpe bei Landschildkröten. Ascorbinsäure (Vitamin C) muss Meerschweinchen zugefüttert werden. Natrium ist das in der Natur am weitesten verbreitete Mineral, es ist unwahrscheinlich, dass ernährungsbedingte Mangelerscheinungen auftreten.

Frage 9: A, B, C, D, E
Alle Ursachen kommen in Frage. Iatrogen wäre eine längerfristige Cortisongabe als Auslöser zu nennen, bei den Protozoen-Erkrankungen kommt die Toxoplasmose in Frage. Weitere Auslöser sind Bauchtraumata und Fettstoffwechselstörungen.

Frage 10: B, C
Glukokortikoidgaben sind eher sinnvoll bei Proktitis und Hernien, Antibiotika und Analgetika sind nicht angebracht, da bei wiederholtem Auftreten solcher Entzündungen die Analbeutel am besten operativ entfernt werden. Regelmäßiges Entleeren des Sekrets ist die beste Prophylaxe.

Frage 11: B, E
Die Hämatemesis und die Perforation treten bei Ulzerationen im Gastrointestinaltrakt auf.

Frage 12: A, B, D, E
Bei der Anschoppungskolik sistiert der Darminhalt und trocknet an, so dass der Kotabsatz unterbleibt.

Frage 13: A, B, C, D, E
Alle Aussagen treffen zu. Candidabefall, Überfunktion der Nebennierenrinde sowie iatrogener Cortisonüberschuss, Verbrauchskoagulopathie und Stress können Auslöser für Gastritiden sein.

Frage 14: A, E
Thrombozytenaggregationshemmer wie ASS können Magenblutungen verursachen, ebenso wie viele Analgetika. Der Eiweißgehalt des

Futters muss bis zum Abklingen der Beschwerden reduziert werden, da Eiweiß ein Säurelocker ist und somit die Beschwerden verstärkt werden.

Frage 15: 1B, 2D, 3C, 4A
Hund: = Trichomonaden, Katze = Herpesviren, Rinder = Zungenaktinomykose, Vögel = Soor (Candidabefall).

Frage 16: A, D
Von Erbrechen spricht man bei rückläufiger Entleerung von Magen- und/oder Duodenalinhalt, der sogenannten Antiperistaltik. Die Achalasie ist eine Aperistaltik, verbunden mit Spasmen, hierbei kommt es zur Regurgitation.
Vomitus ist ein anderer Begriff für Erbrechen, hierbei wird die Bauchpresse eingesetzt, das Erbrechen wird von starker Übelkeit und Speicheln begleitet.

Frage 17: A, C, E
Schlangen nehmen während der Häutung überhaupt kein Futter auf. Die Aufnahme von Substanzen, die nicht zum Verzehr bestimmt sind, wird als Allotriophagie bezeichnet.

Frage 18: D
Die Lactase fehlt im Dünndarmsekret des Geflügels. Zwar haben einige Vögel (Taube, Perlhuhn, Wellensittich) keine Gallenblase, aber Lebergalle wird trotzdem sezerniert.

Frage 19: A, C, E
Fleischfresser haben kleinere Speicheldrüsen als Pflanzenfresser, die Därme sind wegen der vorwiegenden Fleischernährung und der damit verbundenen Fäulnisprozesse kürzer als die der Herbivoren und ein spiralförmig gewundenes Kolon finden wir beim Wiederkäuer.

Frage 20: A, D
Die Pankreasbikarbonatabgabe wird über Sekretin gesteuert. Die Ausschüttung von Cholezystokinin/Pankreozymin wird durch Fett- und Aminosäuren im Nahrungsbrei aktiviert. Die Öffnung des Pylorus wird hormonell, neuronal und physikalisch/chemisch reguliert.

Frage 21: A, B, C, D, E
Alle Aussagen treffen zu.

■ 5 Leber, Galle, Bauchfell

Frage 1: A, C
Gallensäuren benötigen keine Aktivierung, da ihre Wirkung nicht enzymatischer Natur ist. Sie emulgieren Fette, spalten sie aber nicht.

Frage 2: A, C, E
Die Resorptionsleistung der Kupfferschen Sternzellen hat keinen Einfluss auf die Art der Veränderungen. Die portale Hypertension ist eine Folge der Zirrhose.

Frage 3: B, D
Polyphagie und Massenstühle weisen auf eine Pankreaserkrankung hin, der Ileus ebenfalls, weitere wichtige Ursachen für einen Ileus sind Darmverlegungen oder Lähmungen. Ein Leitsymptom von Lebererkrankungen ist auch der Ikterus, er lässt sich allerdings bei Hunden wegen einer erhöhten Exkretionsfähigkeit für Bilirubin nicht immer diagnostisch verwerten.

Frage 4: B, C, D
Salbenkot und Ikterus weisen eher auf eine Cholelithiasis mit Konkrementverlegung der Gallenwege hin.

6 Niere und ableitende Harnwege

Frage 1: A, B, C, D
Das Nephron ist die kleinste funktionelle Einheit der Niere. Da ein Sammelrohr immer Zuflüsse von mehreren Tubuli bekommt, gehört es nicht zum Nephron.

Frage 2: E
Keine der Aussagen trifft zu. Die Pferdeniere gehört zum glatten einwarzigen Typ, die mehrwarzig gefurchte Niere findet man bei Rindern. Eine physiologische Wanderniere tritt bei der Katze auf. Die linke Niere des Pferdes ist bohnenförmig, die rechte herzförmig. Das trübe Aussehen des Harnes wird hervorgerufen durch ein schleimiges, albuminreiches Sekret, das von der Mukosa des Nierenbeckens und den Harnleiterdrüsen produziert wird.

Frage 3: B, C
Struvitsteine findet man bei Zystitis mit ammoniakalischer Gärung, Zystinsteine im Rahmen von Stoffwechselanomalien beim Hund und Leucinsteine bei Hepatopathien und Phosphorvergiftung.

Frage 4: E
Die röntgenologische Abklärung dient der Suche nach Harnsteinen oder Tumoren, die klinische Chemie schließt systemische Erkrankungen wie Diabetes mellitus, Morbus Cushing oder eine Pyelonephritis aus. Im Ultraschall lassen sich abnorme anatomische Strukturen, Tumoren, Harnsteine oder Zysten erkennen und bei der Medikamentenanamnese wird die Gabe steroidhaltiger Salben oder auch Fellpflegemittel erfragt.

Frage 5: C
Da es sich bei Zylindern um Ausgüsse der Tubuli handelt, können sie nur im Nierenparenchym entstehen. Das Auftreten von Zylindern im Urin schließt eine isolierte Erkrankung der ableitenden Harnwege aus.

Frage 6: A, B, C, D, E
Die Erythrozyturie wird auch als Mikrohämaturie bezeichnet und kann sowohl bei Schädigungen der Niere als auch bei Schädigungen des Gewebes der ableitenden Harnwege auftreten, außerdem bei Allergien, hämorrhagischer Diathese und starken mechanischen Belastungen.

Frage 7: D
Bei der Niereninsuffizienz kommt es zur metabolischen Azidose durch Retention saurer harnpflichtiger Metabolite und Versagen der Pufferfunktion der Niere. Das Lungenödem wird hauptsächlich durch die Hypervolämie ausgelöst, die Anämie durch die toxischen Knochenmarksschäden und den Erythropoetinmangel, die Magen-Darm-Blutungen durch den Versuch der Ausscheidung harnpflichtiger Substanzen über den Verdauungstrakt und die Herzbeschwerden in Form schwerer Herzrhythmusstörungen durch die Hyperkaliämie.

Frage 8: A, B, C, D, E
Alle aufgeführten Ursachen können zu einer vermehrten Durchlässigkeit der Glomerula für Proteine führen.

Frage 9: A, C, E
Beim nephrotischen Syndrom werden große Mengen an Plasmaproteinen ausgeschieden, die im Tubulusapparat Aggregate bilden können (Zylinder). Die Malteser-Kreuze sind doppelbrechende Cholesterinkristalle, die ausgeschieden werden. Hämaturie und Leukozyturie sind Kennzeichen entzündlicher Nierenerkrankungen. Hierbei kann dann zwar ein nephrotisches Syndrom auftreten, da es aber auch bei degenerativen Erkrankungen zu finden ist, können diese beiden Symptome nicht als typisch für die Eiweißverlustniere gewertet werden.

Frage 10: C
Die Proteinurie ist ein Symptom von Nierenerkrankungen. Begünstigend für Pyelonephritiden sind alle Faktoren, die zu Harnrückstau führen sowie eine Immunsuppression.

Frage 11: B, C
Tiere, die zur Serumproduktion eingesetzt werden, erkranken häufig an Amyloidose. Die Ablagerungen bestehen aus einem Protein-Polysaccharid-Komplex.

Frage 12: A, C
Immunpathologische Prozesse führen zur renalen und Harnwegsobstruktionen zur postrenalen Nephropathie.

■ 7 Geschlechtsorgane und Fortpflanzung

Frage 1: C, D
Fleischfresser besitzen keine Samenblasendrüsen, die Samenleiter münden ohne weiteren Zufluss in die Harnröhre ein. Harnleiterdrüsen treten beim Pferd auf, sie sind mitverantwortlich für das trübe Aussehen des Harnes.

Frage 2: E
Die Region zwischen After und Vulva nennt man Perineum oder Damm. Die äußeren weiblichen Genitalien werden als Vulva bezeichnet, die Gebärmutterschleimhaut als Endometrium. Das Bauchfell nennt man Peritoneum, die Duplikatur davon ist das Mesenterium. Der Gebärmuttermund wird Portio vaginalis genannt.

Frage 3: E
Besonderheiten beim Kater sind harpunenspitzenähnliche Penisschwellkörper, ein haubenartiger Eichelschwellkörper sowie verhornte Penisstacheln auf dem die Eichel überziehenden Penisblatt.
Beim Schwein steht das Präputium mit einem Diverticulum praeputiale in Verbindung; eine pilzähnliche Penisspitze und eine Reservefalte der Vorhaut findet man beim Pferd und einen die Penisspitze überragenden Processus urethralis bei den kleinen Wiederkäuern.

Frage 4: 1B, 2E, 3C, 4A, 5D
Infundibulum = Bildung der Chalazenschicht
Magnum = Zufügung von Eiklar
Isthmus = Eiweißsezernierung
Uterus = Bildung der Kalkschale
Vagina = Eitransport zum Urodeum.

Frage 5: A
Aus einer akuten infektiösen Orchitis entwickelt sich eine Orchitis chronica.

Frage 6: A, B, C
Eine harte, unregelmäßig vergrößerte Drüsenoberfläche weist eher auf ein malignes Geschehen hin; Schmerzen beim Laufen können bei der akuten Prostatitis auftreten.

Frage 7: A, B, C, D
Bei der Extrauteringravidität können die Symptome des akuten Abdomens mit Peritonitis und Schock auftreten. Blutig-eitriger Ausfluss wäre ein Zeichen für eine Pyometra.

Frage 8: 1C, 2D, 3A, 4E, 5B
Resorption = Embryolyse
Mumifikation = Austrocknung der Frucht
Mazeration = Fruchtzerfall durch Autolyse
Emphysem = Beteiligung von Fäulniskeimen
Abort = vorzeitiger Abgang oder Geburt toter und lebender Feten

Frage 9: B, C, E
Die Erkrankung kann zwar hämatogen ausgelöst werden, weitaus häufiger sind allerdings aszendierende Infektionen. Die Metritis puerperalis tritt bei Rindern auf und eine Ovariohysterektomie ist in den meisten Fällen die Therapie der Wahl, da es sich um durchaus lebensbedrohliche septische Krankheitsbilder handelt.

Frage 10: E
Fibrome und Leiomyome kommen in der Vagina älterer Hunde vor; die Fusariumtoxikose findet man bei Schweinen. Vulvovaginitiden durch bovine Herpesviren und Tuberkulose treten bei Rindern auf; koitale Exantheme

werden durch das equine Herpesvirus bei Pferden hervorgerufen.

Frage 11: A, B, C, D, E
Alle Angaben sind richtig.

◼ 8 Blut- und Lymphsystem

Frage 1: A, D
Anulozyten imponieren durch eine zentrale Aufhellung, ihr Blutfarbstoff konzentriert sich als Ring um das Zentrum, sie entstehen bei Hämoglobinmangel, z. B. bei einer Eisenmangelanämie.
Sphärozyten sind große kugelige Erythrozyten, die bei angeborenen Defekten auftreten können.
Megalozyten sind vergrößerte Erythrozyten und typisch für einen Vitamin-B_{12}-Mangel.
Zu einer Mikrozytose kommt es bei Erschöpfung der Erythropoesekapazität.

Frage 2: C, E
Eine Überschwemmung des Blutes mit Bakterien und Toxinen ist eine Sepsis, die auch zu Sehnenscheiden- und Gelenkentzündungen führen kann. Die Lymphangitis geht zwar von einer Wundinfektion aus, breitet sich aber von distal nach proximal aus.

Frage 3: C
Cystein wird genau wie Ascorbinsäure oder Glutathion zur Eisenreduktion benötigt, damit Eisen überhaupt resorbiert werden kann. Ein Mangel an Cystein würde also zur Eisenmangelanämie führen.

Frage 4: B, C, D, E
Bei der Verbrauchskoagulopathie (Synonym: disseminierte intravasale Gerinnung, DIC) handelt es sich um eine erworbene akute Gerinnungsstörung, die durch die Einschwemmung thromboplastischen Materials in die Blutbahn ausgelöst wird, wie sie bei Hämolyse, Verbrennungen, schweren Infektionskrankheiten oder im Schockgeschehen auftreten kann. Es kommt zu Mikrothrombosierungen infolge der Hyperkoagulabilität und zu nachfolgenden unstillbaren Blutungen durch Verbrauch aller Gerinnungsfaktoren.

Frage 5: A, B, D
Erythropoetin wird in der Macula densa der Niere gebildet, aber im Knochenmark zur Stimulierung der Erythropoese benötigt. Ein Mangel, der vorwiegend bei chronischen Nephropathien auftritt, führt zur renalen Anämie.

Frage 6: C
Beim Chediak-Higashi-Syndrom handelt es sich um eine autosomal-rezessive erbliche Granulationsanomalie der Leukozyten und Melanozyten, die mit partiellem Albinismus, vermehrter Infektanfälligkeit und hämorrhagischer Diathese einhergeht. Ein Wechsel von Neutrophilie und Neutropenie (zyklische Neutropenie) tritt beim Gray Collie Syndrom auf.

Frage 7: B
Histamin, Heparin, Serotonin und Leukotriene in großen Mengen werden von Mastzellen (gewebeständigen basophilen Granulozyten) ausgeschüttet.
Eosinophile besitzen Granula mit basischen Proteinen und treten vor allem bei allergischen Erkrankungen (Asthma bronchiale) auf. Bei der Elimination von Parasiten aus dem Darm sind sie durch die Bildung toxischer Proteine beteiligt. Sie weisen eine positive Peroxidase-Reaktion auf, wobei Wasserstoffperoxid gespalten wird.

Frage 8: A: 3, 4; B: 1; C: 2, 5
- Hund: Maligne Histiozytose, idiopathische lymphatische Leukose
- Katze: FeLV, FeSV
- Vögel: Aviäre Erythroblastose, Myelozytomatose

Frage 9: E

Treten nach Abklingen einer bakteriellen Infektion die Eosinophilen im Blut auf, spricht man von der Morgenröte der Genesung. Sie phagozytieren Antigen-Antikörper-Komplexe, weswegen sie auch bei Parasitosen und Allergien vermehrt sind. Medikamente haben unterschiedliche Einwirkungen auf die Blutzusammensetzung, die Kenntnis dieser Wirkungen ist von großer Bedeutung im Rahmen der Diagnoseerstellung und Behandlung.

Frage 10: B, C, D

Hierbei handelt es sich um Symptome bzw. Folgen der Polyglobulie, nicht um deren Ursachen.

Frage 11: C

Die Splenomegalie ist die Folge einer Leukozytose, nicht deren Ursache. Sie tritt außerdem auf bei Pfortaderstau und Infektionen. Bei Gewebeuntergang kommt es generell im Rahmen des Resorptionsbestrebens zu einer Erhöhung der Leukozytenzahlen, meist sogar mit Linksverschiebung. Bei Leukämien ist die massive Leukozytose eines der Leitsymptome.

Frage 12: B, E

Bei der Wasserintoxikation tritt eine osmotische Hämolyse auf, thermische Faktoren führen zu einer Wärme- oder Kältehämolyse.

Frage 13: A, C, D

Im akuten Stadium der Verbrauchskoagulopathie liegt ein Verbrauch an Gerinnungsfaktoren vor, es kommt zur Thrombozytopenie.

Frage 14: D

Unmittelbar nach einer akuten Blutung verändert sich das Blutbild überhaupt nicht, da alle Bestandteile in gleichem Maße verloren gehen. Nach ca. 2 Tagen sind die Eisenvorräte durch gesteigerte Erythropoese erschöpft und es tritt eine hypochrome mikrozytäre Anämie, also eine Eisenmangelanämie auf.

Frage 15: B, C

Eine Polyglobulie tritt bei Sauerstoffmangel oder Erythropoetinüberschuss auf. Die Anämie ist das Gegenteil der Polyglobulie und bei Leukosen wird die Erythropoese im Knochenmark verdrängt.

Frage 16: 1: A, D, E; 2: B, C

Regenerative Anämien: Hämolyse, Vaskulitis, Blutungen

Nichtregenerative Anämien: Erythropoetinmangel, Entzündungen

Frage 17: B

Die Polyglobulie entsteht durch die gesteigerte Erythropoetinbildung bei Sauerstoffmangel. Bei der Polyzythämie sind alle Zellarten im Blut vermehrt, bei einer Entfernung der Milz werden die Erythrozyten langsamer abgebaut und eine Pseudoglobulie entsteht bei Exsikkose.

Frage 18: B, E

Das Blutvolumen der Vögel beträgt ca. 7 % des Körpergewichtes (bei der Katze sind es ca. 4 %), der Proteingehalt ist niedriger als bei Säugetieren. Die Bursa fabricii ist ein Organ, das thymusähnliche Funktionen hat, eine Milz ist aber vorhanden.

Frage 19: D

Da es bei Hyperkortisolismus zur Immunsuppression kommt, werden auch die Eosinophilen unterdrückt.

Frage 20: B, D, E

Die Atemgase werden durch Erythrozyten transportiert; die Konvektion, also Wärmeverteilung, erfolgt über die Gesamtmasse des Blutes. Die Plasmaproteine sind Ampholyte und somit essenziell für die Pufferung, β-Globuline binden unter anderem Häm und α_1-Globuline Kortikoide.

Frage 21: C, D

Prokonvertin überführt zusammen mit Konvertin Faktor X in Xa bei extravasaler Gerinnung, der Hagemann-Faktor fördert die Umwandlung von Faktor IX in IXa und der Christmas-Faktor wirkt wie Konvertin und Prokonvertin.

Frage 22: B, C, D, E
Lymphgefäße haben Klappen, Lymphkapillaren nicht. Lymphfollikel haben im Gegensatz zu Lymphknoten keine Kapsel, die Lymphe der vorderen Extremitäten wird über die Ducti tracheales gesammelt, wobei der rechte Ductus trachealis die Lymphe unmittelbar der Vena cava cranialis zuführt, nur der linke Ductus trachealis mündet in den Ductus thoracicus. Die Lymphopoese erfolgt in den Retikulumzellen.

Frage 23: 1C, 2A, 3B, 4E, 5D
IgA: Schleimhautabwehr, IgD: zellständige Antigenerkennung, IgE: Allergien und Parasitenbefall, IgG: Auftreten bei Zweitinfektion, IgM: Antikörper der Erstinfektion.

Frage 24: B
Der unterhalb der Gl. mandibularis liegende Ln. mandibularis wird routinemäßig bei der Fleischbeschau angeschnitten.

■ 9 Hormonsystem (Endokrines System)

Frage 1: A, B, C
Die Hyperglykämie entsteht durch die gluconeogenetische Wirkung des Cortisols, das auch zur Knochenentkalkung führt. Durch Umverteilung der Fettdepots entsteht Stammfettsucht.

Frage 2: D
Die gesteigerte ACTH-Sekretion führt zur reaktiven Hyperplasie der Nebennierenrinde. Hypophysenausfall und Cortisonmedikation würden zur NNR-Insuffizienz führen. Adenome sind gutartige Tumoren mit Ursprung in drüsenbildendem Epithel, die Hyperplasie hingegen ist eine Anpassungsreaktion des Gewebes auf einen Stimulus.

Frage 3: A
Die blande Struma stellt eine kompensatorische Vergrößerung der Schilddrüse ohne Zeichen endokriner Dysfunktionen dar. Bei Tumoren und Thyreoiditis kommt es nicht selten zu einer Hyperthyreose.

Frage 4: A, D
Bei Zerstörung der Hypophyse entfällt die Stimulation durch ACTH. Bei Zufuhr von Glukokortikoiden wird als Folge der Rückkopplung ebenfalls kein oder nur vermindert ACTH produziert. Die Gonadotropine haben keinen Einfluss auf die Nebennierenrinde.

Frage 5: B
Die Mangelernährung führt zwar u. U. zur Fettleber, aber nicht zum Diabetes mellitus.
Bei Adipositas steigt der Insulinverbrauch. Infektionen können das Pankreas betreffen und zur endokrinen Insuffizienz führen. Stress steigert durch die Ausschüttung von Katecholaminen und die damit verbundene Sezernierung von Glukagon und Glukokortikoiden den Blutzuckerspiegel, so dass es zum gesteigerten Insulinverbrauch kommt.

Frage 6: E
Die diabetische Retinopathie geht auf eine Arteriolosklerose zurück, auf deren Boden Aneurysmata mit Netzhaut- und Glaskörpereinblutungen entstehen. Die degenerativen Veränderungen sind sekundär im Gefolge der Mikroangiopathie. Der Katarakt entsteht vermutlich durch eine Glykosidierung der im Quellungszustand befindlichen Linsenfasern.

Frage 7: A
Releasing Hormone stimulieren die Freisetzung von effektorischen Hormonen, zu denen auch das Wachstumshormon zählt, und die Freisetzung von glandotropen Hormonen wie TSH und ACTH. Adiuretin und Oxytocin unterliegen nicht dem hypophysär-hypothalamischen Regelkreis.

Frage 8: D
Die Releasing- und Inhibiting-Hormone werden über das Pfortadersystem des Infundibulums in die Adenohypophyse transportiert, ADH und Oxytocin gelangen über Neurosekretion in die Neurohypophyse.

Frage 9: E
Keine der Aussagen ist richtig. Das Nebennierenmark mit den Katecholaminen unterliegt der Sympathikusregulation. Die Nebenschilddrüsen reagieren direkt auf den Blutcalciumspiegel und die Langerhansschen Inseln des Pankreas direkt auf den Blutglukosespiegel. Die Epiphyse (Zirbeldrüse) wird durch Lichteinfall beeinflusst.

Frage 10: D
Der Milcheinschuss wird durch Oxytocin gesteuert. Das follikelstimulierende Hormon beeinflusst den Eisprung, das Gelbkörperhormon den Zyklus der Gebärmutterschleimhaut und Prolaktin die Laktogenese.

Frage 11: A, B, C, D
Die Hormone der Schilddrüse und der Nebennierenrinde sowie das Glukagon des Pankreas unterstehen der Sympathikusregulation und werden bei Stress vermehrt gebildet. Die Oxytocinbildung wird durch den Saugreiz stimuliert.

Frage 12: A
Die Erregbarkeit des Nervensystems wird durch Trijodthyronin gesteigert, was sich unter anderem in allgemeiner Nervosität und Unruhe äußert.

Frage 13: E
Die enge Pupille ist ein Zeichen für eine gesteigerte Parasympathikusaktivität. Bei Hyperthyreose liegt durch die Sympathikusbetonung eine Mydriasis vor.

Frage 14: A, C, D
Parathormon hebt den Blutcalciumspiegel und Calcitonin senkt ihn. Die gleichzeitige Hemmung der Phosphatrückresorption durch

Parathormon unterstützt den Anstieg des Blutcalciumspiegels. Calcitonin hat einen begrenzten hemmenden Effekt auf die Phosphatrückresorption.

Frage 15: A, C, D
Cortisol und Glukagon sind direkte Insulinantagonisten, Somatotropin ist ein indirekter Antagonist.

Frage 16: D
Das Katecholamin Adrenalin ist ein Neurotransmitter des Sympathikus, unter seinem Einfluss werden Hormone wie Thyroxin, Cortisol und Glukagon ausgeschüttet, um den Organismus der akuten Belastungssituation anzupassen.

Frage 17: B, C, D
Über die Rückkopplung zum Hypothalamus erfolgt bei einer akuten NNR-Insuffizienz eine gesteigerte Ausschüttung von ACTH. Der Mineralo- und Glukokortikoid-Mangel (die Glukokortikoide haben zu ca. 2 % mineralokortikoide Wirkung) führen zur einer Verringerung der Filtrationsrate und einer Veränderung der Elektrolyt- und Wasserbilanz.

Frage 18: E
Keine der Aussagen trifft zu. Es handelt sich bei allen Hormonen um anabole Wirkungen, lediglich das Parathormon hat in einem eng umrissenen Rahmen (Osteoklastenstimulation) eine katabole Wirkung. Gefragt wird allerdings nach der überwiegenden Wirkung im Gesamtstoffwechsel.

Frage 19: A, C, D
Polyurie und Polydipsie, oft auch in Verbindung mit Polyphagie, treten bei vielen endokrinen Erkrankungen auf und sind Zeichen einer Stoffwechseldysregulation. Bei euthyreoten und blanden Strumen finden wir diese Symptome nicht, da diese Erkrankungen ohne Zeichen endokriner Fehlfunktionen ablaufen.

Frage 20: B
Die Verkalkungsherde, die bei älteren Hunden in der Epiphyse auftreten, werden auch als Gehirnsand bezeichnet.

Frage 21: B, C
Die Glandula ultimobranchialis bei Vögeln produziert Calcitonin, Parathormon wird von den Epithelkörperchen hergestellt. Die Thekadrüse im Ovar produziert Östrogene und Gestagene.

Frage 22: B
Die vermehrte Mobilisation freier Fettsäuren zur Gluconeogenese als Ausdruck des Hungerstoffwechsels der Zellen führt zur metabolischen Azidose. Bei länger bestehender Erkrankung stellen sich Nierenschädigungen

mit dem Symptom der Eiweißverlustniere ein. Bei schlecht eingestelltem Diabetes führt die vermehrte Glukosurie zur Austrocknung (osmotische Wirkung der Glukose).

Frage 23: 1: A, C, F; 2: B, D, E
Hyperthyreose: Muskelzittern, seidig weiches Fell, Polyphagie
Hypothyreose: Alopezie, Krämpfe, Retinopathien

Frage 24: A, D
Insulin fördert die Proteinsynthese, Glukagon steigert den Blutzuckerspiegel und fördert Glykogenolyse und Gluconeogenese. Die Bauchspeicheldrüse ist zwar für die Pufferung des Chymus zuständig, dies ist aber eine exokrine Funktion.

5

Antworten Wissensüberprüfung

Sachverzeichnis